서금요법으로
통증 없애는 방법

― 瑞金療法으로 痛症을 除去하는 方法 ―

高麗手指鍼學會長
大韓瑞金療法學會長·名譽東洋醫學博士 柳泰佑 著
瑞金療法·手指鍼創始者·東洋醫學博士

고려수지침

대뇌(大腦)의 구조(構造)

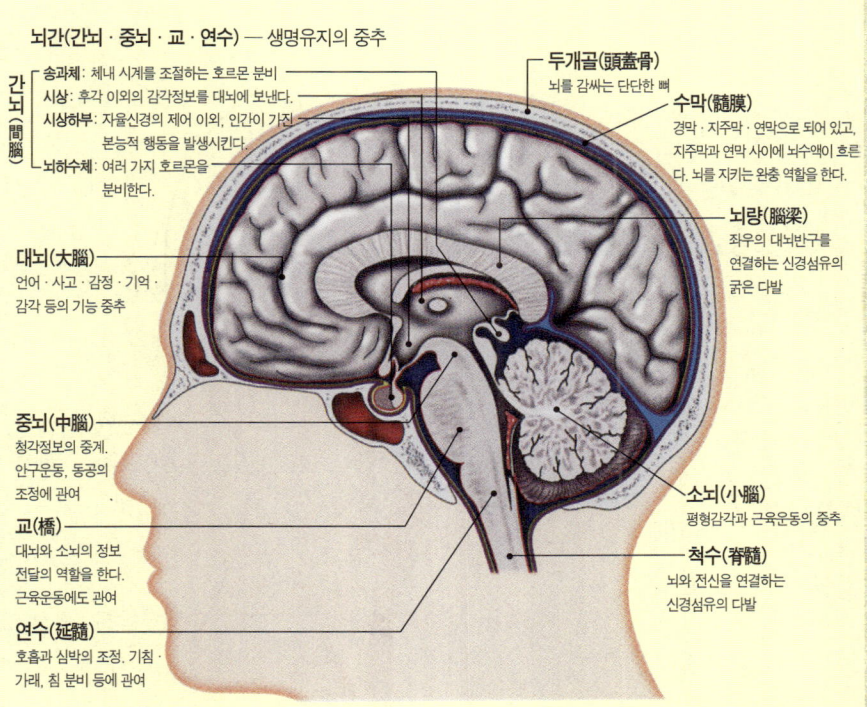

뇌간(간뇌·중뇌·교·연수) — 생명유지의 중추

간뇌(間腦)
- 송과체: 체내 시계를 조절하는 호르몬 분비
- 시상: 후각 이외의 감각정보를 대뇌에 보낸다.
- 시상하부: 자율신경의 제어 이외, 인간이 가진 본능적 행동을 발생시킨다.
- 뇌하수체: 여러 가지 호르몬을 분비한다.

대뇌(大腦)
언어·사고·감정·기억·감각 등의 기능 중추

중뇌(中腦)
청각정보의 중계. 안구운동, 동공의 조정에 관여.

교(橋)
대뇌와 소뇌의 정보 전달의 역할을 한다. 근육운동에도 관여

연수(延髓)
호흡과 심박의 조정. 기침·가래, 침 분비 등에 관여

두개골(頭蓋骨)
뇌를 감싸는 단단한 뼈

수막(髓膜)
경막·지주막·연막으로 되어 있고, 지주막과 연막 사이에 뇌수액이 흐른다. 뇌를 지키는 완충 역할을 한다.

뇌량(腦梁)
좌우의 대뇌반구를 연결하는 신경섬유의 굵은 다발

소뇌(小腦)
평형감각과 근육운동의 중추

척수(脊髓)
뇌와 전신을 연결하는 신경섬유의 다발

※ 엔도르핀은 대뇌피질의 엔도르핀 분비세포에서 분비되는 신경전달물질이다.
베타엔도르핀은 뇌하수체와 시상에서 분비된다고 한다.
엔도르핀은 신경전달물질로서 즉시 분비가 가능하나, 베타엔도르핀은 반드시 혈액순환 조절반응이 있어야 분비되는 신경호르몬이다.

대뇌(大腦)의 혈관(血管)

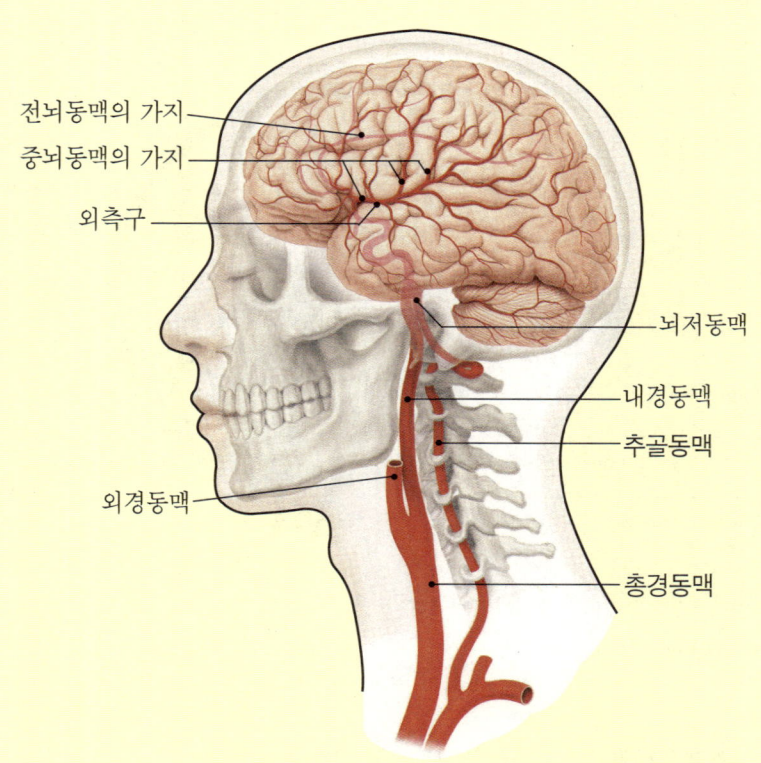

※ 대뇌의 모든 기능은 대뇌혈류량에 따라서 변화된다.
  대뇌혈류량을 마음대로 조절을 할 수 있는 것은 오직 서금의학 뿐이다.

금경모형도(金經模型圖)

　새로이 연구·개발한 금경을 2010년에 금경모형도를 제작하였다. 통증위치를 정하여 기맥혈 자극에 이용하고, 정확한 위치를 아는 데 필요하다. 특히 인체의 모든 질병이나 통증이 있을 때 금경모형도에 염파핀을 직접 찔러서 통증을 낫게 할 수 있다.

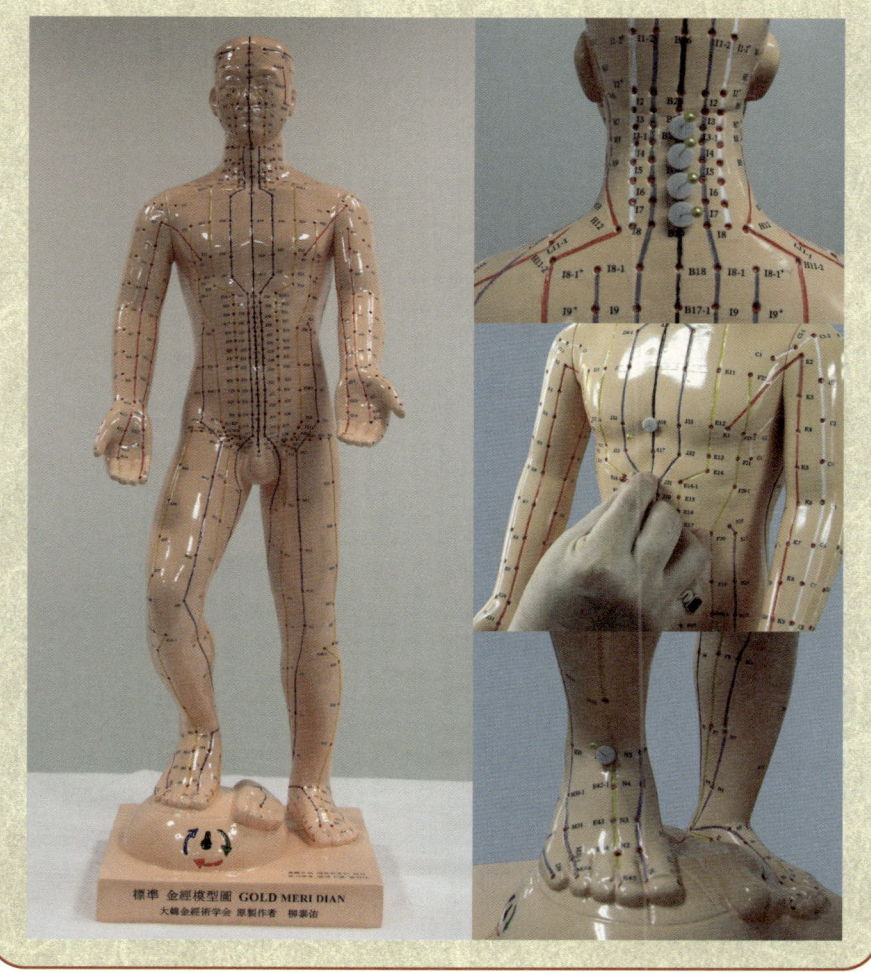

고려수지침(高麗手指鍼)·서금기맥혈위도(瑞金氣脈穴位圖)

1971~1975년에 한국의 유태우(柳泰佑)가 독자적으로 개발하고 창시한 손에만 있는 상응요법과 14기맥과 404개 요혈이 있다.

질병이 있을 때 기맥혈을 자극하면 신체의 모든 질병을 낫게 하는 새로운 세계적인 의학이다. 서금요법·금경술로 통증을 모두 해소할 수 있다.

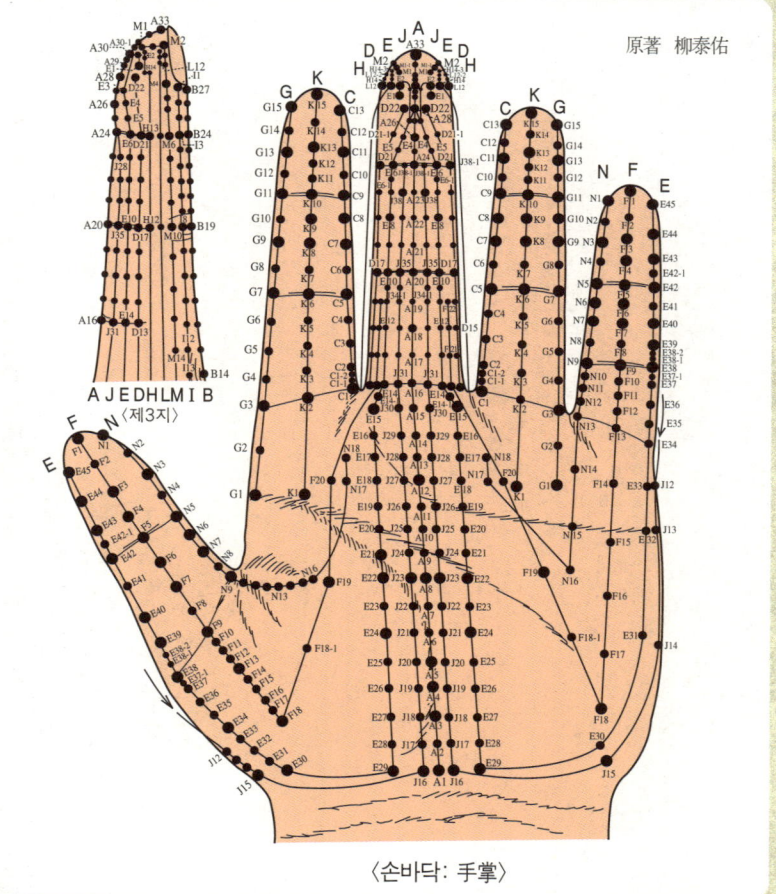

〈손바닥: 手掌〉

고려수지침(高麗手指鍼)·서금기맥혈위도(瑞金氣脈穴位圖)

原著 柳泰佑

〈손등: 手背〉

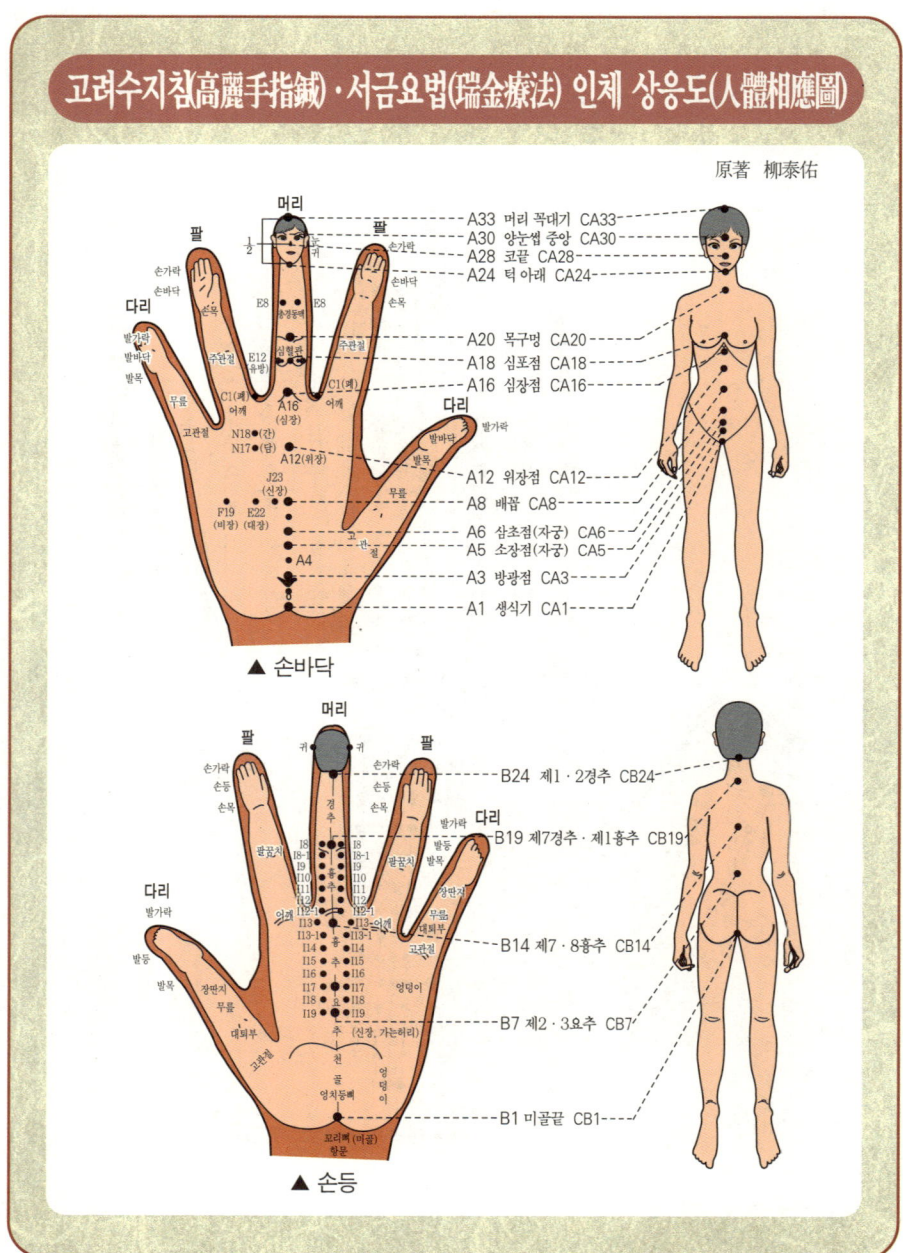

금경 금혈 위치도(金經 金穴 位置圖)

약 2,000년 전의 경락을 2008년 유태우(柳泰佑)가 음양맥진법으로 실험해서 효과반응 있는 부분만을 찾아서 경락을 개편·보완하여 다시 정한 금경 금혈 위치도(金經 金穴 位置圖)이다. 금혈(金穴)은 정확한 위치에 자극해야 효과반응이 있으며, 반드시 금경술 기구로 자극을 주어야 효과반응이 있고, 침·뜸 자극은 교감신경을 긴장시켜 질병이 악화될 수 있다. 금경을 알면 통증의 위치, 장부 소속을 알 수 있고, 서금요법의 치방을 알 수 있어 통증해소에 꼭 필요하다. 또한 금경염파요법으로도 이용할 수 있다.

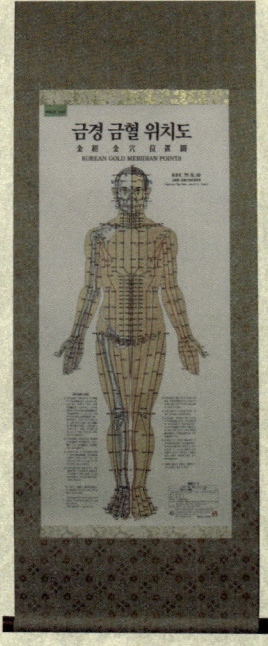 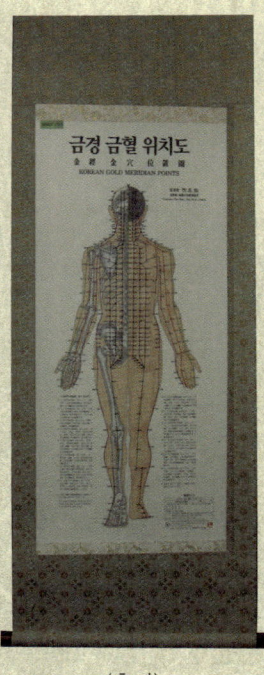 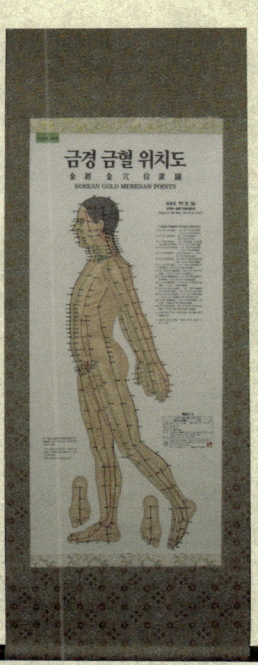

〈전면〉   〈후면〉   〈측면〉

※ 본 금경 금혈 위치도는 고급 한지에 특수 잉크로 인쇄하였으며, 보관을 잘하면 1,000년도 가는 고급 한지이다. 「금경도 해설」과 함께 보급한다. (사진은 족자로 만든 금경 금혈 위치도이다. 2011년 6월에 고급 한지로 한정판 2,000부만 인쇄했다.)

통증관리(痛症管理)에 이용하는 금경술 기구(金經術器具)

1. 기마크봉(氣Mark鋒, 뉴서암봉)

기마크봉(뉴서암봉)은 금색·은색이 있으며, 소·중·대형이 있고, 보통과 특제품이 있다. 중·소형은 서금요법용이고, 중·대형은 금경에 이용한다. 통증관리에서도 가벼울 때는 소형, 조금 심할 때는 중형을 이용하고, 대형은 금경술에 이용한다.

● 보통 기마크봉

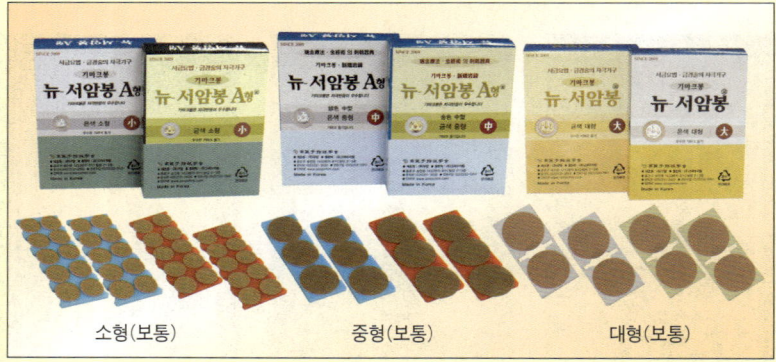

소형(보통)   중형(보통)   대형(보통)

● 특제 기마크봉

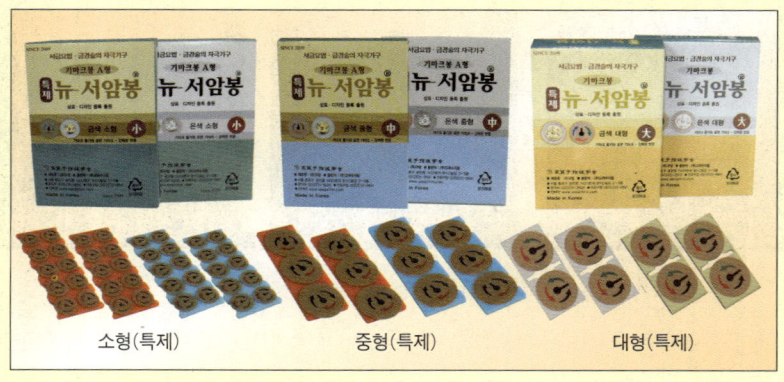

소형(특제)   중형(특제)   대형(특제)

※ 시중의 일반 압봉은 음양맥상 악화가 심할 수 있으므로 주의한다.

2. 금봉(金鋒) — 특수금속합금으로 돌기를 만든 것
돌기가 많아 한 번에 많은 자극을 줄 수 있다.

● 금봉 금색

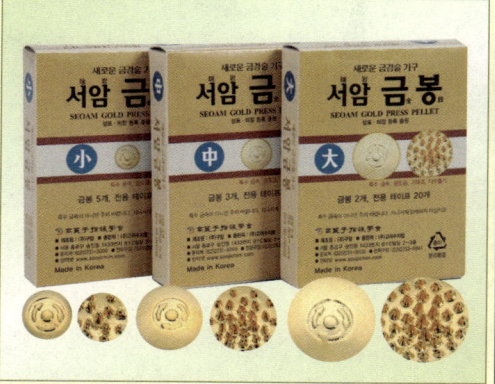

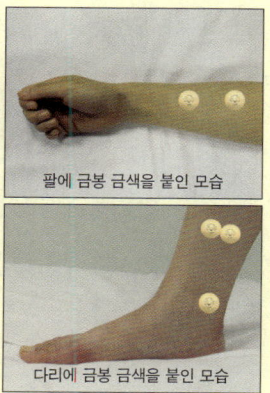

팔에 금봉 금색을 붙인 모습

다리에 금봉 금색을 붙인 모습

금봉 금색은 특수금속합금 재질로서 신체의 피부에 접촉되면 음양맥상 조절에 도움을 주고, 특히 기혈이나 기맥에 자극을 주면 기마크봉보다 음양맥상 조절이 탁월하다.

● 금봉 은색

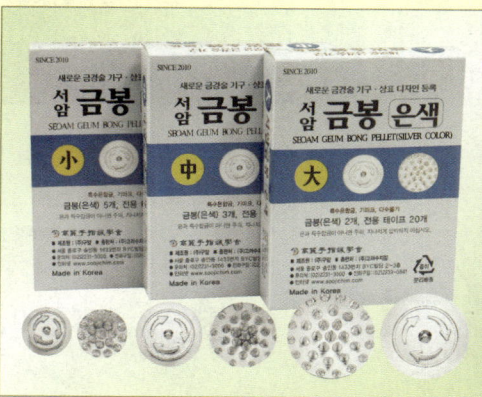

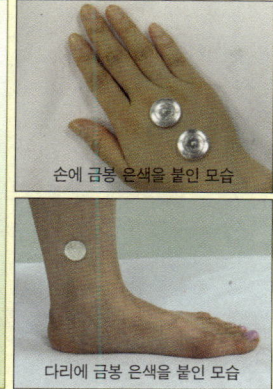

손에 금봉 은색을 붙인 모습

다리에 금봉 은색을 붙인 모습

- 순은 90% 이상과 특수금속합금으로 이온화 경향이 우수하다.
- 금봉 은색은 색상이 변해도 닦으면 원래의 색으로 돌아온다.

※ 주의 : 일반 순은, 은합금은 맥상이 악화되니 주의한다.

3. 금추봉(金錐鋒)

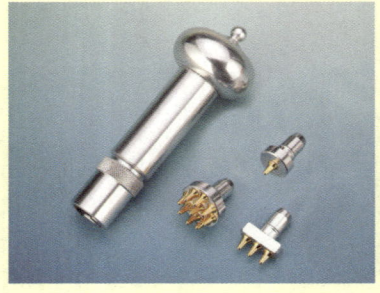

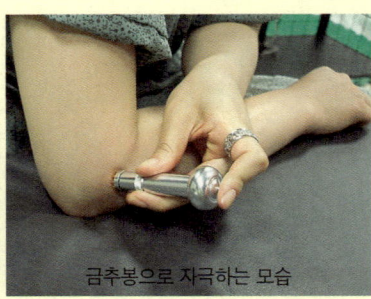

금추봉으로 자극하는 모습

4. 압진봉(PEM)

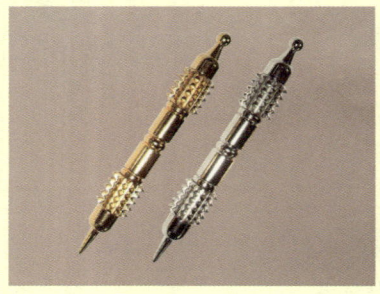

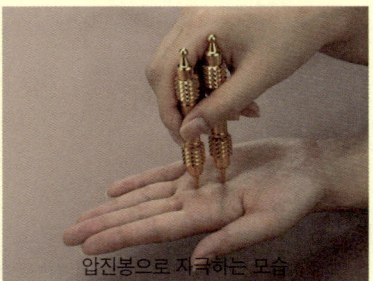

압진봉으로 자극하는 모습

5. 서암침봉(瑞岩鍼鋒)

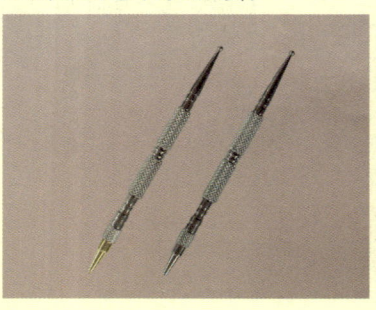

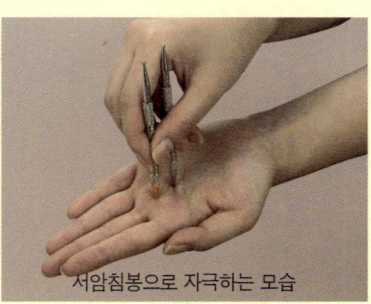

서암침봉으로 자극하는 모습

6. 아큐빔(Acubeam) Ⅲ

아큐빔은 정확한 장부 허승을 구별할 수 있다. 서금요법의 기전혈, 금경술의 금전혈 분별은 음양맥진법과 80~90% 정도 일치하여 정확하다. 아큐빔 자극도 염증성 통증해소에 탁월하며, 염증과 통증의 원인물질인 프로스타글란딘을 조절하는 기능이 탁월하며, 난치성 맥상 조절에 이용된다.

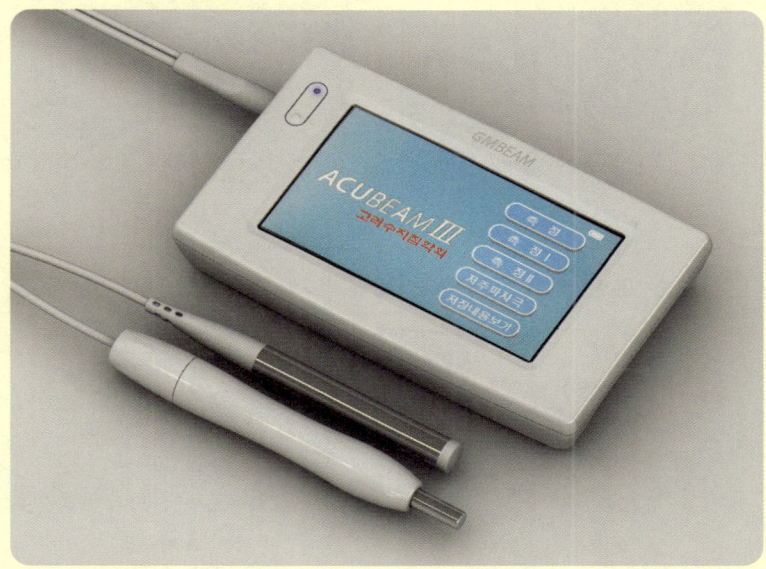

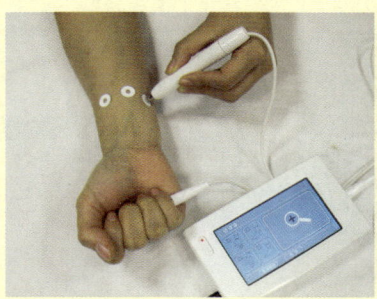

〈아큐빔 Ⅲ로 전자측정하는 모습〉

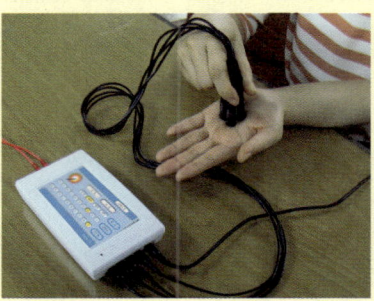

〈아큐빔 Ⅲ로 자극하는 모습〉

7. 황토서암뜸(黃土瑞岩灸)·서암뜸(瑞岩灸)·신서암뜸(新瑞岩灸)

몸이 차가워질수록 통증이 많으며, 신체를 온보(溫補)할수록 통증이 줄어들고 없어진다.
최고의 온열요법에 이용되는 황토서암뜸 !!

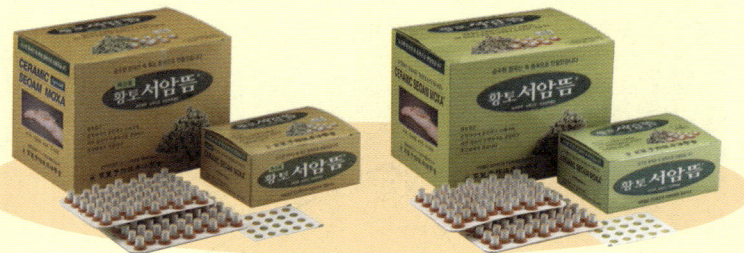

▲ 특상 황토서암뜸　　　　　　▲ 보통 황토서암뜸

순수한 한국산 쑥으로 만들었다. (시중의 서암뜸은 수입산 쑥이다)

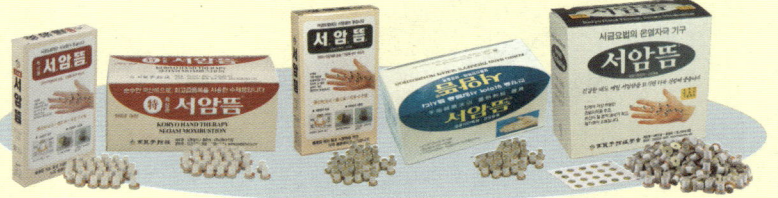

▲ 특상 서암뜸　　　　　　▲ 서암뜸

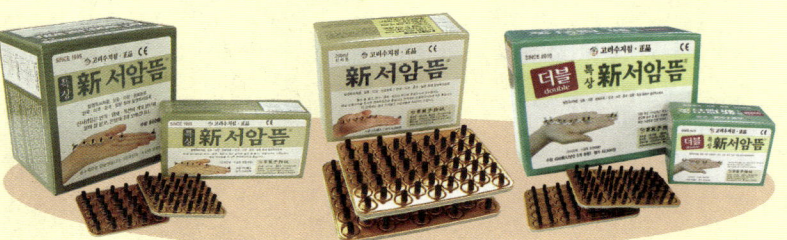

▲ 특상 신서암뜸　　▲ 보통 신서암뜸　　▲ 더블 신서암뜸

※ 신서암뜸은 연기·냄새를 크게 줄였다.

통증관리에 이용하는 고려수지침(高麗手指鍼) 기구

1. 수지침 기구

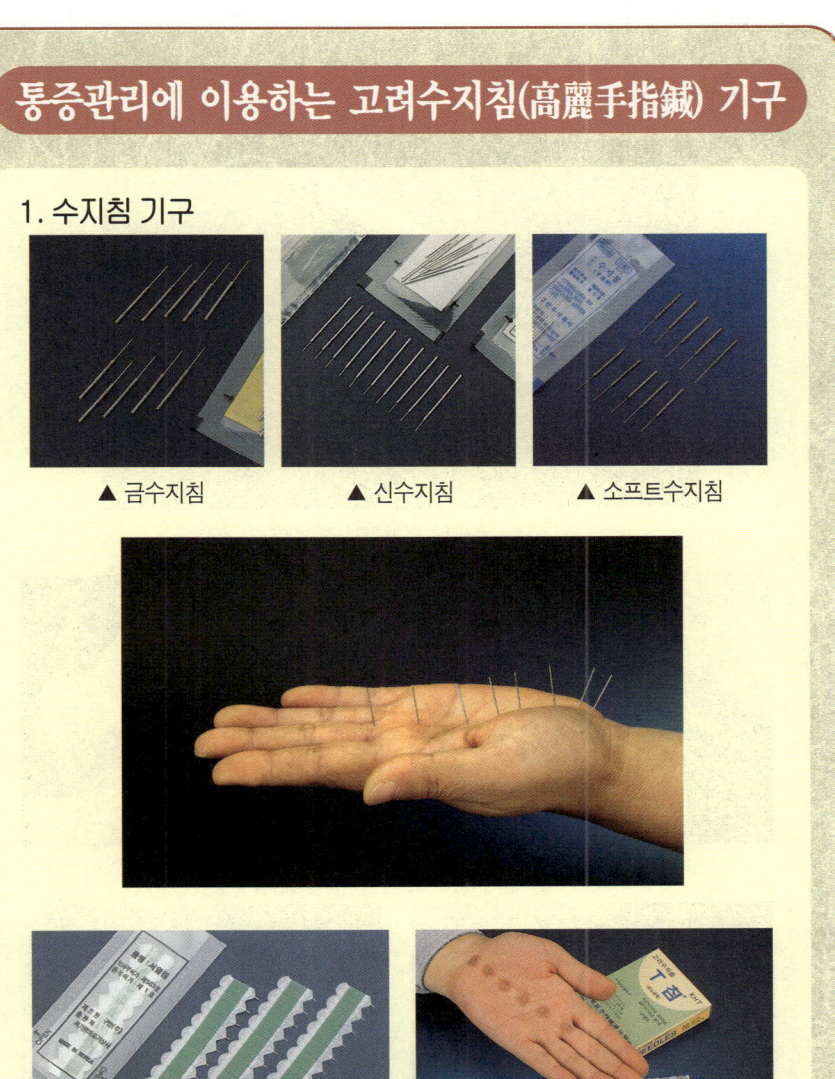

▲ 금수지침   ▲ 신수지침   ▲ 소프트수지침

▲ 서암침   ▲ T침

2. 수지침관

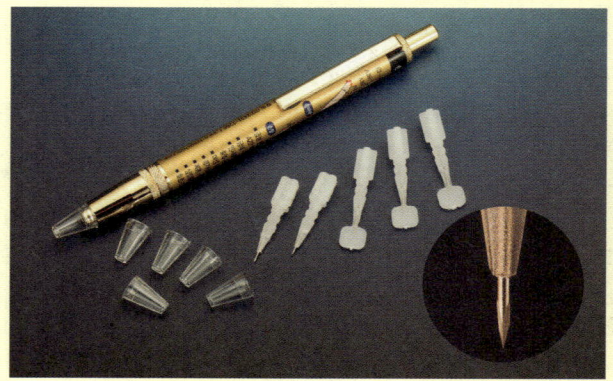

▲ 서암출혈침관과 출혈침

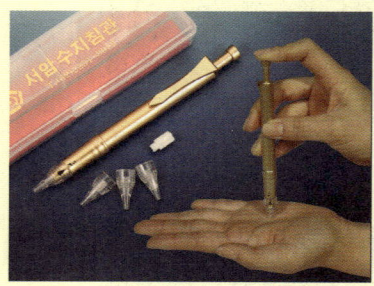

▲ 서암수지침관

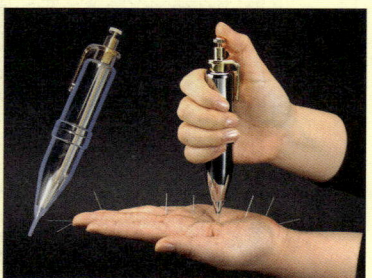

▲ 자동수지침관

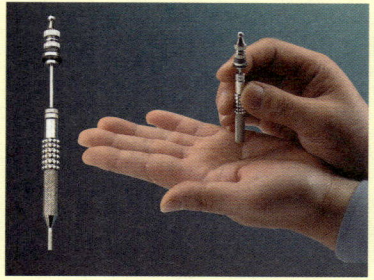

▲ 구암수지침관

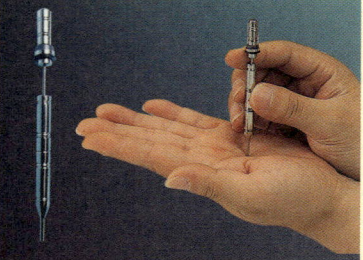

▲ 신수지침관

추천사(推薦詞)

인체에 질환이 있으면 다양한 통증을 호소하는데, 어떤 환자들은 통증을 죽음보다 두려워하는 경우가 흔하다. 통증을 해소하기 위해서 많은 학자들은 끊임없이 연구를 하였다.

2001년부터 2010년에 "통증관리와 연구의 10년(Decade of Pain Control and Research)"을 표방하면서 미국을 위시한 많은 나라에서 통증에 관한 많은 연구를 하여 새로운 사실들을 많이 밝혀내었지만 아직까지도 효율적인 통증관리가 되지 못하고 있다.

통증은 객관적인 소견이라기보다는 주관적인 경험이 같이 작용하기 때문에 동물 실험을 바탕으로 한 연구에는 한계가 있고, 앞으로도 쉽게 해결되지는 않을 것이라 생각한다.

통증이 대뇌와 연결되어 있다는 것을 17세기 데카르트가 제시했지만 뇌 영상을 통하여 객관적인 사실이 밝혀진 것은 얼마되지 않는다.

근래에 통증 연구로 통증을 인지하는 대뇌 기능의 중요성이 밝혀졌다. 통증을 전도(傳導)하는 신경의 종류에 따라 반응하는 부위가 1차 감각중추부위와 대뇌의 기저핵을 포함한 변연계, 섬(insula, 腦島) 등 여러 부위는 감정과 정서적인 면과 관련되어 통증의 대뇌부위가 단순하지 않다는 것을 밝혔다.

많은 연구에도 불구하고 지금까지 밝혀진 것은 통증을 완전히 관리하기 위해서는 미흡한 단계이다. 뇌의 기능이 복잡하고 아직 밝혀지지 않은 영역이 많으므로 더 많은 연구가 필요하다.

지금까지 밝혀진 것을 바탕으로 여러 가지 약물요법과 수술요법을 포함한 치료 방법으로 통증을 관리하지만 만족스런 단계에 도달하기 위해서는 가야 할 길이 험난하고 하다고 생각한다. 약물이나 수술로 통증을 관리하면서 생기는 부작용을 해결하는 연구도 계속되어야 한다. 통증의 정확한 진단과 치료의 방침을 객관화하는 데는 어려움이 많아 임상에서 통증을 호소하는 환자의 개인적인 특성을 고려하여 관리한다는 것이 쉬운 일이 아니다.

고려수지요법(서금요법)에서 건강과 대뇌혈류와 연관을 제시한 이래로 많은 연구를 통하여 통증도 역시 대뇌혈류와 대뇌의 기능조절과 깊은 관계가 있다는 것을 제시하였다. 이를 바탕으로 통증관리를 개인의 특성을 고려한 관리 방법을 제시하였다.

이번에 출간되는『서금요법으로 통증 없애는 방법』에서 새로운 정보를 제시하고 있다. 동서양 의학에서 통증관리에 미흡함을 지적하였고, 특히 서양 의료인들이 관심을 가진 침의 문제를 지적하였다. 자율신경 계통으로 분비되는 아드레날린 계통과 아세틸콜린 계통이 침과 서금요법과의 관계는 새로운 것이고, 특히 뇌하수체에서 분비되는 베타엔도르핀과 통증과의 관계를 밝힌 것은 서금요법과 금경술의 새로운 역할을 제시한 것이다.

그럼에도 불구하고 통증의 관리를 위해 신경전달물질에 대한 새로운 개념을 바탕으로 한, 가시적 연구가 필요하리라 생각한다. 서금요법과 금경술을 과학적으로 입증해서 모든 의료인들이 정통의 의학으로 받아들일 수 있도록 다 같이 힘을 모아야 되지 않을까 한다.

이번에 출간하는『서금요법으로 통증 없애는 방법』은 통증관리를 위한 새로운 돌파구가 될 것이다.

책의 출간을 위해 심혈을 기울이신 유태우 회장에게 감사드리며, 수지침 회원들이 통증을 관리하는데 응용하여 많은 이들에게 고통으로부터 벗어나게 해 주시길 기원한다.

2011년　　8월　　일

부산대학교 의학전문대학원 신경과 **박 규 현**

서 문(序文)

「통증의 신연구」에 이어서 『서금요법으로 통증 없애는 방법』을 출간하게 되었다. 「통증의 신연구」는 사례와 통증을 해소하는 기구 중심으로 해설한 내용이라면, 『서금요법으로 통증 없애는 방법』은 통증의 이론들을 정리하고 특히 통증을 일으키는 과정과 통증물질을 제거하는 베타엔도르핀 분비 과정과 서금요법, 금경술 이론과 기구 사용법 및 치방들을 소개하였다.

본서가 발행되기 앞서 「서금요법의 응급처치편」이 1개월 만에 1만 부가 보급되었고, 약 4개월 만에 3만부를 또 발행하였다. 이 응급처치편에서 『서금요법으로 통증 없애는 방법』을 발행하겠다고 약속을 하자 많은 회원과 독자들이 언제 나오느냐는 독촉이 많았다.

처음에는 통증을 간단히 생각하고 통증 없애는 법을 저술하겠다고 하였으나, 막상 통증에 대한 것을 검토하여 본 바 예상외로 광범위하고 복잡하였다. 그래도 독자들에게 약속을 한 것이므로 요약·정리하여 저술하였으나 내용이 많게 되었다.

본서의 원고는 2011년 2월 설날 연휴 기간인 2월 2일부터 2월 4일까지 다 썼다. 3~4일 동안 꼼짝 않고 원고를 쓸 수 있는 체력이 되어서 참 다행이었으나, 다 쓰고 나니 극도로 쇠약해져서 많은 피로를 느꼈지만 계속해서 서암뜸을 매일 8장~10장씩 제2기본방에 떠서 체력을 다시 회복할 수 있었다.

『서금요법으로 통증 없애는 방법』을 쓰면서 양방에서의 진통 방법과 원리를 이해할 수 있는 좋은 계기가 되었다. 진통 방법을 이해하기 위한 호르몬 이론, 자율신경 이론 등을 지도해 주신 부산대학교 의학전문대학원의 박규현 교수께 감사드린다.

아드레날린의 과잉 분비에서 발생되는 통증에 대하여 아드레날린의 상위 단계 물질인 아편·모르핀 등을 투여하여 아드레날린 수준에서 일어나는 통증을 느끼지 못하게 하는 정도의 방법이었고, 그 외에 염증성 통증을 진통시키는 아스피린·소염제·항생제와 타이레놀 등은 완전한 진통 방법이 아니었다는 것과 심각한 부작용이 있음을 알게 되었다(그래서 양의학에서 통증을 제거하려고 다양한 보완의학·대체의학·침술에 관심을 갖게 된 것 같다).

서금요법이나 금경술은 아드레날린의 과잉 분비를 억제시키는 완전한 방법과 초강력 통증제거물질인 베타엔도르핀을 분비시킬 수 있는 가장 우수하고 안전한 최고의 의술임을 알게 되었다. 이처럼 서양의학의 원리와 서금의학의 원리가 극명하게 차이가 있음도 알게 된 것이다.

그러나 소위 동양의학이라는 한방약이나 경락의 침·뜸 자극은 2,000년 전 미개했던 당시의 민간요법의 수준이며 대단히 비과학적인 것이므로 의학이라고 논할 가치가 없으나 본서에서 그 이치를 간단히 설명하였다.

인간은 살아가면서 질병을 피할 수 없고, 거의 모든 질병은 통증을 유발하고 있어서 통증 때문에 질병의 고통을 겪게 되는 것이다. 인류 역사상 종교나 의학에서도 이 통증문제를 해결하지 못하고 있다.

서금의학은 베타엔도르핀을 분비시켜 통증물질을 제거해서 통증을 없앨 수 있게 되었다. 본서(서금요법으로 통증 없애는 방법)에서는 기술적인 면만을 소개하였으나, 내용을 완전히 이해하고 이용하기 위해서는 서금요법, 금경술을 좀 더 연구할 필요가 있다.

침술에서 사용하는 스테인리스 재질은 유해 중금속으로 — 쉽게 말하여 독이 든 침으로 인체에 침을 찌를 하등의 이유가 없는 것이며, 경락의 뜸도 화상(火傷) 자극을 줄 이유가 없다. 고전에서도 말했듯이 경락의 침과 뜸은 인체를 나쁘게 하는 형벌(刑罰)이나 화형(火刑)을 가하는 것과 같다고 볼 수 있다.

필자도 「통증의 신연구」에서 소개를 했지만 무리하게 골프 운동을 한 결과 전신이 아프지 않은 곳이 없을 정도였다. 뒷목·어깨·팔꿈치·손목·손가락·척추·허리·골반·고관절·무릎·발목·발가락 등에 모두 통증에 시달렸고, 앉고 일어서거나, 잠잘 때 눕고 일어날 때는 천근만근 무겁고 많은 통증에 시달려야 했다. 그야말로 정신력으로 버티고 서금요법으로 그나마 지탱하고 서암식을 먹고 유지하는 정도였다(그렇다고 좋아하는 골프 운동을 중지할 수도 없었다).

금봉·기마크봉이 개발되면서 통증은 완전히 제거되었고, 이 통증들은 모두 신체 냉증인 것으로 판단되어 서암뜸을 8장에서 10장씩을 매일 뜨자 재발도 없었다. 전신에서 나타나던 극심한 통증들이 완전히 없어지자 전신이 가볍고, 기분도 상쾌하고, 날아다닐 것만 같다. 통증이 있을 때와 없을 때를 비교하면 통증 없는 신체가 얼마나 편안하고 행복한가를 알 수가 있다.

필자가 갖고 있던 통증들은 난치성이었고 서암뜸을 3~5장만 떠서는 통증을 완전히 물리칠 수가 없었고, 최소한 8장에서 10장 이상을 떠야 체력 회복과 통증 예방을 할 수가 있었다.

또한 통증이 심할 때 금봉·기마크봉·금추봉·서암추봉·부항추봉·아큐빔 등의 자극반응은 참으로 놀라운 정도이다.

통증은 교감신경 긴장이나 항진에서 나타나므로 교감신경을 저하시키기 위한 방법으로 종교 생활이 큰 도움이 될 수 있다. 특히 겸허한 생활자세와 매일매일 서금건강법을 실천해야 한다는 것을 강조하고 싶다.

본서가 모든 국민들, 특히 수지침사들의 통증관리에 이용하여 통증 없는 세상이 되기를 바란다. 통증 없는 세상 ― 이것은 환자들이 원하는 간절한 소망이다.

끝으로 본서가 나오게끔 감수를 해 주신 박규현 교수께 감사드리고, 교정을 해 주신 김기종 학술위원과 편집부 직원들에게 감사하고, 항상 후원과 지도 편달을 하여 주시는 본회 학술위원, 지회장, 수지침사 제위에게도 감사한다.

그리고 본서에서 통증의 현대 의학적인 이해 부분은 이경석 교수가 쓴 「통증의 이해」에서 참고하였다.

2011년   8월   일

大韓瑞金療法學會長
高麗手指鍼學會長·名譽東洋醫學博士
手指鍼·瑞金療法創始者·東洋醫學博士
瑞岩 柳泰佑 識

차 례

◆ 화보 ··· 3
◆ 추천사 ·· 17
◆ 서문 ··· 19

제1장 통증의 개요

1. 통증은 질병에서 나타나는 증상이다 ······················ 33
2. 통증에 대하여 ··· 34
3. 통증은 대뇌가 느낀다 ······································· 36
4. 통증의 종류와 분류 ·· 39
　(1) 통증기간의 분류/ 39
　(2) 원인에 따른 분류/ 41
　(3) 통증의 전달속도에 따른 분류/ 41
　(4) 통증의 장기에 따른 분류/ 44
　(5) 통증의 신체부위에 따른 분류/ 44
　(6) 통증발생기전에 따른 분류/ 44
5. 통증의 경로 ·· 45
6. 신경병증성 통증 ·· 49
7. 뉴런매트릭스 학설 ··· 50
8. 통증과 스트레스 ·· 52
9. 통증과 생활 증상 ··· 55

제2장   통증의 파악과 고려수지침

1. 척수신경계와 통증 분포 ··· 62
2. 통증과 자율신경과의 관련성 및 진통방법들 ······················ 63
3. 양방의 진통제 ·· 67
4. 소위 동양의학의 통증해소법들 ·· 72
5. 아세틸콜린과 베타엔도르핀 ― 진통법 ······························ 92
6. 베타엔도르핀의 진통효과 사례 ·· 96
   (1) 수년된 오십견통 ― 수지침 1개로 완전 회복/ 96
   (2) 극심한 치통/ 98
   (3) 급성 견관절염증/ 100
   (4) 고려수지침 발견 당시/ 104
   (5) 야쓰 미쓰오 박사의 화상(火傷) 진통 사례/ 106
   (6) 내관(內關)보다 K9가 오심·구토 진정에 효과 탁월하다/ 110
7. 고려수지침의 원리 ·· 115
   (1) 대뇌 혈액순환 조절을 통해서 대뇌 조절과 자율신경 조절에 있다/ 115
   (2) 고려수지침의 원리/ 122
8. 고려수지침 기구의 사용법 ··· 130
   (1) 수지침의 종류/ 136
   (2) 수지침관들/ 140
   (3) 신수지침의 자입 실기/ 149
   (4) 신수지침 사용 시의 주의 사항/ 151

제3장　서금요법과 금경술 기구들

1. 금추봉 ··· 154
2. 압진봉 ··· 159
3. 침봉(순금침봉 · 순은침봉 · 특침봉) ························· 162
4. 회전자극법 ·· 164
5. 금봉 ··· 171
6. 기마크봉(뉴서암봉)의 사용법 ································ 179
7. 서암추봉의 사용법 ··· 181
8. 부항추봉의 사용법 ··· 185
9. 서암뜸요법 ·· 197
10. 아큐빔Ⅲ의 전자빔 자극 ······································ 200
11. 목걸이 · 팔찌 · 발찌를 이용한 통증관리 ················ 202

제4장　서금요법의 요혈

1. 근혈(根穴: 氣井穴)·· 214
2. 보제혈(補制穴) ··· 217
3. 기모혈(氣募穴) ··· 221
4. 기유혈(氣兪穴) ··· 229
5. F-1 · F-3처방 ·· 237
6. 대뇌혈류조절혈 — 맥조절 6혈······························· 241

제5장 금경술의 요혈들

1. 신체상 통증부위의 금경술 기구 자극법 ································ 249
2. 금경의 요혈자극 ·· 252
   (1) 금전혈(金電穴), 보제혈(補制穴)/ 254
   (2) 금모혈(金募穴)/ 256
   (3) 금수혈(金輸穴)/ 258
   (4) F-2 · F-4치방의 해열 · 항염 · 진통 · 혈액순환 조절치방/ 261

제6장 신체의 각 부위의 통증치방

1. 급성 통증의 해소법 ··· 265
   (1) 맥박수 감소, 손발에 온기가 있을 때의 통치방/ 266
   (2) 맥박수가 정상이거나 빠르면서 통증이 심할 때
       염증성 · 손발 냉증이 심할 때/ 267
2. 염증성 통증과 해열 치방 ·· 270
   (1) 모든 피로 예방, 심장병 · 중풍 예방, 건강장수의 방법으로
       F-1 · F-2치방 이용/ 270
   (2) 감기의 예방과 회복 — F-1치방과 B18 · A19+상응점 추가/ 271
   (3) 염증성 질환, 통증이 심한 때는 F-3 · F-4치방 이용/ 272
   (4) 척수신경분절에 의한 통증관리/ 273
   (5) 각종 통증의 진통 후 관리/ 276
3. 두통 ·· 278
   (1) 전두통(前頭痛)/ 278   (3) 긴장성 두통/ 282
   (2) 두정통(頭頂痛)/ 280   (4) 편두통/ 283

(5) 전체 두통/ 286

4. 안면부의 통증 ·· 288
   (1) 눈의 통증/ 288
   (2) 귀의 통증/ 289
   (3) 악관절 통증/ 290
   (4) 치통/ 291
   (5) 여드름, 얼굴 화끈거림
      (갱년기장애 포함)/ 292
   (6) 삼차신경통/ 293

5. 목 부위의 통증 ·· 294
   (1) 경추 부위의 통증/ 294
   (2) 뒷목줄기가 아플 때/ 295
   (3) 측경부의 통증/ 296
   (4) 인후 및 편도선 통증/ 297
   (5) 갑상선 질환/ 298

6. 견통(肩痛) ·· 299
   (1) 어깨 꼭대기의 통증/ 299
   (2) 어깨 꼭대기의 안쪽 통증/ 300
   (3) 견갑골 통증이 있을 때/ 301

7. 견관절통과 팔뚝이 아플 때 ······································ 302
   (1) 견관절 앞쪽 통증/ 302
   (2) 견관절 가운데 통증/ 302
   (3) 견관절 뒤쪽 통증/ 303
   (4) 견관절 전체가 아플 때/ 304
   (5) 팔뚝이 아픈 경우/ 306

8. 주관절·완관절 통증과 손가락 관절통증 ························ 307
   (1) 주관절 통증/ 307
   (2) 완관절통/ 309
   (3) 손가락의 통증/ 310

9. 흉통과 늑골통 ·· 311
   (1) 쇄골 통증/ 313
   (2) 임금경상의 흉통/ 314
   (3) 신금경상의 흉통/ 315
   (4) 위금경상의 흉통/ 316
   (5) 심·심포·비금경상의 흉통/ 316
   (6) 옆구리·늑골 통증일 때/ 317

10. 척추와 등줄기의 통증 ··· 318
　(1) 척추과민통증/ 318
　(2) 척추 옆 등줄기의 통증/ 318
11. 요통(허리 디스크 통증) ································· 319
　(1) 가벼운 요통/ 319
　(2) 조금 심한 요통/ 320
　(3) 허리 통증이 심할 때/ 322
12. 천골 · 골반 · 고관절 통증 ······························· 324
　(1) 천골 · 골반 통증/ 324
　(2) 고관절 통증/ 325
13. 대퇴골 통증 · 무릎관절통 ································ 326
　(1) 대퇴골 통증/ 326
　(2) 무릎관절통/ 327
14. 족관절 통증과 발등 · 발가락의 통증 ················ 333
　(1) 족관절 발목 통증/ 333　　(7) 신금경상의 족관절 통증/ 336
　(2) 방광금경상의 족관절 통증/ 334　(8) 발목을 삐었을 때의 주의 사항/ 337
　(3) 담금경상의 족관절 통증/ 334　(9) 발목 염좌 시 통증 없애는 법/ 338
　(4) 위금경상의 족관절 통증/ 335　(10) 발목 염좌 시 멍든 것 없애는 법/ 339
　(5) 간금경상의 족관절 통증/ 335　(11) 발목을 다시 삐지 않게 하는 법/ 339
　(6) 비금경상의 족관절 통증/ 336　(12) 발등과 발가락의 통증/ 339
15. 장부의 통증 ··· 344
16. 암성 통증의 진통에 대한 견해 ························ 366
17. 대상포진의 통증해소 ······································· 370
18. 수술 자리의 부작용 증상 해소법 ···················· 379
19. 통증을 더욱 완전하게 다스리는 방법 ············· 380

서금의학(瑞金醫學)의 정의(定義)

　서금요법(瑞金療法)은 대뇌의 혈류를 조절시켜 대뇌 기능을 조절하면 대뇌가 장부와 모든 기관의 기능을 정상화시켜 건강을 증진하고 회복하며, 질병을 예방하고 회복시키는 이론과 분별과 자극부위와 새로운 기구들의 자극법을 말한다.

　서금요법은 광의(廣義)의 서금요법과 협의(狹義)의 서금요법으로 구분한다. 광의의 서금요법이란 고려수지침(高麗手指鍼)·서금요법·금경술·수지음식요법·염파요법 등을 총망라하는 것으로 서금의학(瑞金醫學)이라고 이름하고, 협의의 서금요법이란 서금요법 기구를 사용할 때를 말한다.

　고려수지침(高麗手指鍼)은 손에만 있는 상응요법과 14기맥과 404개의 요혈에 신수지침·금수지침·수지침·T침 등으로 1~3mm만 자극하여 건강을 증진하고 회복하며, 질병을 예방하고 낫게 하는 자극방법이다.

　서금요법(瑞金療法)에서 협의의 서금요법은 손에만 있는 상응요법과 14기맥과 404개의 요혈에 피부를 뚫지 않고 접촉, 가벼운 압박, 온열요법, 전자자극 등을 주어서 건강을 증진하고 질병을 예방하고 회복시키는 자극법을 말한다.

　서금의학은 독자적인 장부 허승 구별법이 있다. 장부 허승 구별법으로는 운기체형·음양맥진법·삼일체형법·전자측정법·수지력 테스트·진동자 구별법 등이 있으며, 이 장부 허승에 따라서 보제법과 단순자극법이 있다.

금경술(金經術)이란 약 2,000년 전에 정해진 14경락은 그간에 과학적이고 임상적인 근거가 거의 없었고, 불확실한 경락혈에 아무런 검증 없이 침·뜸·사혈·마사지의 자극을 주었다. 2008년에 필자 유태우(柳泰佑)가 음양맥진법으로 경락을 실험해서 효과반응이 있는 곳과 효과반응이 없는 곳을 구별하여 기존의 경락을 개편하고 보완한 것이 14금경과 404개의 금혈(金穴)이다.

　이들 금경과 금혈에 침·뜸·마사지 등의 자극을 주면 교감신경 긴장반응이 나타나고 음양맥상이 악화되므로(난치성은 제외) 금경에는 침·뜸을 금지하고, 음양맥상 조절반응을 일으키는 특수금속합금으로 자극기구를 만들어 가벼운 접촉, 가벼운 압박자극이나 전자빔·염파자극을 주어서 건강증진과 회복, 질병을 예방·회복시키는 자극법을 말한다. 장부 허승의 구별법은 서금요법의 분별법을 이용한다.

　염파요법이란 자신이나 가족, 먼 거리 환자에게 질병이 있을 때 서금요법과 금경술, 고려수지침의 이론과 방법에 따라서 치방을 정한 다음에 염파핀으로 모형도(기맥모형도, 금경모형도, 사이버 수지침 14기맥 도보 등)에 염파패드를 붙이고 패드 위에 염파핀을 찌르고 기도를 하면 질병을 예방할 수 있고, 건강을 증진시키면서 질병을 낫게 하는 방법이다.

　서금의학(瑞金醫學)은 서양의학과 중복되지 않으나, 병리를 설명하기 위해서 서양의학의 자율신경 이론, 내분비 이론, 면역 이론 등을 이용한다.

　서금의학은 전래되는 동양의학의 한약 이론(한방)과도 전혀 다르며, 전래되는 침술과 뜸과도 전혀 다른 이론과 방법이다. 전래되는 경락 이론을 사용하지 않고, 전래되는 침·뜸으로 자극하지 않는다(위험하므로 금지한다).

 전래되는 침·뜸으로 금경이나 경락을 자극하면 부교감신경을 손상·저하시켜서 교감신경을 긴장 상태로 악화시키고, 음양맥상을 악화시켜서 질병악화반응이 나타난다.

 그 이유는 침은「침구대성(鍼灸大成)」에 의하면 철독(鐵毒) 때문이며, 침의 재질은 스테인리스로서 유해 중금속인 철·니켈·크롬과 미량의 수은·납·몰리브덴·코발트·6가크롬·인·카드뮴 등이 들어 있기 때문에 피부에 접촉되면 유해 반응이 나타난다.

 서금요법의 14기맥과 404개 요혈은 교감신경 과밀·과민 지역으로 수지침을 찌르면 교감신경을 손상시켜 교감신경을 저하·억제시키고 부교감신경을 우위로 조절시켜 건강회복에 도움이 된다.

 본서에서는 광의(廣義)의 서금의학을 총망라해서 설명하였다.

제1장 통증의 개요

1. 통증은 질병에서 나타나는 증상이다

　통증이란 병적 증상의 하나로서 참을 수 없는 괴로움·고통 증상을 말한다. 질병에서 통증이 없다면 질병으로 괴로워하고, 아파하고, 두려워할 이유가 없고, 무서운 질병도 고통과 통증만 없다면 질병을 피할 이유도 없을 것이다. 거의 모든 질병은 통증을 일으키고 위중한 질환일수록 대부분 극심한 통증을 일으키고 있어서 질병을 두려워한다.
　이러한 통증들은 많은 질병에서 발생하고 있지만 현대 의학에서도 완전하게 통증을 없애지 못하고 있으며, 설사 진통제가 있어도 일시적이거나, 반복하여 사용할 경우에 부작용이 나타나고 있어서 큰 문제를 일으키고 있다.
　소위 동양의학에서도 통증을 제거하려는 방법들이 있으나, 그 연구나 내용과 방법들은 2,000년 전 미개했던 당시의 민간요법 수준이며, 통증을 완전하게 진통시킬 수 없다. 한약이나 침술·뜸법도 부작용과 후유증을 나타내고 있으며, 다만 가벼운 통증들은 일시적으로 느끼지 않게 할 뿐이다. 이러한 과정에서 서금요법과 금경술은 통증을 제거할 수 있는 이론과 방법, 기구들이 개발되어 통증해소에 큰 도움을 줄 수 있다.
　이제『서금요법으로 통증 없애는 방법』을 연구해서 통증을 제거하여 삶의 질을 크게 향상시키기를 바란다. 통증이 있을 때의 괴로움은 표현하기 힘들 정도이나, 통증이 없어질 때의 기쁨과 행복감은 대단한 축복이며 삶의 질을 크게 향상시켜 준다.

2. 통증에 대하여

　물리적·화학적 강한 열이나 충격, 질병적인 자극이 어느 정도의 수준을 넘어설 때 인체에서는 통증을 느낀다. 이 통증을 동통(疼痛)이라고도 표시하고, 특별한 종류의 통각수용기에 의해서 감지되는 통증이 있다.
　그러나 물리적·화학적 충격 등에 의한 통증은 문제시되지 않으며, 질병으로 인한 고통이 심한 때를 통증이라고 표현한다.
　신체에서 나타나는 통증은 대단히 좋은 위험신호이다. 만약 통증이 없다면 위험 정도를 파악할 수도 없고, 질병 위치도 파악할 수 없으며, 통증을 해소하기 위한 노력도 없을 것이다.
　상대방과 싸워 신체 조직상의 손상 정도가 클수록 심한 통증을 느끼는 것도 위험신호로서 즉시 위험에 대응하라는 것이다. 신체에 불을 접촉했을 때 가벼울 때는 따뜻하나, 불 접촉이 많고 강력할수록 심한 화상을 입고 고통도 극심하므로 위험에 대처하게 된다.
　충격이나 타박을 받았을 때도 가벼운 충격은 약간의 통증을 느끼고 심각하지 않으나, 심한 타박·충격인 경우는 그 정도에 따라서 통증이 심각해지고 그 통증 원인에 대해 대처하게 된다.
　이처럼 인체의 손상 정도가 심하면 통증이 나타나고, 그 통증 정도를 파악하여 위험에 대처하고 극심한 통증을 속히 회복시키라는 신호가 곧 통증이며, 이러한 통증은 매우 고마운 신호체계이다.
　질병의 경우도 상태가 심하여질수록 통증으로 나타나고, 통증의 강도가 심할수록 위험수위도 높아져 생명에 위험을 주므로 통증이 나타나지 않도록 대처하라는 신호인 것이다.

만약 통증을 느끼지 못한다면 생명에 심각한 위험을 초래할 수가 있다.

임상적으로 통증을 느끼지 못하는 감각계를 가진 사람들은 30살을 넘기지 못한다고 하며, 척수공동증(脊髓空洞症)이란 병은 척수의 중심부가 손상된 것으로 통각신경이 손상을 받았으므로 아무런 통증을 느끼지 못한다. 이런 사람들은 불을 쥐고도 손이 까맣게 타도 모른다고 한다.

이처럼 통증이란 생존에 절대적으로 필요하고 생존의 수단이고 질병이나 생명의 위험을 경고한다.

통증은 위험신호의 경종이므로 신체를 보호하는 장치이며 경보의 역할을 한다.

통증이 심할수록 질병의 심각성을 알려 주고 질병을 속히 해소하라는 강력한 주문 신호이다.

3. 통증은 대뇌가 감지한다

손상된 부위에서 통증을 느끼지만, 손상된 부위만으로 통증을 느낄 수가 없고, 통증을 느끼기 위해서는 반드시 대뇌가 관계한다. 대뇌가 있으므로 통증을 느끼고 제어할 수 있는 것이다.

식물은 대뇌가 없으므로 통증을 느끼지 못한다. 소나무가 있을 때 나뭇가지를 자르거나 몸체를 찌르고 절단해도 통증을 느끼지 못하며 다른 식물들도 마찬가지이다.

또한 무생물도 마찬가지로 대뇌가 없으므로 통증을 느끼지 못한다. 돌멩이가 있을 때 깨뜨려도 돌멩이는 통증을 느끼지 못한다. 그리고 생물체 중에서도 붙박이 생물들은 주어진 한 곳의 환경에서 적응하고 이용하여 살아가고 있으나 통증을 느끼지 못한다. 움직이는 생명체들은 생존을 위해 움직여야 하므로 신경체계를 발달시켜야 했고, 그 신경체계를 발달시키기 위한 통제기구인 뇌를 가지게 된 것이다.

먹고 먹히는 생존경쟁에서는 유해자극을 빠르게 대체해야 하고, 상처나 부상의 손상을 감지하기 위해서 통증감각을 발달시키게 되었다. 만약 강력한 통증을 무시하면 위험한 상황을 당할 수 있다. 통증을 속히 느끼고 통증의 정도를 통해서 위험신호를 강하게 느끼게 되며, 통증체계가 가장 발달된 것이 사람이다. 통증을 빠르게 강하게 느끼는 것은 진화적인 적응으로 볼 수가 있다. 통증이 나타나면 더 이상의 행동을 중지하고 조직의 손상을 막도록 진화를 한 것이다.

통증이 강력하게 나타남으로써 통증에 대한 두려움과 불안까지 나타나는 것도 통증을 미리 방어하는 일종의 체계이다. 이러한 두려움과 불안은 많은 경험을 통해서 더욱 발달하였다. 두려움과 불안은 통증계통의 차원을 떠나서 정서적·정신적 영역까지도 관여된다는 것을 의미한다.

극심한 통증은 환자 개인만이 느끼는 증상이며, 타인은 그 고통을 전혀 느끼지 못한다. 다만, 타인은 과거의 경험을 통해서 어느 정도 아픔을 인정하고 이해할 수는 있다.

이러한 통증들은 통증뿐만이 아니라 두려움과 불안·과민까지 느끼고 있으므로 신체적·정신적으로 모두 관여되어 있다.

그러므로 국제통증연구협회에서는 통증이란 "조직 손상이나 조직 손상 위험, 조직 손상을 뜻하는 말과 관련된 불쾌한 감각과 감각경험"이라고 말하고 있다. 즉 자신의 신체에 위험을 가하거나 위험을 줄 것 같은 감각과 감각적 경험을 통증이라고 말하고 있다

그래서 통증이란 순수한 감각만이 아니라 감각적 경험을 추가한 것까지 포함하여 말한다.

그러므로 모든 통증은 실제 통증과 과거의 감각경험 통증이 결합된 것으로 비율은 5:5 정도로 판단한다고 한다. 모든 통증은 감정이 관여하고 감정이 관여하면 고통을 크게 느낄 수가 있으므로 통증을 해소할 때에도 감각의 통증만이 아니라 두려움·불안·우울·과민에 대한 감각경험 통증도 함께 다스려야 한다고 한다.

또한 감각적 경험 상태가 양호하면 통증을 심하게 느끼지 않을 수도 있으므로 통증의 해소에는 감각적 경험 상태의 이해와 안정과 조절이 더 큰 문제라고 볼 수 있다.

아무리 심한 통증이라도 기분 좋은 일이 있으면 통증을 느끼지 못할 때가 있고, 작은 통증이라도 기분이 나쁘면 크게 느끼고 괴로운 것이다.

현재의 통증관리는 진통제로 통증·동통을 진정시키는 방법은 있어도 감정의 통증(불안·과민·두려움·기분 나쁨) 상태는 조절할 수가 없으므로 통증을 완전히 해소하지는 못하고 있다.

이러한 통증이나 감정통증은 모두 대뇌가 관여하고 있다는 증거이다. 감정통증은 다스릴 수가 없으므로 양방에서도 완전 진통에 어려움이 있고, 특히 소위 동양의학에서는 칠정(七情) 개념은 있어도 다스리는 방법이 구체화되어 있지 못하다.

그러나 서금의학에서는 질병적인 모든 통증까지도 탁월하게 제거할 수가 있다.

4. 통증의 종류와 분류

외부의 물리적 · 화학적 스트레스에 의한 통증은 병적인 현상이 아니므로 문제될 것은 없으나 외부의 스트레스가 극심하여 조직의 손상을 일으켜 나타나는 통증이나, 내부 장기 기관의 이상으로 나타나는 통증들은 분명히 치료의 대상이다.

이러한 통증들은 종류와 성질이 매우 다양하며, 가벼운 경우는 그냥 지나칠 수가 있으나 정신적 스트레스가 가해지면 통증은 더욱 크게 나타나고, 이어서 건강생활을 하는데 방해가 되고 고통스러우므로 통증을 해소하고자 하는 노력을 한다. 진통제를 먹거나 의사의 진료를 받거나 약을 처방받아 먹거나 아니면 각종 민간요법을 이용하고 있으나 통증을 완전히 정복하지 못하고 있는 것이 현실이다.

이러한 통증들을 분류하면 다음과 같다.

(1) 통증기간의 분류

통증이 발생된 이후로부터 기간을 구분하여 급성 통증 · 아급성 통증 · 만성 통증으로 구분한다.

급성 통증은 통증이 발생된 지 2개월 이내의 통증을 말하며, 유해한 자극에 의하여 발생한다. 대부분이 통증부위와 병리부위가 일치한다. 피부에 유해자극이 가해지면 통증에 이어 손상된 부위에 혈관 확장이 일어나 붉게 보이고, 부종 · 두드러기 · 붉은 반점과 함께 통증이 생긴다.

이처럼 통증부위에서 병인을 확인할 수 있으나 이러한 급성 통증들은 조직 손상 이후에 회복되는 과정에서 발생하는 통증이라고 보아지며, 급성 통증은 근육긴장, 심박동수 · 혈압 · 피부전도 증가와 음양맥상 악화 등과 함께 교감신경계의 항진현상들을 발견할 수가 있다.

아급성 통증은 급성 통증이 속히 나아지지 않고 2개월 이상에서 6개월까지 지속되는 통증들을 말한다. 역시 교감신경계의 항진에서 약간 진정되어 교감신경 긴장반응이 계속되는 현상이다. 이것을 쉽게 말하면 준급성이라고 한다.

만성 통증은 손상된 조직이 치유된 이후에도 계속 발생하는 통증으로서 6개월 이상된 모든 통증을 말한다. 만성 통증은 구체적으로 조직 손상을 발견할 수 없으므로 확인하기 어려운 단점이 있다. 그래서 만성 통증은 양방에서 말하기를 '애매하고 주관적인 통증'이라고 말한다.

만성 통증도 통증이 심하므로 얼굴을 찡그리고 우울한 표정, 구부정한 자세, 잦은 불평, 정서나 기분 표현에서도 통증이란 말을 많이 사용한다.

통증이 있으므로 모든 행동에 소극적이고 피해망상, 회피, 쉽게 좌절, 참을성이 없거나 지속적으로 많은 약물에 의존하게 된다. 약을 지나치게 과용 · 남용 · 장기간 복용하므로 만성적인 장애가 일어나 통증은 더욱 심화되고 각종 부작용이 발생된다.

그래서 만성 통증은 신경성 · 스트레스성인 경우가 많아 심인성(心因性) 통증이란 용어를 사용하고 있다. 만성 통증의 경우는 몇 가지의 형태가 있는데 간헐적 통증, 지속적인 통증, 지속적 진행성 통증 등이 있다.

간헐적인 통증은 발생했다 없어지고, 또다시 기분이 나쁘면 다시 발생되는 통증이다. 대표적인 것이 편두통 · 긴장성 두통들이다.

지속적인 통증으로는 둔하게 쑤시는 통증으로 견통·요통·관절통·신경통 같은 경우이고, 지속적 진행성 통증은 통증강도가 심해지는 것으로 오랜 통증인 악성 암과 같은 경우이다.

이들 만성 통증들도 교감신경 긴장성에 의한 통증들이다.

(2) 원인에 따른 분류

통증의 원인에 따라서 기질성·심인성·혼합형으로 분류한다. 위에서 언급한 바와 같이 급성 통증은 대개가 기질성으로서 병인이 확실한 경우이며, 양성과 악성으로 분류할 수 있다. 양성은 염증이나 골절 같은 치료가 가능한 통증을 말하고, 악성 통증은 암과 같은 불치 또는 난치성 질병에서 나타나는 통증을 말한다.

심인성은 위에서와 같이 만성 통증에서 나타나는 것으로 신체적인 이상이 없이 심리적 갈등이나 불안·우울 등과 같은 심리적인 요인의 통증을 말한다. 이것도 교감신경 긴장이 장기간 지속될 때 신경이 과민해서 나타나는 현상들이다.

혼합형은 신체적인 이상이 있는데다 심리적 불안이 더해지는 상태로 아급성기의 통증을 말한다.

(3) 통증의 전달속도에 따른 분류

신경의 전달속도는 신경에 따라서 다소 차이가 있다.

유수신경의 전달속도는 초당 120m이고, 무수신경의 전달속도는 초당 0.5~2m 정도의 속도를 가지고 있다.

굵은 신경인 A-델타(A-delta) 섬유가 전달하는 통증전달은 매우 빠른 통증(fast pain)으로 12~30m/sec의 속도이며, 자율신경 중에서 교감신경을 따라서 전도한다.

가는 신경인 C섬유는 0.5~2m/sec로 느리게 전달된다.

A-델타(A-delta)·A-감마(A-gamma) 섬유는 주로 운동기능·감각기능·심부 감각을 맡고, A-베타(beta) 섬유는 신경절과 자율신경을 맡고, A-델타 섬유는 기계적인 자극과 열 자극 같은 날카로운 통증과 온도를 담당한다. A-C섬유는 느린 통증(buming pain)을 맡는다고 한다.

빠른 통증은 주로 급성 통증으로서 아픈 곳이 비교적 정확하고 지속되는 동안 손상이 없으면 곧 사라진다(이것을 제1차 통증이라고 하고 자통이라고도 한다).

느린 통증은 통증부위가 명확하지 않아 경계·위치가 분명하지 않고 둔한 통증으로서 자극이 없어져도 통증은 오래 남는다. 이 통증은 주로 만성기 통증에 해당하며, 감정을 수반하며 내장통과 연관통으로 나타난다(이것을 제2차 통증이라고 하고 또는 둔통이라고도 한다).

연관통이란 일종의 내장 체성반사 통증으로서 흉부·복부·골반에 있는 장기에서 생긴 질환으로 인한 통증이 내장뿐만 아니라 몸통 체표상에서도 나타나는 통증들을 말한다. 이 연관통은 발생학적으로 척수신경 체절에 해당하는 피부분절에 통증을 느끼는 경우가 많다.

연관통은 심부 체성조직에 유해자극이 가해질 때 조직에서 멀리 떨어진 피부 통증이 연관되어 나타나는데 여러 가지 설(說)들이 있다. 이 연관통은 피부분절을 통해서 나타나므로 척수신경 피부분절 그림을 보면 연관통증이 나타나는 위치와 관계를 알 수가 있다(피부분절도 참조).

〈피부분절도(皮膚分節圖)〉

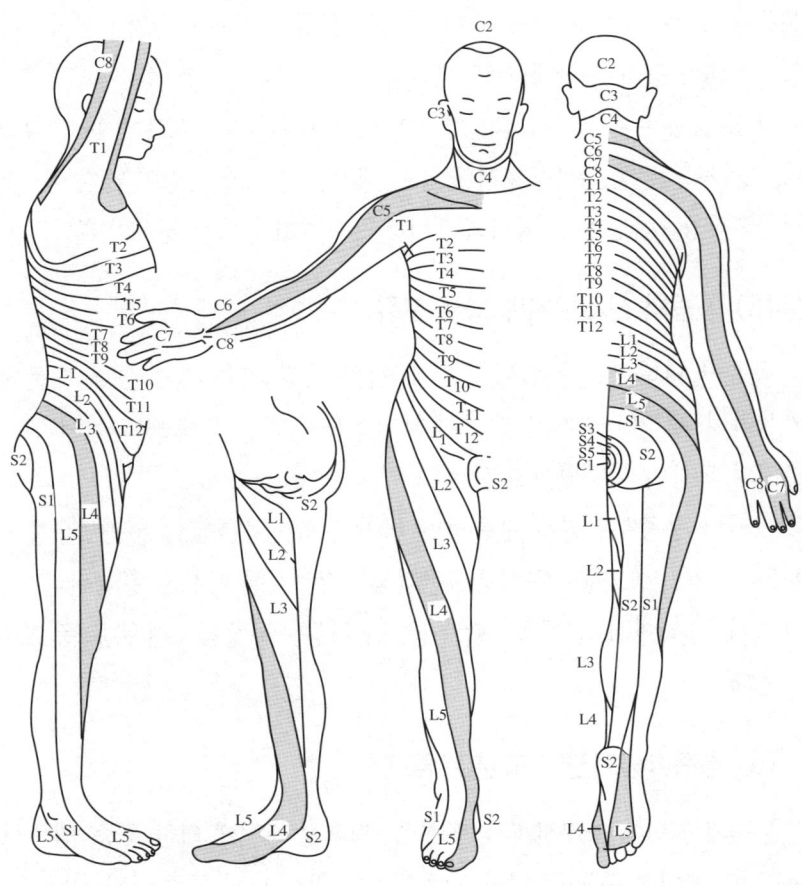

※ 척추의 감각신경인 표피신경은 분절로 나타난다.

(4) 통증의 장기에 따른 분류

내장 장기에 유해자극이 가해지면 신체통증과 내장통증으로 나타난다. 신체 통증은 교감신경계 과민으로 제1차 통증으로서 비교적 빠른 통증을 보인다. 신체 통증 중에서 심부 통증은 근육·골막·근막·관절·건(腱) 등의 손상에 의해 생긴다.

내장 통증은 주로 부교감신경 과민이나 제2차 통증으로서 몸속 깊숙이 느껴지는 둔한 통증들로서 통증이 생기는 장소가 분명치 않다. 즉 소화관·심장·간장 등을 절개해도 아픔을 느끼지 못하는 경우가 많다.

(5) 통증의 신체부위에 따른 분류

통증이 나타나는 부위는 전신에 걸쳐 나타난다. 과거 통증 때문에 자살하여 세간의 화제가 되었던 행복전도사 C모 씨도 전신에서 700가지의 통증이 나타났다고 했었다.

그러나 통증부위별로 분류하면 머리 통증·목(頸部) 통증·몸통·흉통·요통·상지통·하지통·관절통·견관절통 등으로 분류된다.

머리 부위에서 전두통·측두통·후두통·두정통·편두통 등으로 나눈다.

(6) 통증발생기전에 따른 분류

통증의 원인에 따라서 외상성 통증, 퇴행성 병변에 의한 통증, 염증성 통증, 혈관 이상 통증, 물리적 통증으로 나뉘며, 환상 통증 등이 있다.

통증의 성질에 따라서 그 상태가 다양하나 찌르는 통증, 쏘는 통증, 쥐어짜는 통증, 타는 통증(작열감) 등으로 많으며, 증상도 다양하기 때문에 통증에 대한 용어도 매우 다양하고 복잡하다.

5. 통증의 경로

신체에 어떠한 자극을 받아 아픔(통증)을 느끼는 데는 단순하게 나타나는 것이 아니라 복잡한 과정이 있다.

피부에는 통증을 감수하는 통각수용체가 있고, 이 통각수용체는 말초신경에서 유수신경으로 빠른 속도의 전기신호로 척수를 통해 대뇌로 전해지면 시상에서 대뇌피질의 감각영역으로 보내서 통증을 인식하게 된다. 이 과정을 구심성(求心性) 신경전달과정이라고 한다.

신경은 모든 정보를 대뇌로 전달하고 또한 대뇌에서 지시하는 많은 정보를 온몸에 전달하는 정보통신망이다(대뇌에서 말초로 전해지는 계통을 원심성 신경전도라고 한다).

신체에 외상이나 화상·병균이 침입하거나 독성물질이 몸 안에 들어와 자극하면 세포의 일부가 파괴된다. 파괴된 세포로부터 통증매개물질이라고 하는 특수화학물질들을 분비하여 피부 근처에 있는 통각신경을 자극한다.

통각신경에서는 특정한 전기신호를 뇌로 전달하고 외부로부터 강력한 압박이나 타격·충격을 받아도 통각신경에서 전기신호가 발생되어 대뇌로 전달된다. 통각자극이 통각신경을 통하여 통각중추에 전달되어 통증을 느끼게 된다(통증경로라고도 한다). 이러한 경로 때문에 뇌가 없으면 통증을 느낄 수가 없다는 것이다.

통증경로에는 감각 단계, 뇌 입력 단계, 조절 단계, 대뇌의 수용 단계인 4단계가 있다.

첫째, 감각 단계는 통증신호가 손상 부위의 감각수용체에서 신경섬유를 따라 척수로 전달된다. 이때는 구심성 신경섬유가 맡는다.

둘째, 대뇌 입력 단계는 대뇌(변연계 · 시상 · 대뇌피질 또는 뇌간)에 입력이 되고 변환을 거쳐 다시 척수로 통증신호를 전달할 때는 원심성 신경섬유가 맡는다.

셋째, 통증의 조절 단계는 척수의 윗부분에 있는 문 조절기전(調節機轉)으로 구심성과 원심성 신호를 결합하여 통증의 강도를 조율한다.

넷째, 대뇌 수용 단계는 조율된 통증신호를 대뇌로 옮기는 과정이다.

통증은 신경과 신경전달물질에 의해 대뇌에 전달되어야 알 수 있으며, 대뇌가 살아 있을 때 통증을 느낄 수가 있다. 통증을 느끼는 단계는 통증의 변환 · 전달과 조율이라는 복잡한 과정을 거친다.

변환이란 통각자극을 신경전달로 바꾸는 것으로 통각수용체의 활성화를 말한다. 수용체나 말초 부분에 있어서 신체를 해치는 손상이 생기면 즉시 수용체가 감지하여 위와 같이 대뇌로 자극을 전달한다. 신경과 신경이 만나는 시냅스(synapse)에서 정보를 주고받는다. 시냅스가 적을수록 통증을 속히 전달하는 반면 시냅스가 많을수록 거치는 데가 많으므로 통증전달이 느리다.

변환과 전달과 조율을 다시 언급하면 다음과 같다.

(1) 변환

변환(變換)이란 조직에 손상을 주면 수용체에서 자극을 받아 전기신호로 바꾸는 것을 말한다.

통증신호를 중추신경계로 전달하는 신경 말단을 감각수용기라고 한다. 감각수용기는 다양한 감각인 손상 · 열 · 압박 · 빛 · 화학 · 전기 · 물리적 자극 등이 지나쳐서 생체에 위해를 입을 때 반응한다. 이 감각수용기의 반응은 방어 활동과 치유적 촉진작용을 한다.

감각수용체에서 활성화시키기 위해서 전달물질 통증매개체라는 다양한 화합물로 이루어진다. 통증을 매개하는 물질로는 프로스타글란딘(prostaglandin), 아이코사노이드(eicosanoids), 히스타민, 세로토닌, 브라디키닌 등이 알려져 있다.

조직 손상이나 염증에 의해 유리된 화학전달물질에 의해 통각수용체가 활성화되어 통각자극이 전기신호로 바뀌게 된다.

이 통각수용체는 기계적 통각수용체로서 A-델타(A-delta) 신경섬유로 강한 기계적 자극과 온도 감각수용체가 있으며, C신경섬유는 느린 속도로 통증을 전달한다.

(2) 전달

전달이란 통각수용체에서 전기신호로 바뀐 정보를 대뇌에 전달하여 대뇌에서 통증을 느끼게 하는 과정이다. 신경섬유는 수초에 쌓인 섬유의 굵기에 따라서 제1군 · 제2군 · 제3군 · 제4군으로 나눈다.

가시로 손을 찔렸을 때 통증의 전달속도가 너무나 빨라서 생각할 틈도 없이 자동 전달되어 통증을 느낀다. 이때 A-델타(A-delta) 신경섬유가 뇌에 전달한다. 빠른 통증은 자극이 주어지자 마자 즉시 전달되는 반면에 통증 소멸도 빠르다.

C신경섬유를 통해 전달되는 통증신호는 늦게 시작해서 서서히 강해졌다가 서서히 소멸된다.

제1군의 A-델타(A-delta) 신경섬유를 통해 전달되는 빠른 통증은 예리하고 찌르는 통증으로 잠복기가 짧고 부위가 정확하며 기간이 짧으면서 아편제로는 통증 차단이 되지 않는 특징이 있다. 이것을 자통 또는 제1차 통증이라고 한다.

반면 제3 · 4군의 C신경섬유를 통해 전달되는 통증은 느린 통증으로 둔한 통증, 타는 듯한 통증이며, 시작도 느리고 부위가 불분명하므로 기간이 길고 아편제를 투여하면 통증이 차단되는 특징이 있다. 이것을 제2차 통증이라고 한다.

자율신경 종말에서 전기신호로 바뀐 통증은 A-델타(A-delta) 섬유와 C신경섬유를 통해서 후근 신경절을 지나 척수로 전달된다. 척수에 들어간 통증신호는 반대편 측척수시상로를 따라 시상에 전달된다. 척수에서 뇌로 전달되는 경로는 발생학적으로 먼저 생긴 구척수시상로와 나중에 생긴 신척수시상로로 나눈다.

신척수시상로는 주로 예리하고 부위가 정확한 제1차 통증을 전달하고, 구척수시상로는 주로 둔하고 멍한 제2차 통증을 뇌로 전달한다.

머리 부분의 통증은 삼차신경계를 통해 전달되며, 신체(몸통)와 사지(四肢), 내장의 통증은 측척수시상로와 척수망상로, 척수중뇌로, 다연접상행로 등을 통해서 통증이 전달된다.

(3) 조율

조율(調律)이란 통각이 전달되는 과정을 촉진시키거나 방해하여 통증의 증폭과 감소를 조절하며 복잡한 과정을 거친다.

6. 신경병증성 통증

신경병성 통증이란 신경 자체의 병적 이상에서 생기는 통증으로 환지통 같은 통증이나 신경성 통증의 개념과 비슷하다.

환지통이란 손가락이나 발가락을 절단한 사람이 손가락이나 발가락에서 통증을 호소하는 경우를 말한다.

신경병성 통증은 주로 아무런 자극이 없어도 저절로 통증이 생기기도 하고, 유해자극에 의해서 통증이 심해지기도 하며, 이상 감각, 불쾌한 이상 감각, 통증과민증후군 등 비정상적인 반응으로 통증이 더욱 심해지는 통증들이다.

신경병성 통증들은 침해수용성과 달리 비스테로이드성 소염 진통제나 마약성 진통제에 잘 듣지 않으며, 신경차단술·신경외과 치료와 자극치료 등도 만족스럽지 못하다. 신경병증성 통증의 발생을 예방할 수 있는 효과적인 방법이 거의 없다.

신경병증성 통증의 원인은 다양하다. 대표적인 예로서는 환지통, 당뇨병성 신경병증, 대상포진 후 신경통, 삼차신경통, 복잡 국소 통증 증후군 등이 있다.

신경병증성 통증의 증상은 자발통증, 자극유발 통증으로 나누고 있다. 자발통증은 지속성 통증 또는 발작성 통증, 이질통, 찬 이질통, 열 이질통이 있다.

이러한 신경병증성 통증의 첫 시작은 신경의 손상에 있다. 손상으로 인해 말초적 변화와 중추신경도 변하여 통증을 일으킨다고 생각하고 있다.

7. 뉴런매트릭스 학설

해부학적으로 몸과 마음의 기본이 되는 것은 대뇌피질과 시상 그리고 변연계를 연결하는 넓은 신경망이다. 유전적으로 결정된 연접 결정과 나중에 감각 압력으로 만들어진 신경망을 통틀어 뉴런매트릭스라고 한다.

이 뉴런매트릭스는 몸과 마음을 연결해 주고 반복적인 정보 분석과 취합이 있고, 정보 취합이 끊임없이 인식하는 감각신경증상이 있고, 목적하는 유형의 동작을 할 수 있도록 하는 뉴런매트릭스를 활성화하는 기구가 있다.

통증을 주관하는 부위는 대뇌피질이나 시상만이 아니라 통증의 경험과 행동에 관여하는 대뇌 영역을 체성감각 피질과 변연계를 포함하여 매우 넓다고 한다.

대뇌피질에는 운동중추와 지각중추가 있다. 통증신호가 들어오면 시상에서 변연계·해마를 거쳐서 지각중추에 통증신호가 전달되면 지각중추에서 통증을 인식한다고 생각한다.

가장 대표적인 것이 환지통이다. 환지는 실제와 똑같으며 이는 몸이 느끼는 것과 똑같은 과정을 뇌에서도 느끼고 있음을 뜻하고, 아무 것도 입력하지 않아도 뇌 혼자서 똑같은 느낌을 활성화한다.

통증을 포함하여 우리가 느끼는 모든 유형의 감각을 몸에서 직접 자료를 입력하지 않더라도 느낄 수 있다. 이는 뇌의 신경그물망에 있는 경험에서 특정 유형이 생기게 되고 실제로 어떤 자극은 그런 감각을 만들지 않아도 특정 유형 감각을 유발한다. 뇌 속에서 그려진 몸과 자아의 관계는 유전적으로 타고난 것이며, 다만 경험에 의해 바뀐다고 한다.

대뇌에 통각자극이 전달되면 시상의 감각피질에 자극이 전달되어 대뇌와 함께 통증을 느끼는 것이라고 생각한다.

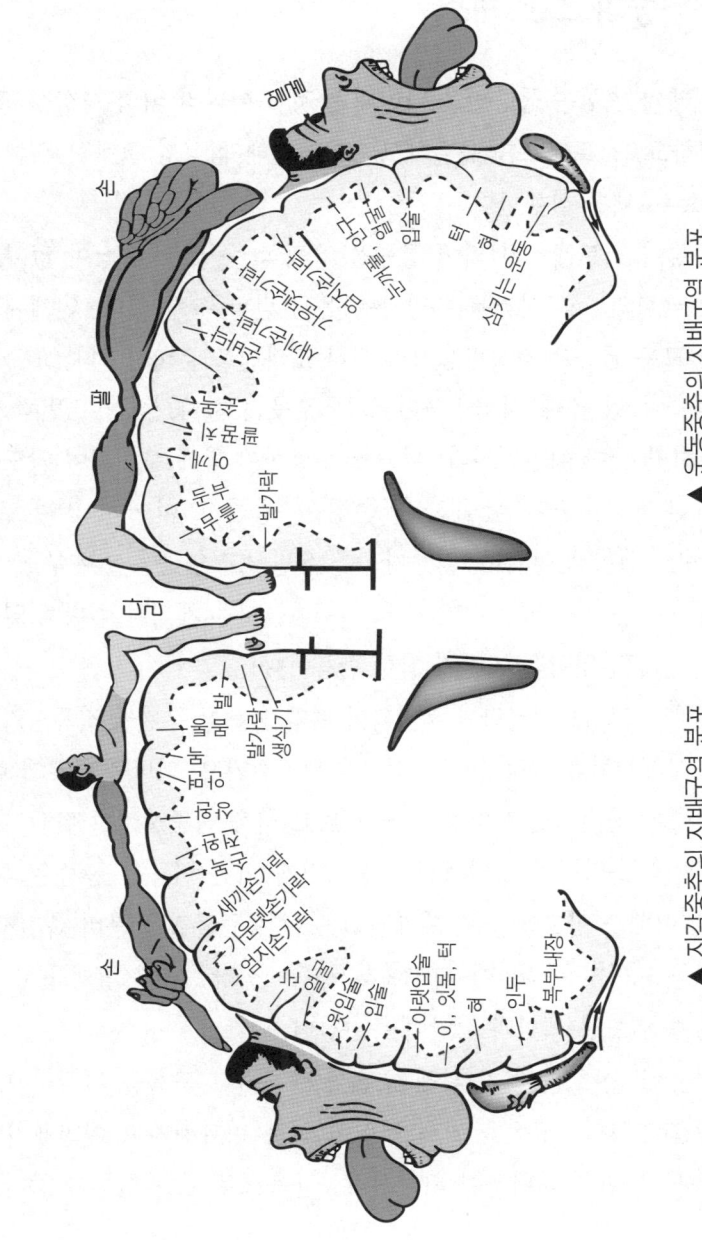

대뇌반구(大腦半球)에 위치한 운동중추·지각중추의 구역 표시

▲ 운동중추의 지배구역 분포

▲ 지각중추의 지배구역 분포

8. 통증과 스트레스

신체의 손상은 통증만을 나타내는 것이 아니라 뇌의 항상성 조절을 파괴하고, 스트레스를 유발하고, 그로 인해 항상성 회복을 위해 복잡한 프로그램을 실행한다.

손상이 스트레스가 되어 통증을 유발할 수 있고 손상이 없어도 인체에 극도의 스트레스를 주면 통증을 유발할 수가 있다. 인체에 주어지는 모든 통증은 각성반응이 일어나 도파민을 분비시킨다.

통증이 있을 때 각성반응이 없는 경우는 없다. 정신이 번쩍 나고, 지나치면 극히 예민해진다. 이때 글루탐산이 함께 분비되어 극도로 예민해진다. 통증이 극심하면 손상이 생기고 이어서 사이토카인(cytokine)이 분비되며, 염증반응을 유발하고 염증물질과 부스러기를 제거하고 손상을 제거하며, 세균이나 이물질을 제거하기 위해 열을 내기도 한다(면역력을 높이기 위한 반응이다).

이때 노르아드레날린이 분비되어 혈액을 손상 부위에 집중시키기 위해서 모세혈관을 수축시키고, 심장을 항진시키고, 맥박을 빠르게 한다.

염증이 심해지면 혈액을 손상 부위로 더욱 집중시키기 위해서 아드레날린을 분비시켜 혈압까지 상승시키게 되면 염증성 통증은 극심해진다. 이때도 아드레날린, 엔케팔린 등이 통증물질을 분비 촉진시켜서 통증을 느끼게 한다. 이 과정에서 근육·심장·뇌에 혈액을 더 많이 보낼 수 있도록 맥박과 혈압이 증가한다.

더 많은 산소를 얻기 위해 호흡이 증가하고 근육을 긴장시키고 상황 판단과 빠른 행동을 위해 정신이 더욱 명료해지고 예민해지면(각성반응) 위험을 대비하여 뇌·심장·근육으로 가는 혈류가 증가하고,

위험한 시기에 혈액이 가장 적게 요구되는 피부 · 소화기관 · 신장 · 간으로 가는 혈류와 모세혈관을 감소하거나 수축한다.

추가로 에너지를 내기 위해 혈액 중에 있는 당 · 지방 · 콜레스테롤 등의 양이 증가하고 외상을 입었을 때는 출혈을 방지하기 위해 혈소판 · 혈액응고인자가 증가한다. 아드레날린의 과잉 분비가 지속되는 것이다.

부신수질의 아드레날린이 과잉 분비되면 부신피질의 코르티솔은 분비가 떨어진다. 이 과정에서 모든 염증성 통증들이 나타나는데 대뇌에서 도파민과 아드레날린을 과잉 분비시켜 지각중추에 전달하고 변환 · 조율을 거쳐 국소 부위에 통증을 느끼게 하는 것으로 생각한다.

스트레스가 심하여 아드레날린 분비가 지나치고 장기간 노출되면 교감신경의 긴장을 초래하여 정신적 · 신체적 기능장애나 질병을 유발시킨다. 특히 노이로제 또는 심신장애의 증상이 진행되거나 악화되어 온갖 장애와 만성 질환에 걸린다.

교감신경 긴장이나 항진이 만성적으로 진행되면 신체적인 증상으로는 피로 · 두통 · 불면증 · 근육통 · 근육경직 · 심계항진 · 흉부 통증 · 복부 통증 · 구토 · 전율 · 사지 냉감 · 안면 홍조 · 땀 · 감기에 자주 걸린다.

정신적 증상으로는 집중력 · 기억력 감소, 우유부단, 마음의 공허함, 혼동, 유머 감각 없고, 감정적 증상으로는 불안 · 신경과민 · 우울증 · 분노 · 좌절감 · 근심 걱정 · 불안 · 성급함 · 인내심 부족 등이 나타나고, 행동적으로는 안절부절함, 손톱 깨물기, 발 떨림, 신경질 증상, 먹는 습관으로 마시는 것, 흡연, 욕설, 비만, 물건을 던지거나 버리는 것 등이 나타난다.

통증이 심할수록 교감신경이 과민·흥분 상태가 되므로 모든 통증은 감정과 관련이 있다고 말하는 것이다. 통증이 가벼워도 감정과 기분이 상하면 통증은 더욱 크게 느껴지고, 통증이 심해도 기분과 감정이 좋으면 통증을 느끼지 않거나 가볍게 느껴지는 것이다.

　모두가 자율신경과 관련이 있는 것이다. 즉, 교감신경 과민과 긴장·항진으로 인하여 통증이 유발되고 악화된다고 생각한다.

9. 통증과 생활 증상

　사람은 통증이나 고통 증상이 없으면 얼굴의 표정이 밝고 정신 상태도 여유가 있고 안정감이 있으면서 매사에 긍정적이고 낙천적이면서 적극적이다. 정신집중도 잘되고 작업에 능률이 오르고, 신체적·정신적인 장애가 없다.
　그러나 신체상에 통증이 나타나면 생활 증상에 많은 변화가 온다. 가벼운 일과성의 통증이라면 참거나 잊고 지낼 수 있으나, 고통 증상이 조금이라도 심하면 정신 자세·생활 자세·음성 등에 많은 변화가 나타난다.
　정신 자세의 표현은 곧 얼굴에서 나타난다. 신체상에 통증이 나타나면 곧 대뇌가 통증을 인식하므로 통증의 증상은 즉시 표정으로 나타난다. 항상 통증이 심한 사람은 얼굴을 찡그리고 있거나, 근심·걱정·우울증 등이 있을 때의 표정이 나타난다. 고통의 정도에 따라서 얼굴에서 찡그린 표정, 고통스러운 표정, 눈매도 날카롭고 슬픈 모습이 나타나고, 눈 주위 특히 양 이마·입 주변에서 주름이 깊게 생긴다. 얼굴의 표정을 보면 환자의 고통 증상이 어느 정도인가를 판단할 수가 있다. 고통이 심한 사람에게 웃는 표정을 짓는다는 것은 대단한 고통이 될 수도 있고 곧이어 찡그린 통증 표현이 나타난다.
　통증 초기에는 도파민이 분비되므로 정신이 바짝 드는 정신을 차리는 각성반응이 나타나 얼굴에서도 긴장된 모습이 나타난다.
　통증이 심하면 노르아드레날린이 분비되어 정신적 긴장과 각 근육·관절의 긴장이 심하고 혈액순환 장애로 손발이 차진다. 이때 신경과민은 점점 과민해지고 맥박도 빨라진다. 통증이 더욱 심하면 아드레날린이 분비되므로 정신적·신체적 긴장은 더욱 심해지고 정신도 극도로 예민해지고 매사에 흥분을 하거나, 짜증을 낸다.

통증의 정도가 심할수록 신경과민과 신체적 긴장은 더 심해진다. 심하면 우울증 증세까지 나타난다.

이때 통증의 정도가 덜해지면 교감신경 과민도 덜해지므로 정신과민이 덜해지고, 이어서 심리적으로도 여유가 생기고 얼굴의 표정도 경직된 것이 풀어진다. 통증이 없어지고 가벼워질수록 얼굴의 표정은 밝아진다. 신체에 고통이 없는 사람들은 맑고 밝고, 여유와 유머, 긍정적인 사고와 웃는 표정이며 적극적이다.

통증이 심할수록 교감신경 과민도 심해지므로 심리적으로도 매우 과민하여진다. 환자와 대화하면서 음성이 날카롭고 신경질적이고 인내심과 참을성이 없고 화를 잘 내고 흥분을 하고 말을 더듬거리고 큰 소리치고 안절부절못하는 것은 통증의 정도가 극심하기 때문이다.

이것도 통증이 교감신경을 긴장시켜서 도파민·노르아드레날린·아드레날린 등이 분비되기 때문이다. 특히 글루탐산이 분비되면 긴장과 흥분을 제어할 수 없다.

그러므로 통증환자들은 얼굴 표정과 대화를 통해서 통증의 고통이 어느 정도 심각한가를 판단할 수가 있다. 또한 신체 활동면에서도 많은 변화가 일어난다.

통증이 있으면 신체를 움직이는 데도 둔하고, 부자연스럽고 잘 움직이려 하지 않는다. 통증이 있는 부위의 근육·관절을 움직이는 데도 제한적이고 매우 힘들어한다.

두통이 있는 사람은 머리·목 근육의 긴장으로 잘 움직이려 하지 않고 실제도 자유자재로 움직이기 곤란하고, 아플 때는 덜한 쪽으로 자세를 취하고 가만히 있기를 좋아한다.

만약 견관절 근육통증이나 관절염증 통증이라면 당연히 어깨를 움직일 수도 없고 또는 간신히 움직이나 곧 제한을 받게 된다. 통증이 없는 방향의 운동은 자유자재로 움직일 수 있으나, 통증이 발생하고 있는 방향의 운동은 움직일 수가 없다.

관절·근육에 통증이 있을 때 그 통증의 정도를 파악하려면 운동을 시켜 보면 대략 알 수가 있다. 요통의 경우도 마찬가지이다. 요통이 가벼우면 활동이나 허리 운동에 제한이 없으나 요통이 심할수록 걷고 뛰고 운동하는데 부자연스럽고 나중에는 앞뒤 좌우로 굽히는데도 제한적이다.

요통이 심하면 일어서고 앉거나 눕고 일어나거나 굽히고 일어서는데 많은 장애뿐만이 아니라 많은 통증이 일어나 자신도 모르는 사이에 신음 소리가 나온다.

퇴행성 관절 질환이 가장 많은 슬관절 통증의 경우는 앉고 일어서거나 걷거나 계단을 오르내릴 때 부자연스럽고, 통증이 심하면 역시 "아이코, 휴, 아유" 등등의 신음 소리가 나오고 간신히 움직이는 현상이 나타난다.

복통이 일어나면 앉고 일어설 수가 없으며, 손목이나 주관절·고관절 통증이 있으면 모두 움직일 때 고통이 심각하며, 운동에 제한적이고 괴롭다.

통증이 심할수록 음성에도 변화가 일어난다. 통증이 있을 때의 음성은 짜증스럽고 날카롭고 슬픈 음성이며, 음성에 힘이 없고 고통스럽고 아프다는 말을 자주 한다. 교감신경 흥분으로 화난 음성, 자주 소리지르는 음성 등이 나온다. 매사에 슬프게 보이면서 차츰 우울증 상태로 들어간다.

통증은 이와 같이 얼굴 표정, 심리 상태, 음성, 자세, 생활 태도, 신체 각 부위의 활동상에서 많은 장애를 받고 있다. 그러므로 통증은 단순한 신체상의 고통이 아니라 정신적인 면과 함께 발생하고 있다. 통증이 심할 때 기분 좋은 일이 있으면 통증을 덜 느끼고 또는 대단히 좋은 일이 있으면 통증을 전혀 느끼지 못할 때도 있다. 통증이 가벼워도 기분 나쁜 일이 있으면 통증을 더 많이 느끼고 심각하게 생각한다.

정신과 통증이 관련된 것은 위와 같이 정신적·심리적 상태에서도 분명히 나타난다. 이처럼 통증이 정신·심리상에까지 영향을 미치는 것은 통증은 단순한 것이 아니라 교감신경 과민현상에서 나타나는 것을 볼 수가 있다. 때로는 심부 통증은 부교감신경 우위에서 나타나고 있어서 통증은 자율신경과 깊은 관련이 있음을 의미한다.

통증을 조절하기 위해서는 자율신경 조절이 중요하다. 자율신경 조절에 대한 연구가 통증해소의 중요한 요점이 된다.

제2장 통증의 파악과 고려수지침

통증 자체는 주관적인 증상으로서 객관적으로 확인하기 어려운 점이 있으나, 환자의 심리 상태·피로도·표정·음성·자세·운동량·고통 증상이나 압진·음양맥상 등을 통해서 통증의 경중 정도를 파악할 수 있다.

통증도 똑같은 통증이 아니라 그 위치와 강도·성질·시간·자세·기분상에 따라서 많은 차이가 있다. 특히 심리적인 면과 중복되는 경우도 있기 때문에 통증의 정도를 자세히 파악할 필요가 있다.

통증의 정도를 자세히 파악하고 서금요법 치방을 자극한 후 통증의 경과나 해소 상태도 파악해야 한다. 통증의 경우도 크게 나누어 염증성 통증과 신경성 통증, 신경성 통증에서도 경련성·신경통성으로 나눌 수가 있다.

염증성 통증은 지속적이며, 염증의 정도가 심할수록 통증도 심각하다. 염증성 통증은 염증 부위를 자극할수록 통증이 심각해지며, 통증의 정도도 심하다.

염증은 발열·충혈·빨갛게 부어오르므로 인해서 급성 통증이 심하다. 신경성 통증은 조직의 손상 정도를 확인할 수 없는 통증이며, 기분에 따라 통증의 정도가 크게 차이가 난다. 손이나 다른 물체로 압박을 가하면 통증이 감소되는 경향이 있다. 이처럼 통증도 기복이 있다(심했다가 가벼워지는 현상이다).

신경성 통증은 염증성 통증에 비해 심하지는 않으나 오히려 어려운 측면도 있다. 신경성 통증은 스트레스와 밀접한 관련이 있다. 이 신경성 통증도 교감신경 과민성 통증에 속한다.

신경성 통증은 만성적인 심각한 통증을 일으키는 경우이다. 대표적인 예가 삼차신경통·좌골신경통·편두통·긴장성 두통·늑간신경통으로서 신경계의 지나친 흥분으로 인해서 나타나는 통증들이다. 이 통증들의 증상도 급성기(통증 발생 2개월 이내)에는 대개가 급격하고 참을 수 없는 통증이 나타나고, 아급성(준급성)은 2개월에서 6개월 이내로서 급성기 통증에 비해 완화된 통증이다. 6개월 이상된 통증은 만성 통증으로서 통증의 심각한 정도는 급성에 비해서 많이 완화되었으나 기분에 따라서 통증의 경중이 심해질 수도 있다.

이 통증들도 각각의 특색이 있다. 타는 듯한 통증, 쏘는 듯한 통증, 쓰린 듯한 통증, 찌르는 듯한 통증, 쥐어짜는 듯한 통증, 후벼 파는 듯한 통증, 짓이기는 듯한 통증, 깔아뭉개는 듯한 통증 등 환자의 경험과 표현력에 따라서 통증의 정도는 대단히 다양하다.

대체로 통증이 심하게 나타나면 우울증 증세가 나타나고, 무기력, 극심한 피로, 음성도 제대로 나오지 않고 통증 때문에 사고력·판단력·인내력·활동력 등 모든 기능이 크게 저하된다. 또한 통증은 항상 일정 기간, 자세에서 아픈 것이 아니라 어떤 스트레스를 받느냐에 따라서 통증의 경중이 나타난다. 어떤 자세일 때 더 아프거나, 어느 시간에 더 아프고, 어느 음식을 먹었을 때 가벼워지고, 주·야간에 더 아프거나 가벼워지고, 휴식이나 근로에 따라서 통증의 경중에 차이가 난다. 일반적으로 통증을 증가시키는 요인으로는 불면·피로·불안·공포·분노·우울·상실감·무기력·탈진·성 기능 감퇴 등과 관련이 있다. 또한 통증이 심할수록 위와 같은 증상들이 나타나기도 한다.

위에서 말하였듯이 염증성 통증은 염증이나 조직 손상이 회복되면서 통증들도 없어지거나, 신경성·신경계성 통증들은 대체로 만성 통증으로서 현대 의학이나 소위 동양의학에서도 난치성에 해당된다.

급성 통증들은 대개 조직 손상이나 염증성 증상이 많으며 조직 손상 상태가 심한 것은 조직의 염증 손상을 속히 다스려야 하므로 병원의 의사와 진찰과 처방에 따라서 다스리는 것이 좋다. 만성 통증들은 조직 손상이 적거나 대부분 신경성이나 신경계 통증으로서 금경술이나 서금요법의 자극으로 통증을 해소할 수 있다.

모든 통증환자들은 고통이 심각한 상태이므로 통증환자들을 이해하고 위로와 격려로 안심을 시켜 주고 가급적 편하고 부드럽게 진정·안정을 해 주어야 한다.

만약 조금이라도 불편을 느끼는 즉시 통증들은 더욱더 심해지기 때문이다.

1. 척수신경계와 통증 분포

인체의 체표·체간에 나타나는 내장성 통증도 있지만 척수신경의 피부분절에 따라서도 나타난다. 즉 척수신경의 이상이나 손상에 따라서 피부분절에 통증이 나타난다. 피부분절 부분의 통증을 확인해서 척수신경 어느 부위의 이상이나 손상인지를 파악하고, 금경술이나 서금요법에서는 척수신경과 피부분절의 통증을 해소하는 방법으로 이용한다.

예를 들어 하지에 통증이 나타나면서 저리고 힘이 없고 통증이 있을 때 그 부위를 판단해서 어느 요추의 이상이나 염증인가를 판단하고 이상이 있는 척추를 집중적으로 자극하여야 통증을 해소시킬 수 있다.

〈척수신경 피부분절도〉

2. 통증과 자율신경과의 관련성 및 진통방법들

위에서 열거한 통증에 관한 내용들을 보면 통증은 자율신경과 관련이 있고 특히 교감신경과 밀접한 관련성이 있다.

통증은 주관적이면서 기분과 스트레스에 따라서 좌우되는 것도 모두가 교감신경의 긴장이나 흥분과 관련이 있다.

통증의 발생도 교감신경의 긴장에서 시작되며, 여기에 심리적인 스트레스를 받으면 그 통증은 더욱더 심해지게 되고, 스트레스가 없어져 기분이 좋아지면 부교감신경은 우위로 되고 교감신경 저하로 통증이 완화되는 것도 자율신경과 관련이 있다.

극심하고 참을 수 없을 때도 대단히 기분 좋은 일이 발생하면 통증을 잊고 참을 수가 있는 것도 교감신경과 관련이 있다. 가벼운 통증이라도 우울한 스트레스, 기분 나쁜 일 때문에 통증이 더욱더 심해지는 것도 마찬가지로 교감신경과의 관련성이다.

앞에서 말한 제1차 통증으로 통증부위가 명확하고 정확히 찾을 수 있는 것은 분명히 교감신경과 관련이 있다. 제2차 통증인 심부 통증은 통증부위가 불명확하고 정확히 찾을 수 없는 통증들은 아마도 부교감신경 우위에서 발생되는 것으로 생각된다.

유해자극이 제1차 통증에 가해지면(통각자극수용체) 교감신경의 긴장으로 도파민이 분비되어 통증과 함께 정신이 번쩍 드는 각성반응이 나타난다. 도파민 분비에 이어서 노르아드레날린 · 아드레날린이 분비되면서 구심성 전도에 의해 척수에서 대뇌로 전달된다.

교감신경의 긴장에서 나타나는 증상들은 피부의 모세혈관 수축과 함께 손상 부위의 충혈과 과민, 심장 압력 · 뇌압 증가, 맥박수 증가와

혈압 상승이 나타나고, 많은 통증물질들이 분비되면서 다시 척수를 통해 통증부위에서도 통증물질들이 분비되어 심한 통증들이 나타난다.

염증성 통증, 류머티스성 통증들도 모두가 교감신경과 관련이 있으며, 신경성 통증들도 조직 손상은 없으나 스트레스나 교감신경 과민현상에서 나타나는 통증들이다. 그리고 신경계 통증들도 모두가 교감신경과 관련이 있다.

다만, 일부 내장의 극심한 경련성 통증들은 맥박수가 감소하고 체온 저하가 나타나지 않아 부교감신경과 관련된 통증이라고 판단한다.

인체에 유해자극이나 각종 스트레스가 가해지면 교감신경계통의 호르몬들이 분비된다. 교감신경계통의 호르몬 분비 순서를 보면 다음과 같다.

페닐알라닌 → 티로신 → 도파 → 도파민 → 노르아드레날린 → 아드레날린 → 엔케팔린 → 모르핀 → 에페드린 → 암페타민 → 메탐페타민으로 분비된다.

위의 물질들은 일종의 마약물질로 모두가 각성제·환각제들이다.

인체에 유해자극으로 조직이 손상되거나 충격·찔리는 것·염증 등으로 통증이 나타나는 것은 아드레날린까지의 통증현상이다.

아드레날린의 과잉 분비 상태에서 염증 물질·조직 손상 회복을 위한 모세혈관 수축과 혈압·맥박을 증가시켜서 손상 부위로 혈액을 집중시키므로 통증물질(히스타민·아세틸콜린·P물질 등)들이 증가하여 통증이 나타나는 것이다.

통증이 가벼우면 짜증과 함께 잠 못 이루고, 신경이 예민해지고 각성반응이 나타나지만, 통증이 극심하면(아드레날린 과잉 분비) 참을 수 없는 고통과 함께 정신이 멍한 상태의 환각현상이 나타난다.

〈뇌내 마약물질 · 신경전달물질과 마약 · 환각물질들〉

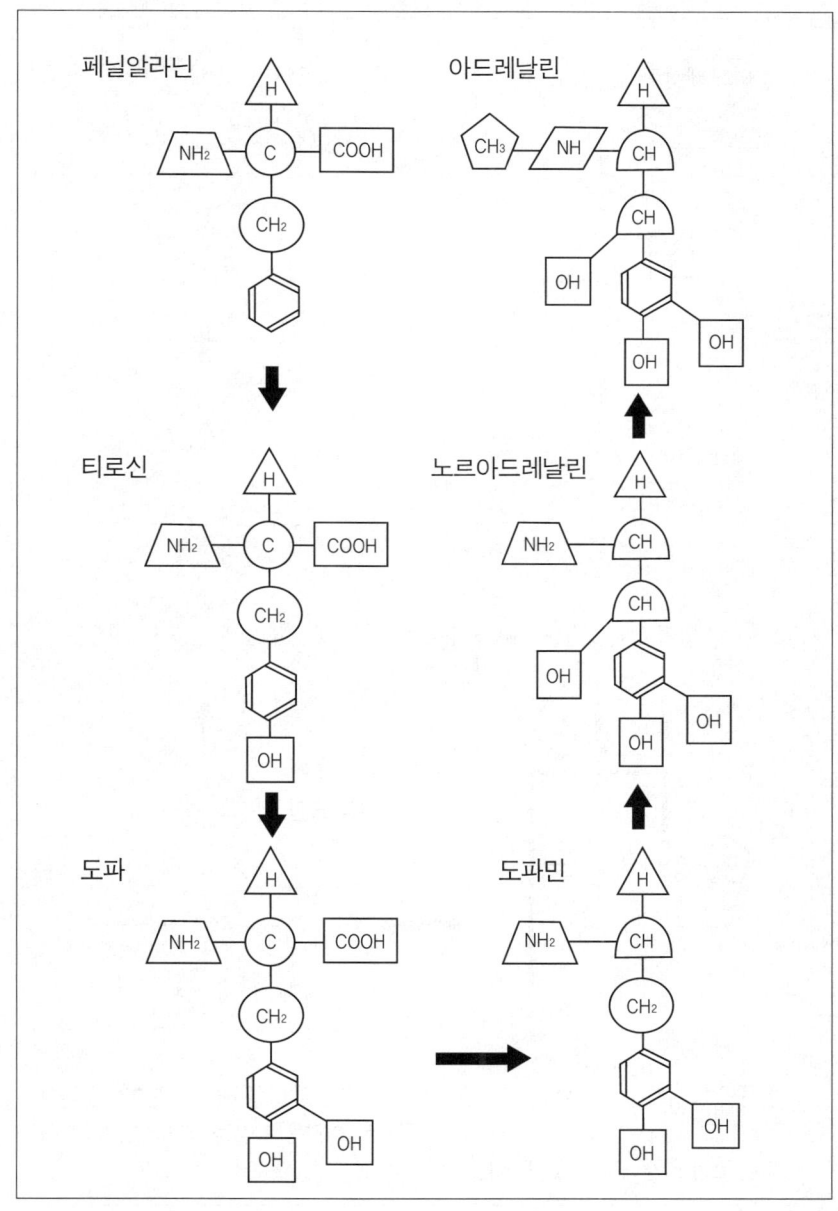

〈뇌내 마약물질·신경전달물질과 마약·환각제와의 관계〉

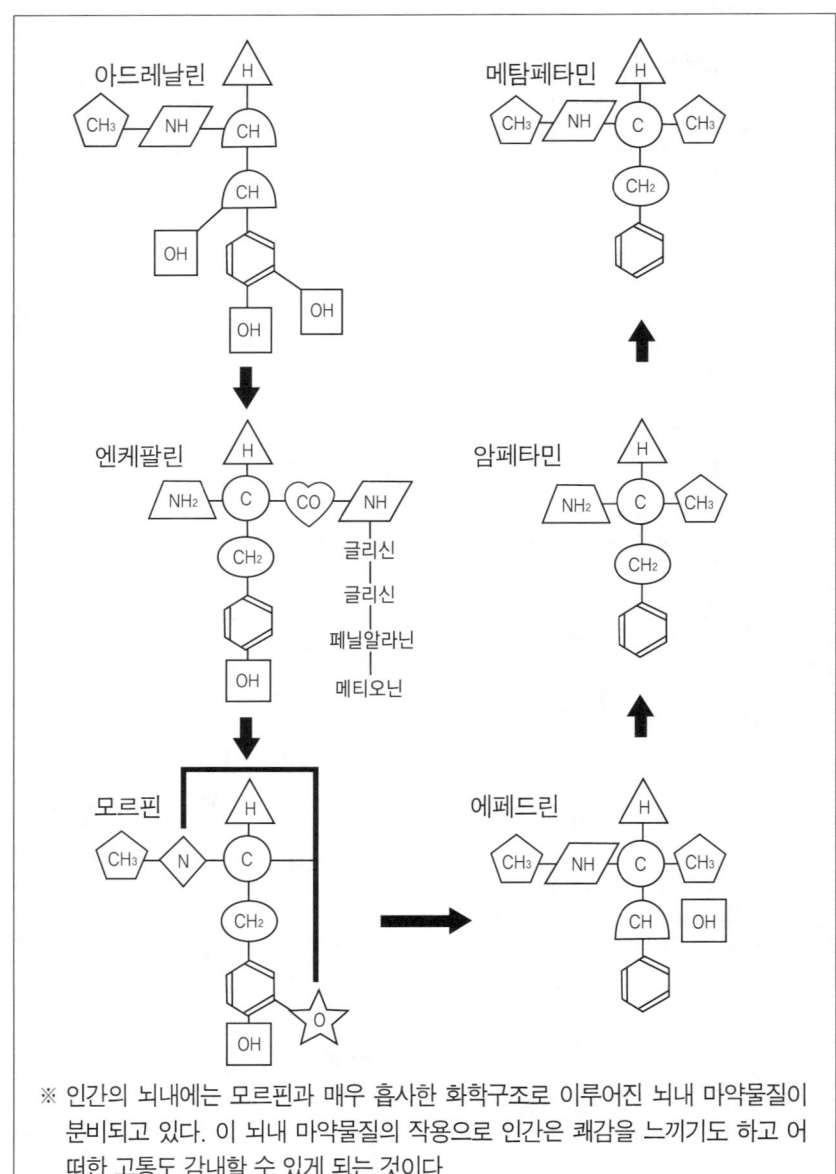

※ 인간의 뇌내에는 모르핀과 매우 흡사한 화학구조로 이루어진 뇌내 마약물질이 분비되고 있다. 이 뇌내 마약물질의 작용으로 인간은 쾌감을 느끼기도 하고 어떠한 고통도 감내할 수 있게 되는 것이다.

3. 양방의 진통제

양방에서의 진통원리는 말초 부위에서 통증의 원인을 제거하여 통증이 생기지 않도록 하는 방법이 있다. 통증이 생기지 않게 하기 위해서는 통증이 생기는 근본적인 생화학 기전(機轉) 곧 염증반응을 줄이거나 없애는 방법이 있다. 이때 보편적으로 초기 환자들에게 많이 사용하는 방법이 아스피린이다.

아스피린은 염증을 발생시키는 요소인 프로스타글란딘의 생성을 억제시켜서 염증 자체가 생기지 않게 한다. 그러므로 아스피린은 항염·해열·진통제의 효과가 있다. 아스피린을 많이 사용하고 있으나 과용하면 많은 부작용들이 나타나고 있어서 더 큰 위험성을 가지고 있다(이경석 지음,『통증의 이해』p.124~125에 보면 다음과 같이 소개되어 있다).

아스피린도 양약에서 부작용이 적은 약으로 널리 쓰이고 있으나 장기간 과용하면 문제가 생긴다. 오랫동안 아스피린을 사용해 왔으므로 그간에 부작용이 많이 보고되고 있다.

잘 알려진 아스피린의 부작용으로는 과민반응(발진·부종·두드러기·비염 증상·결막염 등)·쇼크나 아나필락시스(anaphylaxis: 호흡곤란·전신 홍조·혈관 부종·두드러기 등) 등이 나타나기도 한다.

천식·발작을 유도할 수 있고, 드물게 리엘 증후군(중독성 표피괴사증)·독성 표피괴사증·스티븐 존슨 증후군(피부 – 점막·안 증후군)·탈락피부염 등과 같은 피부 질환이 생기기도 한다. 또한 재생불량성 빈혈·빈혈·백혈구 감소, 혈소판 감소, 혈소판 기능저하(출혈시간의 지연) 등이 생길 수도 있고, 식욕부진·속쓰림·위통·구역·구토 등의 증상이 생길 수 있으며, 오래 투여하면 소화기계통에 대한 부작용 특히 위장 출혈·소화성궤양 및 천공이 생길 수도 있다. 그밖에 귀울림 · 난청 · 어지러움 · 두통 · 흥분 등의 증상이 생길 수 있으며, 간 장애나 신장 장애도 생길 수 있다.

과호흡 · 대사성산증(代謝性酸症) 등이 있을 경우에는 혈중농도가 현저하게 상승될 수 있으므로 감량하거나 투여를 중지해야 한다.

그 외에 타이레놀로 알려진 아세트아미노펜을 1950년대 미국에서 개발된 해열진통제로서 아스피린과 쌍벽을 이루는 해열진통제로서 주로 경증이나 중등도의 통증환자에 우선 사용하고, 소염작용은 없으며 프로스타글란딘의 합성효소를 길항(拮抗)하여 진통작용이 있다고 한다. 그러나 간독성을 유발하는 가장 흔한 약제이므로 간 장애가 있는 환자나 알코올중독자는 조심해야 한다(최근 우리나라에서 유행했던 조류독감 등에 타이레놀을 복용시킨 바가 있다. 타이레놀 복용 후에 부작용으로는 오히려 오한 · 신체 냉증 · 떨림 등으로 크게 고통을 겪는 부작용 환자들이 나타났다).

타이레놀의 부작용에는 다음과 같이 소개하고 있다(조선일보, 2011년 6월 21일자, 관악구 약사회의 광고에서).

타이레놀의 부작용 ― 타이레놀 ® ER 서방정 - 650mg 사용설명서 중에서 사용상의 주의 사항

1. 경고
  매일 세 잔 이상 정기적으로 술을 마시는 사람이 이 약이나 다른 해열진통제를 복용해야 할 경우 반드시 의사 또는 약사와 상의해야 합니다. 이러한 사람이 이 약을 복용하면 간손상이 유발될 수 있습니다.
2. 다음 환자에는 투여하지 마십시오.
  1) 이 약에 과민증 환자 2) 소화성궤양 환자
  3) 심한 혈액이상 환자 4) 심한 간장애 환자
  5) 심한 신장장애 환자 6) 심한 심기능부전 환자
  7) 아스피린 천식(비스테로이드성 소염진통제에 의한 천식 발작 유발) 또는 그 병력이 있는 환자
  8) 다음의 약물을 복용한 환자 : 바르비탈계 약물, 삼환계 항우울제 9) 알코올을 복용한 사람 10) 12세 미만의 소아
3. 이 약을 복용하는 동안 다음과 같은 행위를 하지 마십시오.
  1) 권장 용량을 초과하여 복용해서는 안됩니다. 이 약 권장 용량을 초과하여 복용한 경우 간손상을 일으킬 수 있습니다.

2) 아세트아미노펜을 포함하는 다른 제품과 함께 복용해서는 안됩니다.
3) 이 약은 서방형 제제이므로 정제를 으깨거나 씹거나 녹이지 말고 그대로 삼켜서 복용해야 합니다.
4. 다음과 같은 사람은 이 약을 복용하기 전에 의사, 치과의사, 약사와 상의하십시오.
  1) 간장애 또는 그 병력이 있는 환자
  2) 신장장애 또는 그 병력이 있는 환자
  3) 소화성궤양의 병력이 있는 환자
  4) 혈액이상 또는 그 병력이 있는 환자
  5) 출혈 경향이 있는 환자(혈소판기능이상이 나타날 수 있습니다.) 6) 심장기능이상이 있는 환자
  7) 과민증의 병력이 있는 환자 8) 기관지 천식 환자
  9) 고령자(노인) 10) 임부 · 수유부
  11) 와파린을 장기 복용하는 환자
  12) 다음의 약물을 복용한 환자 : 리튬, 치아짓계이뇨제

비궤양성 소화불량이 아스피린과 비슷한 정도로 나타난다. 비스테로이드성 소염진통제로서 노인들에게 가장 흔하게 처방되는 약물로서 수술 후의 통증·근육통·암환자의 통증·신경통·관절염·관절통에 사용한다.

그러나 모든 약들은 부작용이 나타나므로 주의해야 한다. 중요한 부작용은 위장관 증상과 간 질환·신장 질환·피부 질환·과민반응(천식·발작)·혈액 질환으로 재생불량성 빈혈·과립구감소증·혈소판감소증 등 중추신경계에 작용하여 두통·어지러움증·혼란·우울증·졸림·환청·경련·기절 등이 보고된다.

특히 노인에게는 인지기능장애·기억력 감퇴·집중력 감소·인격변화·우울증·불면·과민·몽롱현상 등과 습관성·중독성 등을 주의한다. 그리고 고혈압 조절이 쉽지 않다고 소개하고 있다.

염증성 통증질환의 해열·소염진통제 등은 일부 효과와 아울러 많은 부작용이 있으므로 문제가 되며, 염증성 통증이 아닌 경우에는 큰 도움을 주기가 곤란하다. 특히 아스피린은 심사숙고하고 복용해야 한다.

2011년 4월경 노태우 전 대통령이 가슴 부위에 침 찌른 것이 기관지·폐속으로 들어가 논란이 많았다. 침 찌른 것이 근육수축 작용에 의해 복부·흉부 속으로 들어간 것 같다.

S대 병원에 입원하여 곧 수술을 하려고 했으나 평소에 아스피

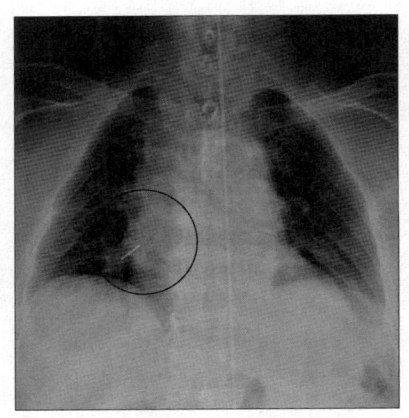
〈노태우 전(前) 대통령의 폐 부위에 박혀 있는 침〉
(조선일보, 2011년 4월 30일자 참조)

린을 복용하므로 지혈이 안될 수 있어 조속히 수술을 할 수가 없었다고 한다. 아스피린을 많이 복용하면 출혈 시에 지혈이 잘 안되기 때문이다.

성인들은 때론 급성 질환이 발생되어 속히 수술을 요할 때가 있을 수 있으므로 아스피린이나 타이레놀을 장기간 복용하는 것은 절대 주의해야 한다.

그 외에 마약성 진통제를 사용해 진통을 시키려 하고 있다. 마약성 진통제는 통증이 심한 환자에게 강력한 진통·진정효과가 있다고 한다. 모르핀(morphine), 코데인(codeine), 프로폭시펜(propoxyphene), 하이드로코돈(hydrocodone), 옥시코돈(oxycodone) 등이 있으며, 다른 진통제와 달리 용량을 올릴수록 진통효과를 기대할 수 있다고 한다.

모르핀은 말기 암환자의 통증조절에 가장 중요한 약물이나 주 작용은 예리한 통증보다는 둔통에 효과적이며, 신경병성 통증이나 뼈 통증은 효과가 거의 없다.

그러나 부작용이 많아 불쾌감·졸음·주의 집중 감소·환각·악몽 등의 정신이상 반응이 올 수 있으며, 중독 증상으로 의식소실과 호흡마비가 올 수 있고, 오심·구토도 있다고 한다.

비뇨기계 부작용으로는 방광 배뇨 긴장을 증가시켜 소변 절박을 증가시키고 요(尿) 정체를 일으킬 수 있다.

그 외에 부신피질호르몬제는 강력한 항염증 효과와 면역을 억제하는 효과가 강하여 적용되는 질병이 다양하고 일시적 치료에는 효과가 좋다고 한다. 스테로이드 연고를 오래 사용하면 피부가 얇아지고 모세혈관이 확장될 수 있으며, 안약을 오래 사용하면 녹내장·실명·백내장을 유발하고, 복약을 중단하면 질병이 재발하며, 두통·근육통·탈

수 등 금단증상을 초래하므로 의사의 진찰과 처방을 거쳐 사용해야 하나, 염증성이 아닌 통증치료에는 한계가 있다.

　이외에 항우울제·항경련제·근육이완제·항불안제(항히스타민제)·국소마취제(항부정맥제, NMDA 수용체 길항제) 등이 있다. 이들 양약의 방법들은 염증을 해소하므로 염증에서 나타나는 통증들을 어느 정도 해소하는데 큰 도움이 되는 것은 확실하다고 하겠으나, 그 대신에 부작용이 심각하고, 특히 비염증성 질환의 통증해소에는 매우 어려움을 겪고 있다.

　이들 약제의 공통현상은 부신피질호르몬제를 제외하고는 거의 모두가 교감신경흥분제에 해당되는 것으로 보여진다.

　일반적 통증들은 아드레날린의 과다 분비에서 발생하는데 아드레날린보다 강력한 모르핀제·아편제 등을 투여하여 환각 증상을 일으켜 아드레날린의 통증 증상을 억제하려는 방법이지 근본적으로 아드레날린을 억제하거나 제거하는 방법들은 아니라고 본다.

　아드레날린의 과잉 분비를 완전 제거하지 못하므로 비염증성 통증을 완전히 제거할 수는 없다고 판단한다.

　그 외에 말초신경의 통증을 차단하는 방법들로 사용하고 있고, 교감신경절 차단과 파괴, 신경절 블록, 척수 후근 도입부 파괴술 등이 있으나 역시 완전하고 안전한 통증해소법은 아니다. 신경차단술을 사용해도 대뇌를 제거하지 않는 한 통증을 완전히 해소할 수는 없다.

4. 소위 동양의학의 통증해소법들

양의학에서는 염증성 통증과 조직 손상에서 생기는 통증을 해소하는 데는 효과성이 우수하나, 비염증성으로 인한 통증을 해소하는 데는 한계성이 있어서 서양 의사들은 비염증성 통증해소를 위해 침술을 이용하려는 경향이 있다. 막연하게 침술에 기대를 걸기 시작하면서 침술에 대한 관심을 불러일으켰던 것이다.

소위 동양의학이 신비한 의술로 생각되었던 것은 그 원리나 효과성과 그 이론의 실체를 현대 의학이나 과학적으로 규명할 수가 없었기 때문이다.

인체의 모든 현상들은 현대 의학이나 과학으로 밝혀지고 설명할 수가 있으나, 오직 동양의학은 과학적인 이해나 설명을 할 수가 없으므로 마치 신비한 것으로 곡해(曲解)하고 있었던 것이다. 현대 의학이나 과학으로 해명·설명이 안 되는 것은 한마디로 비과학이기 때문이다.

현재의 서양의학과 고려수지침·서금요법적 차원에서 동양의학을 평가한다면 동양의학은 2천년 전 미개한 시대의 민간요법일 뿐, 신비하거나 위대하거나 효능이 우수한 것은 결코 아니다. 미개한 당시의 민간요법들로서 한약과 침술과 뜸법 등은 비과학적 방법으로 인체에 대단히 위험하다는 사실을 알아야 한다.

소위 동양의학에서의 병인이나 병리·증상들은 질병에 대한 경험을 모은 것으로 경험상 인정이 된다고 하나, 동양의학의 병리나 치료법들은 현대 의학적으로 너무나도 차이가 있다.

"중국에서는 지금 한약재 유황 오염 심각"

CCTV "장기 보존 위해 훈증 처리… 장기 복용 시 폐암 주의요"

중국에서 유통되는 한약재가 고농도의 이산화황(유황)에 오염돼 인체에 심각한 위협이 되고 있다는 '중국중앙텔레비전'(CCTV)이 보도해 파문이 일고 있다.

CCTV의 시사프로그램 '경제 30분'은 중국의 대표적 약재 생산지인 간쑤성 룽시현의 대규모 약재 도매시장에서 판매되는 한약재 대부분이 고농도의 유황에 여러 차례 훈증 처리돼 판매되고 있다고 지난 4일 보도한 것으로 뒤늦게 알려졌다.

유황 훈증 처리를 하는 이유는 약재를 오랫동안 보존할 수 있게 하기 위해서인데, 유황에 이틀 동안 훈증한 한약재는 3년 동안 보관할 수 있으며 더 오래 여러 번 쏘이면 보존기간은 점점 길어진다.

반면 유황으로 훈증하지 않은 약재는 여름에는 몇 달 안에 상해버린다.

전통적으로 소량의 유황을 사용해 약재를 보관하는 방법

이 사용돼 왔지만 인체에 유해하다는 것이 알려지면서 2004년 중국 정부는 유황 처리를 금지했다고 한다. 하지만 약재 재배 농민들과 상인들은 값싸게 신선도를 유지하기 위해 이 방법을 계속 사용하고 있다고 이 프로그램은 전했다. 5000kg의 한약재를 처리할 수 있는 이산화황 50kg 가격이 100위안(약 1만6000원)에 불과해 보존 원가를 낮출 수 있기 때문이다.

장위안 베이징중의학원 교수는 "적은 양의 유황이라도 장기간 복용하면 호흡기에 손상을 주고 폐암 발병률을 높일 수 있다"며 "훈증 과정에서 유황이 한약재 1kg당 500mg 이상 농축될 수 있다"고 지적했다.

간쑤성은 '중국 당귀성'이라고 불릴 정도로 중국 한약재의 대부분이 생산되는 곳이며, 룽시현은 한 곳에서만 중국 전체 한약재의 20% 이상, 당귀의 95%, 당삼의 60%, 황기의 50% 이상이 생산·유통된다. ⟨보건뉴스 2011년 4월 18일자⟩

※「보건신문」(2011. 4. 18), 「월간 서금요법」(2011년 5월호) 참조.

특히 한약은 문제점이 매우 심각하다. 얼마 전 뉴스에서도 보도가 되었던 기사 하나를 소개해 보자.

중국에서 한약을 채취해 건조하는 과정에서 유황 연기를 쏘인다고 한다. 그러면 한약재에서 이산화황이 증가되며, 한약재의 색깔이 좋아지고 변하지 않으며 썩지 않는다고 한다.

독자들도 잘 알겠지만 한국에서 구기자 열매를 따는 첫해는 색깔이 깨끗하고 빨갛다. 그러나 1년 이내에 붉은색은 검어지고 썩은 것처럼 보여서 상품적 가치는 크게 떨어진다. 그러나 중국에서 수입한 구기자는 2~3년간을 보관해도 색깔이 붉고 깨끗하다. 이것도 유황 연기를 쏘였기 때문이라고 보여진다. 그 외의 한약재들도 마찬가지이며, 모든 초목 약재가 더욱 심각하다. 이산화황이 많으면 위장 장애·중추신경 장애들을 유발시키는데 한약과 더불어 독성반응이 더욱 심각한 것이다.

한국에서 소모되는 한약재는 약 90% 이상 중국에서 수입한다고 한다. 중국에서는 한약재를 생산하여 최대 한약시장인 한국에 수출하며, 다음이 해외의 한국 교포들이 많이 사는 미국·남미·동남아시아·유럽 등이다. 중국인들은 한약을 거의 먹지 않는 것으로 나타나고 있다.

「보건신문」(2008년 2월 25일자) 기사에 의하면 중국에서 한약을 사용하는 중의사는 현재 약 30,000명 정도라고 한다. 14억 인구에 30,000여 명이며, 우리나라는 4천만 인구에 한의사·한약업사·한약사를 포함하여 23,000여 명이다. 우리나라에 비하여 중국에서는 한약을 거의 복용하지 않는다는 증거이다.

한약은 이산화황의 문제만은 아니다. 한약재 중에서 건조된 초목의 줄기와 뿌리에서 냄새(방향성)와 쓴맛인 아리스톨로킥산(aristolochic acids)이라 하여 신장의 간질세포를 파괴하여 신부전증의 원인이 되고 신장암·요도상피암을 유발시킨다 했다. 〈그래서 한약을 많이 복용할수록 살이 찐다는 것은 일종의 신부전증에 의한 무서운 부종현상이다.〉

그 외에 전 세계 10과 350여 종의 초목(주로 약용식물)에는 피롤리지딘 알칼로이드(pyrrolizidine alkaloids)가 들어 있어 간정맥을 폐색시켜 간경변을 일으킨다고 한다(『한방약 부작용의 실상』 참조). 소장과 대장에서 간으로 가는 정맥이 폐색되므로 영양과 수분을 제대로 공급하지 못한다. 그런 이유인지는 몰라도 잠재성 간경변이 10명 중 40% 정도가 된다고 하므로 놀라지 않을 수 없다. 한약재에 농약·중금속 등을 제거하면 된다고 하나, 한약에 있는 본질적인 독성은 제거할 수가 없는 것이다. 그리고 각 약재마다의 특별한 독성들도 문제이다.

또한 산속에서 채취되는 한약재는 무공해 약재이고 독성이 없다고 말하고 있으나 산속에서 채취한 한약은 더욱 위험할 수 있다. 산속에는 인공환경호르몬과 자연환경호르몬이 많다고 판단된다. 산속에는

中 한방의학 폐지론 급부상

전통이론 숙지한 한방의사 3만 명뿐 점차 설자리 잃어

근래 한방의학의 발상지인 중국에서 한(중)의학에 대한 논쟁이 더욱 심화되고 있는 가운데 이번에는 한방의사 자격제도를 취소하고 한방의학 폐지론까지 일고 있어 향후 의료이원화를 채택하고 있는 우리나라의 의료정책에 어떠한 변화를 몰고 올지 귀추가 주목된다.

최근 중국 중남대학(中南大學)의 장공요(張功耀) 철학교수는 중국의학은 중국의학 제도권에서 철폐해야 한다는 내용의 성명을 발표하고 서명운동을 전개하고 있다. 장공요 교수는 "중국의학은 서양의학에 비해 유심론적(唯心論的)이고 미신적 요소가 너무 많기 때문에 폐지하는 것이 중국의 전통문화 개선이 될 수 있다"며 "중국의학은 비과학적이며 도움이 되지 않는다"고 비판했다.

장 교수는 또 "국가의료체제로부터 제외하고 민간에게 되돌려야 한다"고 역설했다.

장 교수의 이 같은 주장은 최근 중국 상하이 유력 시사주간지 '瞭望東方週刊(요망동방주간)'에 '십자로에 선 중국의학'이란 제목으로 크게 실렸다.

하지만 그의 논점에 대한 반론도 만만치 않다.

이런 가운데 중국정부는 점차 중국의학추진·규범화 작업에 적극 참여하기 시작했다. 지난 2007년 1월 '전국중의약공작회의'가 개최돼 오의부(吳儀副) 부수상이 참석한 가운데 "첫째 중의약의 계승과 쇄신 관계를 올바르게 처리해 현대과학을 수용하면서 중의약 본래의 과학적 내용과 학술성을 유지할 것, 둘째 임상을 중심으로 자리매김해 인재의 육성과 우수한 약품 개발에 산업·학교·연구기관이 협력할 것, 셋째

장공요 중남대학 교수
"비과학적이며 도움 안돼"
제도권 철폐 서명운동

중의약의 우수한 특성을 발휘해 지재권(知財權) 강화에 노력한다"는 3항목을 제시하면서 '중의약국제과학기술협력 계획요강(2006-2020)'의 구체화 등을 제창하기도 했다.

통계에 따르면 중국의 한방의사 수가 중화민국 초기에는 80만 명이던 것이 1950년대 50만 명, 2005년 27만 명으로 해마다 급격히 줄고 있다. 이 가운데 진정한 전통 한방이론에 따라 탕약 처방전을 할 수 있는 한방의사는 10% 정도인 3만명밖에 되지 않는다고 한다.

인구가 13억여명이나 되는 나라에서 한방의사가 고작 3만 명 정도 밖에 안 된다는 것은 한방의학의 필요성이 점차 낮아지고 있다는 것을 단적으로 증명해주고 있는 셈이다.

특히 많은 한방의사들은 현대의학적 화학약품을 사용하거나 또는 동서양의학의 복합적인 어중간한 방법으로 한방약을 사용하고 있는 실정이다.

이에 대해 중국의 전통의학의 행선지를 염려하는 한방의학 지원자들은 인터넷 등을 통해 한방의학을 진흥해야 한다고 호소하고 있다. 어쨌든 한방의학에 대해 존속할 것인가, 폐지할 것인가의 논쟁은 중국에서 앞으로 나날이 격렬해질 것으로 보인다.

그러나 우리나라의 경우 인구 5000만 명도 안 되는 좁은 땅에서 한의사와 한약업사, 한약사 등을 합쳐 2만여명에 달하고 있어 중국과는 사뭇 대조적이다. 이들로 하여금 국민들이 한약 복용을 강요당하고 있는 것이나 별 다름 없어 보인다.

한국의 한의사수는 올 2월 현재 1만6000여명으로 해마다 900여명씩 늘어나고 있다. 반면 한약업사는 65년 4044명에서 2006년 1566명, 2007년 1518명, 올해 1447명(사망 37, 폐업 37명)으로 고령화로 인한 사망 등으로 계속 감소하고 있다.

/ 노의근 기자

※ 「보건신문」(2008. 2. 25) 참조.

산돼지·노루·고라니 등의 동물들이 많이 살고 있다. 특히 임신한 암컷의 소변과 수컷의 정액에서 환경호르몬인 에스트로겐이 나온다. 환경호르몬으로 물탱크 차 660대를 1km로 쌓아 놓고 한 방울만 떨어뜨려도 모두 오염이 된다고 한다. 환경호르몬의 최대 약점은 여성의 불임증 유발, 생리 이상, 태아의 이상과 기형아 출산, 남녀 생식기 장애, 지능 발달 장애 등에 치명적인 영향을 줄 수 있다.

인공환경호르몬은 농토에 뿌려진 각종 농약과 중금속, 오염된 하천에서 증발된 수증기는 다시 구름에 흡수되어 비를 내려서 산속에 많은 양의 인공환경호르몬을 뿌리고 있다. 산속에서 나는 한약재들을 마구 먹을 때 나타나는 이러한 위험성을 어떻게 감당할 것인가?

필자가 시중에서 유통되는 한약재들을 사서 음양맥진실험을 한 결과 90% 정도가 음양맥상을 악화시켰고, 약 10% 정도만이 일부 악화, 일부 조절 또는 음양맥상 조절반응이 나왔다. 음양맥상을 악화시킨다는 것은 곧 교감신경 긴장반응을 의미한다(『한방약 부작용의 실상』 참조).

또한 한약에 대한 설문조사를 실시한 결과 노약자·여성들이 한약 부작용이 가장 많이 나왔고, 그 부작용들은 교감신경 긴장반응의 악화에 의한 증상들이었다.

다시 말하면 90% 이상의 한약재는 교감신경을 긴장시킬 수 있는 반응이므로 통증을 올바로 관리할 수 없으며, 오히려 장기간 복용할 경우 한약 부작용은 대단히 심각할 수 있음을 알아야 한다.

교감신경을 긴장·항진시킬 수 있는 약제들로는 통증관리를 할 수 없다고 생각한다. 한약의 농약·중금속 문제, 관리 소홀의 문제는 『언론에서 본 한방약의 진실』을 참고한다.

한약을 투약하기 위한 이론은 외인(外因)·내인(內因)·불내·불외인(不內·不外因)에 의해서 풍(風)·한(寒)·서(暑)·습(濕)·조

(燥)·화(火)와 노(怒)·희(喜)·사(思)·공(恐)·경(驚)·우(憂)와 음식(飮食)·노권상(勞倦傷)에 의해서 발병된다고 하나, 너무 포괄적이고 구체성이 없고 인체 병리상과 지나치게 괴리가 있다. 더구나 사상체질이란 이론은 너무나도 인체와는 거리가 멀다.

또한 상한론(傷寒論)으로 독감·감기나 전염병을 다스린다고 하나, 하나의 감염성·염증성 질환들을 태양증(太陽證)·양명증(陽明證)·소양증(少陽證)·태음증(太陰證)·소음증(少陰證)·궐음증(厥陰證) 등으로 구별하나, 그 병원체는 동일하며 증상의 변화만으로 판단하는 것은 핵심을 알 수 없이 애매모호하고, 병리 관계도 분명치 않은 논리뿐이다.

한약에는 각각의 작용들이 있다고 하나, 포괄적으로 말하면 교감신경 긴장제이거나 항진제이다. 교감신경을 긴장시키는 약제라고는 하나, 양약의 강력한 진통제를 따를 수가 없다. 한방약이 수백 가지라고 하나, 아스피린이나 타이레놀 정도의 효과조차도 따라올 수 없는 정도이다.

한방약에서 사용하는 이론과 진단법, 투약이나 치료법은 자율신경계·내분비계·면역계 이론에 비교하면 이치에 맞는 내용이 거의 없고 음양맥진 실험상에서 맞는 이론도 거의 없다.

위에서 말하는 외인·내인, 불내·불외인 모두가 교감신경 긴장이나 항진 상태를 의미하고, 상한론은 교감신경 긴장과 면역력 저하에서 나타나는 질환을 설명한다고 하나, 한방약의 90% 이상이 교감신경 긴장을 일으키고, 면역력 저하를 일으키므로 이치상 맞지를 않는다.

태양증에서 마황탕 같은 해열제도 강력한 교감신경긴장제에 속해서 교감신경을 최대한 항진시켜 발한(發汗)을 유도해서 오한·발열 등의 증상을 완화할 뿐이나 위험성이 있고, 기타의 증상과 처방들은 이치에 맞지 않는다고 생각한다.

(1) 침술 ― 기분상의 위약효과일 뿐이다

2011년 3월경 영국침사협회에서는 회원 3,000여 명에게 다음과 같이 통지하였다.

앞으로 침의 효능에 대해서 오심·구토·치통·긴장성 두통의 단기간 해소, 무릎관절염에 대해서 표시할 수 있고, 이것도 보조요법이라는 것을 명시해야 하며, 이외에 침술이 효과 있다고 서면이나 인터넷 등을 통한 광고를 할 수 없다고 하였다. 만약 침술효과를 과대 홍보할 경우에는 거래표준원에서 제재를 받을 수 있다고 하였고, 차후에 임상효과 논문이 나오기 이전에는 효능 표시를 해서는 안 된다는 내용이다 (「월간 서금요법」, 2011년 4월호 참조).

〈「월간 서금요법」, 2011년 4월호〉

침술 퇴출 위기 맞은 영국 - 위험하고 과학적 근거 희박
5개 증상(오심·구토·치통·긴장성 두통·무릎관절염) 외에 효능표시 일체 못한다

다른 증상 광고하면 부당광고로 신고할 수 있어
영국 침구대학 7개 중 3개교 침구과 폐지·파산

최근 영국에서는 침구계에 대단히 충격적인 사건이 두 가지 있었다고 백종국 교수(웨일즈대학)가 인터넷을 통하여 전해 왔다.

영국 침구사(acupuncturist)들의 가장 큰 단체인 영국침사협회(British Acupuncture Council)은 약 3,000명의 회원들이 가입되어 있다.

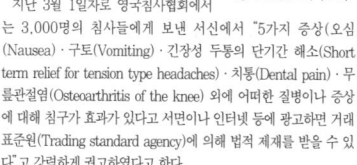
백종국 웨일즈대학 교수

지난 3월 1일자로 영국침사협회에서는 3,000명의 침사들에게 보낸 서신에서 "5가지 증상(오심 (Nausea)·구토(Vomiting)·긴장성 두통의 단기간 해소(Short term relief for tension type headaches)·치통(Dental pain)·무릎관절염(Osteoarthritis of the knee) 외에 어떠한 질병이나 증상에 대해 침구가 효과가 있다고 서면이나 인터넷 등에 광고하면 거래표준원(Trading standard agency)에 의해 법적 제재를 받을 수 있다"고 강력하게 권고하였다고 한다.

이 5가지 증상에 대해서도 그 효과는 일시적이라는 것과 침구가 보조요법이라는 것을 명확히 하도록 권고하고 있다고 한다.

이러한 조치에 대해 많은 침구사나 한의사가 이 문제에 대해 많은 불만을 제시하고 있지만 더 이상의 침구의 효과에 관한 연구나 논문이 나오기 전에는 이러한 결정을 바꿀 수 없을 것이라고 하였다.

현재 침구사·한의사들은 5가지 증상 외에 다른 증상이나 질병에 관해 침구가 도움이 되거나 치료할 수 있다고 광고하면 무조건 환자들이 부당 광고로 신고할 수 있도록 제도가 바뀌었다고 전해 왔다.

또 한 가지는 영국에서는 침구사가 되기 위해서는 침구 정규대학에서 학사학위를 마쳐야 영국침사협회나 중의협회에 가입 자격이 부여되고 의료자 보험을 들 수 있다고 한다.

그런데 최근 1년간 영국침사협회와 관련이 있는 침구대학 7개 중에서 3개 침구대학(University of salford,, London college of traditional acupuncture(kingston University 학사학위), College of traditional Acupuncture)이 파산하거나 침구과정을 폐강했다는 것이다.

이 중 영국에서 가장 오래된 침구대학인 College of traditional Acupuncture(Oxford Brooke University 학사학위)가 포함되어 영국 침구계의 충격이 대단히 컸다고 한다.

그 외 나머지 4개 침구대학들은 상당한 재정 적자의 경영난을 겪고 있다는 소문이 돌고 있다고 하며, 아마도 내년부터는 침구사나 한의사의 숫자가 많이 늘지 않을 것이라는 전망들을 하고 있다고 한다.

(보건신문 참조)

Acupuncture – a critical analysis

E. ERNST
From the Complementary Medicine, Peninsula Medical School, Universities of Exeter & Plymouth, Exeter, UK

Abstract. Ernst E (Universities of Exeter & Plymouth, Exeter, UK). Acupuncture – a critical analysis (Review). *J Intern Med* 2006; 259: 125–137.

Even though widely used in today's clinical practice, acupuncture has remained a controversial subject. Many reviews are currently available but most lack a critical stance and some are overtly promotional. The aim of this overview is to provide a balanced, critical analysis of the existing evidence. Some of the original concepts of traditional acupuncture are not supported by good scientific evidence. Several plausible theories attempt to explain how acupuncture works but none are proved beyond doubt. The clinical effectiveness of acupuncture continues to attract controversy. Many controlled clinical trials and numerous systematic reviews of these studies have been published. Considerable problems are encountered when interpreting these data. Heterogeneity is a significant drawback of both clinical trials and systematic reviews. Some of the controversies may be resolved through the use of the new 'placebo needles' which enable researchers to adequately control for placebo effects of acupuncture. The majority of studies using such devices fails to show effects beyond a placebo response. Acupuncture has been associated with serious adverse events but most large-scale studies suggest that these are probably rare. Nonserious adverse effects occur in 7–11% of all patients. In conclusion, acupuncture remains steeped in controversy. Some findings are encouraging but others suggest that its clinical effects mainly depend on a placebo response.

Keywords: acupuncture, clinical trials, efficacy, reviews, safety.

침술 - 체계적 비평
요약
E.Ernst(영국 엑시터 & 플리머쓰대학)

비록 침술이 오늘날의 임상에 널리 사용되고 있지만, 여전히 논쟁의 여지가 남아 있는 대상이다. 많은 비평이 현재 이용될 수 있지만 대부분은 비평적인(정밀한 분석) 태도가 부족하고, 일부는 매우 침의 효과를 선전하거나 장려하고 있다. 이 개략의 목적은 존재하고 있는 증거들을 균형 있고 비평적인 분석을 통해 제공하려는 것이다. 일부 전통침술의 본래의 개념들은 과학적 증거에 지지되지는 않는다. 몇몇 그럴듯한 학설들이 침술이 어떻게 작용하는지를 설명하려 했으나, 어떠한 것도 그 불확실성을 해소할 수는 없었다. 침술의 임상적 효과는 계속해서 논쟁의 여지를 제공하고 있다. 이 주제에 관한 많은 임상적 대조 연구들과 비평적 분석들이 발표되었다. 이러한 자료를 분석하는데 상당한 문제에 직면했다. 임상실험들과 비평적(체계적) 분석들 사이에서의 이질성(실험이나 연구 사이의 심한 결과 차이)이 큰 약점이다. 일부의 논쟁점은 아마도 연구자가 적절히 침술의 위약효과를 통제할 수 있는 새로운 위약침(가짜 침으로 환자가 진짜 침을 맞고 있다고 안심시키기 위해 쓰임)의 사용으로 해소될 수도 있다. 그러한 기구들을 사용한 대부분의 연구들은 침술의 위약효과 이상을 증명하는 데 실패했다. 침술은 심각한 부작용들을 야기할 수도 있는데 가장 큰 규모의 연구는 이러한 심각한 부작용들이 아마 드물다고 제안한다. 경미한 부작용들이 전체 환자의 7~11%에서 발생했다.
결론적으로, 침술은 여전히 그 효과성에 관한 논쟁의 여지를 제공하고 있다. 일부 연구 결과는 고무적이지만 반대로 일부에서는 그 임상효과가 주로 위약효과라고 주장하고 있다.

▲ 2006년 영국의 어니스트(E.ernst) 교수의 논문
「침술 - 체계적 비평」(Acupuncture - a critical analysis)에서 침술은 과학적 효능이 없다고 결론 짓고, 위약효과일 뿐이라고 주장했다.

침술을 거의 만병통치로 생각했었고, 또 그렇게 믿고 만병에 효과 있다고 홍보하면서 침술치료를 하여 왔다.

영국의 E. 어니스트 교수는 「침술 - 체계적 비평」(Acupuncture - a critical analysis)에서 침술의 과학성은 거의 없다고 하면서 침술은 위약효과이며, 과학적 근거는 희박하다는 것을 강조하고, 위약효과에만 의지하는 침술은 좋은 의술이 아니라고 말하고 있다. 이런 논문이나 저술로 인하여 영국을 중심으로 유럽·미국·일본 등지에 "침술의 위약효과" 이론이 널리 확산되어 관심이 높았던 침술이 큰 위기를 맞고 있다.

중국은 청나라 중기 1822년에 "침과 뜸은 너를 위한 것이 아니다" 하면서 침술의 배출제도를 "영원히 중지한다"는 포고령을 내렸고, 1920년까지도 침구의 배출시험이 없었고, 1940년경 국민당 정부는 중국에서 대만으로 이전하기 전까지 침술금지법안을 마련했었다.

그러므로 중국에서는 약 120년간 침술금지령과 함께 침술을 사용하거나 연구하지는 않았다. 청나라는 국민들을 위해서 참으로 현명한 포고령을 내렸던 것 같다. 그 후 청나라 말기에는 침술 사용이 거의 중

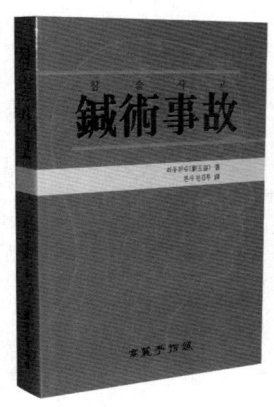

〈『침술사고』 책자〉

지되었고 당시에 침을 놓는 사람들은 대부분 천민들로 침술을 응급처치로 사용했고, 그들은 글도 몰랐다고 한다(『침술사고』 p.627 참조).

1980년경(1978~9년)의 WHO에서 중국침술 특집을 내면서 중국 침구인들을 '맨발의 의사'로 표현했었다. 필자가 당시 그 책자의 사진을 보면 남루한 옷에, 거칠고 깨끗하지 못한 피부의 사람들이 침을 놓는 모습이었다. 1980년경이면 침술 붐이 일어나던 때로 중국의 침구사를 WHO에서 맨발의 의사란 표현을 한 것을 필자는 이해할 수가 없었다. 그러나 『침술사고』의 내용을 보면서 이해할 수가 있었다. 청나라 말기에 침술은 금지되어 있었기 때문이다.

우리나라는 조선 중기 임진왜란 이후까지도 전국에 유명한 침의(鍼醫)가 『한국의학사(韓國醫學史)』에 기록이 될 정도로 많이 나타나 있으나, 구한말 때는 '침의'라는 이름이 한 명도 없었던 것도 청나라의 영향을 받았던 것으로 이해된다.

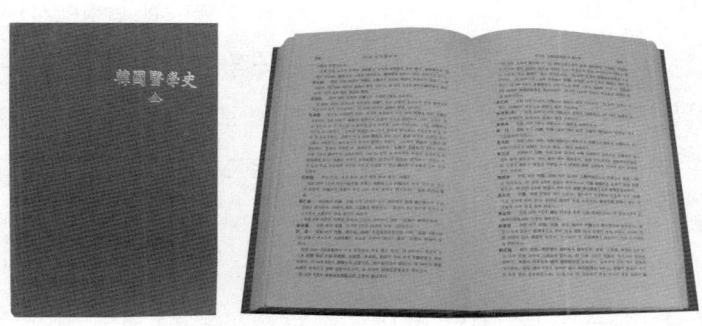

〈『한국의학사(韓國醫學史)』 책자〉

일제시대 당시에는 중국에서 침술은 거의 황무지나 마찬가지였고, 일본의 침구사 제도를 한국에 들여 와 일제 때의 침사(鍼士)·구사(灸士)를 배출해서 오늘날까지 이어 왔다.

1970년경 미국의 닉슨 대통령이 중국을 방문했을 때「뉴욕타임스」레스턴 기자가 중국에서 맹장염으로 복통을 일으켰을 때 침술치료를 받고 통증이 완화되자 뉴욕타임스에 침술효과를 대대적으로 보도하면서 서방세계에 침술 붐이 일었다. 이에 중국에서는 정략적으로 침술마취 수술이라는 쇼(?)를 미국 등 서방세계의 의사들을 데려다가 침술마취를 보여 주었다.

어니스트 교수의 말을 빌리면 쇼(?)에 익숙지 않은 서양 의사들은 침술마취쇼에 현혹되어서 침술을 연구하며 환자를 치료하는 계기가 되었다고 한다. 또 중국에서 침술마취 전에 약물마취를 하고 침술 전기마취는 흉내만 내는 형식이었다고도 했다.

1980년대 중반 일본의 고(故) 야쓰 미쓰오(谷津三雄) 교수(치과의사, 침구사, 특히 마취과 의사)는 중국에서 침술마취 현장에서(우리가 모르는 줄 알고) 국소마취를 하는 것을 목격하였고, 슬쩍 약물마취한 후 침을 찌르고, 침술마취 수술하는 장면을 보았다고 필자에게 말했었다(이 약물마취 후 침마취 시범은 어니스트 교수도「대체의학의 거짓」이라는 책에서도 소개하였다).

그 후 중국의 강력한 입김으로 WHO는 중국침술을 인정하였고, WHO는 침술에 부정적인 시각을 갖는 의사는 한 명도 없이 침술을 믿는 의사들만으로 침술효과를 평가하게 했다는 것이다. 〈「대체의학의 거짓」이라는 책에서 '침의 진실'을 약 60~70페이지에 걸쳐 비판하고 있다.〉

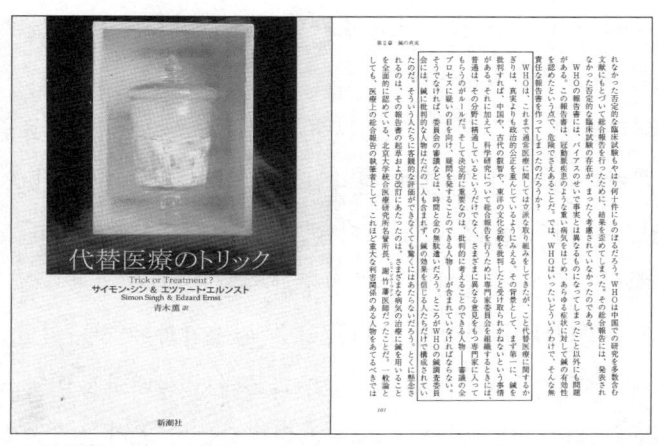

〈『대체의학의 거짓』 책자 '침의 진실' 내용 소개〉

　이와 같은 논란을 제외하고라도 서방세계에 침술이 적극 보급된 것이 1980년부터이면 30여 년 세월이 지나갔다. 미국·독일·프랑스·이태리·스페인·영국 등 전 세계적이다.
　특히 서양에서는 의사가 아니면 침술치료를 금지시키고 있다. 일본은 전통적으로 중국침술을 받아들여 중단 없이 연구를 하다가 1945년 일본이 패망하고 맥아더군정이 들어서면서 침술금지령을 내렸으나 의사협회와 협조하여 한시적으로 침구사법을 만들어 현재에까지 이르고 침구사(鍼灸士)는 준의사 대우를 하며 침구대학까지 세워서 교육을 하고 있으나 아직까지 침구(鍼灸)의 과학적인 연구는 거의 없다.
　최근 2011년 일본의 모(某) 침구(鍼灸) 잡지에서 침의 과학적인 논문을 소개하면서 그 효과성은 41% 정도라고 소개하였다.
　위약효과라는 것은 유명한 의사가 환자를 치료할 때 효과가 있을 것이라는 믿음을 갖고 치료하면 대뇌에서 치료효과가 나타나는 것으로 최대 39%까지 효과가 있다는 것이다. 일본 침구 잡지에서 밝힌 것처럼 침술의 과학적 효과를 41%라고 소개했는데 위약효과 39%를 빼면 침술 효과는 겨우 2% 정도이다.

우리나라의 경우도 과거 6.25전쟁 당시 부산에서 국민의료법을 만들 때 재력과 권력이 막강한 한약업자(당시 한약종상)들이 양의(洋醫)가 있으면 한의(韓醫)도 있어야 한다 하여 한의사법을 만들고 검정고시로 한의사들을 배출시켰으나 침구과목은 없었다.

그 후 동양의대가 설립되었으나 침술은 교양과목 정도였고, 1980년경 침술 붐이 일어나자 침술은 교양과목에서 선택과목으로 바꾸고, 침술교육을 3,000시간이나 시킨다고 한의사들이 말하고 있으나 한의대 6년의 전체 시간을 합해도 모두 399시간에 불과하다.

한의대의 침술 전문 교육시간은 겨우 30시간 정도에 불과하다. 침술전문교육이라 하면 침구학, 경혈학의 실습시간을 말한다(2009 한국한의약연감 참조). 거의 양의학 이론이나 한약·한방 이론이며, 한방과 침술은 근본 이론이나 방법·임상이 전혀 다른 것이다.

설사 그렇다 해도 11개 한의대에서 매년 한의학 석·박사가 쏟아져 나오는데도 침술 논문은 과학적 근거가 극히 부족한 것 같다.

한 예로서 조장희 박사는 뇌 촬영 장치로 경락·경혈 연구를 한 것을 발표하였다가 경혈이나 경혈이 아닌 곳에 침을 찔러도 뇌 활동에 미치는 것은 같다며 1998년경에 자신의 논문을 취소하였다.

한의사들은 조장희 박사 논문을 근거로 하여 합곡·태충에 침 자극시의 염전제삽보사법(捻轉提揷補瀉法) 등으로 효과가 나타난 것 등을 발표했으나 조 박사가 논문을 취소한 만큼 한의사들의 침술 논문에 조 박사의 논문을 근거로 한 것은 모두 취소하거나 수정을 해야 마땅하다. 또한 동물실험을 많이 했는데 동물실험은 인체 실험의 전 단계이

"6년간 침술 20학점…3000시간 어불성설"

한의사 침구 교육시간 진실공방 2라운드

지난해 8월 최 진 전 주중대사관 공사가 "한의과대학 침·뜸술의 공부시간이 30시간 이내"라고 주장해 논란이 됐던 '한의사 3000시간 침구교육' 문제가 10개월 만에 또다시 도마 위에 올랐다.

대한한의사협회가 지난달 18일자 조선일보를 통해 "양의사의 침 시술은 모두 불법입니다"라는 광고를 내보내면서 "한의사는 한의과대학에서 3000시간 이상의 침구학 교육과 실습을 거친다"고 주장했기 때문이다.

그렇다면 한의사협회의 이 같은 주장은 과연 사실일까 아니면 사기일까.

한의사협회 양의사불법침시술소송 비상대책위원회 명의로 내보낸 이날 광고에는 "국가에서 인정한 한방의료전문가는 오직 한의사뿐입니다. 침 시술을 포함한 한방의료는 건강보험이 적용돼 경제적이며, 한의과대학에서 3000시간 이상의 침구학 교육과 실습을 거쳐 국가고시라는 검증을 받은 전문가인 한의사를 통해 한의원과 한방병원에서 받아야 안전합니다"라고 주장했다.

이런 주장이 나오자 의료계에서는 과연 한의사협회의 주장대로 한의과대학에서 3000시간 이상의 침구학 교육과 실습을 거치는지에 대한 의구심을 보내고 있다.

한의사협회의 한의과대학 침구학 교육 및 실습 3000시간 문제는 이미 지난해 8월 최 진 전 주중대사관 공사의 주장으로 잠시 논란이 됐다가 수면 아래로 가라앉아 있는 상태다. 때문에 사실여부에 따라서는 교육 3000시간 문제가 대국민 사기극이냐 아니냐는 논란으로 확산될 조짐이다.

이 문제는 한의과대학의 커리큘럼 상 나타난 단순한 시간 계산과 실제 침·뜸 관련 교육시간의 허구를 방치하는 상반된 주장이 지금까지도 충돌을 일으키고 있기 때문이다.

특히 의사협회는 IMS를 놓고 여전히 대립각을 세우고 있는데다 일부 시민단체들이 한의사들의 교육 3000시간에 문제를 제기하고 있어 사실여부가 확실히 밝혀져야 한다는 주장이다.

침술의 경우 현재까지도 구당 김남수에가 이끄는 단체들은 "침은 부작용이 없는 한방의술"이라고 주장하고 있는 반면, 한의계는 "전문가가 아니면 위험하다"고 주장하고 있다.

침술을 놓고 이런 상반된 의견을 보이는 것은 침구계와 한의계가 서로 전문가임을 자처하고 있기 때문이다. 이러다 보니 툭하면 침구사협회 부활을 놓고 양측이 충돌을 일으킨다.

침구사들은 한방분야는 탕제위주인 한의 분야와 근본적으로 구분되고 침구의료는 한약을 배합해 처방하는 한의사의 의료행위와는 근본적으로 다른 영역의 질병 치유요법이라고 주장하고 있고, 또 침구의료로 상이한 독자성과 고유성, 전통성이 있는 의술이라고 강조한다.

침구계는 "한의사의 업무에 침술이 포함된다고 명시한 의료법 조항은 없다"면서 "한의사의 한방 업무를 넓게 보면 침술도 포함된다는 유권해석만 내려진 상태"라고 주장한다.

하지만 한의계는 "국민의 의료선택권은 믿을 수 있는 높은 수준의 의료행위자가 면허를 받은 대신 법적 책임을 지고 시술한다는 전제하에서 자유롭게 선택할 권리를 말하는 것"이라며 "침·뜸 시술은 한의사만이 할 수 있는 의료행위"라고 반박한다.

문제는 전문가임을 표방하고 있는 한의사들의 한의과대학 침구학 교육 및 실습 시간이 3000시간인지 사실인가 하는 점이다.

이는 그동안 한의계가 줄곧 3000시간을

▲한의사협회가 지난달 18일자 국내 일간지에 게재한 광고. 한의사들이 3000시간 이상의 침구학 교육과 실습을 거친다고 주장하고 있다.

의료계 "산출 근거 뭐냐" 시민단체 "대국민 사기극"
"한의사 국시 출제 고유한방과목 2과목 뿐" 지적도

주장해온데다 조선일보 광고를 통해 3000시간을 공부한 한의사가 검증을 받은 전문가임을 공표했기 때문이다.

한의과대학에서 3000시간 이상의 침구학 교육과 실습을 받는다고 주장하는 측은 한의사뿐이다. 다른 단체들은 터무니없는 주장이라고 일축하고 있다.

최 전 주중대사관 공사는 지난해 8월 9일 조선닷컴에 올린 글에서 "한의대생의 경우) 실제 한의대에서 침술·뜸술의 공부시간은 30시간 이내"라고 주장했다.

최 전 공사는 "최근 침술과 뜸술을 6년의 한의학을 공부한 한의사들에게만 허용할 것인가 또는 몇 개월의 침술·뜸술 교육을 받은 침구사(1963년까지 존재했던 자격증)에게도 허용할 것인가를 두고 열띤 논쟁이 벌어지고 있다"며 "실제 침술이나 뜸을 할 줄 아느냐가 기준이 아니라 몇 년 간 한의학을 공부했느냐를 더 중요시 한다"고 지적했다.

또 침구사 제도 법제화를 추진하고 있는 이석기 한국침술연합회 회장은 "한의대 6년 교육과정 중 침술 교육은 20학점에 불과하다"고 주장하고 있고, 대한침구사협회는 "한의대(경희대학교)는 6년간 총 236점을 취득해야 하나 침구학 관련학점은 12학점에 불과하다. 대학에서 실시하는 한의사 자격 인정 국가시험과목에는 의료인으로서 가장 중요한 주과목이라 할 수 있는 진단학도 없는

실정"이라고 주장했다.

대한의사협회 산하 범의료한방대책위원회도 "한의대에서의 고유한방과목 교육시간은 아주 적다(전체 교육시간의 24.5%, 6년 중 1년4개월)"며 "한의사 국가고시에 출제되는 고유한방과목은 침구학, 본초학 단 2과목인데 이는 총 교육시간의 8.5%(6년 중 5개월)에 불과하다"고 주장했다.

현재까지 한의협은 "전국에 있는 한의대 11곳과 한의학전문대학원 1곳에서 총 3000여 시간에 걸쳐 침·뜸에 대한 고난이도의 이론과 실습을 실시하고 있다"고 주장하고 있다.

즉 현재 각 한의과대학에서 환자의 질환 및 체질 진단과 침·뜸 시술을 위한 해부학, 생리학, 병리학, 진단학, 경혈학, 침구학을 정규과목으로 두고, 6년 동안 약 3000시간을 교육하고 있다는 것.

이들의 주장을 근거로 실제 전국 한의대와 한의학전문대학원의 교육과정을 분석해 본 결과 한의계가 주장하는 3000시간과는 거리가 먼 것으로 나타났다.

한의대의 대표로 꼽을 수 있는 경희대 한의과대학의 경우(한국의약연감 참조) 총 교과과목의 학점은 244학점이며, 399시간으로 이뤄져 있다. 교양과목의 종류는 5가지로 구성돼 있으며, 각각 전공 필수 203학점, 전공선택 7학점, 기초교양 14학점, 통합교양 15학점, 전공교양 6학점이다. 교육과정을 대체적으로 의예과에서는 한문, 영어, 기초과학 및 원론적인 과목 등을 구성하고 있는 반면, 학년이 높을수록 한의학과 의학의 세부진료과목 및 신화과목 등으로 구성되고 있다.

이런 구성요소들을 토대로 전국 한의대의 교육과정을 살펴보면 실제 침술과 관련한 교육은 대학 당 수 십 시간을 넘지 않으며 대학마다 시간도 제각각이다. △경희대 한의대=경혈학 4시간, 경혈학 실습 8시간, 침구학 12시간 △경원대 한의대=경혈학 및 실습 10시간, 침구학 12시간 △대구대 한의대=경혈학 및 실습 10시간, 침구학 및 실습 16시간 △대전대 한의대=경락경혈학 17시간, 침구학 총론 2시간, 침구학 12시간 △동국대 한의대=경혈학 및 실습 10시간, 침구학 21시간 △동신대 한의대=경혈학 11시간, 경혈학 실습 6시간, 경혈 해부학 3시간, 침구학 총론 4시간, 침구학 12시간 △동의대 한의대=경락경혈학 9시간, 경락경혈학 실습 6시간, 침구학 10시간 △상지대 한의대=경혈학 1 8시간, 경혈학 12시간, 침구학 11시간 △세명대 한의대=경혈학 및 실습 14시간, 침구학 16시간 △우석대 한의대=경혈학 및 실습 20시간, 침구학 및 실습 17시간, 침구학 및 실습 7시간 △원광대 한의대=경혈학 실습 4시간, 경혈학 10시간, 침구학 13시간, 침구과학 및 실습 8시간 △부산대 한의학전문대학원=경락경혈학 11시간, 침구학 4시간이다.

이와 관련, 시민단체 관계자들은 "경희대의 경우 총 교과과목 교육시간 399시간인데 이보다 10배 가량 더 많은 3000시간을 침술 교육을 받았다는 것이 이해가 되지 않는다"며 "국민에게 사실여부를 반드시 밝혀야 한다"고 지적했다.

이들은 "만약 3000시간의 교육과정을 정확히 밝히지 않는다면 이는 국민을 대상으로 사기를 벌인 것"이라며 "국민이 한의사들을 전문가로 믿을 수 있는 중요한 사안"이라고 꼬집었다.

이런 지적은 여전히 침술 부작용이 발생하고 있는데다 일부 선진국 등 외국에서는 침술 치료 자체를 차단하고 있기 때문이다. 특히 국민의 생명까지 위협할 심각한 문제를 내제하고 있는 침술 시술이 과연 한의대의 교육과정을 거침으로써 해소될 수 있느냐에 대한 문제점에까지 봉착했다.

최근에는 노태우 전 대통령 몸속에 한방침이 박혀있는 사실이 밝혀지면서 시술자가 전문가나 돌팔이냐의 문제까지 대두된 상태인데다 한의사가 최근에는 한방의 비중을 대폭 줄이다는 방침이어서 침술문제는 단순한 문제가 아니다.

또한 침술의 건강보험 혜택을 상향조정해달라는 우리나라와는 달리 최근 영국에서는 침술 치료 효과로 오직 등 5가지 외에 어떠한 광고도 해서는 안 된다는 권고문이 발표돼 충격을 던져주고 있다.

더욱이 영국의 상당수 침구대학들이 파산하거나 침구과정을 폐지하고 있는 것으로 전해진 자칫하면 의료관광 및 한·미, 한·중 FTA를 놓고 국제적인 문제로 확전될 가능성까지 감지되고 있다.

의료관련 시민단체 관계자들은 "요즘 한의원들의 일간지 광고를 보면 의료기관인지 약 광고인지 구분을 못할 정도로 대학병원급의 광고 같은 약 광고처럼 하고 있다"며 "침술의 경우도 부작용이 있는 만큼 전문가 문제를 떠나 정확한 교육시간이 밝혀져야 국민이 헷갈리지 않는다"고 주장했다.

/ 노의근 기자 nogija@bokuennews.com

※ 「보건신문」(2011. 6. 13) 참조.

며, 인체 대상 임상실험이 거의 없었다는 것은 침술의 과학적인 근거가 없다는 증거이다.

과거 불행했던 중국의 침술 역사가 있고, WHO에서 침술이 효과 있다고 한 것은 일반적이고 일방적인 견해에 의한 발표이며, 과학적으로 입증된 것은 아니며, 거의 과학적 근거 없이 침술을 시술하고 있다.

2008년경부터 필자도 경락을 실험하기 시작했다. 음양맥진법·맥박수 등으로 확인하고, 경락·경혈에 침을 찌르면 음양맥상이 거의 모두 악화되고 음양맥상이 조절되는 예는 거의 없었으며, 맥박수 증가도 나타났다. 이것은 침·뜸 자극이 교감신경 긴장 상태로 악화시키는 것이었다.

침술 자극이 왜 교감신경을 긴장시키는 현상이 나타나는 것인가 계속 연구하다가 침 재질에 대해 연구하였다. 『침구대성』의 내용 중 침 만드는 방법에 철독(鐵毒)이라는 말이 있다.

결국 침 재질은 스테인리스로서 철·니켈·크롬과 미량의 수은·납·몰리브덴·코발트 또는 6가 크롬·카드뮴 등이 검출되었다. 즉 유해 중금속으로 만들어졌고, 인체는 이 유해 중금속이 피부에 닿는 즉시 거부반응으로 교감신경 긴장반응이 나타났던 것이다. 한마디로 말하여 독성이 있는 침으로 피부나 경락을 자극하면 교감신경 긴장반응인 맥박수 증가(25℃ 실내에서 실험), 모세혈관 수축(음양맥상 악화반응)이 심각하게 나타난 것이다.

침을 여러 개 많이 찌르고 강자극을 줄수록 교감신경 긴장반응, 음양맥상 악화반응이 심하게 나타났다.

그러면 위에서 말한 통증들은 대부분이 교감신경 긴장이나 항진에서 통증이 나타나는 것인데 이때 침을 찌른다면 교감신경을 더욱 긴장시키므로 통증을 진통시킬 수 없다고 판단한다. 침술로 자극해서 효과가 있었다는 것은 위약효과 때문인 것이다.

1970년경에 침술의 과학적 효과가 없다고 한 미국·영국의 생리학자들이 침 자극을 주면 대뇌에서 엔도르핀이 분비되어 진통효과가 일어난다고 했었다.

지금도 침을 찌르면 엔도르핀이 분비되는 것으로 알고 있다.

이 엔도르핀설은 유명해졌고 침술의 과학적 규명이 없는 상태에서 엔도르핀 분비는 희망과 기대를 갖게 하였고, 침술 보급에 지대한 영향을 주었다.

(2) 침술과 엔도르핀의 관계 — 일시적 진통효과
 침·뜸을 많이 자극할수록 심각한 폐해 있을 수 있다

인체에서 발생되는 제1차 통증은 교감신경 긴장과 흥분 상태에 의한 아드레날린의 과잉 분비에서 일어나는 통증들이다. 모세혈관의 수축, 통증부위의 혈액 집중과 압력 증가를 위해 심장·대뇌 압력 상승, 맥박수·혈압 증가 등이다.

양방에서의 진통제인 모르핀요법은 교감신경을 진정시키려는 것이 아니라 아드레날린보다 위 단계의 모르핀을 투여시켜서 교감신경을 최대한 흥분시켜 환각현상을 유도하는 것이다. 아드레날린보다 위 단계의 호르몬이 모르핀이므로 아드레날린의 과잉 분비에 의한 통증을 느끼지 못하게 하는 것이다(그러므로 제1차 통증은 아편·모르핀으로는 진통시킬 수가 없다고 한다).

예를 들어 골목대장이 골목을 장악할 때 더 큰 세력의 대장이 나타나면 기존 골목대장은 기가 죽게 마련이다. 즉, 통증도 작은 통증일 때 큰 통증자극을 주면 작은 통증은 느끼지 못하게 되는 이치이다.

모르핀은 강력한 환각제 · 마약물질이므로 반복 사용할수록 그 부작용도 심각한 것이다.

대뇌에서는 아드레날린 위 단계인 생체모르핀이 존재한다고 하는데 이것이 엔도르핀이라는 것으로서 대뇌의 엔도르핀 분비세포에서 분비된다는 신경전달물질이다. 이것도 교감신경 긴장계열의 호르몬이다.

즉 아프게 하거나, 웃거나, 꼬집거나, 때리거나, 충격을 주거나, 불로 지지거나, 침을 찌르거나, 강한 섹스나 도박 · 경마 · 게임 등을 하게 되면 뇌에서 모르핀인 엔도르핀이 나온다. 엔도르핀은 각성 · 쾌감 · 쾌락물질이다. 그러므로 도박 등을 할 때 엔도르핀에 의해서 쾌감 · 쾌락을 느낀다. 이 엔도르핀은 아드레날린보다 위 단계이므로 아드레날린의 과잉 분비에서 일어나는 통증을 기분상으로 느끼지 못하게 된다.

그러므로 뇌내 모르핀인 엔도르핀은 쾌감으로 고통 · 괴로움 · 통증을 느끼지 못하게 하는 것뿐이다.

필자도 군대 생활을 하면서 빠따(몽둥이로 때리는 것)로 여러 번 맞아 본 경험이 있다. 처음 맞을 때는 대단히 아파서 참을 수 없으나 반복해서 맞으면 일종의 쾌감이 일어나면서 매를 맞고 싶은 충동감이 일어났었다.

엔도르핀은 고통을 없애주는 반면에 반복되면 쾌감이 일어나고 습관성 · 중독성이 나타난다. 모든 도박 · 게임 등은 습관성과 중독성이 생긴다. 술 중독도 엔도르핀의 과다 분비 때문이다.

섹스를 할 때도 연약한 피부가 마찰할 때 대단히 아픈 것이다. 이 아픈 자극이 아드레날린 분비현상이며, 곧 이보다 한 단계 위인 엔케팔린이 분비되어 생식기의 아픈 통증이 쾌감으로 변해져 통증을 느끼지 못하고, 옥시토신 · 바소프레신이 분비되어 섹스의 즐거움으로 변해진다. 이 쾌감은 엔도르핀 · 엔케팔린 분비에 의한 것으로서 쾌감을 반복하면 여기에서 섹스 중독증이 나타나는 것이다

침을 찌르거나 뜸을 떠도 이 엔도르핀이 나와서 쾌감, 시원한 감각이 생겨 고통 · 통증을 잠시 잊게 할 수 있다고 한다. 침도 처음에는 아프지만 반복하면 통증을 덜 느끼고 일종의 쾌감으로 시원한 느낌, 개운한 느낌이 있다. 이 시원한 느낌이나 쾌감이 침술 효과인 줄 알고 계속 맞으면 침술 중독에 걸릴 수 있다. 한 번 침을 맞으면 계속 침을 맞으려 하고 점점 아프게 맞기를 원하고 약한 자극에는 쾌감을 잘 느끼지 못한다.

경락의 뜸도 마찬가지이다. 처음에는 대단히 뜨거우나 반복해서 뜨면 시원하고 개운하고 쾌감을 느껴서 굵은 뜸으로 피부를 태우도록 뜬다.

뇌내 모르핀인 엔도르핀을 과다 분비시켜 중독 · 습관성이 나타나면 교감신경을 최대한 긴장 상태나 흥분 상태가 일어나 자율신경 부조화가 나타나 신체는 크게 허약하게 되고, 중독의 결과는 신체가 완전히 약하게 변해진다.

그래서 침을 많이 찌르는 사람이나 침 시술을 많이 맞는 사람은 신체 허약증으로 고생하고 일찍 노쇠하여지는 현상이 나타난다. 그리고 침 · 뜸 자극을 주지 않으면 통증은 또다시 재발되며, 반복해서 다시 강한 침 · 뜸 자극을 주어야 한다.

요즘에는 점점 굵고 긴 침을 찌르는 경향이 있고 중국인들의 침도 점점 굵고 길어지고 있다. 침도 굵고 길어지는 양상이 나타나는 것은 엔도르핀의 역작용이다. 침 자극을 주면 줄수록 보다 강자극이어야 쾌감을 느끼기 때문이다. 엔도르핀이 과다하게 분비되어 쾌감을 많이 느낄수록 자율신경 부조화로 모세혈관 수축으로 단명할 수도 있는 것은 면역력이 약해지기 때문이다.

〈중국식의 굵고 긴 침들〉

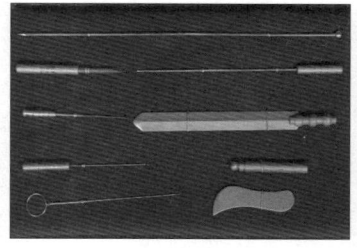
▲ 구침(九鍼)

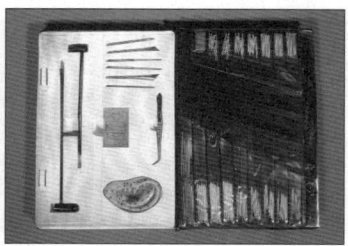
▲ 중국침 세트

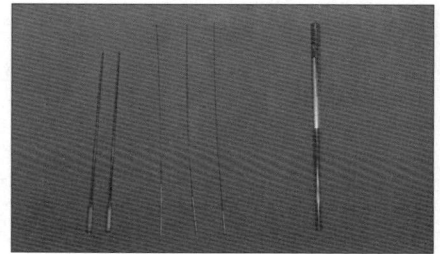
▲ 대침(大鍼)과 침통(30cm 자보다 길다)

젊어서 고생을 지나치게 많이 하여 살만하면 일찍 사망하는 경우가 많다. 고생을 많이 해도 엔도르핀이 분비된다.

물론 웃음이나 선행에 재미를 느껴서 분비되는 약간의 엔도르핀은 활력소로서 고통을 이겨내는 역할을 할 수도 있다. 그래도 엔도르핀이 과다 분비되는 것은 좋은 것이 아니다. 많이 웃는 사람의 얼굴에는 오히려 주름이 많이 늘어난다.

따라서 경락의 침·뜸 자극은 엔도르핀에 의한 기분상의 진통이며 곧 재발되고 완전히 진통을 할 수가 없다. 그러나 수지침 자극은 엔도르핀 분비보다 높은 단계인 베타엔도르핀이 분비되므로 습관성·중독성이 없는 최상의 진통물질이다.

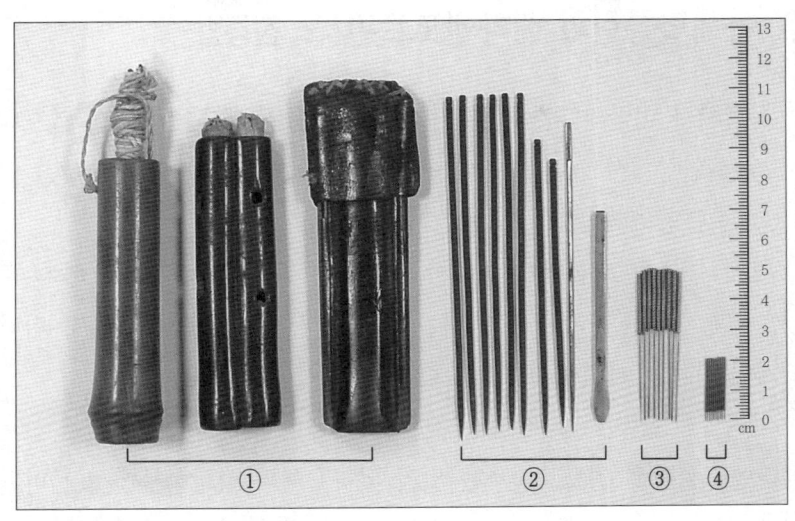

한국의 전통침들은 굵고 긴 침으로 자극하므로 위험·고통·부작용이 심했다.
① 조선시대의 침통 ② 한국의 전통침 ③ 현재의 호침 ④ 신수지침

　인체에서 발생되는 모든 종류의 통증에 대해 현재의 양의학에서는 염증성·조직 손상성 통증에 대단히 효과가 있는 반면에 부작용에 주의를 해야 하고, 신경성·신경계성 통증일 때는 진통제로서 한계가 있다.
　소위 미개했던 당시의 한약·침·뜸은 교감신경을 긴장·항진시키는 것으로 인체에 매우 위험하고, 유해 중금속으로 찌르는 침과 뜸의 아픈 자극은 뇌내 모르핀인 엔도르핀을 분비시켜 고통을 잊게 하나, 그때뿐이고 재발이 많으며, 계속 침·뜸을 하는 경우 습관성·중독성이 나타나 인체를 크게 쇠약하게 할 수 있으므로 문제가 된다. 침·뜸으로는 통증을 완전히 해소할 수가 없다(가벼운 일과성 통증은 위약효과, 엔도르핀 분비로 고통을 잊을 수는 있다).

5. 아세틸콜린과 베타엔도르핀 — 진통법

유럽이나 미국의 의사들은 전래적인 침술은 과학성이 거의 없으면서 실제 임상에서도 큰 도움이 안 되자 침술에 대한 재평가를 하고 있는 것은 분명하다.

이제 통증을 해결하기 위해서 근본적인 문제부터 검토를 해야 한다. 전래 침·뜸이 무조건 좋다는 인식은 완전히 바뀌어야 하고 비과학적인 미개한 시대의 민간의술이란 것을 알아야 한다.

약리학적으로 가장 강력한 진통제는 베타엔도르핀으로 밝혀졌다. 베타엔도르핀은 엔도르핀과는 달리 뇌하수체와 시상하부에서 분비된다고 한다. 엔도르핀은 신경전달물질로서 대뇌 엔도르핀 분비세포에서 즉시 분비가 가능하나, 베타엔도르핀은 신경호르몬으로 어떠한 자극을 주더라도 즉시에 분비될 수 없는 호르몬이다. 베타엔도르핀이 분비되기 위해서는 아세틸콜린이 많이 분비되어 모세혈관이 확장될 때 베타엔도르핀 분비가 가능하다.

아세틸콜린은 부교감신경 말단에서 분비되는 신경전달물질로서 부교감신경을 우위로 하는 물질이다. 아세틸콜린이 분비될 때 부교감신경·미주신경이 우위로 되어 교감신경을 저하·진정시킬 수가 있다.

현대 의학이나 소위 동양의학에서는 아직까지 아세틸콜린을 강력하게 분비시키는 방법이 크게 부족하다. 아세틸콜린이 부족하면 치매증을 발생시키기도 하고 또는 염증 부위에서 충혈되어 모세혈관을 확장시키는 것도 아세틸콜린으로 통증물질로도 작용을 한다고 한다.

경락의 침·뜸이나 일반적인 자극으로는 교감신경 긴장반응을 일으켜 모세혈관을 수축시키기 때문에 베타엔도르핀을 분비시킬 수 없고,

반드시 아세틸콜린이 분비되어 부교감신경이 우위로 되어 대뇌에 혈액순환이 잘되어 모세혈관이 확장될 때 베타엔도르핀이 분비된다고 생각한다. 부교감신경을 우위로 하기 위해서는 교감신경을 저하시켜야 하나, 현재 동서양의학이나 모든 대체의학에서 교감신경을 진정·저하시키는 방법도 아직은 극히 부족한 상태이다.

현재 교감신경을 저하시키는 방법, 진정시키는 방법은 서금의학뿐이다. 다만, 정신 안정은 어느 정도 도움은 되나 효과반응이 크지 못하다. 최근에 보완통합의학에서 명상 등 정신 안정법으로 고혈압 등의 성인병을 개선시킨다고 하나, 명상과 정신 안정 요법은 한계가 있고, 오히려 더욱 교감신경을 긴장시킬 수 있으므로 주의해야 한다.

교감신경을 진정시키기 위해서는 '자아'를 완전히 내려놓아야 한다. 모든 긴장·흥분·교만·자랑·시기·질투·미워함·거짓·욕구·양심에 가책을 느끼는 것, 화냄, 노하는 것, 고민·슬픔·욕망·불안·초조·공포·기분 나쁜 것, 각종 스트레스도 받지 않아야 하고, 최대한 겸손과 공손, 진실한 마음과 올바른 자세를 가져야 한다.

자신을 최대한 낮추고 겸손하며, 근면하고 진실한 마음 자세를 갖고, 휴식과 안정을 취하며, 신체를 따뜻하게 하고, 영양을 충분히 섭취하고, 가장 평안하며 고요하고 조용한 상태에서 아세틸콜린이 분비된다. 이때 아세틸콜린은 마음이 지극히 평온하고 편안하고 아무런 욕구가 없으며 무념무아의 상태일 때이다.

도파민이나 아드레날린이 분비되는 현상은 시원함, 상쾌함, 각성효과 등이 나타나는 것과는 차이가 난다.

무념무아, 최대한 겸손할 때 아세틸콜린이 분비되어 부교감신경을 우위로 하여 신체를 따뜻하게 하고 모세혈관을 확장시켜서 혈액순환이 잘되고 음양맥상이 안정되면 내장의 긴장과 각 근육·관절의 긴장이 해소되고 심신도 안정이 되면서 노르아드레날린·아드레날린·엔도르핀 같은 물질들을 모두 제거시킨다. 어찌 보면 아세틸콜린은 인체에서 가장 강력한 물질로 모든 독성을 제거시키는 물질인 것 같다.

예를 들어 큰 뱀하고 작은 두꺼비하고 싸웠을 때 큰 뱀이 두꺼비를 잡아먹으면 얼마 있다가 큰 뱀이 죽는다고 하는 것은 두꺼비의 뇌 속에 섬소라고 하는 초강력 독성물질 때문이듯이 인체 내의 초강력 해독물질은 아세틸콜린인 것 같다. 이 아세틸콜린만 분비되면 모든 독성호르몬들은 제거시킬 수 있기 때문이다.

아세틸콜린이 분비되어 미주신경이 우위로 될 때 뇌하수체를 자극하여 필요한 베타엔도르핀을 분비시킬 수가 있는 것이다.

그러나 애석하게도 소위 한의약이라고 하는 동양의학에서는 아세틸콜린을 분비시키는 방법은 극히 부족하다. 아세틸콜린을 분비하기 위해서는 반드시 음양맥상을 조절해야 하는데 한방약의 90% 이상과 침·뜸의 경락 자극은 음양맥상을 악화시킬지언정 조절하기가 극히 어렵다.

아세틸콜린의 분비를 위해서는 종교 생활이 도움되나 간절하고 진실한 참된 기도를 할 때 아세틸콜린이 분비되며, 이어서 베타엔도르핀이 분비되어 모든 통증을 완전 제거할 수가 있다.

필자도 가끔은 심한 감기나 통증에 시달려 고통이 심할 때가 있다. 여러 가지 방법으로 자극 시술하여도 낫지 않을 때 한계성을 느낄 때가 있고, 질병의 고통으로 절박할 때가 있다.

지극히 간절하고 간곡하게 기도를 하고 나면 스스로 잠이 든다. 잠을 깨고 나면 심한 통증·염증·고통 증상들이 씻은 듯이 없어지고 회복되는 때가 있다. 이때 통증과 고통을 없애주는 것이 베타엔도르핀이라고 보는 것이다. 그렇다고 아무 때나 기도한다고 베타엔도르핀이 분비되는 것은 절대 아니다. 지극히 간절하고 간곡한 기도가 아니면 베타엔도르핀을 분비시킬 수 없다(일반적 기도에서는 베타엔도르핀이 분비되지 않는다).

이제 서금요법에서 베타엔도르핀을 분비시키는 방법을 연구해 낸 것이다.

필자가 그간 연구한 서금요법·금경술의 방법들은 궁극적으로 베타엔도르핀을 분비시켜서 모든 통증물질들을 완전하게 제거시킬 수 있는 것이다. 그래서 본서의 제목을 『서금요법으로 통증 없애는 방법』이라고 붙였다.

이제 아세틸콜린을 분비시켜서 부교감신경을 우위로 하여 뇌하수체 전엽의 베타엔도르핀을 분비시켜 진통시킨 사례를 알아보기로 한다.

6. 베타엔도르핀의 진통효과 사례
— 극심한 통증들 씻은 듯이 없어진다
재발은 거의 없이 오래 유지된다

고려수지침·서금요법·금경술을 이용해 많은 통증들을 즉석에서 또는 며칠 만에 완전히 없어지는 것을 많이 경험하고 있다. 경락의 침·뜸보다는 고려수지침의 진통효과가 강력하고 우수하고 빠르다.

베타엔도르핀이 분비될 때의 효과반응들이 어떤 것인가는 사례를 통해 알 수 있다.

고려수지침이나 서금요법에서 통증을 진통시켰다가 재발되는 것은 서금요법의 자극량이 부족할 때 나타난다. 그러므로 서금요법의 자극기구도 어느 정도의 강자극을 줄 때 완전한 진통이 된다.

(1) 수년된 오십견통 — 수지침 1개로 완전 회복
— 필자를 귀신이라 불렀다

작고하신 이명복 박사는 서울대학교 해부학 초대 교수이면서 침술을 연구하고 사상체질침을 연구하여 침구계에 큰 힘이 되주셨던 분이다. 이 박사는 학술대회나 어떤 모임이 있을 때마다 필자를 지적해서 유태우는 사람이 아닌 '귀신'이라고 불렀다. 이 박사가 필자를 귀신이라고 부른 이유가 있다.

1978년 고려수지침을 발표한 초창기로 신설동에 있는 5층 건물 작은 사무실에서였다. 이명복 박사는 자신을 밝히면서 고려수지침에 대해 관심이 있어서 왔다고 하면서 "수지침은 나중에 배우고 그렇게 신기한 수지침이라면 나부터 낫게 해 달라"는 것이었다.

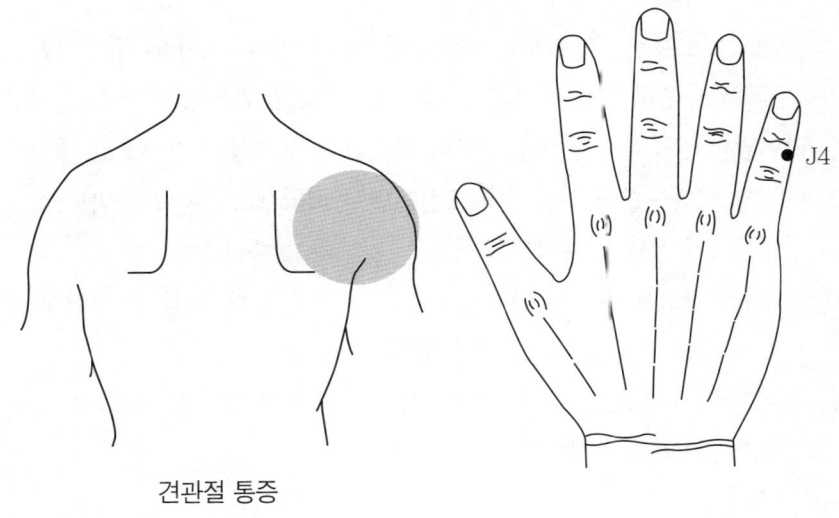

견관절 통증

    당시 이명복 박사는 오른쪽 오십견통이 와서 대단히 쑤시고 아파 팔을 움직이기 곤란하고 옷도 못 입는다고 하였다. 이것 때문에 5년여를 고생하고 있으며, 그간에 양방·한방, 각종 침슬치료도 다 받아 보고 K씨의 사상체질침도 맞아 보다가 사상체질침까지 배워서 자신을 치료해도 낫지를 않는다는 것이다.

    운기체형을 보니까 우측은 신승증·음증으로 촌구 2성 평맥이었다. 그래서 우수 제5지의 손등 외측에 있는 신기맥 J4에 제법(사법)으로 수지침을 눕혀서 가볍게 살짝 자침을 했다. 자침하고 불과 1~2분도 안 되어 수지침이 들어가는 즉시 "아! 이제 다 나았다 나았어"를 연발하면서 오른팔을 마구 움직이면서 너무나도 좋아하셨다.

    "이제 안 아파, 팔이 맘대로 돌아간다. 다 나았어" 이 말을 연거푸 몇 번을 계속하셨다. J4에 수지침을 꽂은 채로 움직이셨던 것이다. 일침(一鍼)으로 즉효를 본 것이다.

신승·심허로 말미암아 대뇌의 운동중추·지각중추에 혈액순환이 안 되어 통증물질이 분비되어 있었고, 어깨 부위도 혈액순환 장애로 말미암아 통증물질들이 분비되어 있었는데 수지침의 자극으로 대뇌와 환부에 혈액순환이 강력하게 조절되면서 베타엔도르핀이 분비되고 전달되어 통증물질을 순식간에 제거한 것이라고 판단된다.

그 후 이명복 박사는 어깨가 아프다는 말씀을 안 하셨다. 이러한 이유로 필자를 항상 귀신이라고 불렀다.

이처럼 베타엔도르핀은 약리학적으로 최고의 강력한 통증제거물질이라고 생각한다.

(2) 극심한 치통
— 상응점에 수지침 자극 1회로 완전히 없어졌다

15년 전의 일이다. 미국 LA지회에서 고려수지침의 상응요법 특강 후 질문을 받는 시간이 있었다. 한 50대 남자가 질문을 했다. 고려수지침의 자침은 진통이 잘되는 것으로 알고 있는데 그 진통작용이 어떤 반응에 의해서 진통이 되는지 설명해 달라는 질문이었다.

그래서 왜 그런 질문을 하느냐고 물어본 즉, 그 50대 중년 남성은 "난 의사인데 오른쪽 치통으로 말미암아 오랫동안 많은 고생을 하고 있다. 진통제도 먹어 보고 경락에 침술 치료도 해 보았으나 치통이 없어지지 않아 매우 괴로워하던 차에 고려수지침을 잘 아는 사람한테 수지침을 맞게 되었다"고 하였다.

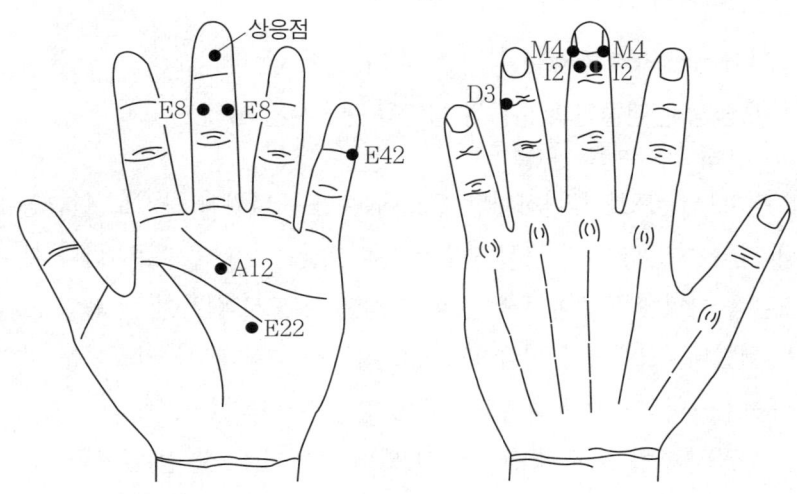

〈치통의 치방〉

먼저 상응점에 수지침을 찌르고 E8·22·42, D3, A12와 M4, I2에 자침한 결과 몇 분 안 되어 그 심한 치통이 완전히 진통되었다.

그 이후 몇 개월이 지났어도 재발 없이 진통이 되어 너무나도 신기해서 질문을 하였다고 했다.

당시 이 의사와 같이 왔던 사람은 당시 얼바인 대학교의 세계적인 물리학자인 C박사도 같이 함께 왔었다. C박사는 그 후 침술이 대뇌에 미치는 영향을 발표했다가 자신의 침술 논문을 취소한 사례도 있다.

이처럼 신기할 정도로 진통되는 이유는 베타엔도르핀이 분비되어 통증물질을 제거했기 때문으로 판단된다.

(3) 급성 견관절염증
― 통증과 발열증상 완전히 해소돼

다음은 필자가 경험한 사례를 몇 가지 소개한다.

① 급성 견관절염의 통증과 발열을 진정시킨 사례
   (염증성 통증·작열통)

필자는 골프를 좋아하지만 필드에는 자주 나가지 못해도 연습장에서 거의 매일 30~40분씩 연습을 한다. 골프 연습을 많이 하다 보니 오른쪽 어깨에 통증이 운동을 할 수 없을 정도로 심하여 몇 년간 고생을 했었다. 그때마다 서금요법으로 자극하거나 파워서암팔찌를 차면 통증이 가벼워지기는 하여도 100% 진통은 안 되었다.

2009년 5월 초에 골프 모임이 있어서 연거푸 3일간 골프를 칠 기회가 있었다. 간혹 나가다가 연 3일간 골프를 치니 전신이 무겁고 관절마다 통증이 왔다. 특히 오른쪽 견관절이 더 무겁고 아파서 마음대로 움직이기 힘들었으나, 파워서암팔찌 덕분에 그런대로 통증을 억제하면서 지내 왔다. 오른손 제4지 견관절 상응부위에 기마크봉 중형을 붙여도 운동 과잉에서 오는 통증이라 쉽게 낫지는 않았다.

3일간 무리한 골프 운동으로 어깨가 심하게 불편한 상태에서 모친상을 당해 문상객을 맞아들이면서 절을 많이 하게 되었다. 어깨가 너무 아프므로 절을 하지 않고 묵념을 하도록 양해를 구했으나 엎드려 절하는 데는 어쩔 수 없이 같이 해야 했다.

장례를 치르고 나자, 오른쪽 어깨가 더욱 쑤시고 아파 꼼짝도 할 수가 없었다. 심지어 손가락조차도 굽히고 펼 수 없고, 팔도 움직이질 못했다. 고열과 함께 견관절통이 너무 심했다.

견관절에 이상이 있나 싶어 정형외과를 찾아갔다. 검사 결과, 어깨에 석회질이 많이 끼었고, 급성 염증 때문에 고열과 통증이 나타났다며, 진통제와 해열제를 처방받고 물리치료를 받았다. 견관절에 심한 골절상을 입었나 싶어 걱정했으나 큰 이상은 없었다.

그렇다면 스스로 회복할 수 있다는 자신이 생겨 서금요법의 고열해열 치방에 따라서 기마크봉을 붙였다.

이때 처음으로 금봉 시제품을 만들어 임상 실험으로 견관절 부위를 눌러 아픈 곳마다 모두 금봉을 붙였다. 그러자 통증이 한결 가벼워졌고, 고열 해열 치방에 기마크봉을 붙인 관계로 열도 떨어졌다. 열이 떨어져 학회 사무실에 나와 근무를 하려고 하자 다시 발열이 되었다. 이때 서금요법의 고열 해열 치방에 기마크봉을 붙인 후에는 안정과 휴식을 취해야 해열이 잘된다는 사실을 알 수 있었다.

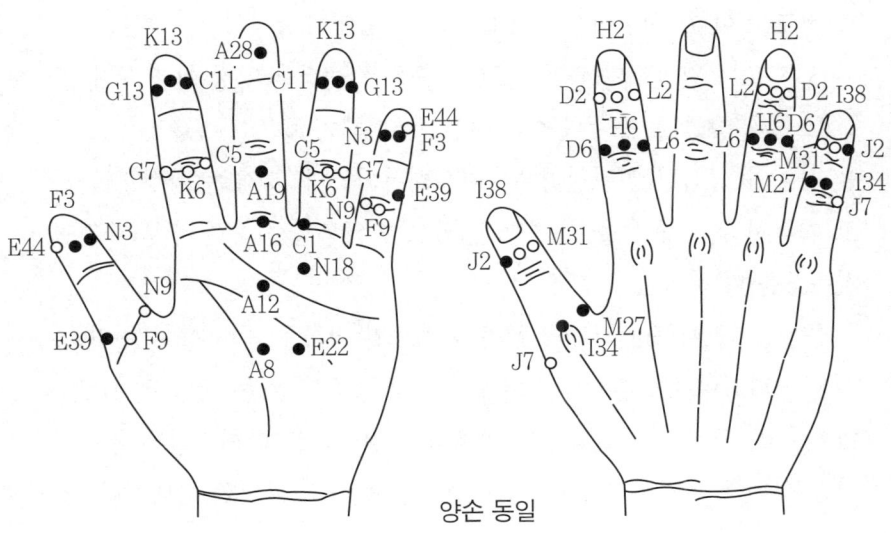

〈서금요법의 고열 해열 치방〉

● 화혈 - 기마크봉(은색)   ○ 수혈 - 기마크봉(금색)

양손 동일

견관절 부위는 반창고로 인한 피부 알레르기 때문에 3~4시간씩 옮겨 가면서 금봉을 붙였다. 저녁 때가 되어서 통증도 한결 덜하고 열도 많이 떨어져 잠도 매우 잘 잤다.

이튿날 정형외과에 다시 가서 진찰을 받았다. 의사가 "저녁에 잠을 잘 잤느냐?"고 묻기에 "아주 잠을 잘 잤다"고 하자, 의사는 "정말 잘 잤느냐?"며 2~3번을 계속해서 물었다. 의사는 잠을 잘 잤다는 필자의 말을 믿으려 하지 않았다. 일반 환자들의 경우 대개는 며칠 동안 고열과 통증 때문에 잠을 잘 수가 없다는 것이다.

그러나 서금요법과 금봉 덕분에 편안히 잠을 잘 수 있을 정도로 호전되었다. 당시에 물리치료를 받는데 너무 통증이 심하여 도저히 받을 수가 없었다(이처럼 통증이 심한 물리치료를 받으면 더욱 악화될 것 같았다). 그래서 물리치료를 2번만 받고 그 이상은 받지 않았다.

3일째부터는 견관절통증과 고열이 거의 사라져서 정형외과에 가지 않았다. 그리고 고열 해열 치방에 금봉은 계속 붙여 주었다. 금봉을 7일 정도 붙이고 나니 마음대로 움직일 수 있었다.

그 후로는 견관절의 관절·골단·근육을 눌러서 가장 아픈 곳에 금봉(소형과 중형)을 모두 붙여 주자, 진통효과가 좋았다. 20여 일 금봉을 붙이자 극심한 견관절염은 99% 회복되었다. 전에는 항상 뻐근하고 아파서 많은 운동을 할 수가 없었으나 금봉을 사용한 후부터 견관절통증은 다 사라졌다.

운동을 할 때마다 약간의 통증이 있으면 금봉을 즉시 붙여 주면 통증이 사라졌다. 그 후부터는 어깨 부위의 통증과 운동곤란증은 100% 없어지고, 급성 견관절염증이 발생되기 전보다도 어깨관절은 완전한 건강 상태를 유지하고 있다(2011년 8월 현재도 완전한 상태이며, 약

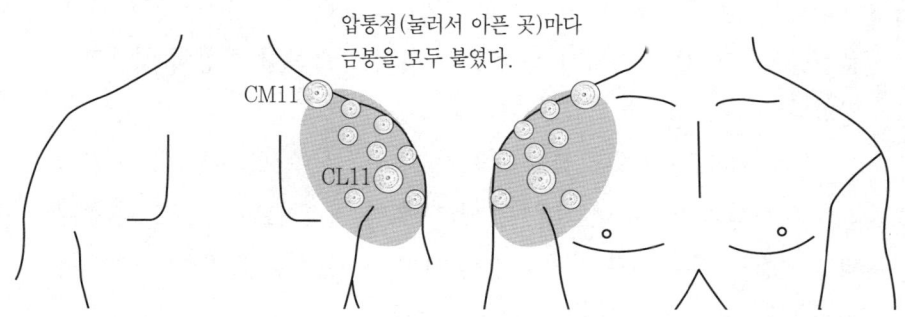

※ 압통점인 CM11, CL11에 금봉 대형을 붙이고,
서금요법 상응점에 기마크봉을 붙였다.

간의 통증이나 불편함은 전혀 없다). 현재는 금봉을 붙이지 않고 운동을 많이 해도 어깨의 통증은 전혀 나타나지 않는다.

위 사례에서 보듯이 금봉은 관절통과 아울러 뼈에서 나타나는 심한 통증제거에 매우 우수하였다.

서금요법은 견관절통증과 운동곤란증에 어느 정도 반응이 있었으나, 견관절 부위에서 나타나는 관절통, 뼈 골단의 통증까지 완전히 제거하는 데는 한계가 있었다. 그러나 금봉은 견관절통, 뼈의 통증위치에 붙여 주면 통증해소에 대단히 우수하다. 이 원고를 쓰는 순간에도 어깨의 통증, 무거운 증상, 운동곤란증은 전혀 없다.

이와 같이 극심한 통증이 서금요법·금경술 자극기구로 자극하여 완전하게 진통된 것은 베타엔도르핀의 반응이라고 생각한다.

(4) 고려수지침 발견 당시
― 우측 후두통(긴장성 두통) 진통반응

1971년경 새로운 침 치료법을 개발하려고 많은 고심을 했다. 각종 문헌들을 찾아보고 각가지 생각을 해 보아도 뾰족한 발상이 떠오르지 않았다.

경락에 찌르는 체침은 굵고 긴 침으로 자극을 주므로 아프고 병균 감염의 위험성과 부작용이 있을 수 있고, 또한 질병치료에 엔도르핀 분비로 효과를 느끼는 것도 있었으나, 실제 질병치료에는 효과성이 크지 못해서 새로운 침 자극법을 연구하게 되었다.

1971년 여름철. 그날도 밤 늦게까지 고심을 하다가 밤 11시경에 잠이 들었다. 얼마 있다가 갑자기 우측 뒷머리 부위(귀 뒤쪽)에서 극심한 통증이 발생되어 잠에서 깼다. 지금까지 느껴 보지 못한 극심한 통증이었다. 일어나서 당장에 손으로 지압을 해도 통증은 없어지지 않고 목 운동을 해도 마찬가지였다.

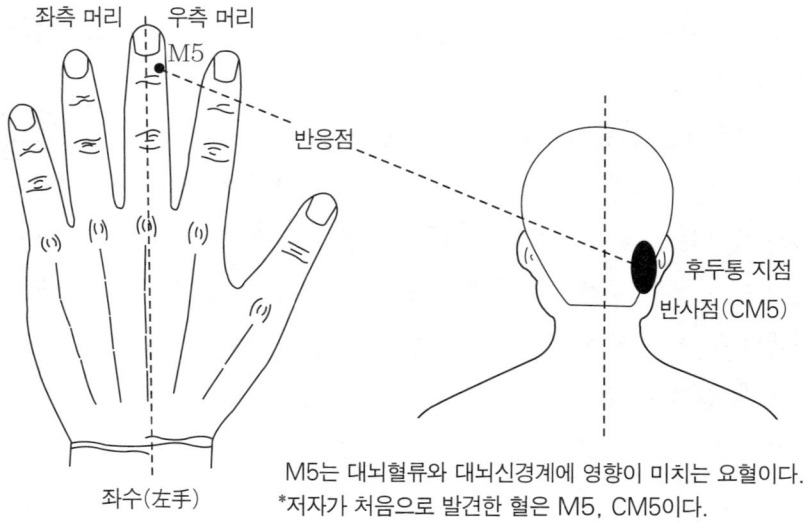

M5는 대뇌혈류와 대뇌신경계에 영향이 미치는 요혈이다.
*저자가 처음으로 발견한 혈은 M5, CM5이다.

다시 체침(호침)을 가지고 담경락을 따라서 자침(刺針)을 해도 통증이 없어지지 않았다. 이 방법 저 방법 혼자서 할 수 있는 것은 해 보아도 진통이 되지 않았다. 할 수 없이 억지로 잠을 청해서 간신히 잠들려는 비몽사몽간에 중지 끝을 사람의 머리로 생각해 보자는 발상이 갑자기 떠오른 것이다.
　당시 필자는 마의상법(麻衣相法)을 연구하면서 얼굴 부위에 소인형(小人形)을 그려서 운명을 판단하거나 질병을 판단하는 방법을 연구하고 있었으므로 이와 같은 상응부에 대한 생각을 할 수 있었다.
　그렇다면 후두통과 중지 끝과 관련성이 있으려면 과민압통점이 나타날 것이라고 생각했다. 전래 침술은 과학적인 이해나 설명이 안 되므로 내장체성반사(內臟體性反射)를 많이 이용했었다.

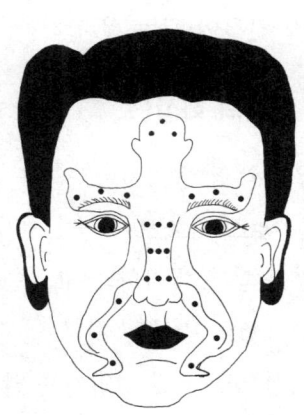

〈소인형도(小人形圖)〉
마의상법(麻衣相法)에서

필자는 일본에서 발행된 「내장체성반사론」을 연구하고 있었기 때문에 과민압통점, 즉 교감신경 긴장점을 찾은 결과 M5에서 과민압통점이 예민하게 나타났다. 이 위치에 호침 작은 것(1촌 침 3호침)으로 약 1~2mm를 자입했다. 제일 아픈 자리이지만 호침으로 찔러도 그렇게 심하게 아프지는 않았다. 그러자 잠시 후에 극심하게 아프던 통증이 없어졌다.

지금 기억으로는 이때 한 번을 수지침으로 자극하고 그 후로는 M5에 수지침을 찌른 기억이 없고 오늘날까지도 우측 후두통이 재발된 경우는 한 번도 없는 것 같다.

당시 후두통을 진통시키고 그 이후부터 상응요법을 연구하고 기맥을 연구하게 된 것이다.

이처럼 베타엔도르핀이 분비되어 통증물질을 제거시키는 경우는 신속하게 거의 완전하게 진통이 되는 것 같다.

(5) 야쓰 미쓰오 박사의 화상(火傷) 진통 사례

1978년 11월경 일본대학 송호치학부(松戶齒學部) 마취과(麻醉科) 주임 교수인 고(故) 야쓰 미쓰오(谷津三雄) 박사가 일본대학의 교수·의사 등 10여 명과 함께 필자한테 고려수지침의 상응요법에 대해 강의를 들었다(야쓰 미쓰오 박사는 치과 의사·마취과 의사·침구사이다). 처음에는 호기심으로 어떤 것인가를 알기 위해서 배웠다.

일본대학(日本大學) 송호치학부(松戶齒學部) 부속 치과병원에서 1979년 겨울철에 30대 초반의 여성 치과환자를 치료하다가 간호사가 실수하여 뜨거운 물을 환자의 대퇴부에 엎질러서 2도의 화상을 입게 되었다. 환자는 화상 때문에 너무 화끈거려서 고통이 극심했다. 치과

치료는 감히 치료할 수도 없었고, 오직 화상 통증을 진통시키려고 관련 의료진들이 모두 온 정성을 기울였다. 침도 찔러 보고 뜸도 떠 보고 심지어는 한약도 먹여 보고 또 국소마취제까지 시술해도 화상 통증은 멈추질 않았다고 한다.

의사로서 처치할 수 있는 모든 수단을 동원해서 치료해도 진통이 안 되었다. 그때 맨 마지막으로 우수 제5지의 제1절과 제2절 사이를 눌러 보니까 과민압통점이 넓게 나타났다고 한다.

그래서 수지침 바늘로 압통점 위치에 15개를 자침했다. 자침하면서 통증이 가벼워졌고, 수지침을 찌르면서 상당히 진통이 되었으며 30~40분에는 완전 진통이 되었다는 것이다.

여기에서 고려수지침이 화상 통증에 확실히 우수함을 발견하게 되었고, 야쓰 박사는 이때부터 고려수지침에 관심을 깊이 갖게 된 동기가 되었다.

화상을 입었을 때 분비되는 통증물질로 인해 중추에서 심한 통증을 느끼지만 고려수지침의 상응점에 다침하자 뇌하수체에서도 혈액순환이 되면서 베타엔도르핀이 분비되어 통증물질을 제거시킨 것이라고 해석된다.

베타엔도르핀이 분비되어야 완전한 진통이 된다고 생각한다.

〈야쓰 미쓰오 박사의 고려수지침의 과학적 연구〉

手掌의 刺戟으로 症狀을 調節하여 疾病을 치료하는 效果를 科學의 눈으로 解明

指導 谷津三雄 日本大學敎授　　寫眞提供 日本大學松戶齒學部 모델撮影 本多拓人

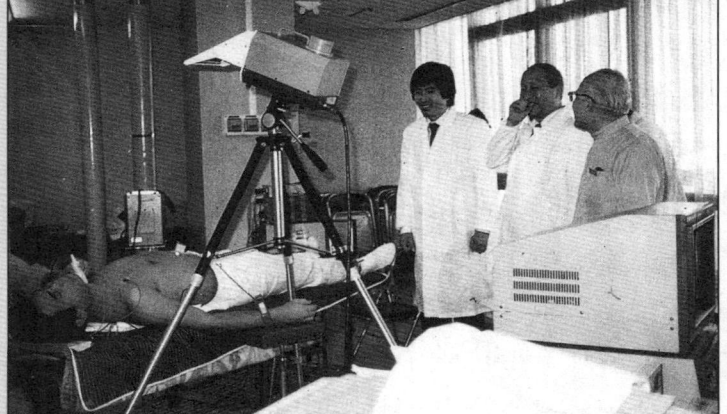

서머그램으로 檢査하고 있는 光景. 서 있는 사람은 高麗手指鍼學會의 柳泰佑 會長과 故 洪珪植理事, 谷津 敎授

手掌穴의 놀라운 效果가 서머그래피로 把握됐다

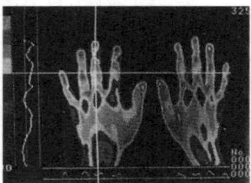

서머그래피로 밝혀진 손의 熱畵像

온도(溫度)가 절대영도(絶對零度: -273℃) 이상(以上)이면 모든 물질은 적외선(赤外線: 熱線)을 방사(放射)하고 있습니다. 이 적외선의 양(量)을 검출(檢出)하여 표면온도의 분포(分布)를 화상(畵像)으로 보여 주는 것이, 지금 더욱 각광받고 있는 의료검사기(醫療檢査器)의 서머그램(Thermogram)입니다.

본래 이러한 기기(機器)는 월남(越南)전쟁 때 미군(美軍)이 게릴라를 발견하는 데 쓰였으나, 지금은 의료용(醫療用) '서머그래피'라는 명칭으로 평화용 온도기록계(溫度記錄計)로 쓰이고 있습니다.

이러한 과학의 새로운 안목(眼目)은 지금 의학분야에 신풍(新風)을 불러일으켰으며, 아직까지 파악할 수 없었던 통증(痛症)과 의약품의 효과와, 자율신경의 작용 등을 분명하게 파악할 수 있으며, 특히 신비(神秘)롭게 여겨왔던 혈(穴)의 효과를 의학적으로 해명할 수 있게 되었습니다. 예를 들면 수장(手掌)의 혈을 자극하면 얼마나 효과가 있겠느냐는 것입니다.

여기서 말하는 '수장혈의 자극'이란, 일본 『안심지(安心誌)』에서 여러 번 소개한 한국의 침구연구가 유태우(柳泰佑) 회장이 창안한 고려수지침입니다. 이것은 놀랍게도 대단한 효과가 있습니다. 우리들의 일본대학교(日本大學校)에서 서머그래피로 직접 실험한 내용을 실제로 보여드리고자 합니다.

※ 1987년 2月 18日, 日本大學 松戶齒學部 硏究室에서 실험할 때의 사진(日本 건강잡지 『安心』 1989年 6月號에 게재된 사진 내용, 본 내용은 원본을 그대로 번역한 것임). 수장혈의 자극이란 고려수지침을 말한다.

〈야쓰 미쓰오 박사의 고려수지침의 과학적 연구〉

피험자 : 25세 남성, 신장 : 169cm, 체중 : 68kg
진단 : 좌 소장승·심허 / **처방** : 좌 F4와 K9(八性穴)에 자극

 소장승·심허로 인하여 복랭증이 있을 때 심장을 보하는 K9, F4를 수지침으로 자침하여 온도가 상승하였다.

写真番号	時間 min.	平均皮膚温 心臟	平均皮膚温 小腸	深部体温 前額	深部体温 心尖	深部体温 小腸	深部体温 足背	血圧 mmHg	脈拍 回	RR-CV %
※ 0	Cont	31.6	32.1	36.1	35.5	37.6	30.3	126/70	63	7.4
1	0			36.1	35.4	37.6	30.0			
2	2			36.0	35.4	37.5	29.9	113/67	59	
3	4			35.9	35.4	37.5	29.9			5.9
4	6			36.0	35.4	37.5	29.8	128/72	64	
5	8			36.0	35.4	37.5	29.8			10.6
※ 6	10	31.7	32.5	36.1	35.5	37.5	29.8	115/63	61	
7	12			36.1	35.5	37.6	29.9			5.5
8	14			36.1	35.6	37.6	29.9	119/63	61	
9	16			36.1	35.6	37.6	29.9			6.1
10	18			36.1	35.6	37.6	29.8	115/66	64	
※11	20	31.9	32.6	36.1	35.6	37.6	29.8			

※표는 컴퓨터로 처리한 것임.   단위 : ℃

좌: F4, K9

▼ (Control 상태 이전 20분간 안정 상태로 조절한 후부터 수지침 시술)

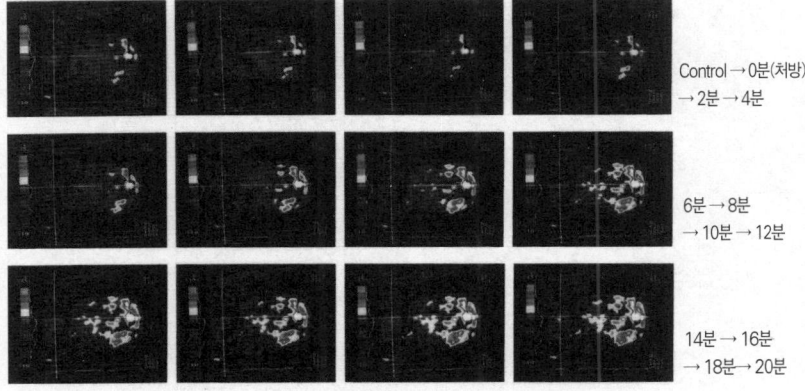

Control→0분(처방)
→2분→4분

6분→8분
→10분→12분

14분→16분
→18분→20분

• 심장의 온도는 31.6℃에서 31.9℃로 상승했고, 소장의 온도는 32.1℃에서 32.6℃로 상승했다.

 이 실험은 팔성혈에 자침한 실험이다. 좌 소장승(小腸勝)·심허(心虛)였다. 부돌 2성 조맥으로 좌 F4, K9에 수지침(手指鍼)을 자침하였다. 심허(心虛)로 인해 복부의 온도가 크게 떨어져 있었는데, 12분부터 복부 온도가 크게 상승하였다.

(6) 내관(內關)보다 K9가 오심·구토 진정에 효과 탁월하다

1979년경 일본대학의 야쓰 미쓰오 박사가 굉장히 흥분된 목소리로 전화가 왔다. 너무나 기쁘고 흥분된다면서 전화상으로는 이 기쁨과 효과를 말할 수 없다면서 즉시 비행기를 타고 한국에 가서 자랑하고 싶다며 어쩔 줄을 몰라 했다.

치과환자를 치료할 때 입이 벌어지지 않은 경우 특히 치과기구를 입에 넣으면 오심·구토가 심한 사람들은 치료하기가 곤란하다는 것이다.

50대 여성을 치과치료를 하는데 입도 잘 벌려지지 않을뿐더러 기구가 입속에 들어가기만 하면 극심한 오심(구역질)과 웩웩거리면서 토한다는 것이다.

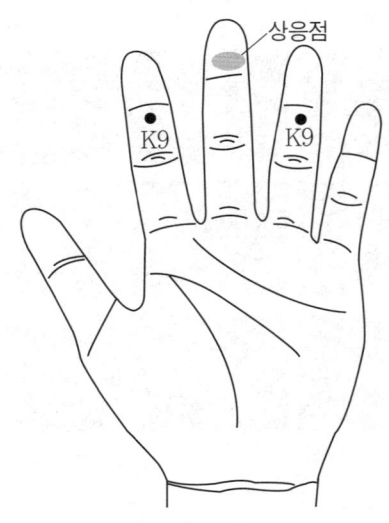

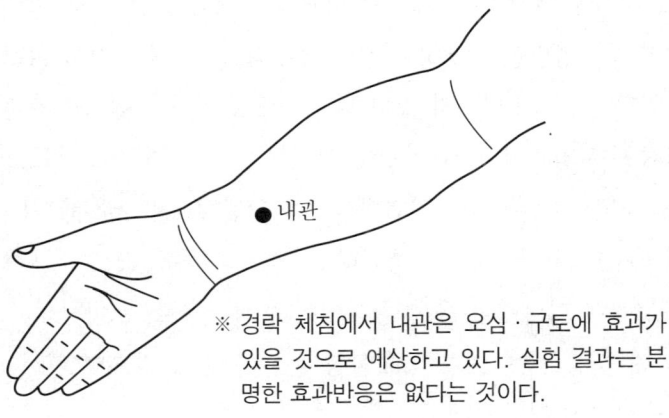

※ 경락 체침에서 내관은 오심·구토에 효과가 있을 것으로 예상하고 있다. 실험 결과는 분명한 효과반응은 없다는 것이다.

　치과치료를 해야 하긴 하는데 오심·구토 증상이 너무 심해서 어쩔 도리가 없어서 내관(內關)에 침을 찔렀으나 효과가 전혀 없었다고 한다. 할 수 없이 내관의 상응위치인 K9와 상응점에 수지침으로 1~2mm 정도 자침을 했다. 그러자 몇 분도 안 되어 환자의 입이 벌려지고 기구를 넣어도 오심·구토 증상이 없어졌다는 것이다. 그래서 무사히 치과치료를 했다는 것이다.
　이처럼 개구(開口) 장애 — 오심·구토 증상이 심할 때 대책이 없었는데 내관보다도 K9가 획기적인 효과반응이 나왔다는 것이다. 치과의사로서 이런 개구 장애와 오심·구토에 K9로 해소한 것에 대해 대단히 큰 효과로 생각했던 것이다.
　필자는 고려수지침 연구 초기에 체침과 고려수지침에 대해서 비교연구 발표를 조금씩 했었다. 왜냐하면 체침하는 침구사·한의사·침구인들이 고려수지침을 멸시하고 많은 공갈, 협박을 하였기 때문이다. 그 후 1980년경에 일본의 세계적인 침구대가인 고(故) 마나카 요시오(間中喜

雄) 박사는 필자한테 "체침과 비교해서 체침을 공격하지 말고 고려수지침의 우수성만을 강조하는 것이 좋겠다"면서 매우 진심 어린 조언을 해주었다. 마나카 박사의 말이 너무나도 진실함과 솔직성에 감동되어 체침과 수지침과의 효과 비교에 대해서는 그간 연구도 발표도 하지 않았다. 다만, 자기(磁氣) 실험에서 주·완관절(肘·腕關節)의 경락에서만 반응이 나온다는 정도만 했었다.

그런데 미국이나 유럽 등지에서 오심·구토, 소아들의 구토 질환일 때 내관과 K9에 대한 비교실험 논문이 몇 건씩 나오면서 K9가 더욱 우수하다고 발표됐다.

제20회 한일서금요법학술대회(2010년 9월 10~11일)에서 영국 웨일즈대학의 백종국 박사가 "항암치료 후의 오심·구토 진정에 대한 서금요법 연구"에서도 위의 내용이 발표되었다.

세계적인 연구 기관에서 항암치료 후의 오심·구토를 진정시키기 위해 많은 연구가 진행되어 구토 증상은 어느 정도 약으로 진정하고 있으나 오심(구역질)은 아직 해결을 못하고 있다고 한다.

암환자의 경우 오심이 심하면 음식 섭취를 잘 못해서 영양 부족으로 저항력이 떨어져 매우 고생을 한다는 것이다.

세계적인 연구 기관의 몇 곳에서 내관을 자극해서 오심을 진정시킨 실험에서는 '모르겠다'는 것이다. 고려수지침의 K9에서의 수지침 자극은 4개 연구 기관에서 비교실험 등을 실시해서 65% 이상 오심 진정에 효과 있다고 발표를 했다는 것이다.

K9에서만 이 정도 효과라면 여기에 A12, E8·42, I2, M4를 추가시킨 결과 그 효과는 약 80%까지 올라갈 수 있고, 허승을 구별해서 기맥요법을 실시하면 오심은 100% 진정이 가능하다.

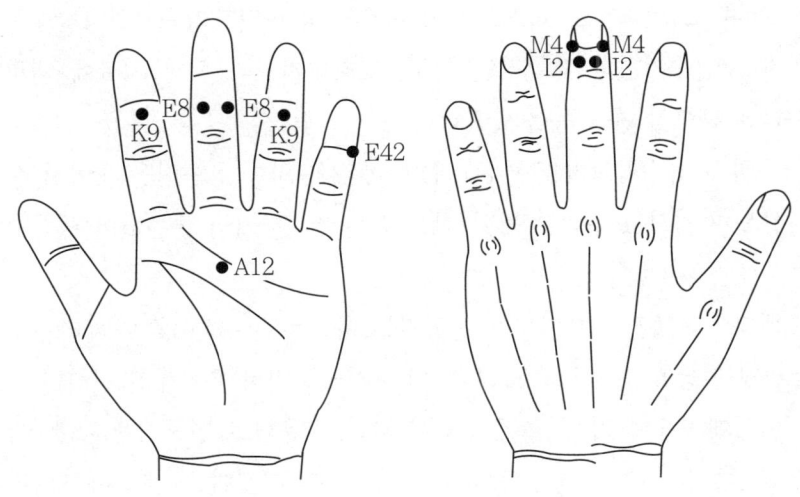

　오심을 제거하는 것은 의학계의 과제이므로 야쓰 박사가 그토록 흥분했던 이유였고, 오심의 진정효과도 베타엔도르핀의 분비라고 생각한다. 오심·구토도 교감신경이 극도로 긴장되어서 나타나기 때문이다.

　만성의 심한 통증에서 기질적 질환이 아닌 경우는 1~2번이나 몇 번으로 통증이 완전히 없어질 수 있으나 염증과 조직상에 손상이 있는 경우는 염증이 완전 해소되는 기간이 필요하다.

　베타엔도르핀은 비단 통증물질만 제거하는 것이 아니라 모든 고통 물질들까지도 제거시키는 것으로 판단한다. 각종 고통 증상이 있을 때 서금요법이나 금경술로 자극을 주면 웬만한 고통 증상들이 없어지는 것도 베타엔도르핀의 영향이라고 생각한다.

　베타엔도르핀은 혈액순환 조절이 안 되면 분비될 수 없는 호르몬이며, 일반 의학이나 소위 동양의학에서 이 호르몬을 분비하는 것은 거의 불가능하다고 생각한다.

그 후 고(故) 야쓰 미쓰오 박사는 제18회 한일고려수지침학술대회까지 고려수지침의 과학적인 연구, 고려수지침과 치과 치료에 대한 수많은 과학적 연구 등을 발표했다.

특히 고려수지침의 K9, F4, D3, E42와 치통 상응점을 찾아서 수지침을 자침하고 수많은 발치(이를 뽑는 것)를 거의 통증없이 했다고 한다.

베타엔도르핀이 분비되어 진통되는 사례는 무수히 많다. 베타엔도르핀의 진통효과 때문에 고려수지침·서금요법이 유명해진 것이다.

이외에 고려수지침·서금요법이 널리 이용되고 연구되는 것은 각종 통증들을 신기할 정도로 없애기 때문인데 이것이 곧 베타엔도르핀의 분비현상이라고 생각한다.

1979년 6월에 고(故) 야쓰 미쓰오 박사는 일본대학(日本大學) 송호치학부(松戶齒學部)로 필자를 초청하였다.

그리고 실험실에서 10여 명의 연구진과 함께 수지침 자침 실험을 실시했다. 필자는 제시된 실험 환자의 음양맥상을 보니, 좌 대장승·우 소장승이었고, 맥박수는 80~85박을 나타내고 있었다(일본에서의 실험은 25℃ 실내에서 60분 이전부터 안정 상태로 대기하고, 여러 가지를 체크한 다음 실험에 들어갔다).

필자가 수지침을 자침하고 4~5분 후에 음양맥상이 조절될 때 이제부터 효과반응이 확실하다고 하자, 야쓰 미쓰오 박사 일행은 "수지침은 교감신경에서 이제 부교감신경으로 작용하고 있다. 효과가 확실하다"면서 실험을 수차례 실시한 바가 있다.

7. 고려수지침의 원리

(1) 대뇌 혈액순환 조절을 통해서 대뇌 조절과 자율신경 조절에 있다

통증의 전달과 통증을 느끼는 과정의 주체는 신경계와 대뇌이다. 통각수용체에서 심한 스트레스를 받으면 구심성 신경으로 척수를 통해서 대뇌로 전달되고, 대뇌에서는 변환 과정을 거쳐 통각수위를 조절해서 원심성 신경으로 척수를 통해서 통각부위로 다시 전달해서 상응하는 통증을 느끼는 것이다.

신경계보다도 더욱 중요한 것이 대뇌이며, 대뇌를 조절하기 위해서는 혈액순환을 조절해야 대뇌에서도 상응하는 좋은 자극, 진통 자극, 통증제거물질을 분비시켜서 원심성 신경으로 자극을 전달하는 것이다.

대뇌 기능 조절은 대뇌 부위의 혈액순환 조절이 관건이다. 대뇌 부위의 혈액순환이 조절되어야 각종 신경전달물질이나 자율신경들이 조절된다. 현재까지 어떠한 의학에서도 대뇌 부위로 상행하는 혈류를 조절하는 방법은 없는 것 같다.

고려수지침·서금요법·금경술의 가장 큰 원리는 대뇌의 혈류를 조절하는 데 있다. 혈류를 조절함으로써 자율신경계 등이 조절되어 대뇌에서 변환, 조절을 통해서 다시 원심성으로 자율신경과 호르몬을 조절하고 표적 부위와 전신으로 자극을 전달할 수가 있는 것이라 보여진다.

위의 세 가지 방법들을 총칭해서 서금의학[고려수지침, 서금요법(고려수지요법), 금경술]이라고 한다. 이 서금의학의 방법들은 모두가 대뇌혈류 조절에 목적을 두고 자극하는 것이다.

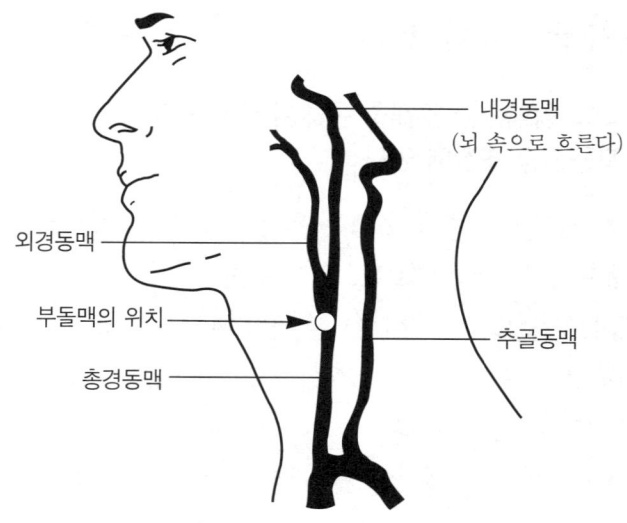

대뇌의 기능 상태를 알기 위해서는 대뇌로 상행하는 혈관 상태를 파악해야 한다. 대뇌로 상행하는 혈관은 총경동맥 좌우 2개와 추골동맥 좌우 2개가 있다. 이들을 비교해서 분별하는 방법을 음양맥진법(陰陽脈診法)이라 하며, 쉽게 말하면 인영촌구 비교진법(人迎寸口比較診法)이다.

이 음양맥진법의 역사는 중국 침구서의 원전(原典)인「황제내경(黃帝內經)」에 소개되어 있다. 특히 영추경(靈樞經)에 소개되어 있었으나 침구(針灸), 한방 역사상 이 맥진법을 연구한 흔적은 거의 없으며 모든 맥진서에서도 누락되어 있었다.

고(故) 조헌영 선생의「통속한의학원론(通俗韓醫學原論)」에서는 인영촌구의 맥진 방법을 강하게 비판하였고, 한국의 동양의학계에서는 연구조차 하지 않았다. 오늘날 한의계에서도 거의 사용하지 않고 있다.

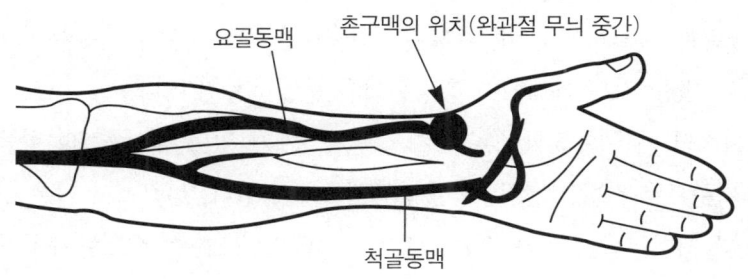

　일본에서 소량도익(小凉道益) 선생이 1960년경부터 연구한 바가 있었으나 대뇌혈류 조절이나 장부 허승 관계, 조절에서는 체계적 연구가 부족하고, 다만 인영맥법(人迎脈法)이라 말하고 있다.

　필자는 1970년경 「침구대성(鍼灸大成)」에서 인영촌구맥법을 발견해서 연구를 하다가(당시에는 고전을 구하기가 어려웠다) 영추(靈樞)의 종시편(終始篇)의 내용과 해설한 주(註)를 보고서 구체적으로 연구하였고, 그 후 1971년경 『음양맥진법과 보사』를 저술했다.

　음양맥진법의 원리는 대뇌혈류량을 판단하는 것으로 총경동맥과 추골동맥을 비교 분별하는 방법이다.

　고전에서 말하는 인영(人迎) 위치와 촌구(寸口) 위치만 설명되어 있고, 그 원리와 위치에 대한 자세한 설명은 없다. 인영(人迎)은 몸에 위경락(胃經絡)의 위치로서 결후(結喉) 측방 1촌 5푼으로 되어 있다. 그러나 환자에 따라서 차이는 있으나 이 위치에서는 총경동맥이 박동하지 않는다. 총경동맥은 고전에서 말하는 인영보다 외측에서 박동한다. 대체로 결후(후두융기)에서 약 3촌 지점에서 박동하므로 음양맥진법에서는 이 부위를 부돌(扶突)이라고 한다(대장경락상). 총경동맥도 아무 위치에서 분별하는 것이 아니라 총경동맥에서 내외경동맥이 갈라지는 통부(洞部)가 있는데 이곳은 대단히 굵게 촉지된다. 이곳은 누구든지 동일하게 굵게 촉지된다. 내외경동맥이 갈라지는 부위에서 약 1~2cm 정도 아래에서 총경동맥을 분별하는 것이다.

여성의 기준은 튀어나온 작은 결후가 2개가 있고, 그 중간의 함몰부를 기준으로 직방(直傍)에서 총경동맥을 분별한다. 심장에서 나온 상흉쇄골동맥이 추골동맥과 요골동맥으로 갈라진다. 척추 쪽으로 추골동맥이 올라가고 팔 쪽으로는 요골동맥이 내려온다. 추골동맥은 경추 양쪽

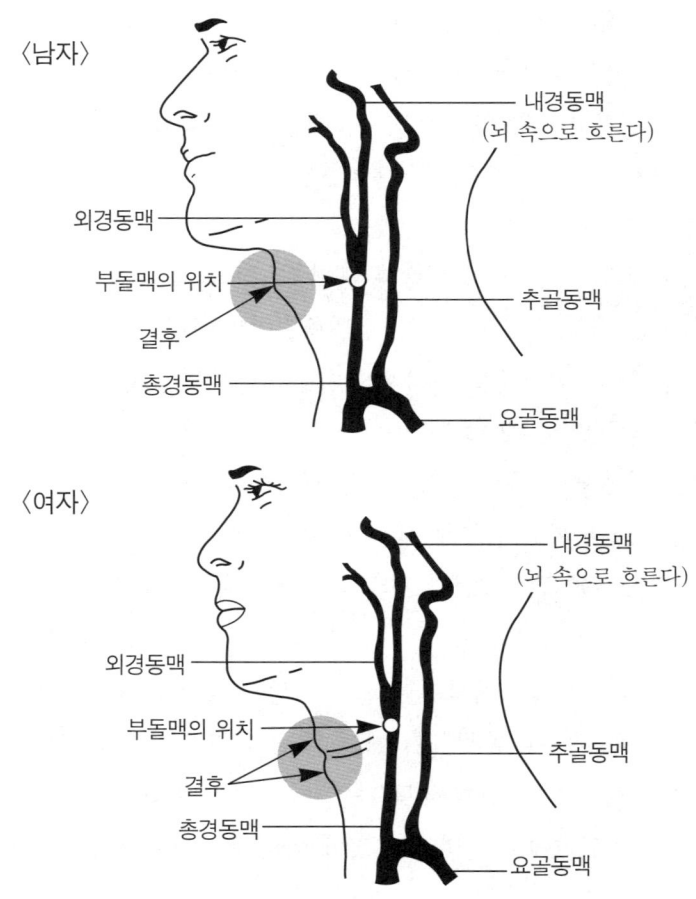

속으로 흐르고 있어서 촉지가 곤란하다. 추골동맥을 대신 분별하는 위치(박동 위치)가 요골동맥과 완관절이 교차하는 지점인 촌구(寸口) 부위이다. 이를 부돌맥(총경동맥)과 촌구맥(요골동맥 혈류량과 추골동맥 혈류량은 같다)을 비교하는데 혈관의 굵기로서 판단하므로 대뇌혈류량을 비교 판단하는 것이다.

고(故) 조헌영 선생도 「통속한의학원론(通俗韓醫學原論)」에서 사람은 총경동맥이 요골동맥보다 모두 굵으므로 요골동맥이 굵다는 것은 있을 수 없다고 부정된 것이다.

그러나 실제로 분별해 보면 그렇지는 않다. 요골동맥인 촌구맥의 혈관의 굵기가 총경동맥보다 굵게 느껴지는 것을 많이 볼 수가 있다. 총경동맥이 굵은 것은 사실이나 고지혈증·죽상동맥경화증이 있으면 총경동맥의 내강(內腔)이 좁아져 혈류량이 적어져 이때는 부돌맥의 박동을 촉지할 수 없거나 극히 가늘게, 약하게 박동한다.

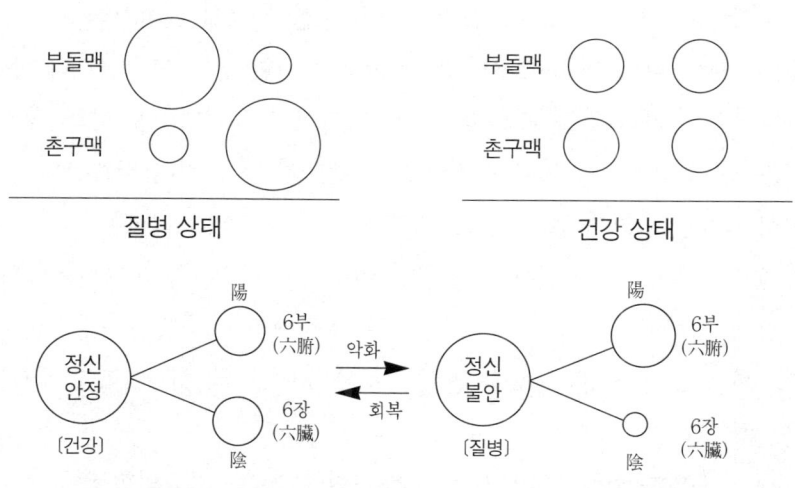

총경동맥과 추골동맥(요골동맥), 즉 부돌맥과 촌구맥은 반비례한다. 부돌맥이 굵을수록 촌구맥은 가늘고, 촌구맥이 굵을수록 부돌맥은 가늘다. 건강의 기준, 효과의 기준은 촌구맥과 부돌맥의 굵기가 동등한 때를 말한다. 촌구맥이 굵고 부돌맥이 가늘거나, 부돌맥이 굵고 촌구맥이 가늘면 대뇌혈류량에 이상이 있으면서 질병적인 상태가 된다. 굵고 가는 편차는 각각의 질병에 따라서 많은 차이가 있다. 대체로 부돌맥이 굵고 촌구맥이 가늘면 양증(陽症)이라 하고 6부(六腑)에 질병이 있다. 촌구맥이 굵고 부돌맥이 가늘면 음증(陰症)이라 하고 6장(六臟)에 질병이 있다. 좌측의 촌구맥과 부돌맥을 비교 분별하고, 우측의 촌구맥과 부돌맥을 비교 분별한다. 좌우로 비교 분별하지는 않는다.

굵기에 따라서 장부가 결정되고 대뇌혈류 이상을 비교한다(좀 더 자세한 내용은 『한방약 부작용의 실상』이나 『음양맥진법과 보사』를 참조한다).

이때 주의 사항으로는 부돌맥은 3초 이상 누르지 않아야 하며, 가볍게 누르거나 길게 누르거나 가장 굵고 선명한 상태를 비교한다. 음양맥상에 편차가 있을 때 한약은 90% 이상이 음양맥상을 더욱 악화시키고, 경락에 침을 찌르면 거의 모두 편차가 더욱 커져 악화된다(난치성 맥상은 변화가 없는 경우도 있다).

경락에 뜸을 떠도 편차가 커진다. 이를 음양맥상, 즉 대뇌혈류량의 분별에 대해서는 그간 1980년경부터 부산대학교 의학전문대학원의 박규현 교수가 TCD 등으로 촬영하여 발표했고, 국제적으로 여러 건을 발표했다.

이들 음양맥상을 조절시키는 방법은 현재로서는 서금의학뿐이다.

부산대학교 의학전문대학원 박규현 박사의
고려수지요법(서금요법) 이론의 과학적 입증

부산대학교 의학전문대학원 박규현 박사는 제15회 한일고려수지침학술대회에서 발표한 '서금요법(고려수지요법) 기구 사용 전후의 대뇌혈류변화'라는 논문을 통해 서금요법의 핵심 이론인 상응요법과 음양맥진이론의 타당성, 서금요법 기구의 효과성을 각각 과학적으로 입증했다.

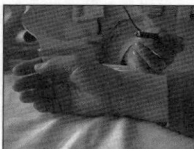 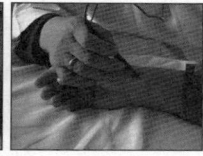 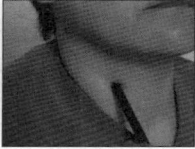 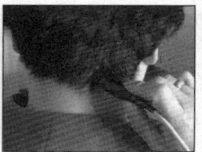

촌구부위인 요골동맥과 인영부위인 총경동맥의 분지부 하방에서, 상천주와 천주 사이의 추골동맥을 취하여 혈류속도를 측정한다.

(촌구맥의 혈류속도변화 ①)   (부돌맥의 혈류속도변화 ②)   (추골동맥의 혈류속도변화 ③)

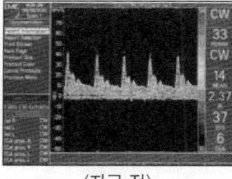 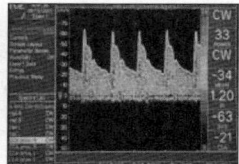 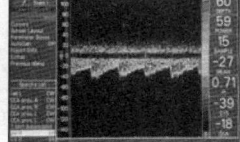

〈자극 전〉 〈자극 전〉 〈자극 전〉

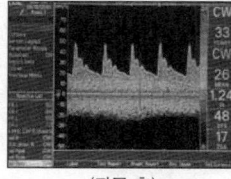 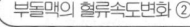 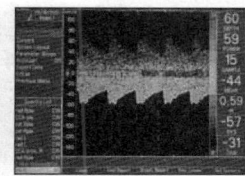

〈자극 후〉 〈자극 후〉 〈자극 후〉

촌구(요골동맥)의 속도가 초당 14cm에서 26cm로 증가되었다.   부돌(총경동맥)의 속도가 초당 34cm에서 29cm로 감소되었다.   추골동맥의 속도가 초당 27cm에서 44cm로 증가되었다.

※ ①·③은 서암봉의 자극으로 요골동맥(촌구 부위)과 추골동맥의 혈류속도는 증가하고, ②의 총경동맥(부돌 부위)의 혈류속도는 감소하였다. 이 실험은 세계 최초의 실험이다. 그리고 지금까지 대뇌혈류학의 새로운 이론이며 효과반응이다.

(2) 고려수지침의 원리

고려수지침은 1971년에 유태우(柳泰佑)가 손에서만 상응이론(相應理論)을 처음 발견하고, 이어서 기맥요법(氣脈療法)을 완성하여 1975년 10월에 발표하였다.

상응점과 14기맥 345혈(현재는 404혈)에 가는 침인 수지침(당시까지는 가장 가늘고 짧은 침이다. 침체 길이 6~7mm 정도, 침자루 길이 10mm 정도, 굵기는 3번침 굵기)을 약 1~2mm 자입하는 방법이다.

상응이론은 인체의 교감신경 긴장반응에 의해 각종 통증이나 긴장, 질환이 있으면 손에서도 해당되는 위치에서 긴장반응, 과민압통점 반응이 나타난다. 즉 손에서도 교감신경 긴장반응이 나타나는데 이 위치에 수지침으로 자극을 하면 교감신경 긴장반응이 저하되고, 음양맥상에서 조절반응이 나타난다. 이때 통증감소나 해소, 긴장 완화, 인체 기능 정상 조절반응이 나타난다.

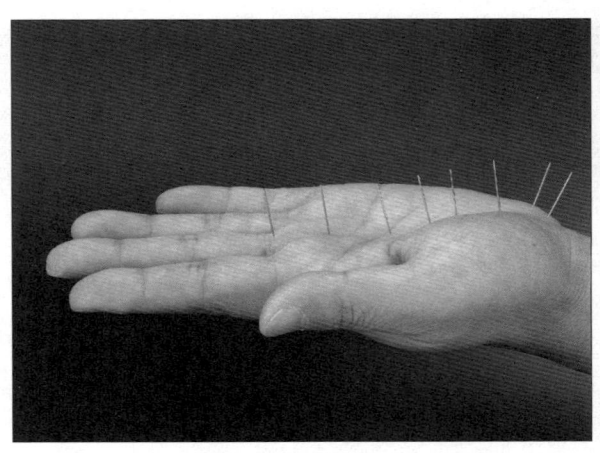

〈수지침을 자입한 모습〉

■ 고려수지침·서금요법의 인체 상응도(相應圖) ■

*原著 柳泰佑

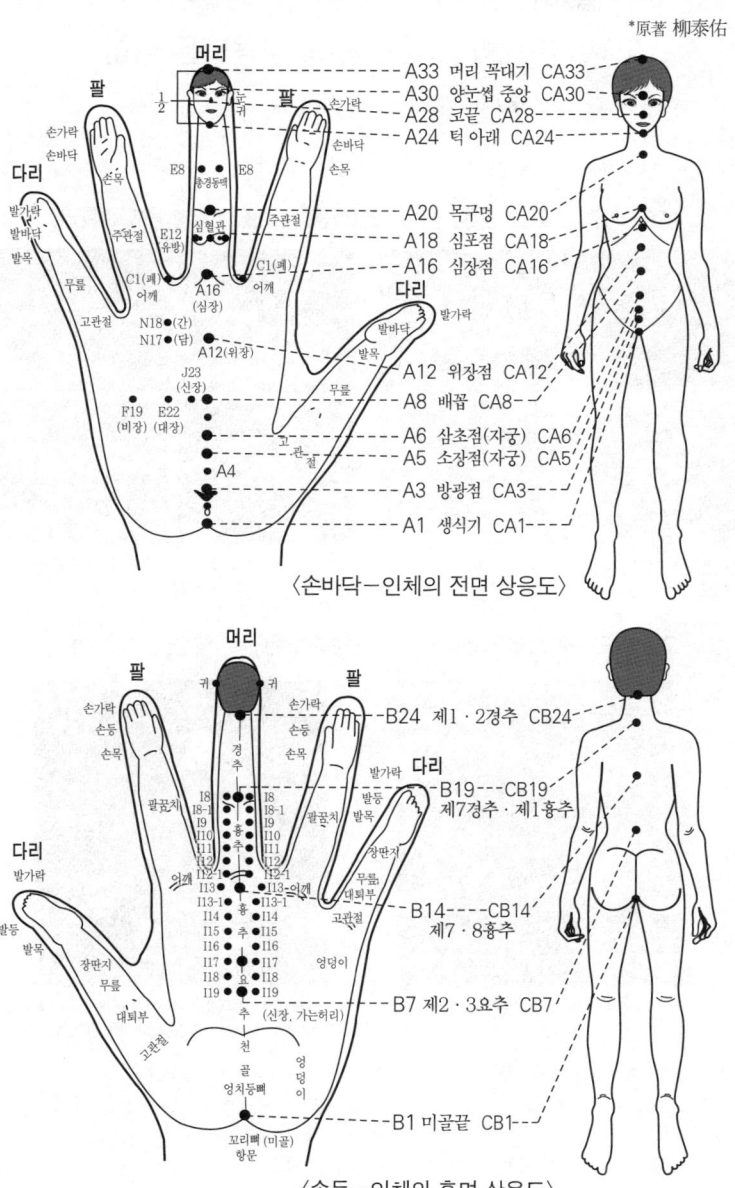

〈손바닥-인체의 전면 상응도〉

〈손등-인체의 후면 상응도〉

부산대학교 의학전문대학원 박규현 교수의
고려수지요법(서금요법)의 상응이론 실험

상응요법 이론의 상응부위를 체열촬영기를 이용, 실험을 통해 확인했다.
A8=배꼽, A22=인후(咽喉), A28=코(鼻)의 상응이론을 각각 드라이아이스 · 수지침 · 서암봉을 이용, 손부위의 상응점에 놓은 뒤, 시간 경과에 따른 인체 상응부위의 변화를 측정, 상응이론의 정확성을 입증했다.

A8 - 배꼽, A22 - 인후, A28 - 코의 상응관계를 체열반응으로 확인

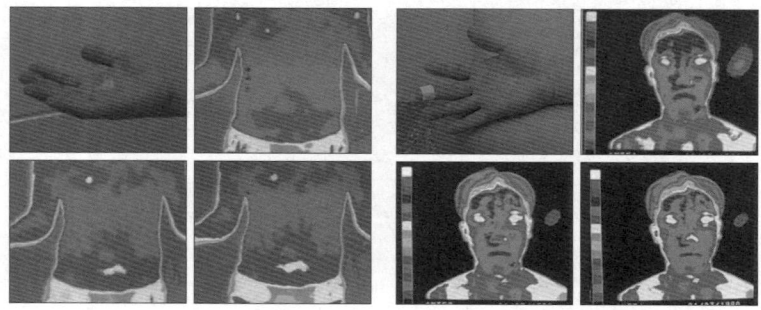

A8에 드라이아이스를 올려놓고 차게 하면 배꼽 부위의 온도가 변화됐다.

A28에는 서암봉을 붙이고, A22에는 수지침을 자극, 코와 목 부위의 온도변화를 나타냈다.

오른손 F19에 드라이 아이스 자극 - 우측 대횡(비 · 췌장점) 체온 하강

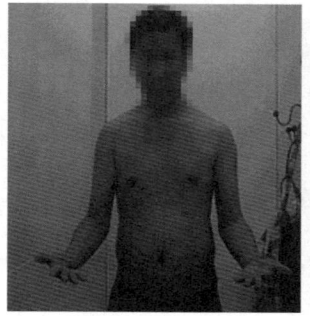

▲ 실험 전 복부 사진

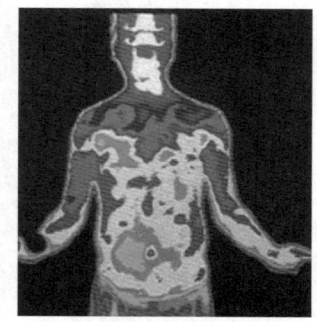

오른손 우측 F19에 드라이 아이스를 부착시킨 체열 사진
(오른손의 드라이 아이스 부분이 어둡게 나타난다.)

50대 남성의 복부 체열을 촬영한 다음에 오른손의 우측 F19에 드라이 아이스를 올려놓고 촬영을 하였다. 드라이 아이스는 대단히 낮은 온도로서 약 10분 정도 있자, 그림에서 보는 것과 같이 우측의 측복부 대횡(大橫: 비 · 췌장점) 부위의 체온이 떨어진 것을 볼 수가 있다.
서금요법의 상응부 자극이 복부에 정확히 전달되는 실험이다.

상응점에 수지침 자극을 주면 통증이나 질병의 경중에 따라서 진통 반응은 즉시, 몇 분 후, 몇 시간 후, 며칠 후에 나타난다.

상응이론이란 손이 인체의 축소 모형에 해당한다. 손바닥은 사람의 복부에 상응하고, 손등은 사람의 후면부에 상응하며, 중지는 사람의 머리 부위, 제2·4지는 양손, 제 1·5지는 양쪽 하지에 해당한다. 손가락의 각 관절은 신체의 관절에 상응한다〈상응도(相應圖), 『최신 수지침』이나 『고려수지침강좌』를 참고한다〉.

기맥(氣脈)이란 14개가 있으며 임기맥(任氣脈)은 손바닥 정중선에 위치하여 인체 전면 중심부에 해당하고, 독기맥(督氣脈)은 손등 중심에 있으며, 인체와 척추 중심부에 해당하여 상응한다. 12개는 6장 6부(六臟六腑)에 관련되어 있어서 해당 장부의 기능을 조절하는데 곧 대뇌 기능을 조절해서 장부 기능을 조절한다.

간장 기능에 이상이 있으면 음양맥상에 특유의 변화가 생길 때 간기맥과 요혈에 자극을 주면 대뇌혈류량이 조절되면서 자율신경을 통해서 간 기능을 조절시킨다.

신장 기능에 이상이 있으면 음양맥상에 특유의 변화가 생길 때 심기맥과 요혈에 수지침 자극을 하면 대뇌혈류 조절을 통해서 심장 기능을 조절시킨다.

이와 같은 기맥은 다음과 같다.

고려수지침(高麗手指鍼)·서금요법(瑞金療法)의 14기맥 혈도(穴圖)
(현재 기맥혈은 404개 혈임)

柳泰佑 原著

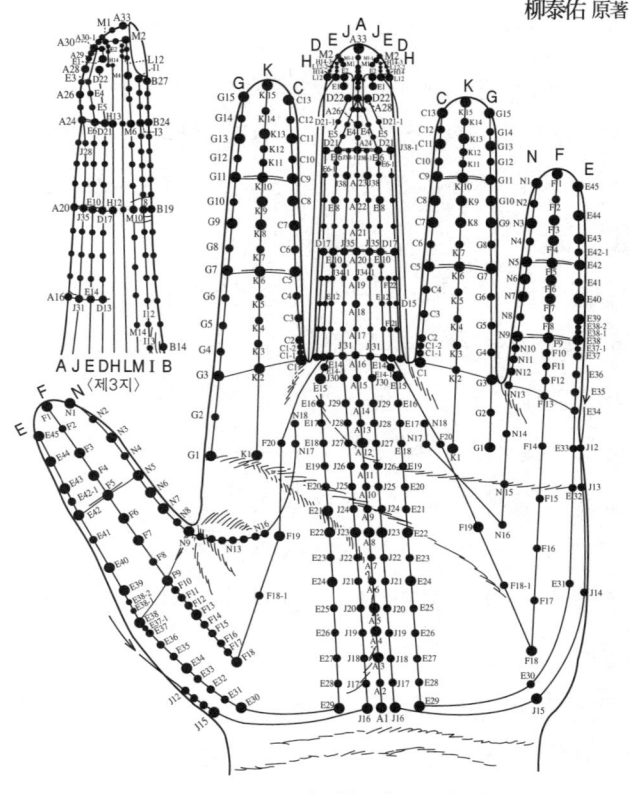

▲ 수장(手掌: 손바닥)

A 임기맥 - 35혈, 부호는 A1, A2, A3… 등으로 표시한다.
B 독기맥 - 33혈, 부호는 B1, B2, B3… 등으로 표시한다.
C 폐기맥 - 15혈, 부호는 C1, C2, C3… 등으로 표시한다.
D 대장기맥 - 25혈, 부호는 D1, D2, D3… 등으로 표시한다.
E 위기맥 - 53혈, 부호는 E1, E2, E3… 등으로 표시한다.
F 비기맥 - 25혈, 부호는 F1, F2, F3… 등으로 표시한다.
G 심기맥 - 15혈, 부호는 G1, G2, G3… 등으로 표시한다.
H 소장기맥 - 21혈, 부호는 H1, H2, H3… 등으로 표시한다.

고려수지침(高麗手指鍼)·서금요법(瑞金療法)의 14기맥 혈도(穴圖)
(현재 기맥혈은 404개 혈임)

柳泰佑 原著

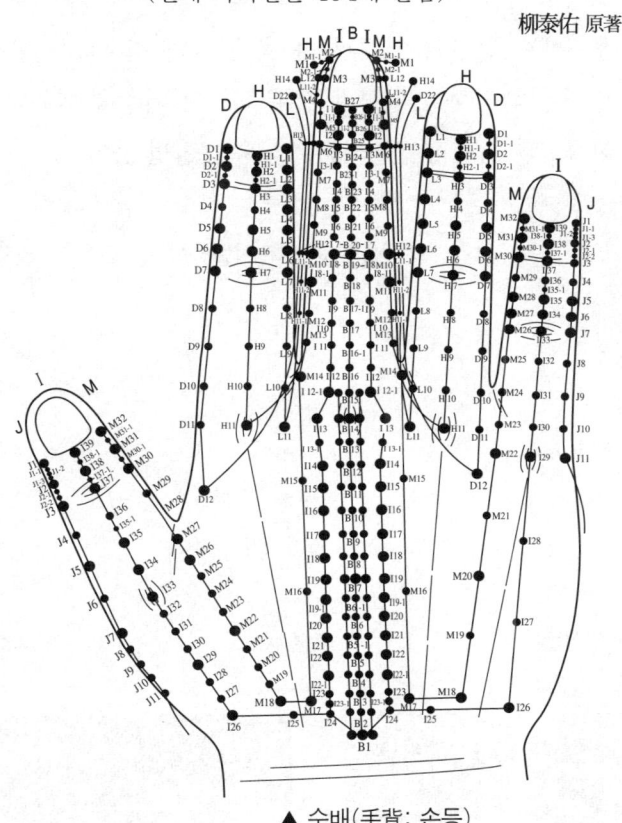

▲ 수배(手背: 손등)

I 방광기맥 - 51혈, 부호는 I1, I2, I3… 등으로 표시한다.
J 신기맥 - 45혈, 부호는 J1, J2, J3… 등으로 표시한다.
K 심기맥 - 15혈, 부호는 K1, K2, K3… 등으로 표시한다.
L 삼초기맥 - 16혈, 부호는 L1, L2, L3… 등으로 표시한다.
M 담기맥 - 37혈, 부호는 M1, M2, M3… 등으로 표시한다.
N 간기맥 - 18혈, 부호는 N1, N2, N3… 등으로 표시한다.

이들 기맥과 요혈은 해당 장부 기능과 인체의 해당 금경계통의 질병과 상응부의 질병과 장부계통의 기능을 조절한다.

고려수지침의 분별법으로는 장부 허승 기능을 파악하기 위해서 삼일체형 복진법(3가지의 체형과 복합체형을 구분해 장부 허승을 결정한다), 운기체형(환자의 입태 시와 출생 시의 기후를 관찰하여 처음 침습한 병기를 파악하여 질병과 장부 허승의 기준을 삼는다), 음양맥진법과 아큐빔의 상응점 분별, 장부 허승 분별법 등이 있다.

〈삼일체형 복진법〉

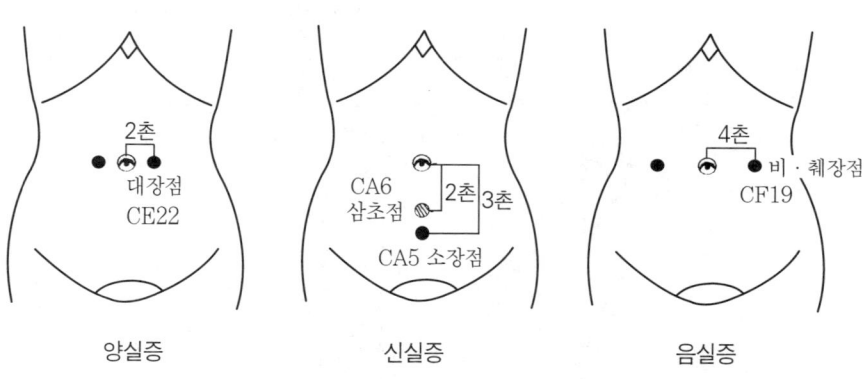

양실증　　　　　　　신실증　　　　　　　음실증

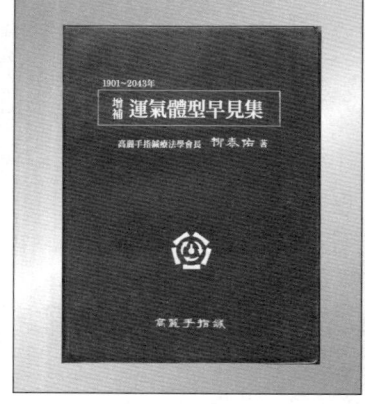

〈운기체형조건집〉

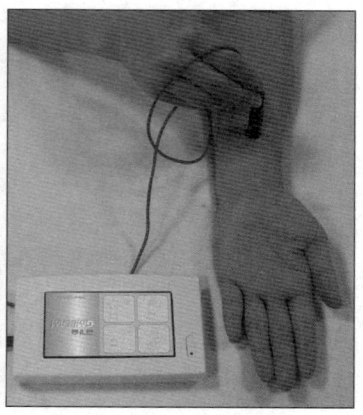

〈아큐빔 Ⅲ로 자극하는 모습〉

자극기구로는 신수지침(침체 길이 3~4mm), 소프트 수지침(침체 길이 6~7mm), 금수지침(소프트 수지침 침체에 순금 도금한 것)과 T침, 서암침, 출혈침으로 구분된다. 수지침을 자입하기 위한 수지침관, 자동수지침관이 있다. 이러한 수지침바늘을 많이 사용하므로 고려수지침을 '수지침'이라고도 부르고 있다.

그러나 수지침의 효과성이 우수하기는 하나, 수지침도 스테인리스이므로 유해 중금속이 들어 있어서 효과성이 강력하지 못하고 한계성이 있으며, 수지침을 찌르면 아픈 관계로 장시간 자극이 곤란하고, 수지침 재질의 특성상 1회용이므로 소모성이 많아 수지침 자극에 문제점을 안겨주고 있다.

그리고 각 기맥에는 오수혈, 명혈, 근혈(기정혈), 기전혈, 기모혈, 기유혈, 맥 조절혈, 기본방 치방들이 있다.

수지침 재질과 자극 시의 문제점을 보완해서 더욱 연구된 기구를 사용하는 것을 서금요법(瑞金療法) 또는 고려수지요법(高麗手指療法)이라고 한다.

8. 고려수지침 기구의 사용법

고려수지침을 연구하면서 '수지침' 바늘을 개발하고 처음으로 명칭을 붙였다. 수지침 바늘을 많이 이용하므로 고려수지침의 모든 이론과 내용을 '수지침(手指鍼)'이라고 부르게 되었다(1975년경 이전에 어떤 침·뜸 책자에서도 수지침이라는 용어는 없었다. 1978년경 이희승 국어사전 편집장의 가족이 수지침을 배운 다음에 편집장이 국어사전에 등재하였다).

1971~1975년 당시에는 가장 약한 자극의 침(鍼)이므로 큰 호평을 받았었고, 실제로 고려수지침의 이론에 따라서 수지침을 자극하면 대단히 좋은 반응이 있는 것도 사실이다.

『최신 수지침』에서도 언급하였듯이 자율신경계는 손상을 받으면 그 기능이 저하된다. 부교감신경·미주신경이 손상을 받으면 그 기능이 저하되고, 교감신경이 손상을 받으면 교감신경이 손상되어 그 기능이 저하된다.

인체 질병의 80~90%가 교감신경 긴장으로 인한 부교감신경 저하에서 발생한다. 자율신경의 상태를 판단하는 것은 맥박수와 음양맥상 상태를 파악하는 방법이다.

손을 제외한 신체나 경락·경혈 부위에 침 자극을 주면 맥박수가 증가하고(단, 25℃ 실내에서 실험, 혈압약 등을 복용하는 경우는 제외, 허약자일수록 민감하다), 음양맥상 악화반응이 심하게 나타난다(난치성, 건강맥일 때는 변화가 없을 수도 있다).

이것은 교감신경 긴장 상태를 의미하고, 부교감신경 저하를 의미하므로 손을 제외한 신체·경락은 부교감신경 과민부위로 판단하는 것이다. 지금까지 침·뜸 자극에서는 이러한 자율신경 실험방법이 거의 없었다.

상응요법과 기맥혈을 제외한 손부위의 경혈·경락과 피부도 신체와 마찬가지로 부교감신경 과밀부위에 해당된다. 손이라고 하여 무조건 자극을 준다고 하여 질병이 낫는 것이 아니라 반드시 상응점이나 기맥혈에 자극을 주어야 맥박수가 안정이 되고 음양맥상이 조절된다. 그러므로 상응점과 14기맥혈을 교감신경 과민부위로 판단한다.
　상응점과 14기맥에 수지침 등으로 자극하면 교감신경 진정반응이 나온다. 수지침으로 손의 교감신경(상응점과 14기객혈)을 자극하여 손상을 주면 교감신경이 저하되면서 부교감신경이 우위로 되어 자율신경 조절반응으로 모든 통증과 질병을 낫게 하는 것이나, 몇 가지의 문제점이 있다.
　난치성 병맥인 경우 수지침 자극은 조절이 잘 안되며, 보통 질병맥일 때는 수지침 자극을 주는 즉시 맥 조절이 잘 되나, 몇 분에서 몇 십분 지나면 원래의 병맥으로 되돌아오는 현상이 일어나고 있다. 또한 통증이 심할 때는 수지침 자극에서 통증을 심하게 느끼지 않으나, 질병이 나아질수록 수지침 자입통증이 극심해서 계속적인 자극이 어렵고, 수지침 재질은 유해 중금속이므로 인체에 자극을 줄 때 그 부작용도 판단해야 한다. 허약자에게 수지침을 많이 자극하면 약간의 이상증상들이 나타나는 것도 유해 중금속의 영향이라고 생각한다.
　또한 공장에서 새로 나온 멸균된 침도 재질 속에 포함된 병균·바이러스 등의 감염 우려가 있다(일본의 침구의 안전지식에는 새로운 멸균침에 의한 B형 간염바이러스, 각종 세균 감염 등이 다수 보고되고 있다).
　이와 같이 수지침은 효과반응이 분명한 반면에 문제점이 있으므로 수지침보다 좋은 특수금속합금으로 만든 자극기구로 피부에 접촉이나 압박자극을 주는 서금요법·금경술을 권장하고 있다.

서금요법·금경술의 모든 기구들은 수지침보다 안전하고 통증이 없으면서 효과반응은 비교할 수 없을 정도로 우수하다. 다만, 수지침을 자입하고 오래 있을 수 있다는 편리성 때문에 수지침 자극을 선호하는 측면도 있으나, 기마크봉이나 금봉을 테이프에 붙여서 몇 시간씩 자극을 주는 것 등이 더욱 좋다.

그러나 웬만한 통증과 질병들은 수지침 자극으로 대단히 큰 도움이 되므로 본서에서 수지침 사용법을 소개한다.

다음의 내용은 『최신 수지침』 책자의 내용(p.210~227)을 그대로 전재한다.

1975년경만 하여도 체침에서 사용하는 침들은 모두가 굵고 길었다. 가장 짧은 유주침(流注鍼)이나 오행침(五行針)도 침체 길이가 3cm 정도이며, 자루 길이는 1.5cm 정도로 돗바늘 정도의 굵기였다. 이러한 침을 가지고 예민한 손에 자침할 수 없어서 최초로 고려수지침(高麗手指鍼)에서 수지침 바늘을 만들었다.

지금까지의 어떤 침구학 책자에도 고려수지침·수지침이라는 용어나 기구는 전혀 없다(근자에 수지침을 모방·변조하는 사람들은 수지침이 예로부터 전래되어 온 용어와 기구라고 하나, 전래된 용어가 아

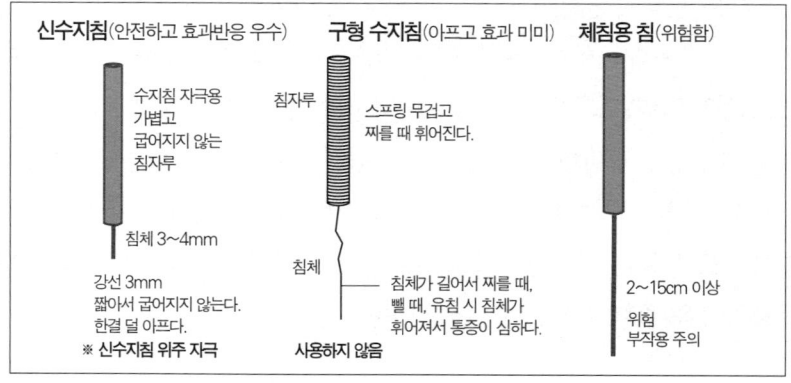

니다. 어떤 침구학에도 수지침이라는 용어나 기구는 없다).

구형 수지침(手指針)은 침체 길이 약 6~7mm, 자루 길이 1.5cm 정도이고, 굵기는 가장 가는 철사를 이용했다. 당시만 해도 침 제작은 허가 없이 누구든지 만들 수 있었다. 전선에서 강선을 뽑아 적당한 길이로 절단하고, 구리철사의 가는 선으로 자루를 만들고, 연필처럼 나무를 깎고 쪼개어 그 속에 철사를 넣어서 숫돌에 침끝을 가는 것이다. 이렇게 수지침을 처음으로 만들어 보급하게 되었다. 굵고 긴 침에 거부감을 가졌던 국민들은 가늘고 짧은 수지침을 크게 선호하였다.

1980년대 이후에는 보사부의 허가를 받아 침 제작소에서 생산하다가 최근에는 거의 모두 중국에서 구형 수지침용 가는 침들을 만들어 오고 있다. 가격이 싸기 때문이다.

구형 수지침을 손에 찌르면 아프다. 이것을 덜 아프게 고려수지침에서 다각도로 연구를 하였다. 그간에 나온 것이 구형 수지침, 소프트수지침, 신수지침, 금수지침, 서암침, T침과 사혈침들이다.

〈(주)구암의 정품 수지침들〉

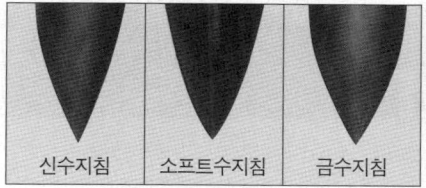

신수지침 / 소프트수지침 / 금수지침

〈시중의 구형 수지침용 불량한 가는 침들〉

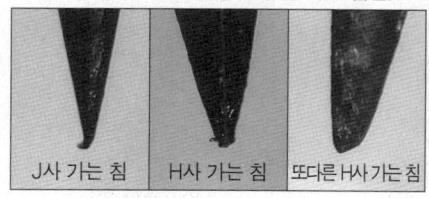

J사 가는 침 / H사 가는 침 / 또다른 H사 가는 침

※ 2008년 5월에 촬영한 사진임.

〈최근의 호침들〉

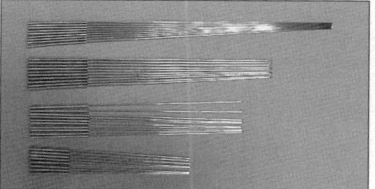

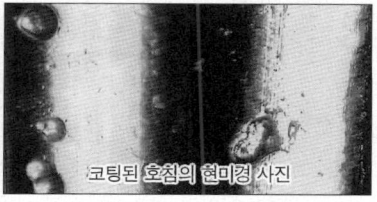

코팅된 호침의 현미경 사진

※ 주로 신체 경락에서 사용한다는 코팅된 호침은 유해 중금속으로 감염, 피부 질환 등의 부작용이 있을 수 있다.

〈고려수지침에 이용되는 수지침들〉

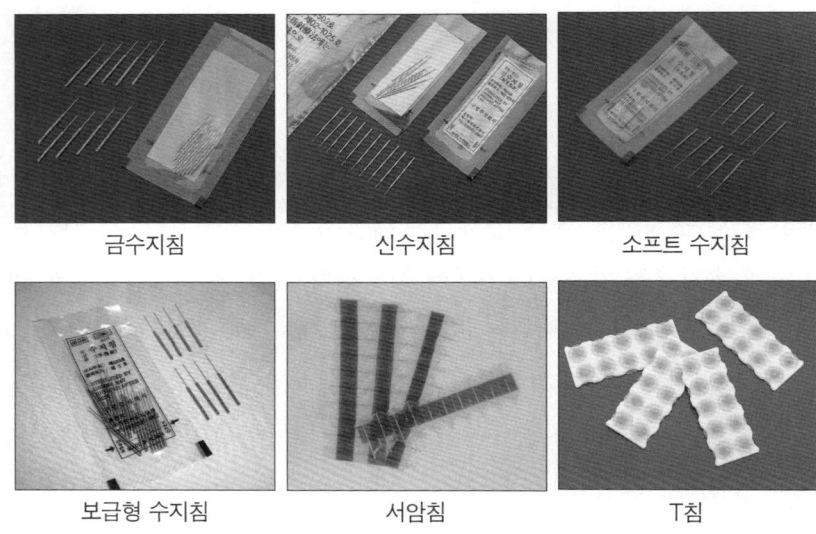

금수지침   신수지침   소프트 수지침

보급형 수지침   서암침   T침

〈수지침관들〉

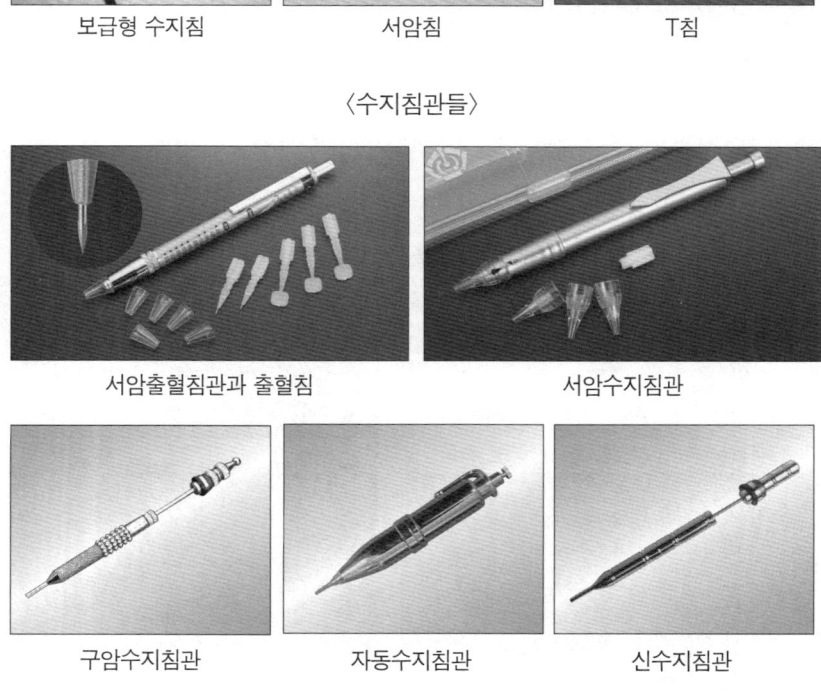

서암출혈침관과 출혈침   서암수지침관

구암수지침관   자동수지침관   신수지침관

이러한 수지침들은 (주)구암에서 정성들여 만들고 있다. 특히 침체의 강선은 강도가 높은 한국산 강선을 사용하고, 침끝은 2~3번의 연마 과정을 거쳐서 생산하고 있다.

그러므로 침끝은 정교하고 매끄러워서 찌르고, 유침(留針)하고, 뺄 때 거의 아프지 않다. 수지침 자극은 아프지 않게 찌를수록 효과가 좋다. 아프면 교감신경을 흥분시켜서 효과가 떨어진다.

그러나 시중의 침들은 값만 싸게 만들고 효과에 대한 책임감 없이 만들어 판매하고 있다. 중국에서 값싸게 만든 침끝들은 중국산 강선을 사용하므로 가격은 저렴하나, 침끝이 쉽게 굽어지고 조잡스럽다. 그러므로 자입 시 아프고 뺄 때도 더 아프며 부작용이 나올 수 있다. 시중의 수지침용 가는 침들은 수지침에 이용하지 말고, 본 학회의 정품(正品)을 이용하기 바란다.

고려수지침을 이용하려면 수지침 기구를 준비하고, 실습을 충분히 한 다음에 자신이나 타인에게 자극해야 한다.

수지침으로 자극하기 위해서는 우선 알코올, 탈지면, 수지침통, 수지침관 등을 준비한다. 수지침은 멸균 처리되었으나 개봉하는 순간부터 공기에 의해 감염될 수 있으므로 가급적이면 1회용으로만 사용한다. 개인용인 경우에는 소독하여 개인용 침통에 보관하면 여러 번 사용할 수 있다.

수지침을 자극하기 전에는 정확한 분별과 치방, 그리고 정확한 위치에 자극해야 한다.

(1) 수지침의 종류

① 신수지침(新手指針) — 가장 많이 이용한다

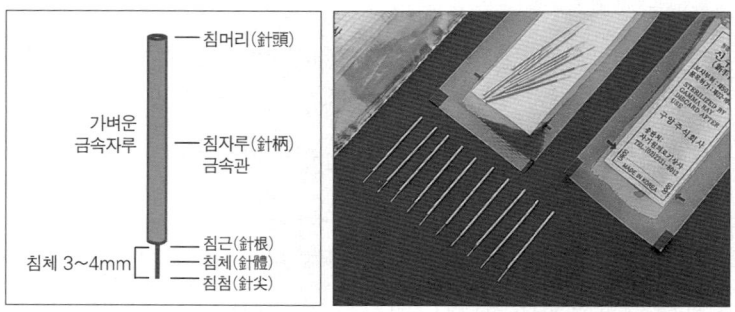

※ 신수지침의 실제 자입 깊이는 1mm 정도이다(실용신안 특허 제품).

수지침은 침체 길이가 6~7mm 된다. 수지침관에 넣어 위에서 내려칠 때 침체(針體)가 굽어져서 들어간다. 유침(留針) 시에는 반발력(反撥力)에 의해 아프고 굽어진 침을 곧바로 빼므로 대단히 아프다.

신수지침은 침자루를 철관으로 만들어 가볍고 튼튼하여 굽어지지 않고, 침체 길이가 3~4mm로 수지침관의 위에서 내려칠 때 침이 굽어지지 않으므로 한결 덜 아프다. 그러므로 찌를 때만 약간 따끔하고, 유침하고 있는 동안 통증은 거의 없다. 뺄 때의 통증은 한결 덜 하다.

신수지침을 가장 많이 이용한다.

② 소프트 수지침

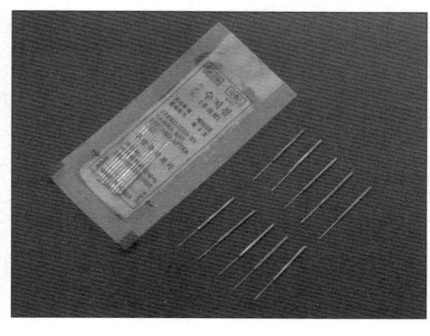

소프트 수지침은 강력한 강선을 선택하여 침끝을 2~3번 연마한 것으로 침끝이 정교하게 뾰족하고 매끄럽고 거친 부분이 거의 없다. 자침(刺針) 시 거의 아프지 않고 유침(留針) 시나 뺄 때에도 거의 아프지 않다.

③ 금수지침(金手指針)

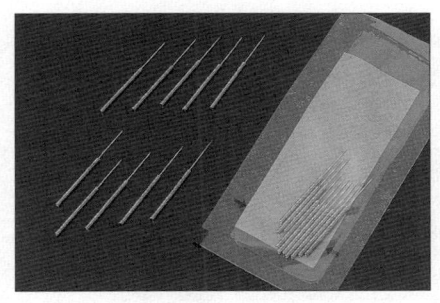

금수지침은 소프트 수지침에 순금(純金)을 도금(鍍金)한 것이다. 침체(針體)의 면이 매끄럽게 도금이 되므로 한결 덜 아프고 침선의 강도가 높다.

그리고 신체의 세포는 전기신호에 의한 자극전달을 하므로 순금을 도금한 금수지침의 효과가 우수하다.

보통 구형 수지침보다 금수지침은 덜 아프면서도 효과성이 우수하다. 금도금을 하여 고가이므로 가급적 개인용으로 여러 번 쓰는 것이 경제적이다.

④ 구형 보급형 수지침

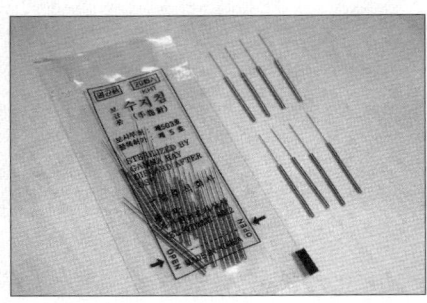

시중의 구형 수지침용 가는 침들은 C국의 미숙련자가 침끝을 한 번씩만 연마하거나 다듬고 관리하지 않아 불량한 침끝이 많다.

가급적 시중의 수지침들은 사용할 때 주의한다.

⑤ 서암침(瑞岩針)

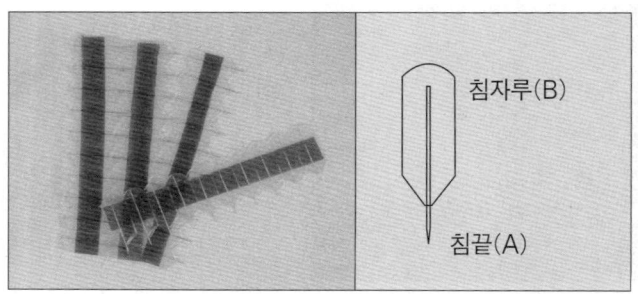

일명 날개침으로 침체 길이가 3~4mm로 자루는 플라스틱으로 만들었다. 손으로 살짝 자입한다. 휴대용으로 좋고 편리하다.

⑥ T침

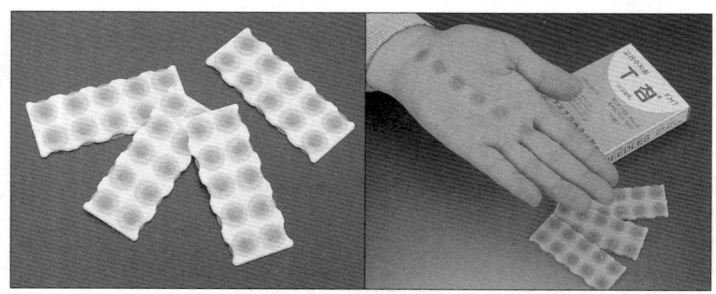

침체 길이는 1~2mm 정도로 좌우는 작은 둥근 원형이며, 테이프에 부착시켰다. T침을 피부에 부착 시 압박이나 충격을 주지 않도록 주의한다(누르면 아프기 때문이다).

⑦ 출혈침(일명 사혈침 · 채혈침)

고려수지침에서 피를 빼는 침을 사혈침(瀉血針), 또는 출혈침(出血針)이라고 한다. 혈당 검사, 혈액 검사 등에도 사용하므로 일명 채혈침(採血針)이라고 한다. 채혈침은 단순하게 소량의 피를 빼기 때문에 채혈침이라고 하며, 채혈침의 구조는 철사를 한 면만 연마하여 끝부분이 일정하지 않고 날카롭고 찌를 때 아프다.

고려수지침에서 사용하는 사혈침은 끝부분이 정삼각뿔형으로 피부를 찌를 때 거의 아프지 않으면서 피가 잘 나온다. 채혈침은 한 면만 연마하므로 가격이 저렴하나, 사혈침은 3면을 연마하므로 가격이 비싼 편이다.

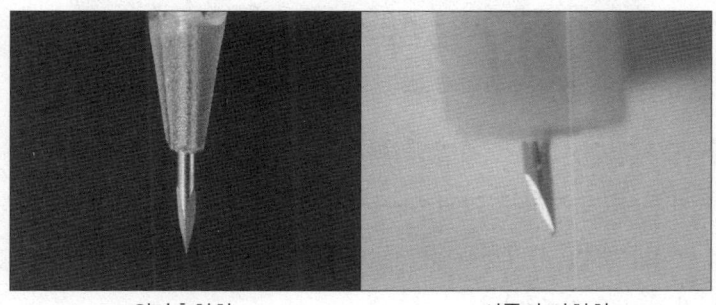

원암출혈침
정삼각뿔형이므로(3면 연마) 찌를 때 덜 아프고 피도 잘 나온다.

시중의 사혈침
1면만 연마하여 찌를 때 아프고 피도 잘 안 나온다.

우리나라에서도 채혈침을 약 20년 전에 본 학회의 실용신안 · 의장 등록 제품이었으나, 시일이 경과되어 일반화되었고, 사혈침은 아직까지 특허 기간이 남아 있다.

사혈침은 끝부분이 날카롭고 작으므로 손으로 찌르기가 매우 불편하며, 사혈침관을 이용하여 사혈한다. 사혈침관도 무통 사혈침관이 있고, 일반에서 사용하는 보통 사혈침관이 있다.

(2) 수지침관들

서암수지침관·신수지침자동침관 외에 종래에 연구된 수지침관은 신수지침관·구암수지침관·보통 수지침관이 있다.

① 서암수지침관(瑞岩手指針管)

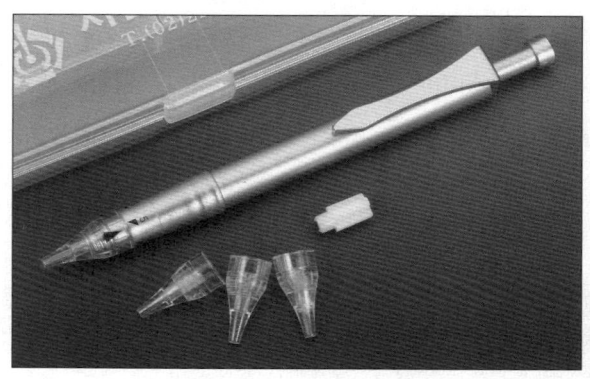

서암수지침관이 새로 개발되었다. 서암출혈침관을 응용하여 신수지침, 수지침, 금수지침도 거의 아프지 않게 위생적으로 쉽게, 정확히 자입할 수 있는 서암수지침관을 개발하였다.

㉠ 거의 아프지 않다.

스프링을 이용한 가벼운 느낌으로 '탁' 소리가 나는 순간 자입하는 방식이다.

㉡ 위생적이다.

수지침관 캡 부분을 환자마다 교환할 수 있다.

㉢ 정확히 자입된다(길이 조절).

길이를 조절하여 얕게(1mm 정도), 중간(2mm), 깊이(약 3mm)를 정확하게 깊이 정도를 조절할 수 있다(가급적 얕게, 또는 중간 깊이로 찌른다).

㉣ 신수지침을 넣으면 자석이 붙어서 떨어지지 않을 때 쉽게 자침할 수 있다.

〈서암수지침관 사용 방법〉

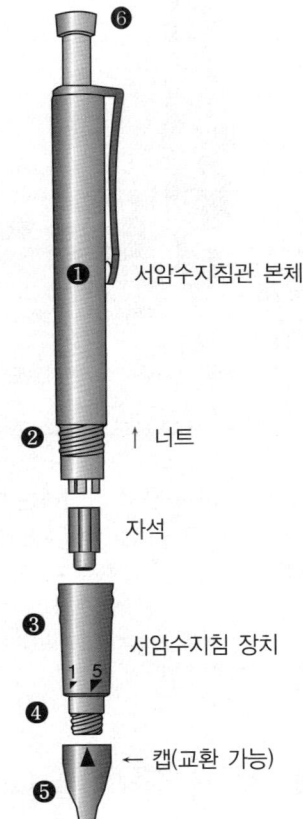

※ 주의 사항
- 너무 무리하게 조작하지 않는다.
- 피부에 세울 때는 가볍게 압박하고서 자입한다.

❶ 서암수지침관 본체에서 ❷를 풀고 자석 있는 너트를 끼운다.
❸ 다시 서암수지침관의 장치를 결합시키고,
❹ 에서 서암수지침 길이를 조절한다(가급적 얕게 1에 고정시킨다).
❺ 는 캡으로 사람마다 교환이 가능하다.
❻ 떨어진 침을 잡을 때 사용한다(자석 내장).

② 자동침관(自動針管)

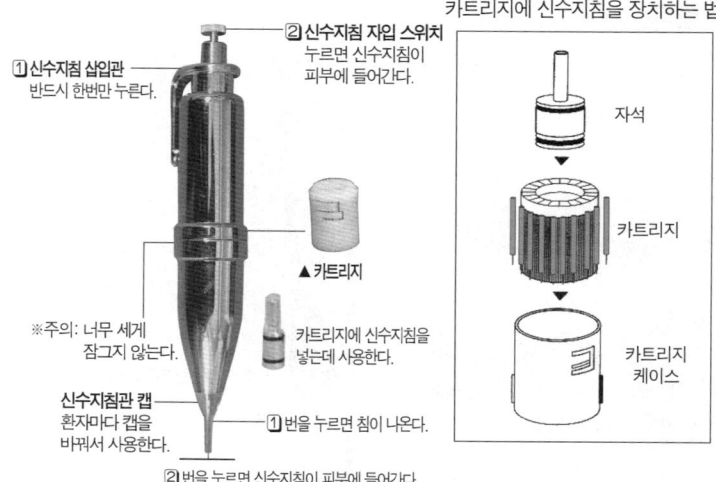

▲ 신수지침 자동침관 - 손바닥에만 이용한다.

■ 카트리지에 신수지침을 장치하는 법과 신수지침을 넣는 방법 ■

① 자석을 카트리지 내경에 끼워 넣고 자석을 돌리면서 신수지침을 끼우면 쉽게 끼워진다.
② 자석이 안에 끼워져 있는 상태로 침을 카트리지 홈에 붙이면 자석의 힘으로 침이 장전된다.
③ 침이 장전된 뒤 카트리지를 본 커버 안에 넣는다.
④ 끝부분에 힘을 가하여 누르면 '탁' 소리가 나면서 결합되고 자석은 위로 빼내면 침 장전이 끝나게 된다.

　자동수지침관은 침관 속에 카트리지가 있어 약 35개의 신수지침을 한꺼번에 넣는다. 이것을 자동침관 속에 끼워 넣는다(너무 강하게 조이지 않는다). 그런 다음에 ①을 살짝 누르면 신수지침이 끝으로 떨어진다. ②번을 누르면 "틱" 소리가 나면서 신수지침이 피부에 들어간다. 여러 번 연습을 한 다음에 사용한다. 숙달되면 매우 편리하고 통증도 한결 적다.

③ 신수지침관

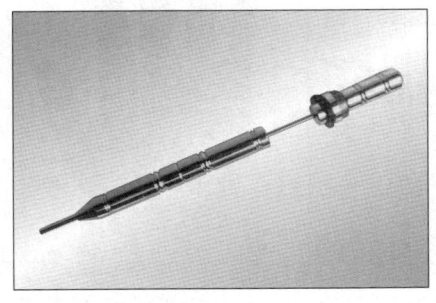

신수지침관은 밀대를 빼고서 움직이지 않게 잡는다. 그런 다음 침관 끝에 신수지침을 거꾸로 넣는다.

서암수지침관이 개발되기 이전에 가장 많이 사용하던 침관으로 덜 아프게 자입하도록 고안되어 있다.

수지침관의 자루에 스프링이 내장되어 있어 수지침을 자입할 때 충격 흡수를 완화시켜 주므로 덜 아픈 것이 특징이다(스프링을 꺼내면 분실될 염려가 있다).

그리고 고무패킹이 부착되어 밀대를 들어 올리기 편하며, 자석이 부착되어 있어서 떨어진 수지침을 찾기가 편리하다. 또한 침관 끝부분이 좁아서 정확한 위치에 자입하기 편리하고, 안에 자석을 부착시켜서 수지침이 임의로 떨어지는 것을 방지하였다.

신수지침관의 밀대를 약 1cm 이상 들어 올리고 고정시켜 잡은 다음에 신수지침을 아랫구멍에 자루부터 넣고 거꾸로 세워서 침관 속으로 들어가게 한다. 그리고 피부에 살짝 눌러서 세우고, 밀대 부분을 2~3mm 정도 들었다가 놓기를 2~3회 반복한다. 주의 사항으로는 밀대 부분을 치는 것이 아니고, 너무 높이 들어서 놓지 않으며, 또한 여러 번 반복하면 수지침이 깊이 들어갈 수 있다. 반복·연습한 후에 사용하도록 한다.

④ 구암수지침관

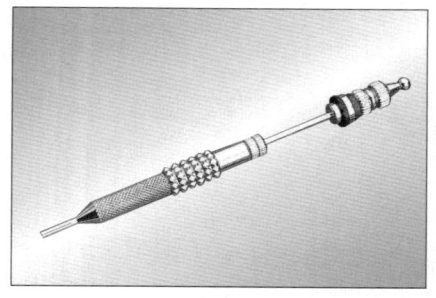
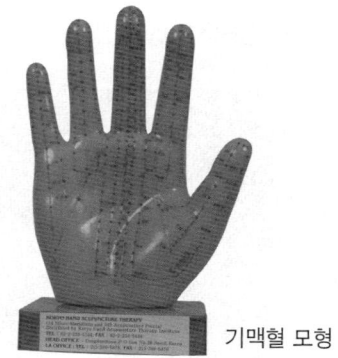

기맥혈 모형

신수지침관과 압진기를 결합한 제품으로, 수지침관 머리 부분에 압진기를 만들어서 압통점·상응점을 찾는 데 이용하게 하고, 수지침관 자루에도 돌기(突起)를 만들어 굴려가면서 상응점 자극을 주도록 하였다. 수지침의 길이를 조절할 수 있도록 한 것이 특징이다.

⑤ 서암출혈침관

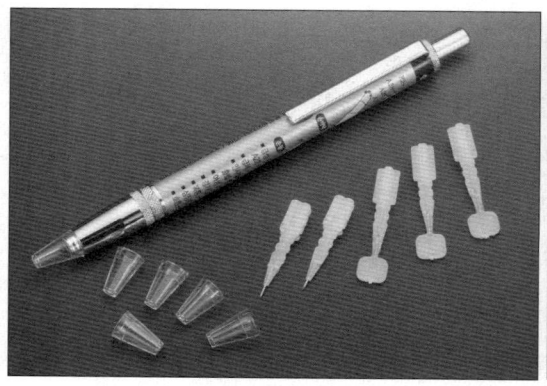
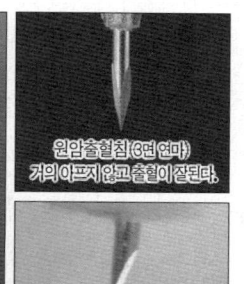

보통 피를 뺄 때는 출혈침과 출혈침관을 이용한다. 시중의 일반 출혈침관은 가격은 저렴하나 끝부분이 넓어 정확한 위치에서 피를 빼기 어렵고, 피를 뺄 때는 침관 끝부분에 피가 잘 묻는다. 이것을 다른 사람에게 재사용할 때 바이러스나 병균 감염의 가능성이 크다. 그리고 시중의 출혈침은 한 면(面)이므로 아프고 피도 잘 나오지 않는다.

 본 학회에서는 이 점을 더욱 깊이 연구하여 구암출혈침관을 개발하였다. 구암출혈침관의 끝을 최대한 좁게 했으며, 더욱 보완·개발된 것이 서암출혈침관이다.

 서암출혈침관은 최대한 통증 없이 출혈시키기 위한 기구이다. 우선 찌를 때 부드럽게 자입되어 통증을 덜하게 하고, 침관의 끝부분을 좁게 하여 정확한 위치를 정할 수 있고, 투명구로 찌르는 위치를 볼 수 있게 하여 정확도를 높였다. 투명구를 조절하여 원암출혈침의 자입 깊이를 조절하게 하고 투명구(캡 끝부분)에 피가 묻으면 쉽게 교환할 수 있게 하였다. 환자마다 투명구(캡)를 교환하여 감염을 최대한 방지하였다.

 앞으로 모든 출혈에는 서암출혈침관과 원암출혈침을 사용해야 위생적이고 피가 잘 나오고 통증도 적다. 원암출혈침은 끝이 정삼각뿔형이므로 자입할 때 한결 덜 아프고 피도 잘 나온다.

 ㉠ 서암출혈침관의 특징

 ㉮ 피부에 닿는 지점이 좁다.

 사혈침관에 사혈침을 넣고 피부를 찌르는 면이 좁아서 정확한 부위에서 사혈이 가능하고, 끝부분은 투명구로 되어 있어서 더욱 정확히 찌를 수 있다.

 ㉯ 사혈침은 깊이·길이를 조절할 수 있다.

 특수 장치가 부착되어 있으므로 사혈침을 1mm 또는 2mm 자입할 때 표시가 되므로 침 조절이 가능하다.

 ㉰ 사혈침의 손잡이 부분이 스프링 터치식이므로 부드럽게 자침이 가능하다. 그리고 모든 재질을 고급화시켜서 아름답고 오래 보관하도록 하였다(사용 방법 참조).

ⓛ 서암출혈침관의 사용 방법

먼저 원암출혈침을 준비하고 서암출혈침관의 B부분(뚜껑)을 분리하고, 출혈침을 A부분에 끼운다. 그리고 C부분의 출혈침 캡을 돌려서 살짝 틀어 빼내고(제거), B부분과 A부분을 결합시킨다.

그런 다음에 길이 조절부분의 위치에 고정시키면 1mm 정도 들어간다. 피부 위에 세우고 손잡이 침머리 부분(출혈 버튼)을 살짝 힘주어 누른다. 그러면 피부에서 피가 나온다. 피부가 두꺼운 부분은 약간 깊이 찔러서 피를 빼고, 피가 잘 나오지 않으면 한 번 더 찌르거나 꾹 눌러서 짜낸다. 검붉은 피가 나올 때는 살짝 짜 주고, 맑은 피가 나오면 지혈시킨다.

사혈침의 이용 방법은 숙달이 되도록 연습하고, 실제로 사람의 손을 찔러서 피를 빼 봐야 한다.

사혈침은 반드시 1회용이나 개인용으로만 사용한다. 개인용이라도 재사용 시에는 철저히 소독한다. 사혈할 위치를 지압하고 알코올탈지면으로 소독을 하고 알코올

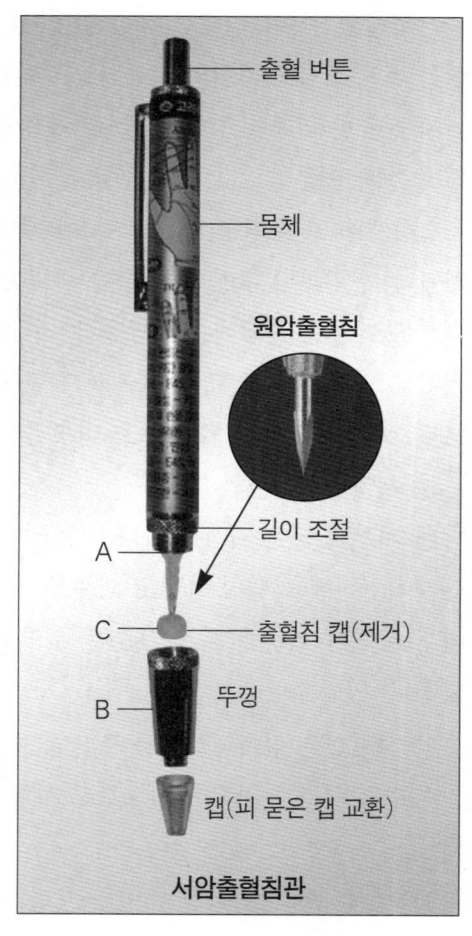

이 완전히 마른 다음에 사혈한다. 사혈은 피를 1~3방울 정도 빼고서 알코올탈지면으로 꼭 누르고 있으면 곧 지혈된다. 사혈을 할 때 검붉은 피가 나오면 몇 방울의 피를 더 빼고 맑은 피가 나오면 한 방울만 뺀다. 사혈한 위치가 지혈되었으면 알코올탈지면으로 소독하고, 오염된 것에 닿지 않게 주의한다.

사혈은 반드시 12근혈(F1, K15, A33은 제외)·12사의혈이나 상응점에만 사혈한다. 사혈 시 허약자·심장 허약자, 공복 시 빈혈·무기력·냉증 환자, 땀 많이 흘린 사람, 설사·구토를 많이 할 때, 출혈이 심한 사람·노약자 등 심히 허약한 환자는 사혈을 금한다.

사혈요법은 민간요법의 하나로서 민간에 널리 퍼져 응급처치에 이용했던 따주기의 하나이다. 일반에서 급체·곽란·경기·인사불성일 때 엄지손가락 끝마디를 꼭 묶은 다음에 출혈이 되면 엄지손가락 I38 부위에서 검붉은 피 1~3방울을 빼던 방법을 좀 더 구체화시켰다. 그리고 따주기에서 복학(腹瘧) 같은 소아 질환에도 사혈을 했었다.

사혈을 하면서 신체부위에 사혈침을 찌르고 부항단지로 피를 빼는 것은 대단히 위험하므로 주의하고, 국민들도 부항을 붙이는 것도 주의해야 한다. 사혈요법은 이미 소개했다.

※ 일반 사혈침관을 알아보자.

일반 시중에서 사용하는 사혈침관은 피부에 닿는 면이 넓어서 정확한 위치 선정이 곤란하고 끝부분(캡) 교환이 불가능하며, 피가 묻으므로 위생상 주의해야 한다. 사혈침의 깊이를 조절할 수가 없다.

그러므로 사혈침을 사용할 때는 서암출혈침관을 이용하기 바란다.

ⓒ 지혈 방법

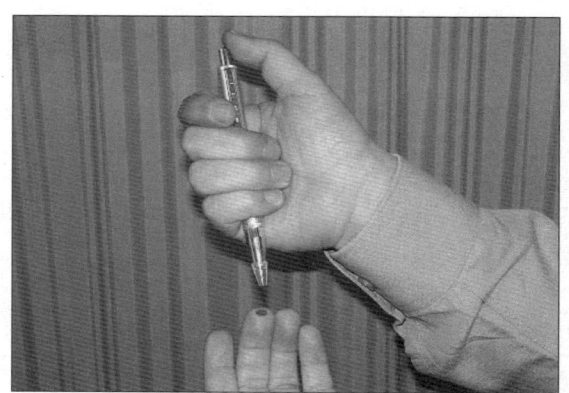

손바닥·손가락·손끝에서만 사혈요법을 이용한다.

고려수지침에서는 손바닥·손가락·손끝에서만 피를 뺀다. 손등은 사혈 금지 부위로 절대로 찔러서는 안 된다(정맥혈관이 많기 때문이다).

손가락·손바닥·손끝에서 사혈할 때 예상외로 사혈침을 깊이 찔러서 피가 많이 나오면, 탈지면으로 압박하고 있으면 잠시 후에는 곧 지혈이 된다. 피를 빼는 양의 조절은 검붉은 피가 나오면 맑은 피가 나올 때까지 살짝 짜 주며, 보통 때에는 3~5방울 정도 뺀다.

위와 같이 고려수지침에서는 수지침·신수지침·서암침·T침·출혈침으로 구분한다. 이들의 자극 방법을 고려수지침(高麗手指鍼) 또는 수지침(手指鍼)이라고 한다.

(3) 신수지침의 자입(刺入) 실기

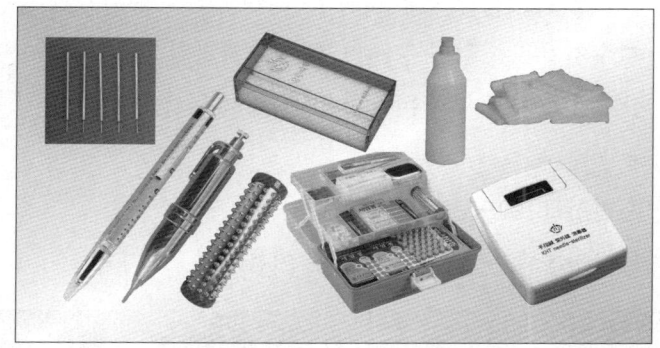

〈수지침 자극 시 준비물〉
신수지침 · 서암출혈침관 · 자동침관 · 알코올면 · 침 케이스 · 수지침 소독기 · 지압봉 등

① 먼저 신수지침, 수지침관, 알코올, 탈지면을 준비한다.

㉠ 손을 깨끗이 씻는다(흐르는 물에 씻는다).

㉡ 손가락 굽혔다 폈다 하는 운동을 20~50회 정도 실시한다.

㉢ 요혈처를 정한 후 알코올면으로 닦는다.

알코올면은 한 방향으로 소독하고 비비지 않는다(물기가 없도록 한다).

㉣ 수지침관을 잡고 손잡이를 위로 당기고 거꾸로 수지침을 넣는다(자루부터 넣는다).

㉤ 손잡이를 3mm 정도 들었다가 놓기를 2~3회 반복한다.

침관을 들어 올리면 신수지침이 자입되어 있다(침관 머리를 내려치는 것이 아니라, 들었다 놓기를 반복하여 침머리의 무게로 수지침이 들어가게 한다). 약 30분 정도 유침 후 뺀다(뺄 때는 신수지침 옆을 눌러 주고 살짝 비틀면서 뺀다).

㉥ 신수지침을 뺀 다음에는 알코올면으로 꼭 눌러 준다.

ⓢ 그런 다음 손가락 굽혔다 폈다 하는 운동을 20여 회 실시한다.

ⓞ 신수지침을 뺀 위치에 지속적인 통증이 나타나면 그 옆을 다시 한 번 신수지침을 찔렀다가 빼면 통증이 사라진다.

ⓩ 신수지침 자극 후에는 반드시 몸을 따뜻하게 하고 안정과 휴식을 취해야 한다.

② 신수지침관은 별도로 만들어져 있다.

③ 자동수지침관은 지도를 받은 후 이용한다.

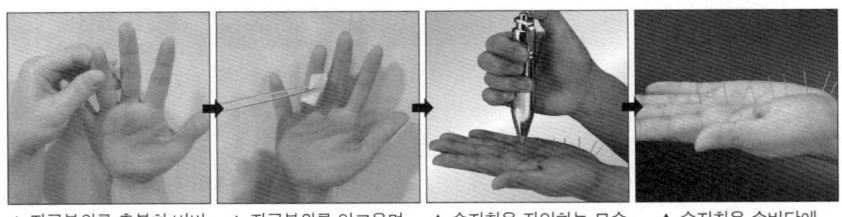

▲ 자극부위를 충분히 비벼 준다.   ▲ 자극부위를 알코올면으로 소독한다.   ▲ 수지침을 자입하는 모습   ▲ 수지침을 손바닥에 자입한 모습

④ 사혈침의 사용

㉠ 서암출혈침관을 준비하고 출혈침을 끼운다.

㉡ 피부에 직각으로 세우고, 손잡이 부분을 살짝 누르면 자입된다.

㉢ 맑은 피가 나올 때까지 뺀다.

㉣ 맑은 피가 나오면 중지한다(손끝에서만 실시).

㉤ 신체에서도 피는 몇 cc정도만 뺀다(많이 빼지 않도록 한다).

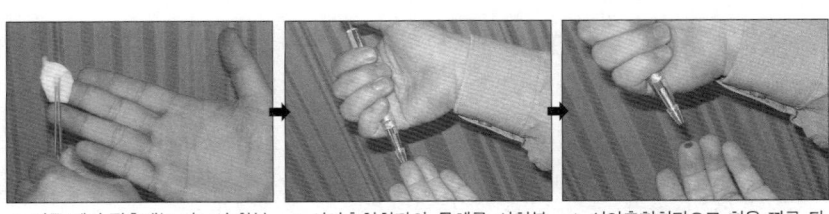

▲ 피를 빼기 전후에는 반드시 환부를 충분히 비벼 주고 소독한다.   ▲ 서암출혈침관의 몸체를 사혈부위에 대고 조금 누른 후 윗부분을 순간적으로 눌러 사혈한다.   ▲ 서암출혈침관으로 침을 찌른 뒤 적당량의 피를 뺀다(수지침에서는 반드시 소량의 피를 뺀다).

ⓑ 실기를 10~20여 차례 실시한 다음에 자신의 손에 찌르기를 여러 번 한 다음에 다른 사람에게도 자극한다.

(4) 신수지침 사용 시의 주의 사항

신수지침도 바늘이고 강자극이 되므로 간혹 쇼크 증상이 일어날 수 있다. 이것을 방지하기 위해 다음 사항을 유의한다.

① 중병·고열·고질병·난치병 환자들은 자극하지 않는다(숙달되면 자극이 가능하다).

② 허약자·노약자·심장 허약자·굶은 사람, 심한 갈증·냉증 환자·빈혈 환자·원기 탈진된 환자는 자침하지 않는다. 쇼크가 일어날 수 있다.

③ 공복 시에는 자침하지 말며, 자극 전 반드시 미지근한 물을 2컵 정도 마시게 하고 자극한다.

④ 편안한 자세에서 자극하고, 자극 후 움직이지 않게 한다.

⑤ 한 손에 10~20개 정도만 자극한다(가급적 적게 자극한다).

⑥ 유침은 20~30분 정도가 좋다.

⑦ 쇼크 증상이 일어나면 환자를 먼저 편히 눕힌다. 그리고 수지침을 모두 속히 빼고 소독을 한다.

그런 다음 몸을 따뜻하게 보온시켜 주고, 심호흡을 하도록 강력하게 요구한다. 그런 다음 A8·12·16, E42, G11에 자침하여 정신을 차리게 한 후 안정을 취하게 한다.

⑧ 자극 시에는 가급적 조용히 한다.

⑨ 수지침을 빼고서 검붉은 피가 나오는 것은 혈액순환이 잘되는 현상이기는 하나, 탈지면으로 꼭 압박한다.

⑩ 수지침을 뺀 다음에 안정을 취하고, 손은 찬물이나 오염된 물질에 닿지 않도록 한다.

⑪ 수지침은 반드시 1mm만 자입한다.

사이버 수지침에서는 2~3mm 이상 깊이 자입하는데 이것은 잘못된 자극 방법이다. 지나치게 아프면 효과가 떨어진다.

※ 쇼크 증상이란?

신체에 침을 찌르면 쇼크 증상이 많이 일어난다. 구역질·구토·가슴 두근거림·어지러움·두통·냉증·찬땀(식은땀)·빈혈·얼굴 창백·손발 냉증·복통·무기력·혼도(昏倒, 졸도) 등이 나타난다.

이것은 원기 허약으로 교감신경이 극히 과민할 때 일어난다. 체침의 자극은 교감신경 긴장반응을 일으켜서 많이 나타난다. 수지침에서는 원기 허약자(교감신경 과민자)에게 아프게 많이 찌르면 가벼운 쇼크 현상이 일어난다. 자주 일어나지는 않으나 간혹 허약자에게 일어난다. 이런 때는 속히 쇼크 처치를 하면 곧 회복된다.

쇼크 증상이 일어나면 속히 모든 수지침을 빼고 편안히 눕히고 A8·12·16에 자침하면 곧 회복된다. 수지침은 간혹 이러한 쇼크 증상이 일어날 수 있으므로 주의한다.

그러나 서금요법은 이런 쇼크 증상이 거의 없다. 다만, 허약자에게 반지요법을 잘못 끼우면 약간 어지럽고, 구역질 같은 증상이 나타난다. 이때는 반지를 속히 빼면 곧 회복된다.

제3장 서금요법과 금경술 기구들

고려수지침(高麗手指鍼)은 상응요법과 14기맥, 404개 요혈에 신수지침·서암침·T침·금수지침·수지침을 피부에 1~3mm 자입하여 질병을 낫게 하고, 건강을 증진시키는 방법으로 부작용·위험성·후유증이 전혀 없이 인체의 기능조절과 회복에 우수하다.

그러나 수지침(手指鍼)은 위생상의 문제, 따끔한 자극 통증, 많은 소모성 등의 문제점을 보강하여 발전시킨 것이 서금요법(瑞金療法)이다.

서금요법·금경술 기구들은 피부를 뚫지 않고 가벼운 접촉·압박자극과 전자빔 자극, 온열요법 등의 자극을 줌으로써 위험성·통증·후유증·부작용이 일체 없으면서 효과성은 놀라울 정도로 좋다.

서금요법과 금경술에서 사용하는 기구들은 많이 있으나 그중에서도 가장 효과적이고 자극반응이 우수한 기구 몇 가지를 선정해서 소개한다.

봉(鋒) 종류로는 금추봉·압진봉·침봉이 있고, 기마크봉과 금봉이 있다. 금경 부위에 강력한 자극을 주는 방법으로 서암추봉·부항추봉이 있다. 신경성 통증과 염증성 통증을 가장 신속하게 해소시키며, 혈액순환을 조절하는 기구로는 전자빔(아큐빔Ⅲ)이 있다. 그리고 원기·저항력(면역력) 증진과 자율신경 조절에 우수한 온열요법인 서암뜸요법이 있다. 장시간의 자극반응을 조절하기 위해서는 파워서암팔찌와 반지요법 등이 있다.

이들 기구의 사용법을 먼저 소개하고 여러 가지 처방을 알아본다.

1. 금추봉(金錐鋒)

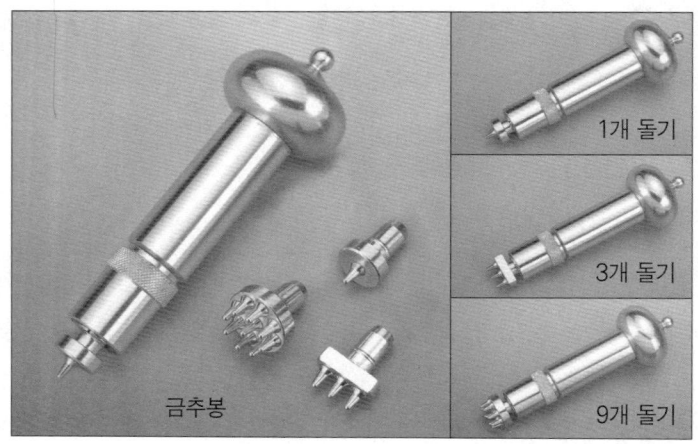

서금요법이나 금경술의 통증해소에서 가장 보편적으로 많이 사용되는 기구가 금추봉(金錐鋒)이다.

금추봉을 개발하기 이전에는 순금침봉·순은침봉(순은을 피부에 넓게 접촉시키면 음양맥상 악화반응이 심각하나, 좁은 면의 순은 자극은 매우 우수하다)과 특침봉·압진봉이 있다.

침봉·압진봉의 특징은 돌기가 1개씩이므로 자극을 주는데 수적(數的)으로 부족한 점이 있었다. 돌기 1개를 보강하기 위해 개발한 것이 금추봉으로 1·3·9개 돌기가 있다.

기맥요혈·금혈에서도 1개 돌기를 사용하나, 기맥혈에 다자극을 주기 위해서 3개 돌기를 이용하고, 금경술에서도 다자극을 주기 위해 3개 돌기를 이용한다.

서금요법의 상응점에는 금추봉 3~9개 돌기를 사용하고, 금경술의 금혈이나 압통점, 통증위치(염증 위치는 주의)에 다자극·강자극도 9개 돌기를 이용한다.

금추봉은 재질이 매우 중요하다. 금추봉의 재질은 특수금속을 합금한 것으로 피부에 접촉하거나 기맥혈, 금혈에 접촉되는 즉시 음양맥상 조절반응이 나타나는 금속이다(일반 금속들은 순금을 제외하고 모두 음양맥상을 악화시킨다. 금추봉 돌기는 특수금속으로 만들고 순금 도금을 했다. 순금 도금이 벗겨져도 효과에는 차이가 없다).

금추봉의 재질이 우수하므로 피부에 접촉이나 압박자극을 장시간 주면 음양맥상 조절반응과 혈액순환을 왕성하게 조절할 수가 있다.

금추봉은 특수 재질이므로 금속의 이온화 경향이나 전도체·양도체의 반응이 동시에 나타나게 하려는 것이다.

금추봉의 자극은 전기신호를 활성화시키는 작용을 하는 것으로 생각된다. 다른 침봉보다 금추봉의 3~9개 돌기 자극은 전기신호 활성화에 큰 영향을 줄 수 있다.

금추봉은 일반 질병을 낫게 하는데도 도움이 되나, 전신에서 나타나는 통증해소에도 탁월한 반응이 있다.

(1) 금추봉의 사용 방법

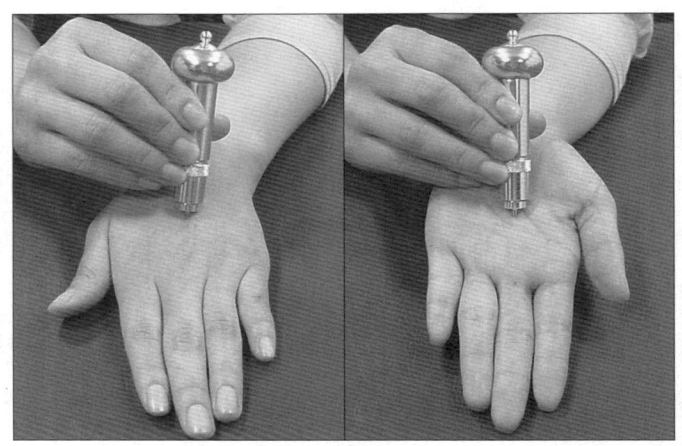

금추봉으로 자극하는 모습

금추봉의 사용 방법은 다음과 같다.
① 서금요법의 요혈자극은 1개 돌기나 3개 돌기로 한다.
서금요법의 기맥이나 요혈을 자극할 때는 1~3개 돌기로 자극한다. 3개 돌기로 자극할 때는 기맥이나 금경을 따라서 자극한다.
② 금경의 금혈(金穴)이나 상응점·압통점에 자극할 때는 3개 돌기나 9개 돌기로 자극한다. 특히 상응점이 넓을 때, 신체상의 통증이 넓은 부위, 통증이 극심한 제1차 통증부위(염증 부위 제외)의 자극에 좋다.
그리고 금혈을 자극할 때도 매우 우수하다.
금혈은 정확한 위치를 찾아 자극을 주어야 효과반응이 나타난다. 이때 돌기 1개로는 자극이 부족할 수가 있으나 3개·9개 돌기로 자극하면 정확하고 강력한 자극이 된다.
③ 금추봉의 접촉만으로도 효과반응이 있다.

금추봉은 접촉만으로도 효과반응이 나타나므로 대고만 있어도 좋다.

④ 금추봉의 효과를 강력하게 촉진시키기 위해서는 압박자극이 필요하다.

압박자극을 주면 맥상 조절이 빠르고 우수하다. 그러므로 통증이 심하거나 난치성, 고질적인 질환인 경우에는 압박하거나 약간 강한 자극을 주어도 좋다. 한 번 자극할 때 가급적이면 5~10초 이상 또는 30초 이상도 좋다. 꼭 누르고 있으면서 반복한다.

⑤ 자극시간은 최소 10~30분 이상 자극한다.

금추봉으로 기맥혈이나 금혈에 자극을 주는 순간부터 음양맥상 조절이 나타나지만 베타엔도르핀이 진통물질을 제거하기까지는 시간적·양적인 문제가 있다. 혈액순환을 계속해서 강력하게 조절시킬 때 통증 제거에 큰 도움을 줄 수가 있는 것이다. 통증의 종류에 따라서 차이가 있으므로 어느 경우는 자극 즉시에 진통 현상이 나오는 경우가 있으나, 만성 통증들은 최소한 30~40분 이상 자극을 해야 한다. 오래 자극할수록 효과성이 좋고 매일 반복 자극이 필요하다.

(2) 금추봉의 소독

수지침은 반드시 1회용으로 하거나 개인용일 때는 사용 시마다 소독을 해야 하나, 완전한 소독은 없다. 사용하지 않은 새 침, 소독한 침 속에도 세균·바이러스가 있을 수 있기 때문이다.

금추봉은 피부를 찌르는 것이 아니라 피부를 접촉 압박하는 기구이므로 사용 전후에 알코올면으로 돌기를 소독하거나 닦아 주면 된다. 그리고 자극 주는 피부는 금추봉 사용 전과 후에 반드시 알코올면으로 닦아 소독한다.

(3) 금추봉 사용 시 주의 사항

돌기는 특수금속이면서 순금 도금을 했다. 도금은 벗겨질 수 있으나 효과에는 변함이 없다. 다른 금속(일반 스테인리스·황동 등)으로 돌기를 만들고 순금 도금을 하면 효과반응이 없을 뿐더러 음양맥상 악화반응이 나온다.

단가를 저렴하게 하기 위해 황동으로 돌기를 만들고 순금 도금하여 실험해 보면 맥상이 악화되므로 특수금속합금으로 금추봉 돌기를 만들게 된 것이다.

자극을 줄 때는 환자의 피부 상태, 건강 상태, 과민 상태를 고려하여 자극을 조절해야 한다. 피부가 과민한 경우는 붉게 변할 수 있으나 곧 없어진다. 그래도 너무 세게 압박하지 않도록 한다. 금추봉은 20~30분 이상 자극을 계속 주면 통증관리에 매우 탁월하고 각종 질병치료에도 탁월하다(뒤편의 치방편을 참고한다).

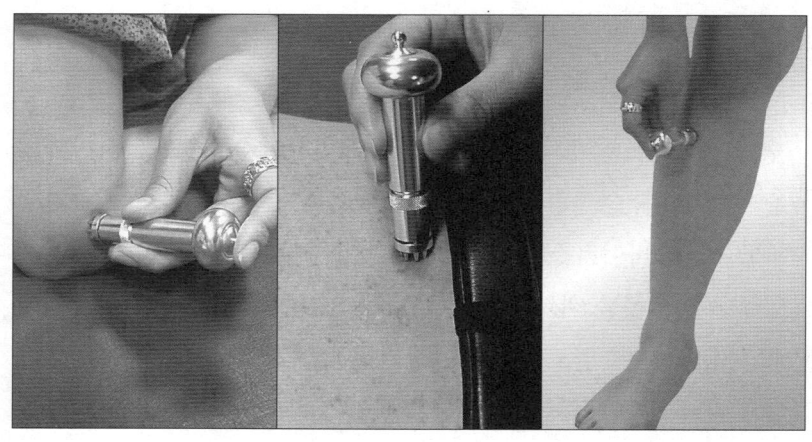

〈금추봉으로 팔·복부·다리에 자극하는 모습〉

2. 압진봉

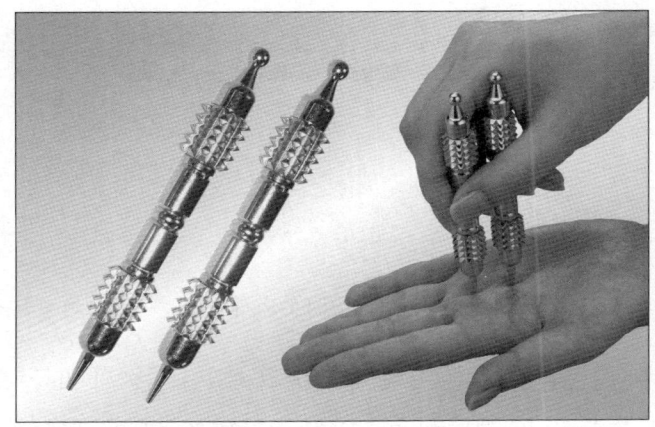

압진봉으로 자극하는 모습

순금침봉, 은침봉, 특수금속 침봉이 있으나 자극반응이 우수한 것이 압진봉이며, 일명 PEM(Press Energy Metal)이라고 한다.

인체에 자극전달은 전기신호와 신경전달물질에 의해서 전달된다. 신경세포의 집단인 뉴런이 있고, 뉴런과 뉴런의 연결은 축색(軸索)을 통해서 상대 뉴런의 수상돌기(樹狀突起)를 통해서 전달된다.

축색에서는 전기신호에 의해 자극이 전달되면 축색주머니에는 수억 개의 신경전달물질이 들어 있어서 신경전달물질의 분사에 의해 자극이 전달된다. 상대 수상돌기의 축색에서는 또다시 전기신호를 보내 신경전달물질로 반복 전달된다.

축색의 전기신호에 따라서 신경전달물질의 종류가 선택되고 분사된다. 쉽게 말하면 좋은 전기자극이 주어지면 신경전달물질인 아세틸콜린 같은 물질이 분비되어 모세혈관을 확장시키고 음양맥상이 좋아지지

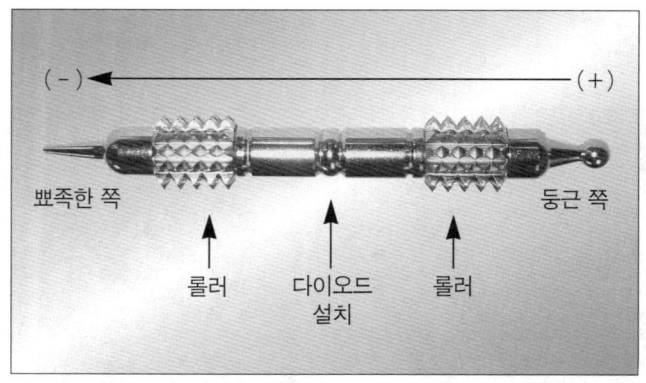

압진봉(서암PEM)의 구조

만 경락에 침이나 뜸 같은 유해 물질이 접촉되면(축색의 자극) 축색주머니에서는 노르아드레날린, 아드레날린 같은 호르몬이 과잉 분비되어 교감신경 긴장반응이 즉시 나타나고, 음양맥상의 편차가 악화된다.

축색의 전기신호를 활성화시키는 데는 침봉(금은 양도체, 전도체)도 우수하나, 압진봉이 더욱 우수하다.

압진봉에는 다이오드라는 반도체칩이 3~5개 정도가 들어가 있다. 이 다이오드는 금속의 이온화 경향을 일으켜서 금속이온을 한 방향(뾰족한 쪽)으로 강제 이동시키는 작용이 있다. 이 압진봉으로 기맥이나 요혈, 금혈에 접촉이 되는 순간 신경세포의 전기신호를 활성화시키는 작용이 매우 크다. 즉 음양맥상 조절반응이 우수하다.

압진봉의 구조는 둥근 부분과 뾰족한 부분으로 되어 있다. 둥근 부분은 (+)이온 전기가 입력(入力)되는 부분으로, 주로 압통점을 찾거나(손등) 압박자극을 주는 것으로 이용하고, 몸통 부분은 손가락의 압통점 자극, 마사지용으로 이용하며, 평상시는 손지압용으로도 이용한다. 그리고 뾰족한 부분은 (-)이온 전기가 나오는 곳으로서 자극을 주는 곳이다. 압진봉으로 자극을 준다는 것은 (-)쪽은 기맥의 요혈이

160 제3장 서금요법과 금경술 기구들

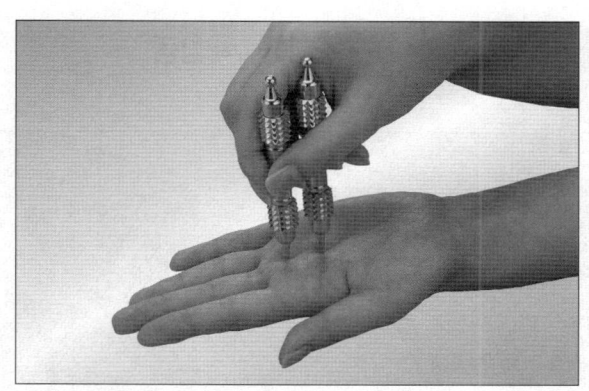
압진봉 2개로 자극하는 모습

나 상응점, 금혈에 자극을 주는 것이다.

자극을 주는 방법은 서금요법의 상응점이나 금경술의 압통점, 과민점에 압진봉의 (-)부분을 접촉하는 것이다. (-)부분의 돌기를 접촉하면 통증부위의 신경세포에서 전기신호를 활성화시켜서 아세틸콜린을 분비시키고, 대뇌에서 부신피질자극호르몬을 분비시켜 부신수질의 아드레날린을 억제시키고 부신피질의 코르티솔(cortisol) 같은 신경전달물질을 분비시켜 자율신경을 조절하고 대뇌의 혈액순환 조절을 하는 것이다. 이때 대뇌의 뇌하수체에도 혈액순환 조절이 전달되어 베타엔도르핀을 분비하게 한다.

압진봉의 (-)부분을 접촉할 때 최소한 10~30초씩 반복해서 5~30분 이상 자극할수록 좋다. 이 압진봉의 자극이 강력하므로 혈액순환 조절현상이 우수하다. 단점이 있다면 계속 손으로 누르고 있어야 한다는 점이다. 그리고 1개보다는 양손에 1개 내지는 2개로 접촉자극을 주면 더욱더 우수하다.

압진봉으로 대뇌혈류량, 장부 허승을 조절하는 보제법도 있으나, 이 내용은 『서금요법강좌』에서 연구하기로 한다.

3. 침봉 — 순금침봉·순은침봉, 특침봉

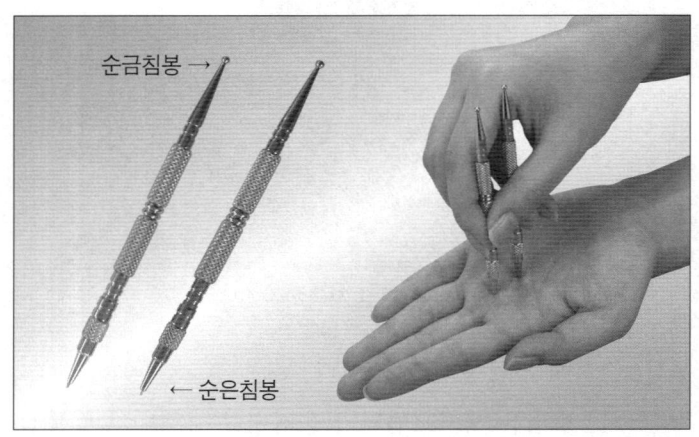

침봉으로 자극하는 모습

수지침은 스테인리스이며, 스테인리스는 유해 중금속이 있어서 손에 있는 교감신경을 손상시켜서 부교감신경을 저하시켜 자율신경을 조절하는 것이기는 하나 유해 중금속이므로 음양맥상 조절에는 한계성이 있다.

그러나 순금은 양도체·전도체로서 피부에 접촉하거나 특히 기맥, 상응점, 금혈에 접촉하면 음양맥상 조절반응이 매우 우수하다.

순은은 금속이온화 경향이 우수하므로 스테인리스보다 우수하다. 순은을 넓게 접촉하면 알레르기 거부반응이 심각하나, 좁게 접촉하면 음양맥상 조절반응이 나타난다.

또한 특수금속 합금으로 만든 금봉 금색 재질로 침봉을 만든 것이 특침봉이다.

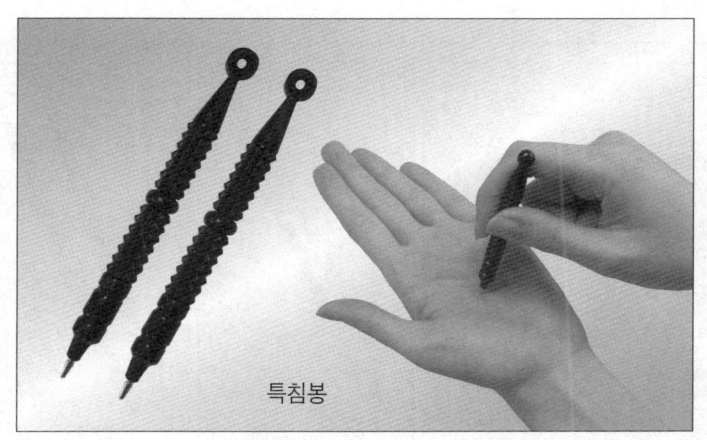

특침봉으로 자극하는 모습

 이 특침봉은 순은침봉보다 우수하며, 접촉·압박자극, 회전자극을 주면 매우 탁월한 반응이 나타난다.
 이들을 10~30초씩 반복해서 10~30분 이상 자극 줄수록 진통효과에 큰 도움이 된다.
 침봉 자극에 대해서는 다음의 회전자극법을 참고한다.

4. 회전자극법
강력한 혈액순환 조절법 — 진통효과 우수

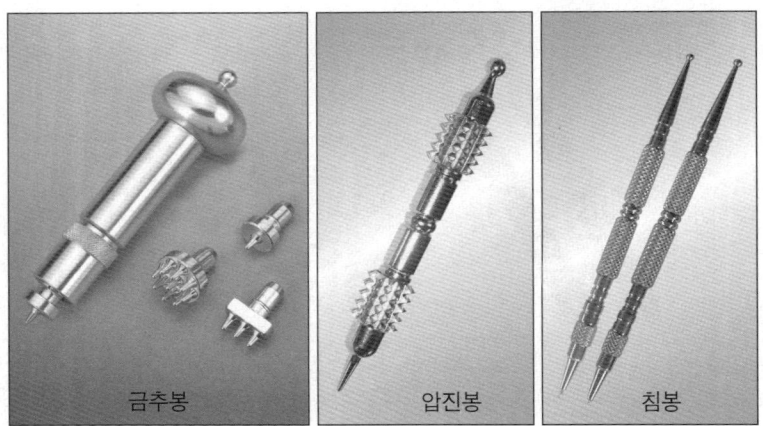

금추봉　　　　　　압진봉　　　　　　침봉

　　회전자극법이란 금추봉·압진봉·침봉의 돌기를 피부에 접촉하고 약간 압박을 한 다음에 시계방향이나 시계반대방향으로 회전시키는 방법을 말한다.

　　이러한 회전자극법은 전래 경락 침술에서도 있었다. 소위 염전(捻轉) 보사법(補瀉法)으로 좌우로 돌리는 방법이 있고, 운기법·투천량(침 자입 시 사용하는 수기법 등)의 방법도 있다. 「의학입문」이나 사암오행침에서도 6음수(六陰數: 시계반대방향으로 6회전하는 방법)·9양수(九陽數: 시계방향으로 9회전하는 방법) 회전법이 있다.

　　이러한 회전방법을 좌우로 돌리면서 찌르고 빼는 방법, 시계반대방향은 음경(陰經)을 보하고, 시계방향은 양경(陽經)을 보하는 방법이라 하기도 하나, 대체로 6음수는 사(瀉: 制法)에 해당하고, 9양수는 보(補)에 해당한다고 하는 것이다.

그러나 필자가 아드레날린의 작용에 대한 연구를 하면서 아드레날린은 좌회전성(左回轉性)이 17배 강력하고, 이 좌회전성으로 말미암아 질병이 발생하거나 악화되는 현상이 나타나는 것을 알게 되었다.

좌회전성을 면밀히 검토한 결과 좌회전성에서도 좌상승성이라는 것을 알게 되었다. 심장에서 좌측 총경동맥 쪽으로 혈액을 좌상승(左上昇)시켜서 혈액순환 장애를 일으키게 된 것이다.

혈액순환을 좌상승성으로 작용시켜 질병이 발생되므로 좌하향(左下向)으로 방향을 조절하면 좌상승성이 하향(下向)되므로 아드레날린 억제현상이 되면서 교감신경 저하현상이 나타나게 된다.

이러한 방향성을 구체화시킨 것이 기마크이고, 기마크봉들이다. 이러한 기마크로서만 조절할 것이 아니라 침봉돌기를 이용해도 매우 우수하다는 판단이 생겨서 회전자극법으로 연구하는 것이다.

고려수지침에서는 수지침으로 운기법(運氣法)을 이용해서 진통하는데 많이 이용을 했고, 순금침봉 돌기를 기맥이나 상응점에 접촉해서 시계반대방향 회전을 이용해서 맥 조절하는데 이용했었다.

더 나아가 기마크의 원리를 이용하여 승증성이나 상응점에 시계방향 회전을 이용한 바, 맥 조절반응이 더욱 크게 나타났다.

거의 모든 통증들은 교감신경 과민으로 인한 통증이므로 회전자극은 시계방향 회전자극이 매우 타당한 자극법이다. 단, 염증·종기·화농이 있는 당처는 피하는 것이 좋다. 일반적인 자극으로는 더욱 악화될 수가 있다(염증성 통증에는 아큐빔 자극이 우수하다). 그러나 압통점·과민점에서는 시계방향 회전자극법이 좋으며, 상응점에서도 시계방향 회전자극법이 매우 우수하다.

(1) 시계방향 회전법을 9양수라고 표시한다

시계방향으로 회전할 때(360°)를 9양수라고 표시한다. 승증성 기맥이나 금경도 곧 교감신경 긴장성이므로 9양수(九陽數) 회전자극법이 매우 우수하다. 즉, 음양맥상 조절이 대단히 잘된다.

그러므로 모든 승증성 통증·질환, 당처·압통점·상응점이나 기맥·금경요혈에는 9양수 회전자극법이 좋다. 다만, 서금요법의 상응점 자극은 음양맥상 조절이 우수하나 금경에서의 통증·압통점의 자극은 음양맥상 조절이 우수하지 않다. 금혈이나 기맥혈에서 회전자극법을 사용할 때 매우 탁월하다.

통증이 심할 때 음양맥상이 악화되어 있으면 9양수 회전자극을 다음과 같이 실시한다.

9양수는 『침구대성』 등의 고전에서 제시한 것처럼 보법이 아니라 필자가 위와 같이 연구한 결과 강력한 억제법인 사법(瀉法: 제법)에 해당한다. 즉, 승증의 기맥혈이나 금경에 사용한다.

통증이 가벼울 때는 서서히 회전하며, 통증이 심하고 맥상이 악화되어 있으면 속히 회전시킨다.

통증이나 질환이 가벼우면 9회전만으로도 맥 조절이 되나 완전하지 못하면 18회전, 또는 27회전을 한다. 이때 9회전하고 잠시 있다가(1~2초) 다시 9회전하는 방법이다.

통증이나 질병이 심할 때는 9회전하기를 36~45회전 이상 실시한다. 음양맥상 조절이 탁월하다.

기맥이나 금혈에 있는 요혈을 1~3개 정도씩 회전자극하고 또는 상응점이나 압통점, 기타 요혈을 자극한다.

(2) 시계반대방향 회전법을 6음수라고 표시한다

6음수(六陰數: 시계반대방향 회전법)는 아드레날린을 분비시키는 자극법이다. 즉, 6음수의 회전자극법은 교감신경을 긴장시키거나 흥분시키는 자극 방법이다. 『침구대성』에서 말하는 사법(제법)이 아니라 필자가 연구한 바로는 오히려 보법(補法)에 해당한다. 『침구대성』에서 회전자극법이 보사에 미치는 것을 확인하기는 하였으나 구체적인 설명이 부족하였다.

시간에 따른 보제에서는 6음수가 보(補), 또는 지(制)가 되기도 하고, 9양수가 보(補), 또는 제(制)가 되기도 한다.

그러나 시간에 따른 영수보사법은 너무 지나치게 복잡하다.

6음수는 교감신경을 긴장 상태로 만들기 때문에 보(補)에 해당되며, 승증성 통증이 있을 때 더욱 강력하게 보법을 사용해서 교감신경을 긴장·항진시켜서 하위 단계의 통증을 느끼지 못하는 방법(아편·모르핀과 같은 작용)이라고 보아진다. 또는 허증 기맥이나 금경요혈에 이용한다. 대개 통증은 승증성으로 교감신경 긴장 상태에서 나타난다. 반면에 승증성 기맥, 금경이 있으면 상대적으로 허증성 기맥, 금경(장부)이 반드시 있다.

예를 들면 대장승·폐허, 위승·비허, 간승·담허, 소장승·심허… 등이다.

6음수의 회전자극법은 허증의 기맥이나 금경에 자극을 준다. 대장승·폐허일 때 폐허를 보(6음수)하여 폐가 승하면 대장은 자연히 저하·억제되어 조절된다(평인지맥으로 변한다). 위승 비허일 때는 6음수로 비기맥을 보하면 음양맥상이 조절된다. 즉, 허약한 상태의 장부는 교감신경이 저하되어 있다고 볼 수 있다. 6음수는 허약한 금경의 금혈이나 기맥에 이용한다.

장부의 허승은 대립관계인 장부 대립에서만 판단하여 이용한다. 즉 간·담, 심·소장, 심포·삼초, 비·위, 폐·대장, 신·방광의 관계에서만 이용한다.

〈서금요법의 장부 대립〉

6장(六臟)	간	심	심포	비·췌장	폐	신장
6부(六腑)	담	소장	삼초	위	대장	방광

기맥은 다른 오활론에 의한 상생·상극관계에도 영향을 주고 있으나 금경은 융통성이 거의 없고, 장부 대립관계에서 상호간에 조절작용을 일으킨다. 즉, 간승·담허일 때 금경·금혈에서는 간금혈 제법, 담금혈 보법은 맥 조절이 잘 되고 있으나 상대관계인 폐금혈보다 비금혈 보법은 오히려 음양맥상이 악화되는 경향이 있다. 그러나 기맥에서는 상대관계에서도 음양맥상 조절반응이 있다. 통증을 없앨 때는 장부 대립관계만 이용을 하고, 기타 상대관계(상극관계)에는 꼭 필요한 것 같지는 않다. 특히 금경·금혈에서는 장부 대립관계만 이용한다.

6음수 회전법과 9양수 회전법의 사용 방법은 동일하다. 질병이 가벼울 때, 음양맥상의 편차가 심하지 않을 때 허승 장부의 기맥혈이나 금혈에 서서히 6회전하거나 6회전 후 1~2초간 멈춘 다음에 또 6회전(12회전), 잠시 멈춘 다음에 6회전을 한다. 반드시 음양맥상의 음증, 양증을 파악하여 확인한다. 질병이 심하고 통증이 심할 때는 6회전을 속히 회전하고 6회전을 반복하여 36회전, 42회전한다. 단, 6회전을 분명히 하고서 1~2초 멈춘 후 회전한다.

이러한 회전자극법에서 일반 금속이나 침으로는 반응이 분명하지 않다. 나무나 플라스틱, 침으로 회전하면 회전 효과반응이 약간 나타나지만 유해 중금속, 환경호르몬으로 인하여 즉시 음양맥상이 악화되기 쉽다. 반드시 금경술에서 개발한 특수금속으로 해야 한다.

순금침봉 회전자극이 좋고, 순은침봉 회전자극은 효과성이 떨어지는 경향이 있다. 압진봉에서도 돌기는 일반 금속이나 다이오드 내장으

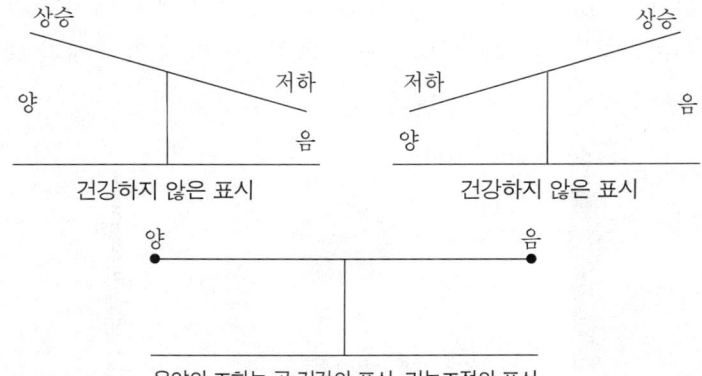

〈서금요법의 대립관계 — 시소 작용〉

음양의 조화는 곧 건강의 표시, 기능조절의 표시, 질병이 없다는 표시이며, 자율신경의 조화이다.

〈장부의 대립관계〉

음	간	심·심포	비	폐	신
양	담	소장·삼초	위	대장	방광

*질병은 각 장부 음양 사이의 불균형이다. 간기능 항진/담기능 저하 등이다.

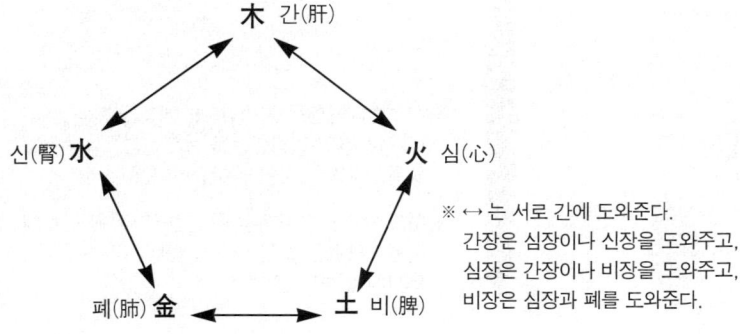

〈서금요법의 오활 상생론〉

※ ↔ 는 서로 간에 도와준다.
간장은 심장이나 신장을 도와주고,
심장은 간장이나 비장을 도와주고,
비장은 심장과 폐를 도와준다.

로 금속이온이 작용하므로 효과성이 크고, 특수합금인 금추봉·특침봉은 회전자극 효과반응이 탁월하다.

뒤에서 제시하는 치방에 모두 9양수의 회전자극 방법을 사용하여도 좋다. 단, 회전자극법은 대단히 강력한 음양맥상 조절과 통증조절로서 탁월하다. 단점은 계속 침봉을 잡고 있을 수 없기 때문에 장시간 자극을 줄 수 없다는 점이다. 이때는 금봉을 부착시켜 주면 장시간 맥 조절반응을 유지하는데 도움이 된다.

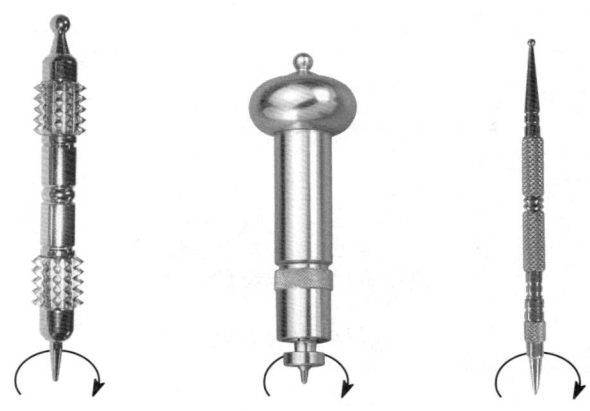

※ 시계방향 회전법은 강력한 제법(制法)이다.
  (교감신경 진정작용을 유도한다.)
  승증의 상응점, 기맥혈·금혈에 이용한다.

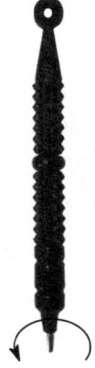

※ 시계반대방향은 보법(補法)에 해당한다.
  (교감신경의 긴장반응을 유도한다.)
  허증의 기맥·금혈에 이용한다.

※ 아드레날린 분비에 의한 통증일 때 위 단계의 아편·모르핀 같은 물질을 분비시켜 통증을 느끼지 못하게 한다.

5. 금봉(金鋒)

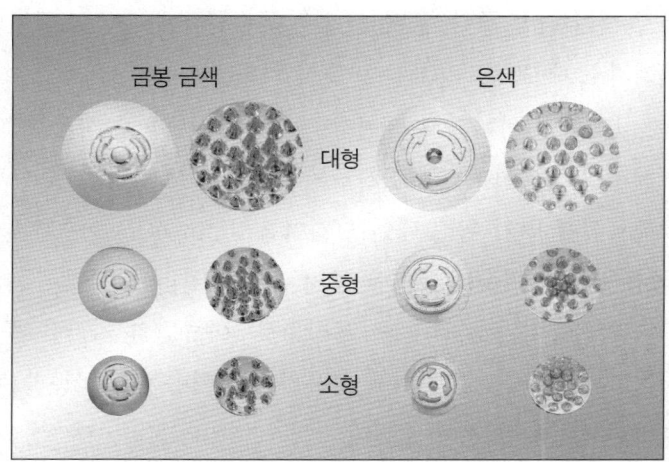

　서금요법에서 가장 많이 이용하는 기구는 기마크봉(뉴서암봉)이다. 그러나 통증을 속히 해소하기 위해서는 강력한 자극을 주어야 하므로 이때는 금봉이 우수하다.
　재질에 있어서도 금봉 금색은 특수금속합금 재질로서 인체의 피부에 접촉되면 맥상 조절에 도움을 주고, 특히 금혈이나 기맥에 자극을 주면 기마크봉보다 맥상 조절이 우수하다.
　그리고 금봉 은색은 순은 90% 이상에 특수합금 재질로 이온화 경향이 우수하여 신경세포의 전기신호를 활성화시킨다.
　금봉은 소형·중형·대형이 있고, 돌기가 많아 한 번에 많은 자극과 강한 압박자극을 줄 수 있다. 통증은 통증물질이 분비되는 것이므로 혈액순환을 강력하게 조절하여야 베타엔도르핀을 통증부위로 전달시켜 통증물질 제거에 도움이 된다.

금봉은 다음과 같이 이용한다.

보통 통증에는 금봉 금색이 좋고, 통증이 심하거나 염증성 통증에는 금봉 은색이 더욱 좋다. 금봉 금색은 특수합금에 순금 도금이며, 도금이 벗겨져도 맥 조절반응에는 변함이 없다.

금봉은 1회용이 아니고 여러 번 사용할 수 있으므로 사용할 때마다 소독을 해서 재사용하며, 테이프를 붙여서 장시간 자극한다. 다만, 테이프 알레르기를 막기 위해 테이프 넓이를 3mm 정도로 좁게 잘라 붙인다. 금봉을 붙인 다음에 충격을 주지 않도록 한다.

금봉은 압진봉이나 서암추봉, 부항추봉, 아큐빔의 자극을 준 다음에 장시간 자극반응을 주기 위해 사용하거나 처음부터 금봉만 부착시켜도 웬만한 통증들은 잘 해소된다.

(1) 금봉의 압박자극 방법

일반적으로 신체상에 통증이 나타날 때 지압이나 마사지 또는 추나를 하는 경우가 많은데, 이러한 지압이나 마사지, 추나 또는 카이로프랙틱은 좋은 방법들이 아니라고 생각한다.

독자들은 다음과 같이 실험해 보기 바란다.

먼저 안정을 취한 후 실내 온도 25℃에서 1분당 맥박수를 세어 보고 음양맥상을 분별한다. 그리고 상대방의 어깨에 지압하기를 1~2분간 실시한다.

그리고 다시 맥박수를 세어 보면 환자·허약자일수록 맥박수가 증가하고, 정신이 나면서 음양맥상이 악화된다. 이것이 도파민·노르아드레날린이 분비되는 현상이다.

모든 통증은 교감신경 긴장반응에서 나타나는데 이러한 지압 자극

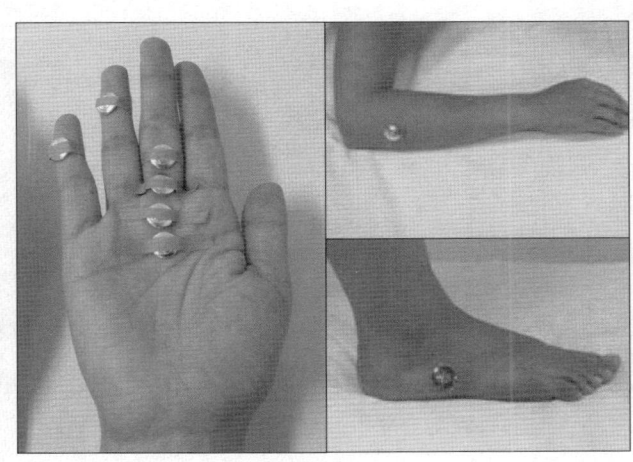
금봉을 붙인 모습

을 줄수록 도파민이 분비되고, 이어서 노르아드레날린이 과잉 분비되면서 뇌내 마약물질인 엔도르핀이 분비된다. 이때 기분은 지압·카이로프랙틱·추나의 아픈 자극에 따라서 기분이 좋고, 일종의 쾌감 상태가 된다. 이 쾌감 상태, 시원한 느낌에 의해서 통증을 잊어버리기도 하나, 곧 재발이 되고 다시 지압을 계속하면 나중에는 습관성·중독이 되어 신체를 피폐하게 만든다. 지압·카이로프랙틱·추나·발 마사지를 받고서 기분이 좋다는 것은 엔도르핀 분비에 의한 쾌감 때문에 일시적으로 진정되는 것일 뿐이다. 신체의 건강은 극도로 나빠지고 있음을 알아야 한다.

　이러한 지압 자극을 줄 때는 손으로 지압하지 말고 금봉으로 압박자극을 주도록 한다. 화상이나 타박상, 염증성 통증부위를 제외하고 모든 비염증성 통증부위, 과민점·압통점, 제1·2차 통증지점에 금봉 대형이나 중형으로 지압을 한다. 즉, 금봉의 압박자극인 것이다.

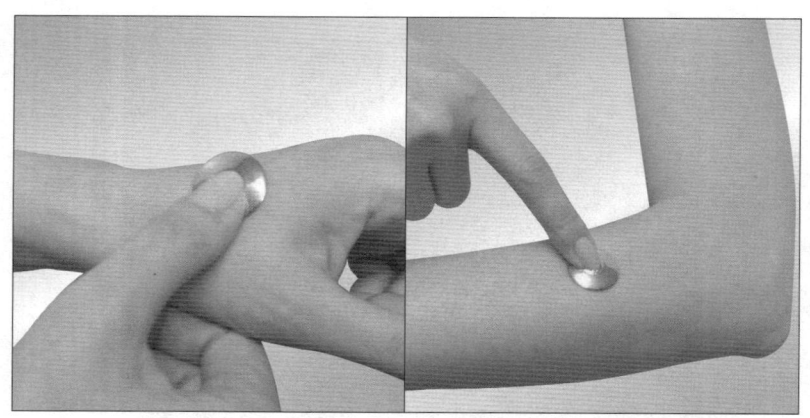

금봉의 압박자극 — 손 지압보다 우수하다

서금요법의 상응점에 금봉 지압은 맥상 조절에 영향이 있으나(난치성이나 편차가 심한 맥상은 불가능하다) 금경상의 통증위치에 자극하면 맥상 조절반응은 우수하지는 않으나 통증해소반응이 우수하게 나타난다. 이 금봉 지압자극을 계속하면 통증해소에 우수하다.

통증부위에 금봉 대형이나 중형을 놓고서 지압을 할 때 처음부터 강하게 하지 않는다. 처음에는 지그시 가볍게 누르기를 5~10초씩 자극하기를 반복하여 10~30분 이상 자극한다. 오래 자극할수록 진통효과가 크다. 한 손보다는 양손 엄지손가락에 금봉 대형을 놓고서 양손으로 금봉 지압자극을 하는 것이다.

어깨 부위 통증일 때 어깨 부위의 승모근 과민압통점 부위를 따라서 금봉 지압을 한다. 요통이나 관절통이 있으면 해당 부위에 금봉 지압을 한다.

(2) 장시간 강자극용으로 금봉을 부착시킨다

금봉으로 지압하려면 계속 압박을 해야 하나, 통증물질을 완전히 제거하기 위해서는 지속적으로 모세혈관을 확장시켜 주어야 베타엔도르핀을 목적부위에 전달하여 통증물질을 제거할 수 있다.

가벼운 통증은 순식간에 없어질 수 있으나, 손상이 심하거나 통증물질이 많은 경우는 강력한 혈액순환과 어느 정도의 시간이 필요하다.

이때 신체에 아무 금속이나 자극을 주면 나쁜 자극이 되어 모세혈관이 수축된다. 특히 부항이나 부항사혈요법은 즉시에는 엔도르핀 때문에 쾌감이나 시원함을 느껴서 진통되는 것 같으나, 혈액순환 장애를 일으키기 때문에 재발되거나 통증이 완전히 제거되기가 곤란하다. 금봉을 장기간 부착시키면 혈액순환 촉진의 강자극이 되어서 통증해소에 대단히 우수한 반응이 나타난다.

금봉을 부착시킬 때는 피부와 금봉도 소독하고 재사용 시에는 소독을 꼭 해야 한다. 테이프는 의료용 테이프를 사용하고 앞에서 언급하였듯이 테이프의 넓이는 3mm 정도로 좁게 하여 붙인다. 금봉을 테이프에 붙여서 3~24시간 까지 자극한다. 테이프 알레르기가 있는 경우는 2~3시간마다 떼었다가 다시 붙인다.

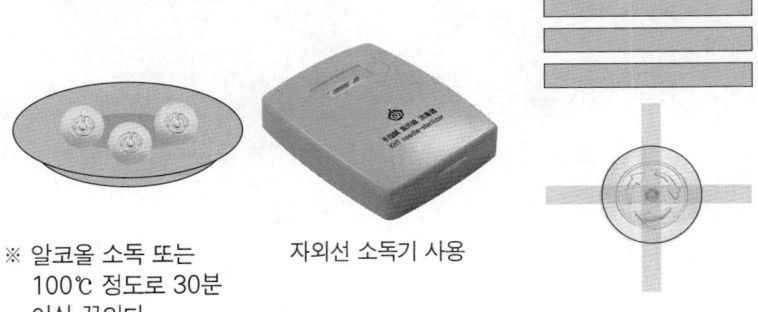

※ 알코올 소독 또는 100℃ 정도로 30분 이상 끓인다.

자외선 소독기 사용

※ 금봉 테이프를 3mm 정도로 좁게 잘라 붙인다.

(3) 통증범위에 따라서 금봉 대 · 중 · 소를 이용한다

금봉은 대 · 중 · 소형이 있는 것은 통증범위와 서금요법의 요혈에 따라 선택해서 이용하기 위함이다.

서금요법에서는 소형을 많이 이용하고, 신체에 통증범위가 넓고 압통점이 넓을 때에는 대형이나 중형을 이용한다. 금혈의 경우는 금봉 소형을 붙여도 좋으나 중형이나 대형을 붙이면 보다 정확하고 반응이 우수하다. 처음 금봉을 붙이는 사람은 3~5개 정도로 한다.

허약자에 많이 부착시키면 갑작스런 혈류 변화로 약간의 무리가 되는 경우가 있다. 이때는 금봉을 떼었다가 붙이되 너무 많이(여러 개) 붙이지 않도록 한다. 그러나 건강한 사람, 통증이 심한 경우는 여러 개를 붙여도 이상증상은 없다. 이상증상으로는 무기력, 약간의 어지러움, 심장 두근거림 등이 나타나는데(극히 드물게 나타난다) 이때는 속히 금봉을 떼어 내면 없어진다.

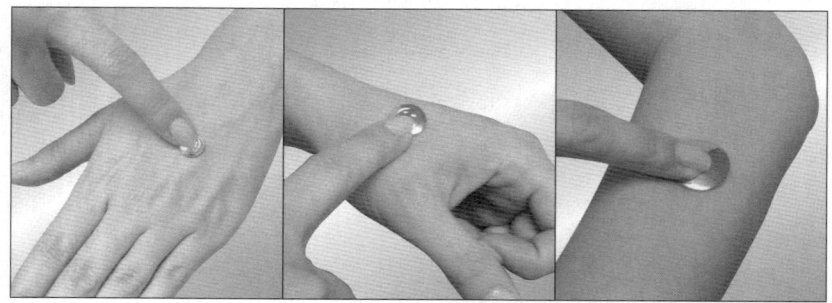

금봉 소형 · 중형 · 대형으로 지압하는 모습

금봉에는 다음과 같은 종류가 있다.

① 금봉 금색(특제)

주물(鑄物) 생산하고 가공하여 순금 도금한 것이다(일반 금속에 순금 도금을 하면 반응이 없거나 악화된다).

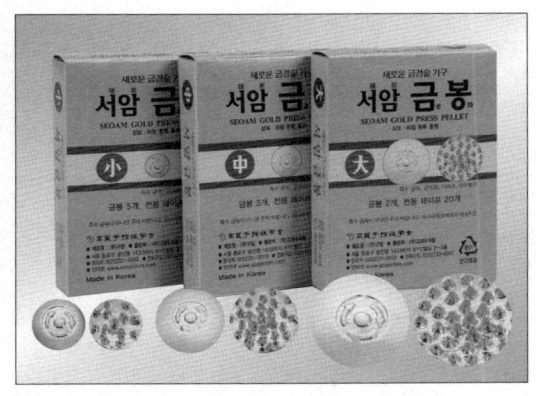

② 금봉 금색(보급형)

자동 생산 체제로 금봉을 작게 만들어 저렴하게 보급한다.

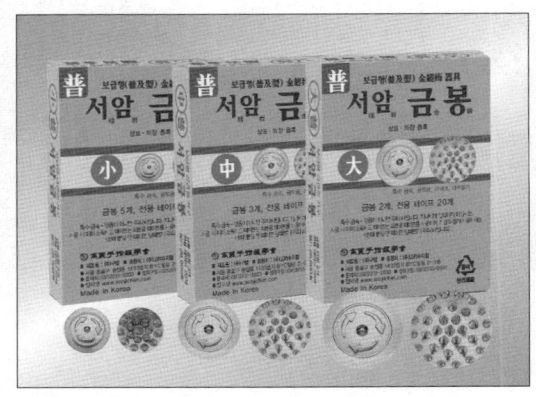

③ 금봉 은색

순은 90% 이상과 특수금속을 특수한 방법으로 합금하였다. 특징은 알레르기 반응이 거의 없으며, 색상이 잘 변하지 않고 금속이온화 경향이 우수하여 반응이 금봉 금색보다 강하다.

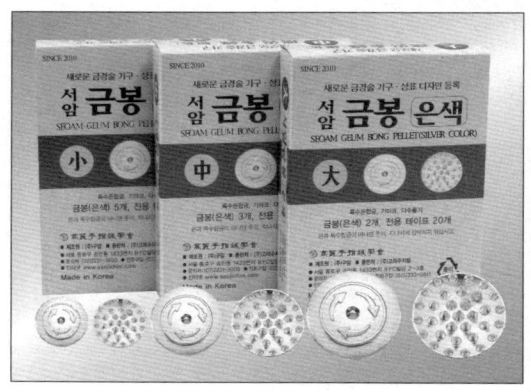

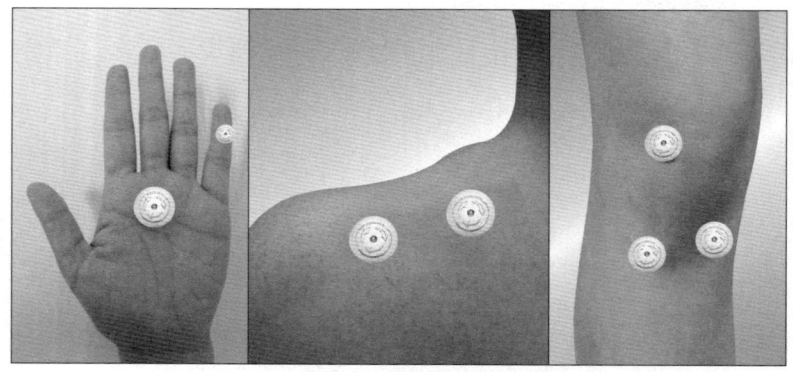

금봉 은색을 손·어깨·다리에 붙인 모습

6. 기마크봉(뉴서암봉)의 사용법

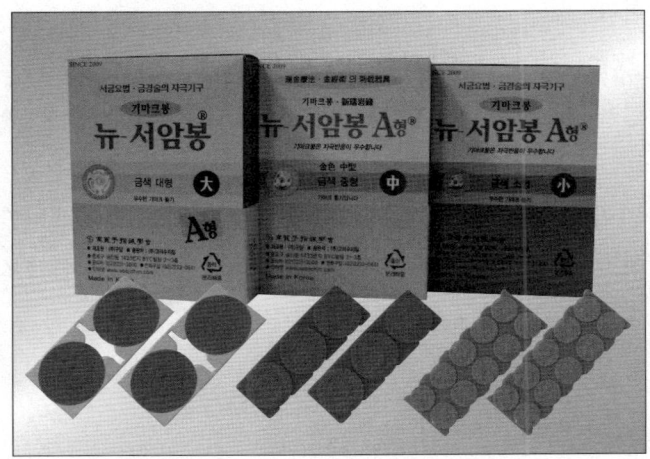

서암봉은 서금요법에는 반응이 우수하나, 금경의 금혈에서는 잘 반응하지 않으며, 대부분이 음양맥상에 악화반응이 나온다.

기마크봉의 원리는 아드레날린을 억제하기 위한 방법이다. 아드레날린은 좌회전성이 17배 강하므로 좌상승 회전 방향을 억제하기 위해 연구 개발한 것이 기마크이다. 기마크 중에서 침점(針點)·침자루·시계방향 회전의 3가지 조건이 될 때 아드레날린의 억제반응이 나타나고, 음양맥상이 조절된다. 이 기마크봉은 서금요법과 금경술에 모두 이용하나, 특히 서금요법에 많이 이용한다.

일반적으로 기마크봉 유색을 많이 이용하는 이유는 금도금의 양도체·전도체 반응 때문이다(그러나 일반 금속에서 순금 도금은 반응이 없거나 알레르기 반응이 나타나고, 음양맥상 악화반응이 심하므로 주의한다). 해열이 목적일 때는 무색 기마크봉을 이용한다.

서금요법이나 금혈에 기마크봉을 붙여도 자극반응이 우수하나, 단순자극을 줄 때는 무색은 무색끼리, 유색은 유색끼리 한 가지 색깔로만 이용한다.

통증관리에 있어서도 해열치방을 이용할 때 많이 사용한다. 가벼울 때는 소형을, 조금 심할 때는 중형을 이용하고, 대형은 금경술에 이용한다.

특제 기마크봉은 기마크봉 테이프 표면에 기마크를 인쇄하였다. 이 기마크 인쇄가 음양맥상 조절을 강력하게 해 주고 있으며, 속내의 위에 붙여도 반응이 탁월하다. 통증을 다스리고자 할 때는 특제 기마크봉이 더욱 좋다.

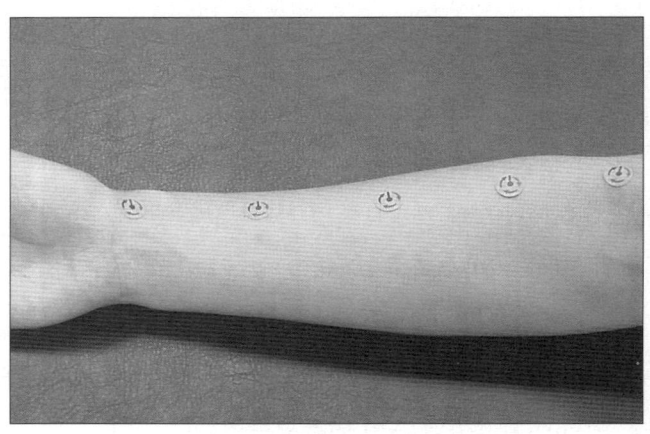

특제 기마크봉을 신체에 붙인 모습

7. 서암추봉의 사용법

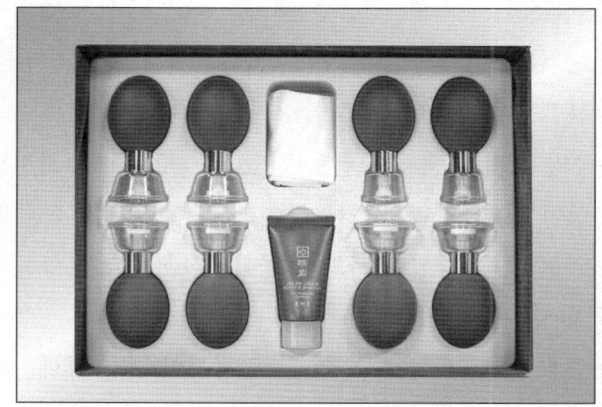

서암추봉

 가벼운 통증은 침봉이나 압진봉·기마크봉 자극만으로도 진통이 잘 되지만, 통증이 심한 경우에는 침봉이나 압진봉·기마크봉의 자극이 미약하여 진통이 되다가 다시 재발되거나 진통이 잘 안되는 경향이 있다.
 통증해소법에 있어서 미약한 자극들은 혈액순환을 강력하게 촉진시키지 못하기 때문이다.
 침봉·압진봉·금추봉의 자극을 보완하여 보다 넓게 강자극을 주기 위해 개발된 것이 서암추봉(瑞岩錐鋒)이다.
 서암추봉은 간이 건부항과 추봉으로 구성되어 있으며, 추봉의 돌기는 1·4·5개로 이루어져 있다. 금추봉은 자극 줄 때 손으로 붙잡고 있어야 하므로 지속적으로 자극 주는데 불편함이 있으나, 서암추봉은 간이 부항기를 이용해 자극하므로 간편하게 한 번에 여러 개를 부착시킬 수 있고, 오랜 시간을 반복하여 자극을 줄 수 있고, 강자극·다자극을 줄 수 있는 이점이 있다.

　서암추봉은 추봉이 핵심 부위이며, 추봉의 재질은 특수금속합금 재질로서 피부(근혈, 기맥혈, 상응점)에 접촉하는 즉시 음양맥상 조절반응이 나오는 금속이다(일반 금속은 순금을 제외한 모든 금속들은 음양맥상 악화반응이 나타난다).

　서암추봉의 돌기에 순금 도금을 하였으며 도금이 벗겨져도 효과반응에는 이상이 없다. 다만, 서암추봉에 간이 부항기를 추봉 없이 피부에 부착시키는 것은 금한다. 금경·금혈·신체에 건부항은 음양맥상을 크게 악화시키고 있으므로 주의한다.

　서암추봉에 있어서도 금혈의 자극, 압통점이 좁을 때에는 서암추봉 1개 돌기를 사용하고, 금혈과 아울러 압통점이 넓을 때에는 4~5개 추봉돌기로 집중 자극을 주는데 사용한다.

　피부에 서암추봉을 붙이고 간이 부항기의 고무진공흡입기를 압박하면 진공이 되면서 서암추봉이 피부에 붙는다. 간이 부항기이므로 2~3분 후에는 공기 압력이 빠져나와 추봉이 떨어질 땐 다시 간이 부항기를 압박하면 몇 분 이상 오래가며, 20~30분 이상을 여러 곳에 자극한다. 특히 신체의 통증부위(염증 부위는 주의)에 사용하면 특히 혈액순환 조절이 우수하고, 이어서 통증해소에 탁월하다.

　서암추봉은 눈·고막·총경동맥 부위·사타구니·모든 염증 부위 등 민감한 부위에는 이용하지 말고, 살이 많은 부위, 주로 등줄기 부위에 많이 이용하고 각 관절 부위에 이용한다. 환자의 건강 상태, 피부 상태를 판단하여 사용하되, 너무 강자극을 주지 않도록 한다.

　서암추봉을 붙이면 피부에서 충혈되는 경향이 있다. 서암추봉단지 주변에 서암크림을 약간씩 바른 다음 피부에 압박을 하면 피부 자극이

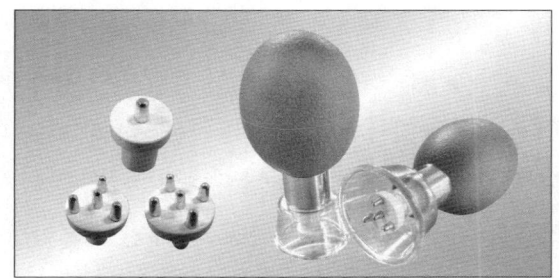

서암추봉

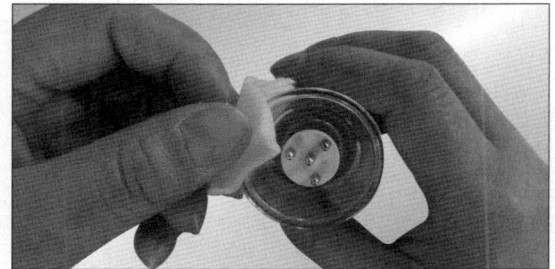

서암추봉을 소독하는 모습

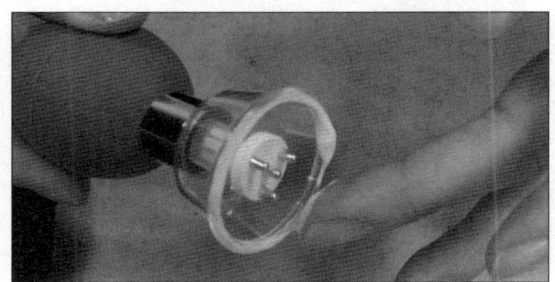

서암추봉 단지 주변에 서암크림을 바르는 모습

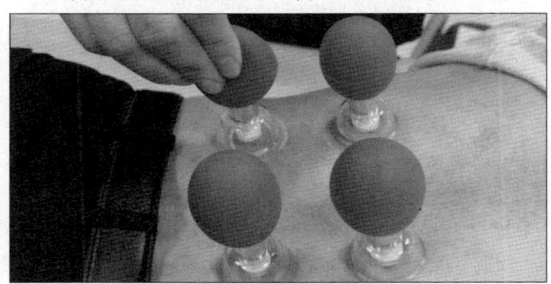

서암추봉을 붙인 모습

가볍다.

　서암추봉을 사용할 때는 반드시 안정된 상태에서 자극하고 자세 불량, 정신 불안정 시에는 자극하지 않는다. 처음 사용할 때는 피부를 간압봉으로 마사지하고, 다시 피부를 소독한 다음에 서암추봉을 사용한다.

　서암추봉도 개인용이 좋으며, 재사용 시 개인용이 아닐 때는 추봉을 사용할 때마다 알코올 탈지면이나 물에 끓여서 사용한다.

　좀 더 자세한 내용은 『통증의 신연구』를 참고한다.

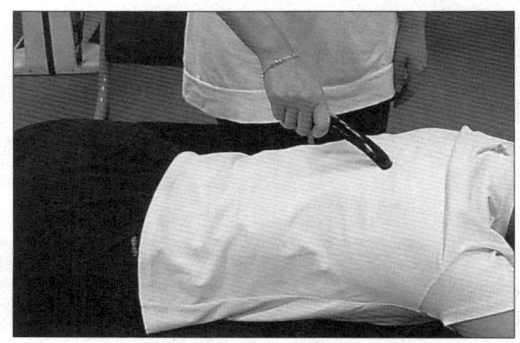

간압봉으로 마사지하는 모습

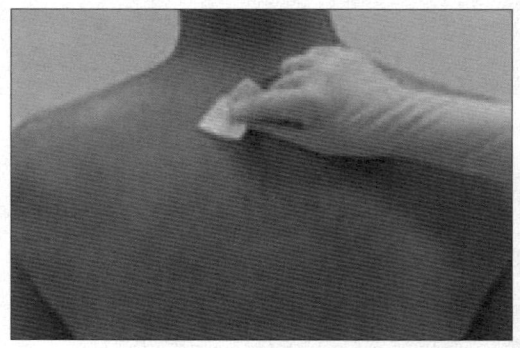

알코올 탈지면으로 소독하는 모습

8. 부항추봉의 사용법

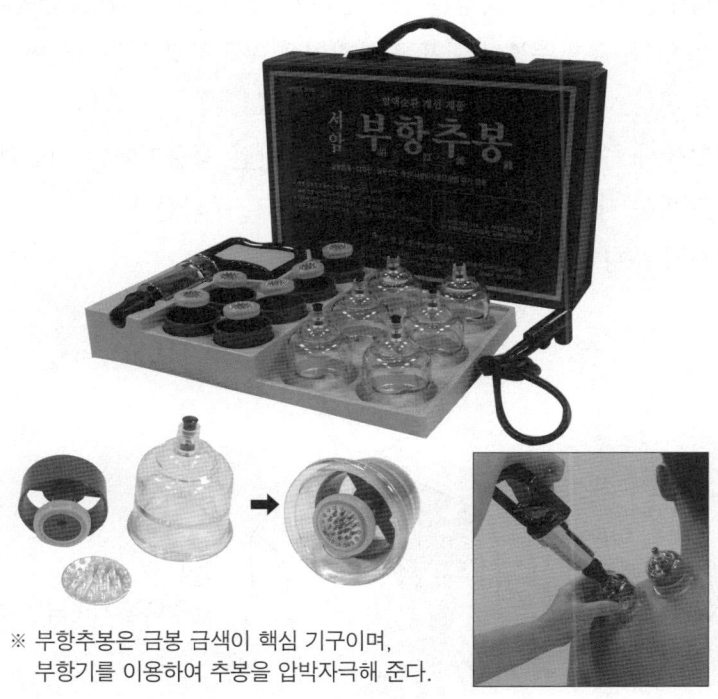

※ 부항추봉은 금봉 금색이 핵심 기구이며,
   부항기를 이용하여 추봉을 압박자극해 준다.

　서암추봉도 혈액순환을 강력하게 조절하기 위해서 장시간 다자극·강자극을 주기 위한 것이다. 그러나 서암추봉은 간이 부항기를 이용하므로 압박에는 한계가 있어서 몇 분 후에는 서암추봉이 떨어진다. 이 점을 보강한 것이 부항추봉(附缸錐鋒)이다.

　부항추봉은 부항기의 부항단지 안에 금봉 대형을 부착시켜 자극하므로 우선 서암추봉보다 돌기가 대단히 많고 부항기 펌프는 강력한 흡인력(吸引力)이 생기므로 부착 시간이 서암추봉보다 2~3배 오래간다.

즉, 서암추봉보다 자극을 많이 주면서 강한 압박자극과 오랜 시간을 자극하기 위한 것이 부항추봉의 특징이다.

부항추봉에서 금봉 대형은 특수금속이므로 침의 유해 중금속과는 차이가 있다. 부항추봉의 펌프를 부항기에 부착하고 진공시키면 강한 압박이 된다.

여기에서 주의할 사항은 건부항은 좌 반신 등줄기에만 이용하고, 기타 부위는 사용을 음양맥상을 악화시키므로 주의한다.

반드시 부항추봉을 사용한다.

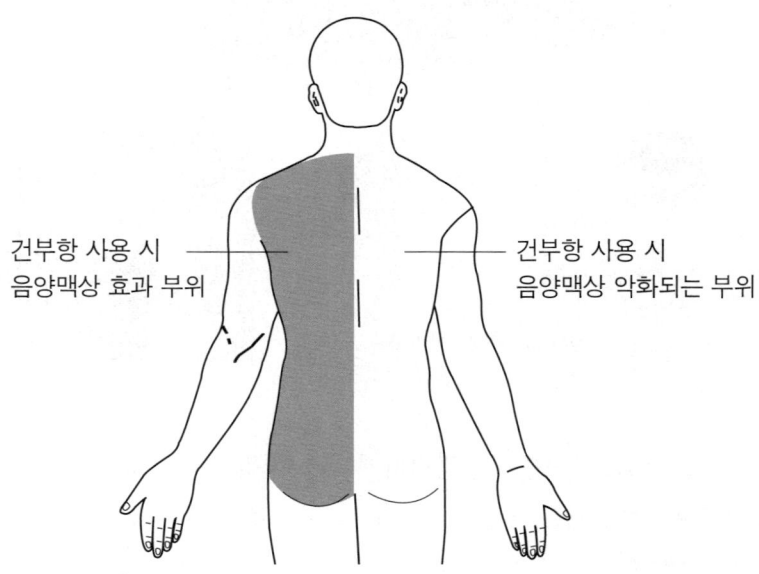

※ 건부항·습부항은 등줄기 좌반신에서만 효과반응이 있다.
　기타 부위는 건부항을 붙이면 음양맥상이 크게 악화되어 위험하다.

서암부항추봉은 부항추봉 펌프, 부항단지, 금봉 대형, 거치대, 혼자서 사용할 수 있는 긴 호스로 구성되어 있으며 A형과 B형이 있다.

A형은 금봉 대형 거치대와 금봉 대형 6개를 1세트로 하여 기존 부항기에 사용한다.

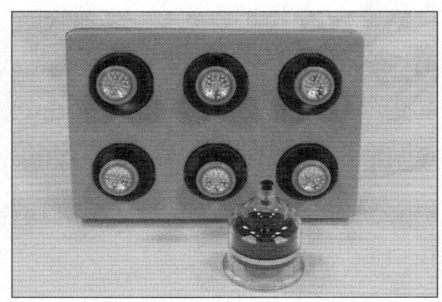

서암부항추봉 A형

B형은 금봉 대형 6개와 거치대, 부항단지, 펌프, 긴 호스로 구성되어 있다.

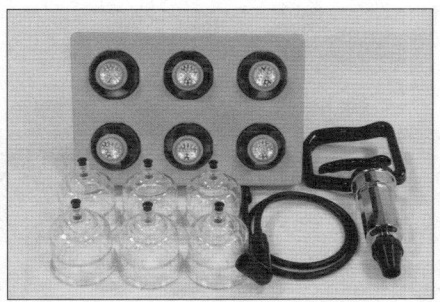

서암부항추봉 B형

부항추봉은 일반 침봉·금봉·추봉에 비해 제일 강력한 장시간 압박용이므로 강자극에 해당된다.

통증이 심하고 통증범위가 넓을 때 강자극을 주어서 혈액순환을 왕성하게 오랜 시간 조절하기 위함이다.

187

부항추봉은 서금요법에서는 사용할 수 없으며, 금경술에서 넓은 근육·복부·관절·어깨 부위 등에 이용한다. 부항추봉도 피부에 부착시킬 때는 서암크림으로 부항단지의 가장자리를 발라서 피부 자극을 덜하게 한다.

금봉 대형은 한 번씩 사용한 다음에 분리해서 소독하여 재사용하고 가급적 개인용으로 이용한다.

주의할 것은 부항 펌프질을 할 때 환자의 건강 상태, 피부 상태를 파악하여 사용하되 너무 강하게 펌프질하지 않는다. 노약자와 여성, 사타구니, 겨드랑이, 가슴 부위는 주의하고, 허약자에게는 펌프질을 살짝만 해도 부항단지가 잘 붙는다.

부항추봉도 한꺼번에 여러 개를 붙일 수가 있다. 서암추봉과 마찬가지로 부항추봉을 뗀 다음에는 알코올면으로 피부를 소독하고 서암크림을 발라 피부 반응을 줄이고 모세혈관 확장을 유도한다. 통증부위가 넓을 때는 여러 개를 붙여 주고, 30분 이상 자극하면 통증해소에 큰 도움이 된다.

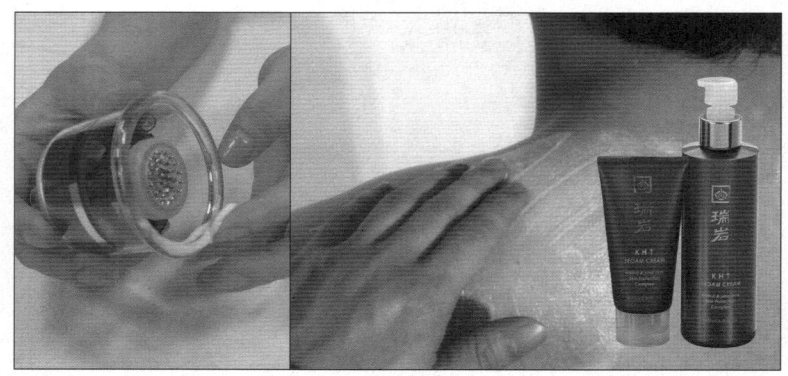

부항단지·신체에 서암크림을 바르는 모습

◎ 사혈요법과 건부항은 주의한다.

일반 침술계와 한의계에서 통증관리에 사혈요법이나 부항요법을 많이 이용하고 있으나, 이 사혈요법과 부항요법은 대단히 위험한 방법이므로 주의해야 하고 일반 국민들도 사혈요법이나 부항요법 시술을 받지 말아야 한다.

사혈요법이란 피를 빼는 방법으로, 사혈침을 찌른 다음 부항단지를 붙여 피를 빼내는 방법이며 이것을 습부항(濕附缸)이라고 한다.

건부항(乾附缸)이란 사혈을 하지 아니하고 피부에 건부항을 붙여서 피부를 충혈시키는 것으로 일명 정혈요법(淨血療法)이라고 하나, 정혈요법이 아니면서 위험하다.

① 사혈요법 — 습관성 · 중독성으로 환자는 피폐해진다

통증이란 국소에서 혈액순환 장애를 일으켜 통증물질이 발생하여 통증을 느끼는 것인데, 이때 통증부위에서 피를 빼면 대개 검은색의 혈액이 나온다. 그러면 통증이 완화가 되면서 대단히 가벼워진다. 그러나 얼마 지나면(일본의 침구 대가인 마나카 요시오 박사의 연구에 의하면 30~40분 정도 지나면) 모세혈관이 수축되어 다시 혈액순환 장애가 나타난다.

사혈침과 부항을 접촉하는 즉시 음양맥상이 악화된다. 사혈을 하면 부돌맥은 형체(맥관)가 연약해지는 현상(심장의 혈액순환 장애 현상)이 나타난다.

그러면 도파민과 엔도르핀이 분비되어 시원한 쾌감을 느낀다. 통증이 있을 때 대부분 사혈을 하면 대개 쾌감을 느낀다. 이때 도파민 · 엔도르핀 분비는 교감신경 긴장 상태를 의미하고, 곧 모세혈관이 수축되는 것을 의미한다.

통증이 진통되었다가 다시 통증이 나타나면 그때는 사혈을 하지 않으면 쾌감을 느끼지 못하여 또다시 피를 뺀다. 피를 여러 번 뺄수록 중독성·습관성이 생기고, 통증재발은 점점 더 심하여지고 중독성·습관성도 더욱 심해진다.

피를 많이 자주 빼는 사람은 통증이 재발될 때 더 많이 피를 빼야 통증을 잊거나 쾌감을 느낀다. 결과는 자주 피를 빼므로 환자의 건강상태는 극도로 허약해져 나중에는 영양제·보약·건강식품 등을 먹어가면서 피를 빼고, 어느 경우는 영양제 링거주사를 맞으면서 한쪽에서는 사혈까지 하고 있다.

사혈을 1~2번 하는 것은 큰 문제가 없으나, 자주 많이 피를 빼는 것은 오히려 전신의 곳곳에서 통증을 느낀다.

그러므로 피를 빼는 것은 좋지 않다고 하는 것이다.

② 건부항요법

건부항을 복부·등줄기·어깨 부위에 부착하여 정혈(淨血)시킨다고 한때 유행했으나 이제는 한의계에서 적극적으로 이용하고 있다.

동양의학계에서는 한약·침·뜸·부항이 인체에 미치는 영향이 좋은 영향인지 나쁜 영향인지 모르고 시술을 하고 있다.

건부항을 붙이면 처음에는 흑적색의 충혈이 보이지만 몇 번 반복하면 충혈이 보이지 않으므로 정혈된 것이라고 하는데 이것은 오히려 대단히 위험한 현상이다.

건부항은 등줄기 좌 반신에서는 혈액순환 조절, 음양맥상 조절반응이 나타나지만, 기타 부위는 음양맥상 악화반응이 심하다. 이것은 모세혈관의 수축을 의미한다. 그러므로 건부항이 위험하다는 것이다.

건부항을 붙이면 처음에는 충혈이 나타나다가 나중에 여러 번 반복하면 충혈이 나타나지 않는다. 충혈이 나타나지 않는 이유는 정혈되었기 때문에 혈색 반응이 없는 것이 아니라 모세혈관이 크게 수축되었기 때문에 혈색 반응이 나타나지 않는 것이다.

인체부위는 어느 곳이든 강하게 압박을 하면 혈색·충혈 반응이 마땅히 나타나야 하는데 혈색 반응이 나타나지 않는다는 것은 심각한 모세혈관 수축현상임을 알아야 한다. 이것은 교감신경 긴장 상태를 악화시키는 것이므로 위험하다고 하는 것이다.

실정이 이러한데도 소위 동양의학을 한다는 사람들은 통증환자들에게 마구 피를 뽑고 건부항을 떠 주고 있다.

국민들은 주의해야 한다. 한약·침·뜸·부항은 비과학적이고 위험한 2,000년 전의 미개했던 당시의 민간요법일 뿐이다.

만약 사혈요법을 하려면 앞의 고려수지침 기구에서 소개하는 사혈침으로 12근혈(十二根穴)이나 12사의혈(十二四醫穴)에서 서금요법의 손부위에 한다.

또한 사혈도 1~2번만 실시하고, 그 외에는 가급적 사혈하지 않도록 한다.

◎ **사혈요법**

사혈요법은 진통효과가 우수하지만 여러 가지의 문제점, 위험성 때문에 충분히 연구한 다음에 사혈을 해야 한다. 사혈요법은 위와 같이 문제점을 가지고 있으므로 함부로 시술해서는 안되며, 급성 통증이 있을 때 1~2번 정도 사혈을 하거나, 신체 부위보다 손발에서 사혈하는 것이 바람직하다.

손발을 제외한 신체부위에서는 중독성과 습관성, 모세혈관 수축 문제가 크기 때문에 조심해야 한다. 사혈을 한 번이라도 시술한 환자는 모세혈관이 수축되어 있다는 것을 명심해야 한다. 사혈을 많이 할수록 모세혈관 수축은 심하다.

사혈을 많이 한 사람들의 요골동맥을 짚어 보면 대부분이 세소(細小)한 맥상이 나타나 혈관 위축이 되었음을 의미한다. 이것은 링거주사를 맞았을 때와 같은 정도이다. 링거주사를 처음 맞는 사람은 혈관이 잘 나타나 주사하기가 쉬우나, 반복할수록 혈관 위축이 일어나 주사하기가 힘들다. 단순하게 주사하기만 어려운 정도가 아니라 그만큼 전신에서 혈관 위축이 일어난다는 것은 혈액순환에서 큰 문제를 일으키고 있음을 의미한다. 또한 총경동맥은 혈관이 불분명하게 박동하여 무력한 맥상이 나타나는 것은 심장에서의 압출력이 그만큼 크게 저하되어 있어 심장병을 발생시키거나 악화시킬 수 있다는 의미이다.

사혈을 많이 할수록 신체 냉증 현상이 심해진다. 냉증 환자 특히 여성들의 허리·골반·하복부 등에서 사혈할 때 더욱더 아픈 부작용이 발생되기도 하므로 소아나 허약자, 여성들에게 사혈요법은 적당하지 않다.

그러나 통증이 심할 때 사혈을 하면 즉시에는 모세혈관이 확장되어 진통반응이 우수하므로 사혈요법에 매력을 느끼고 있으나, 위에서 언급하였듯이 사혈은 손과 발에서만 조금씩 급성일 때 1~2번 정도만 이용하되, 신체 부위에서는 반복하여 사혈하지 않는 것이 좋다. 사혈요법보다 안전하고 효과 좋은 서금요법·금경술을 이용한다.

사혈에 매력을 느끼는 사람들과 급성 통증 시의 사혈요법을 위해서 다음과 같은 치방을 제시한다.

① 사혈하는 위치와 주의할 곳

사혈은 손발을 제외한 신체에서는 가급적 사혈을 하지 않는 것이 상책이고 건강에 이롭다. 사혈을 해서 어혈 제거는 절대로 안되고 정혈(淨血)도 안된다. 일시적으로 모세혈관이 확장되다가 몇 분 안 되어 다시 모세혈관 수축 현상이 더욱 심하게 나타나기 때문이다.

그리고 손끝(수십선혈)·발끝(족십선혈)에는 침·뜸, 금경술·서금요법의 모든 기구로도 자극하지 않는다. 그래서 십선혈의 사혈도 반드시 주의해야 한다. 음양맥상이 더욱 악화되기 때문이다.

② 12근혈(十二根穴: F1, K15, A33은 제외)과
　12사의혈(十二四醫穴)

사혈하는 위치는 서금요법에서는 12근혈(十二根穴)에서 사혈하되 F1, K15, A33은 절대 금지한다. 준급성인 경우는 12사의혈(十二四醫穴)에서 사혈한다. 12근혈과 12사의혈의 적응증은 서금요법·금경술의 요혈을 참고한다.

〈12근혈(十二根穴)〉

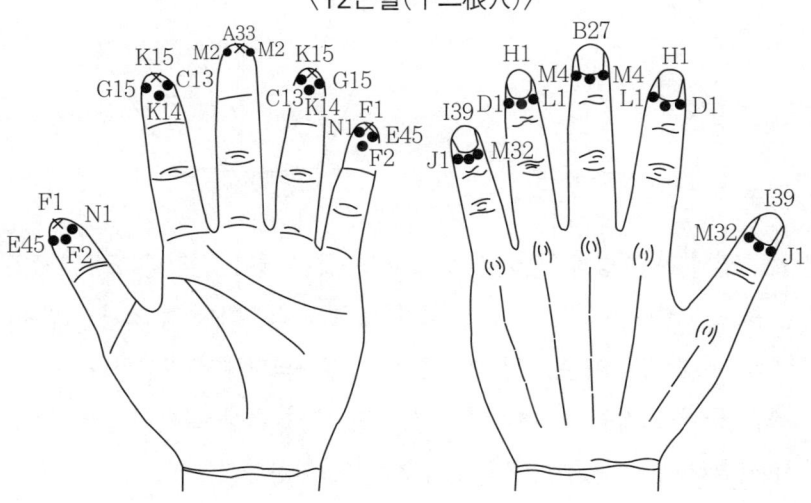

⟨12근혈과 12사의혈의 장부 관계⟩

12근혈	장부	사의혈	12근혈	장부	사의혈
C13	폐	C12	L1	삼초	L2
K14	심포	K14	H1	소장	H2
G15	심	G14	D1	대장	D2
N1	간장	N2	M32	담낭	M31
F2	비·췌장	F2	I39	방광	I38
E45	위	E44	J1	신장	J2

⟨12사의혈(十二四醫穴)⟩

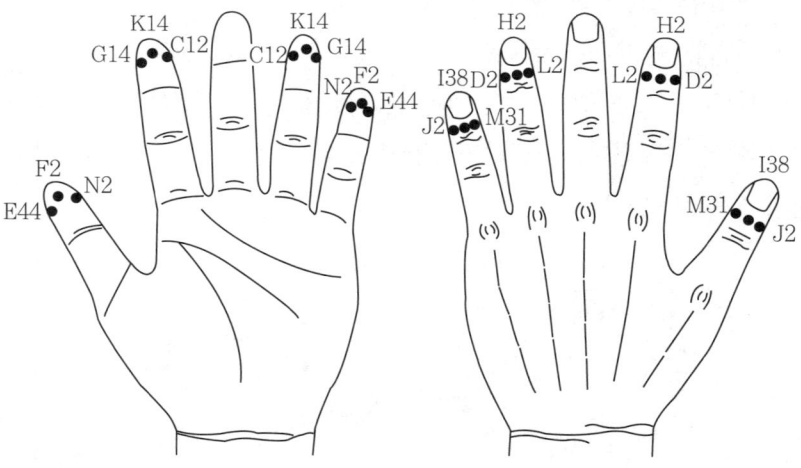

　12근혈의 사혈 방법은 2가지가 있다. 응급 시에 12근혈을 모두 1~3 방울 정도씩 빼내는 방법과, 급성 질환 시 특정 장부나 특정 기관과 위치 (금경상)에 발생될 때는 해당 12근혈이나 12사의혈에서 사혈한다.
　예를 들어 호흡곤란, 천식이 극심하면 폐의 급성 질환이므로 C13 에서 사혈하거나, 준급성이면 CC13에서 사혈한다.

대장의 급성 통증이면 D1에서 사혈하고, 준급성이면 D2에서 사혈한다. 만약 대장금경을 이용할 때는 CD1이나 CD2에서 사혈한다.

급성 체증·위장 통증·전두통 급성일 때는 위질환이므로 E45에서 사혈하고, 준급성이면 E44에서 사혈한다. 위금경을 이용할 때는 CE45나 CE44에서 사혈한다.

비·췌장의 급성 통증이나 췌장 급성·준급성 통증인 경우에는 F2에서 사혈하고, 비금경을 이용할 때는 CF2에서 사혈한다.

갑작스런 심장 통증일 때는 G15에서 사혈하고, 준급성이면 G14에서 사혈한다. 심금경을 이용할 때는 CG14나 CG15에서 사혈한다.

소장 통증·자궁 통증·하복 통증·류머티스 급성 통증에는 H1에서 사혈하거나, 준급성일 때는 H2에서 사혈한다. 소장금경을 이용할 때는 CH1이나 CH2에서 사혈한다.

심포의 급성 통증(가슴 통증)에는 K14에서 사혈하고, 심포금경을 이용할 때는 CK14에서 사혈한다.

자궁의 급성 통증에는 L1이나 L2에서 사혈하고, 삼초금경을 이용할 때는 CL1이나 CL2에서 사혈한다.

방광의 급성 통증에는 I39에서 사혈하거나, 준급성일 때는 I38에서 사혈한다. 방광금경을 이용할 때는 CI39나 CI38에서 사혈한다.

급성 신부전증·신장염·신결석 등의 통증에는 J1이나 J2에서 사혈하고, 신금경을 이용할 때는 CJ1이나 CJ2에서 사혈한다.

담낭염·담석증·급성 편두통일 때는 M32에서 사혈하고, 준급성이면 M31에서 사혈한다. 담금경을 이용할 때는 CM31이나 CM32에서 사혈한다.

간계통이나 간장의 급성 통증일 때는 N1에서 사혈하고, 준급성일 때는 N2에서 사혈한다. 간금경을 이용할 때는 CN1이나 CN2에서 사혈한다.

사혈은 응급처치 수준이고, 아급성이나 만성 통증일 때는 적당하지 않으며, 1~2회 정도만 응급처치로 사용한다. 아급성·만성 통증은 이처럼 사혈만 해서는 절대 안된다. 필자도 편두통이 있을 때마다 상응점에서 사혈을 하면 그 당시는 좋으나 일정 기간 지나면 재발되어 또 사혈하고 계속 반복된다. 상응점에 서암뜸을 뜰 때 만성 재발 통증은 없었다. 사혈은 1~2번만 국한하고 다른 방법을 이용한다.

③ 상응점 — 사혈요법도 좋다

신체의 각 부위에서 통증이 나타날 땐 신체의 통증부위에 직접 사혈은 가급적 금지한다. 위험성과 습관성, 재발, 혈관 수축의 문제가 심하다. 반드시 서금요법의 상응점에서 사혈하되 이는 1~2방울 정도로 몇 십 cc씩 혈액을 빼는 것은 아니다.

예로 전두통이면 A31에서, 편두통이면 M1·2에서, 후두통이면 B25, I2에서, 눈의 급성 통증은 E2 상응점에서, 입의 통증은 A26에서, 편도·인후 통증은 A23부근 상응점에서 사혈하면 효과성이 매우 좋다.

급성 편도선염·인후 통증이 심할 때 J1, D1 상응점 사혈은 신기할 정도로 효과성이 뛰어나다. 그러나 신체 부위에 금추봉·압진봉의 강자극도 효과가 뛰어나다. 손에서 사혈할 때 손등 사혈은 금지한다. 혈관 수축이 많아 지혈이 안될 수 있다.

9. 서암뜸요법

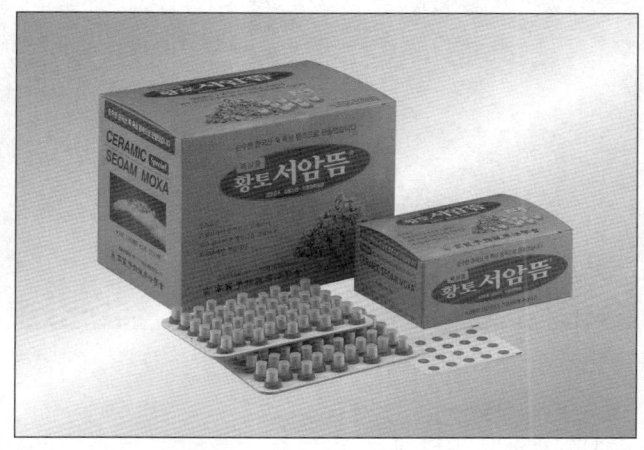

　신체에 나타나는 통증관리에 있어서 서암뜸요법도 효과적이나, 진통효과는 다른 방법에 비하여 약간 느린 편이다.
　그러나 서암뜸요법은 자율신경을 조절시키고, 대뇌혈류 조절과 면역력을 증진시키는 데 우수하고 여러 가지 자극 기구들의 효과성을 증가시키는 데도 큰 도움이 된다.
　신체의 통증은 교감신경 긴장이나 흥분 상태에서 발생되므로 온열자극을 주어야 자율신경 조절이 잘된다. 또한 대뇌혈류 조절도 신체가 따뜻해야 잘되고, 온열이 있어야 모세혈관 확장이 오래가고, 이어서 림프구가 증가하고 활성화되어 면역세포들이 세균·바이러스·암세포를 제거하는 데 도움이 된다.
　서암뜸은 반드시 서금요법의 이론에 따라서 손에만 떠야 하고 신체의 경락, 금경에 뜨면 혈액순환 장애가 나타난다. 통증의 진통효과를

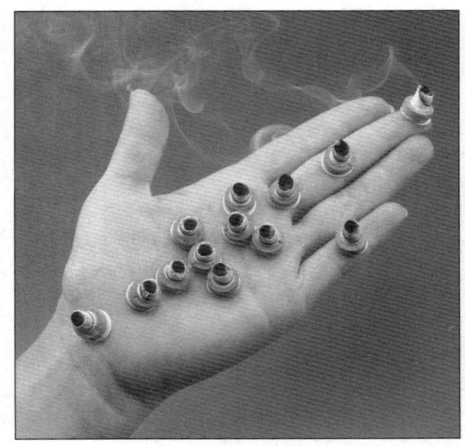 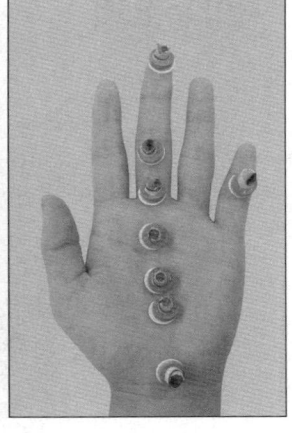

손에 황토서암뜸 뜨는 모습   제1 기본방

오래 유지하고 재발되지 않게 하기 위해 필요하다.

신체가 찰수록 통증이 많다. 신체가 냉한 사람들은 전신에서 통증을 느끼나 신체가 따뜻하면 통증은 사라진다. 그러나 사우나·목욕·찜질은 교감신경을 긴장시키므로 주의해야 한다.

서암뜸을 뜨는 방법은 크게 2가지 방법이 있다. 하나는 기본방의 뜸법이고, 또 하나는 기맥요법의 뜸법이다. 기본방에는 제1 기본방, 제2 기본방, 제3 기본방이 있다.

서암뜸을 5~10장 이상 많이 뜰수록 체온 상승에 큰 도움이 되며, 원기·저항력 증진에 탁월하다. 만성 질환, 원기가 허약한 사람, 고질병에 시달리는 모든 사람들은 서암뜸을 많이 떠서 체온을 상승시킬수록 건강 회복 능력이 우수하다.

서암뜸을 10장 이상 약 10일 정도 떴을 때 원기 증진이 무엇인가를 느낄 수 있다. 처음에 뜰 때는 1~2장을 뜨되 왼손부터 뜨고 오른손을 번갈아가면서 뜬다. 뜨는 방법은 숙달하여야 한다. 숙달한 다음에는

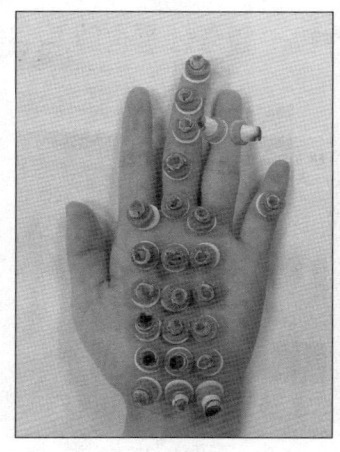 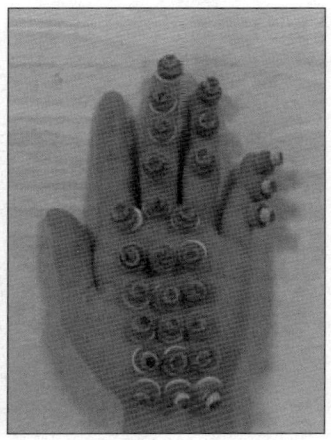

제2 기본방   제3 기본방

3~5장씩을 뜨고, 더 나아가 5~10장을 뜨면 원기 증진, 통증 제거에 탁월하다.

  서암뜸은 반드시 한국산 쑥으로 떠야 한다. 중국산 쑥은 냄새가 독하고 섬유질이 굵어서 지나치게 뜨겁다. 몇 번 뜨면 오심·구토와 중추신경에 자극을 주어 어지럽고, 무기력·두통까지 일으킬 수 있으므로 주의한다.

  신체가 따뜻할 때 림프구가 증가하고 활성화되므로 모든 염증성 통증해소에도 도움이 된다(『최신온열요법』 참조).

10. 아큐빔 Ⅲ의 전자빔 자극 — 염증성 통증에 탁월하다

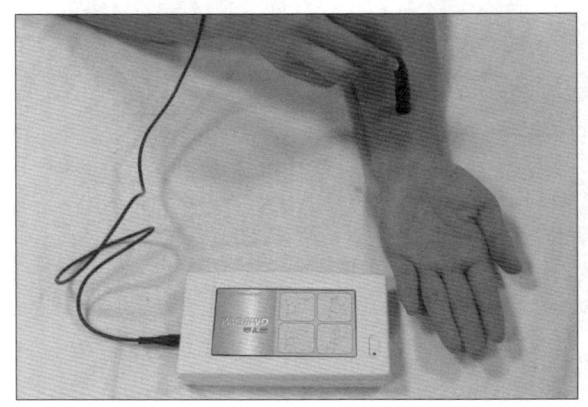

 아큐빔은 전자측정과 저주파의 전자빔 자극기구를 말하며, 아큐빔 Ⅲ는 정확한 전자측정이 장점이며, (-)도자 4개, (+)도자 2개가 있다.
 서금요법의 상응점과 4기 분별, 신체 통증부위의 전자과민점·통점(痛點)을 찾을 때도 아큐빔 측정이 필요하다. 그리고 서금요법의 기전혈, 금경술의 금전혈을 측정할 때 음양맥진법과 결부시킨 장부 허승 구별은 대단히 정확하다.
 서금요법이나 금경술에서의 통증해소는 반드시 대뇌혈류량을 조절시켜서 장부의 허승 기능을 조절해야 한다. 그래야 혈액순환을 왕성하게 조절시켜서 통증을 제거할 수가 있다.
 이때 장부 허승 구별이 쉽지는 않으나 아큐빔으로 장부 허승 구별은 매우 정확하다. 음양맥진법과 80~90% 일치성이 있다.

특히 전자빔은 저주파 자극기 중에서도 인체의 전기 활성화에 도움이 되는 파(波)를 선택해서 피부에 간접 자극을 주는 방법이다. 일반 저주파 치료기는 피부에 직접 자극을 주므로 대단히 위험하고 지나치게 강력한 자극이 되고 있다.

전자빔의 (-)자극은 질병 발생 물질, 즉 염증 발생 물질인 프로스타글란딘의 생성을 강력하게 억제하는 효과가 있다. 일반 기구로 염증 부위에 자극을 주면 프로스타글란딘을 활성화시켜 염증 반응을 악화시키고 있으나, 전자빔은 프로스타글란딘을 안정시켜서 염증성 질환에 큰 도움이 된다.

아큐빔의 전자빔 자극은 간접 자극이므로(피부에서 1~3mm 간격을 두고 자극한다) 피부에서 일체의 전자 감각이 없다.

저주파 자극에서 (-)도자 4개, (+)도자 2개가 있어서 압통점·상응점·과민점 통처에 자극을 주면서 기맥이나 금경·금혈에 자극을 주면 음양맥상이 우수하게 조절된다. 또한 전자빔의 자극은 염증성, 화상, 조직 손상일 때 자극을 주면 특히 효과적이다.

본서에서 아큐빔 Ⅲ를 소개했으나, 처음에는 금봉부터 이용하고, 잘 낫지 않을 때 아큐빔을 이용한다.

서금요법·금경술에서 가장 강력한 맥 조절법이 아큐빔 자극이고, 그 다음이 염파요법이다. 염파요법에서도 금경염파요법이 제일 강력하고, 다음이 기맥염파요법이다.

11. 목걸이·팔찌·발찌를 이용한 통증관리

특수금속합금은 기맥이나 금경·금혈에 접촉하면 음양맥상 조절반응이 나타나므로 이 금속을 팔찌·목걸이·발찌·반지요법에 이용하게 되었다. 이 장신구들은 통증관리에 대단히 우수하다.

(1) 팔찌의 견통과 긴장성 두통의 통증해소

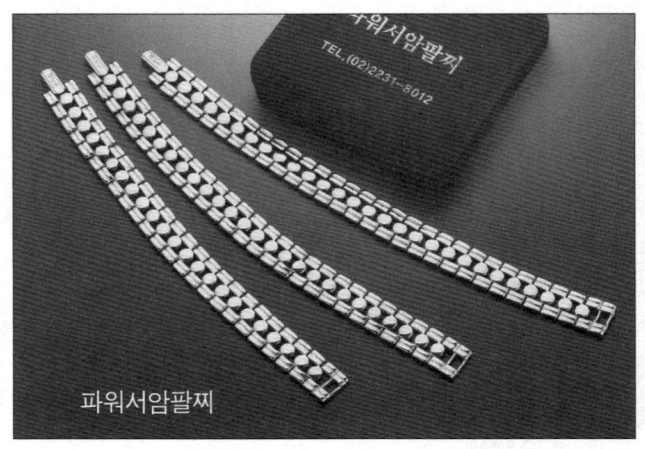

파워서암팔찌

필자는 20여 년 전부터 골프 운동을 하면서 어깨 스윙을 하는 관계로 좌측 견관절통증을 가지고 있었다. 흔히 오십견이라고 하나, 필자는 골프로 인한 통증으로 생각하고 있었다.

그러나 상응요법과 대장승방과 방광승방을 아무리 사용해도 곧 재발하곤 하였다. 〈지금 생각하면 수지침만의 자극은 장시간 맥 조절 유지에 한계가 있었기 때문이다.〉

그래서 파워서암팔찌를 왼 손목에 차면서 어깨통증이 거의 완전하게 없어졌다. 이처럼 견관절통증을 파워서암팔찌를 차서 해소된 사례는 대단히 많다.

양쪽의 견관절통증이 심하면 양손에 찬다. 양손에 찰 때 주의할 사항은 컨디션이 매우 좋아질 때 과로나 무리를 하므로 통증들이 발생할 수가 있었다.

특수금속의 팔찌를 처음 개발할 당시에 필자는 좌측의 긴장성 두통에 시달렸다. 수지침으로 자극하면 통증이 없어지거나 가벼워졌다가 다시금 재발하였다. 〈수지침도 유해 중금속이므로 맥 조절에 한계가 있기 때문이다.〉

얼마간을 고생하다가 파워서암팔찌를 차면서 몇 십분 후부터 뒷목이 가벼워지고 긴장성 두통이 완전히 해소되었다. 팔찌를 2~3년간 찼다가 뺐다. 그 이후로 긴장성 두통은 재발하지 않았다.

몇 년 전 보건신문사 K사장도 심한 긴장성 두통을 가지고 있었다. 파워서암팔찌를 차고 나서 해소된 사례가 있다. 특수금속이므로 음양 맥상 조절이 우수하고, 장시간 유지되므로 긴장성 두통 유발물질을 제거한 것으로 보여진다.

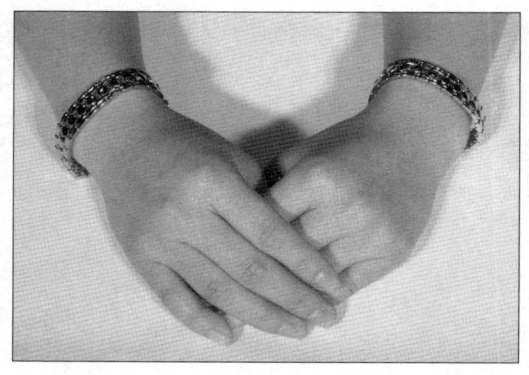

(2) 서암목걸이 · 음양석 목걸이

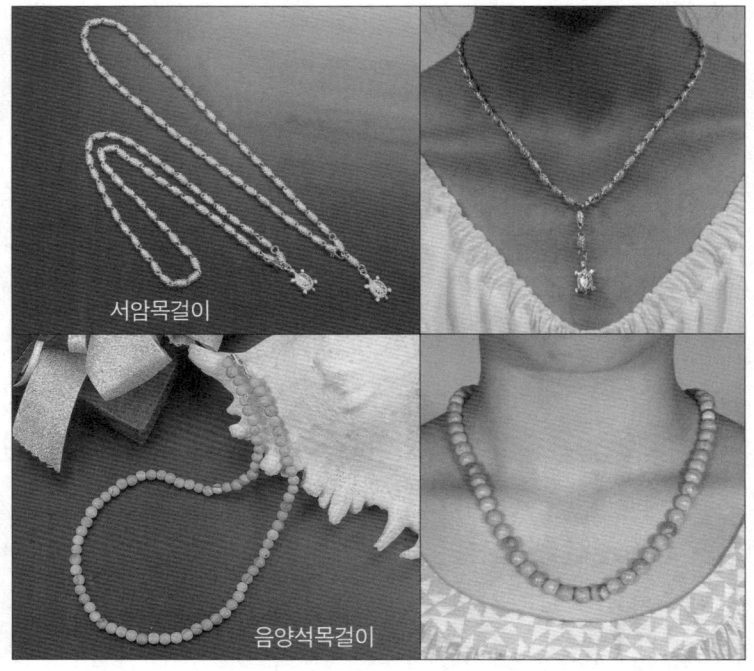

서암목걸이

음양석목걸이

음양석과 특수금속 재질로 목걸이를 만들었다. 도꼬마리 열매처럼 뾰족하게 만들었고, 음양석은 특수금속보다 음양맥상 조절에 더 큰 도움이 된다.

목걸이는 두통, 현기증, 머리가 맑지 못할 때, 뒷목이 긴장될 때 특히 도움이 되고, 우울증 · 조울증 · 심인성 질환 · 심장 질환 등에 널리 이용된다.

(3) 서암발찌

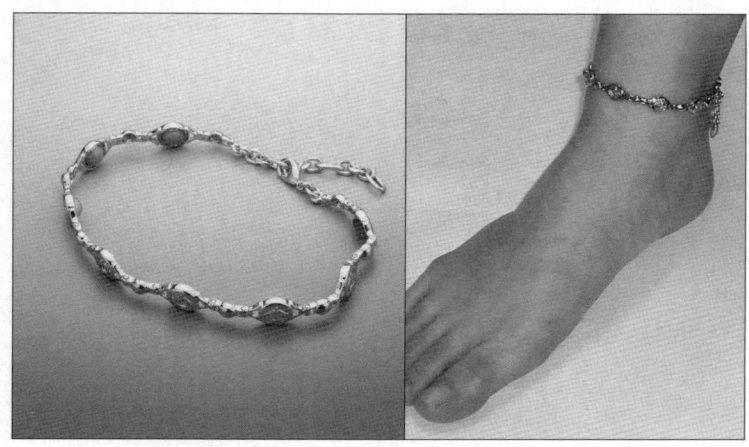

하지 무력 · 피로 · 하지 부종 · 하지 통증, 하지가 저린 경우, 경련을 일으키는 경우 등 대단히 많다.

특수금속으로 발찌를 만들어서 이상이 있는 쪽 발목에 차면 하지의 혈액순환 조절에 탁월한 반응이 나타난다.

발찌를 차면 하지 피로 · 부종 · 통증 · 저림 증상에 많은 도움을 주고, 하지 경련(쥐나는 것)도 없어지는 사례가 나타났다.

(4) 구암반지 · 침봉반지

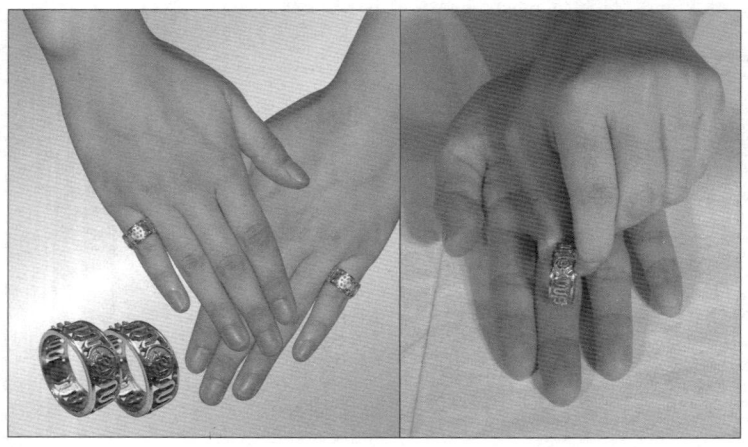

특수금속과 음양석을 넣어서 만든 것이 구암반지이고, 지금은 침봉반지이다. 맥상 조절이 우수하고 장부 허승 조절이 우수하므로 많이 이용하고 있다. 이 반지요법은 통증관리에 큰 도움이 된다.

이 반지요법은 장부 허승을 정확히 알고 끼워야 하며, 장부 허승이 틀릴 때 침봉반지를 끼면 이상증상이 나타날 수 있다. 어느 손가락에 끼워도 큰 문제는 없으나 장부 허승을 구별해서 끼워야 한다.

제4장 서금요법의 요혈

　서금요법의 제1 기본이론인 상응요법도 진통반응이 대단히 우수하고 음양맥상 조절이 가능하나, 통증이 심한 경우 상응요법만으로는 맥상 조절이 잘되지 않는다. 상응요법으로서 음양맥상 조절에 큰 도움이 되지 못할 때는 반드시 기맥요법을 이용해야 하며, 기맥요법 중에서도 요혈을 이용해야 한다.

　기맥이란 1971~75년에 유태우(柳泰佑)가 손에서 발견한 대뇌혈류 조절선, 음양맥상 조절선, 장부 기능 조절선으로서 14개가 있다. 6장(六臟) 6부(六腑)에 하나씩 연결되어 있어 12개 기맥과 임기맥·독기맥으로 구성되어 있다.

　상응점 자극들은 음양맥상 조절이 완전하지 못하나, 기맥의 자극은 음양맥상 조절이 우수하다.

　6장(六臟)이란 간·심(심포)·비(췌장)·폐·신장을 말하며, 6부(六腑)란 담낭·소장·삼초·위장·대장·방광을 말한다. 이들 6장 6부는 인체의 조직과 대뇌를 조절하는 중간 통솔기관에 해당한다. 고위 조절기관은 대뇌에 있는 각 중추이다. 심포는 심낭이나 심장 주변의 대혈관들을 말하며, 흉선 기능을 포함한다. 삼초란 장기는 없으나 남녀의 부신 기능과 여성의 자궁, 남성의 전립선 기능을 포함한다.

대뇌의 혈류를 조절하면 대뇌가 장부를 조절하고, 장부는 각 조직·기관과 연계하여 기능을 유지하고 있다. 모든 질병이나 통증은 대뇌와 장부가 연계되어서 나타나므로 통증을 해소할 때 대뇌의 혈류 조절과 장부의 기능조절은 동시에 이루어진다. 대뇌의 혈류 이상이 다양한 것은 각 장부의 기능이상이 다양하기 때문이다. 즉 대뇌의 기능이상에 따라서 장부의 혈류 이상도 다양하게 나타난다.

대뇌가 장부를 통솔한다고 하나, 질병적인 면에서는 장부의 기능이상이 대뇌의 혈류를 관장하고 있는 것 같다. 이 장부 기능을 조절하기 위해 경락이 있다고 하나, 전래적인 경락은 잘못된 점이 있었고, 경락의 침·뜸 자극은 장부의 기능조절을 오히려 악화시키고, 따라서 대뇌의 혈류 상태는 심각하게 악화된다.

그러나 서금요법 기구로 기맥을 자극하면 대뇌의 혈류를 조절하고 장부의 기능조절까지 할 수가 있다.

6장 6부에 각 한 개씩 연결된 것이 기맥이며, 해당 장부에 이상이 있으면 관련된 기맥에 자극을 주어야 장부 기능과 대뇌혈류 조절이 가능하다.

예를 들어 위 기능의 이상으로 대뇌혈류 조절이 이상이 있을 때는 위장과 관련된 위기맥에 자극을 줄 때 대뇌혈류 조절에 가장 효과적이다. 다른 기맥에 자극을 주면 효과가 미약하거나 반응이 없을 수도 있다.

또 방광 기능의 이상으로 대뇌혈류에 이상이 있으면 반드시 방광과 관련된 방광기맥에 자극을 주어야 방광 기능이 조절되면서 대뇌혈류가 조절된다. 다른 기맥의 자극은 효과가 미약하거나 반응이 없을 수도 있다.

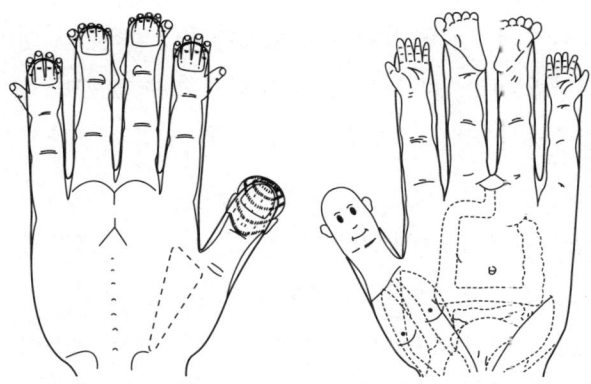

〈고려수지침을 모방한 수족침(1986년경)〉

수족침의 상응요법은 음양맥상 변화없고, 엄지-머리는 음양맥상으로 입증이 안 된다(고려수지침의 E8·I2 치방 적용 시에 수족침의 엄지-머리는 입증되지 않으며, 오히려 거부반응이 나타난다).
수족침 이론은 실험의 방법이 크게 부족하고 반복·재현이 안되며, 음양맥진 실험에서도 실험 반응이 없고 오히려 악화되는 부분이 많다.

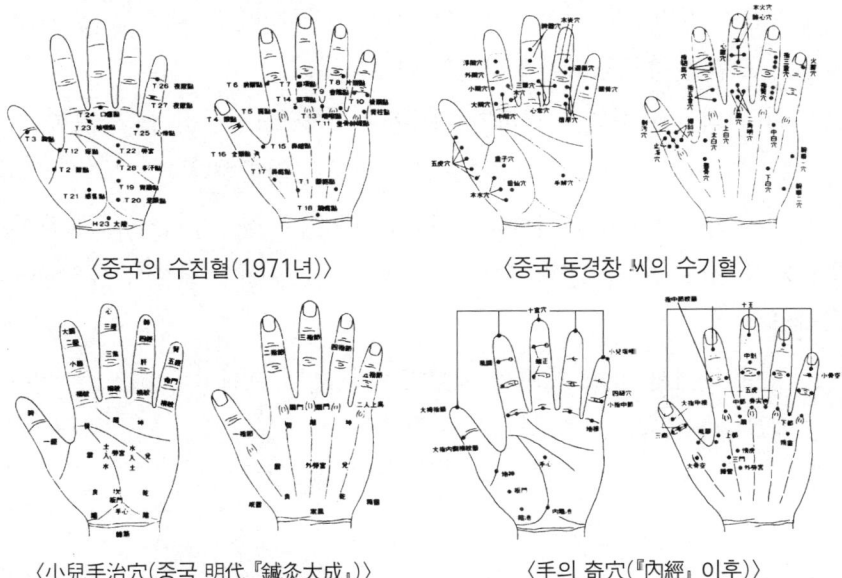

〈중국의 수침혈(1971년)〉　　〈중국 동경창 씨의 수기혈〉

〈小兒手治穴(중국 明代 『鍼灸大成』)〉　　〈手의 奇穴(『內經』 이후)〉

*위의 손에 있는 일반 요혈들은 실험으로 확실한 증명이 안 된다.
　수침혈들이 있으나 체계성이 없으며 음양맥상 악화가 있을 수 있다.
　(고려수지침의 기맥혈, 상응점이 아닌 곳에 침·뜸 자극은 음양맥상이 악화된다)

이 기맥은 음양맥진으로 실험해서 발견했다. 고려수지침의 14기맥을 모방해서 수족침을 만들고 별맥을 정했으나 음양맥진 실험상에서 맥상 변화가 거의 확인되지 않으며 일부는 더 악화될 수 있으며, 수족침의 상응이론은 입증하기 어렵고, 음양맥진이론으로는 입증이 안 되고 악화되기 쉽다.

기맥은 손부위에 14개가 있으나 실제는 좌우에 24개씩 있으므로 48개가 있고, 좌우 임·독기맥 4개를 포함하면 52개 기맥이 있다.

실제 임상에서 처음에는 병측만 이용하므로 좌측 질환이면 좌수좌측(左手左側)인 제3·4·5지를 이용하고, 우측 질환이면 우수우측(右手右側)인 제3·4·5지를 이용한다.

기맥이나 요혈을 자극했을 때 음양맥상 조절반응이 우수하며, 또한 어떠한 자극기구를 사용하느냐에 따라서 자극반응도 다르고, 요혈도 어느 요혈을 사용하느냐에 따라서 다르다.

이 기맥을 자세히 연구하기 위해서는 『서금요법강좌』를 참고한다. 다만, 본서에서는 몇 가지의 중요한 요혈만을 설명한다.

그리고 모든 통증은 장부와 관련이 있으므로 장부 기능을 조절해야 대뇌의 혈류 조절을 강력하게 할 수 있으므로 요혈을 반드시 사용해야 한다.

요혈 중에서 보제 혈처와 기모혈·기유혈·사맥혈과 해열 치방을 소개한다.

서금요법(瑞金療法)의 14기맥 혈도(穴圖)

1971~1975년에 저자 유태우(柳泰佑) 박사가 발견한 14기먹으로 현재 404혈임.

柳泰佑 原著

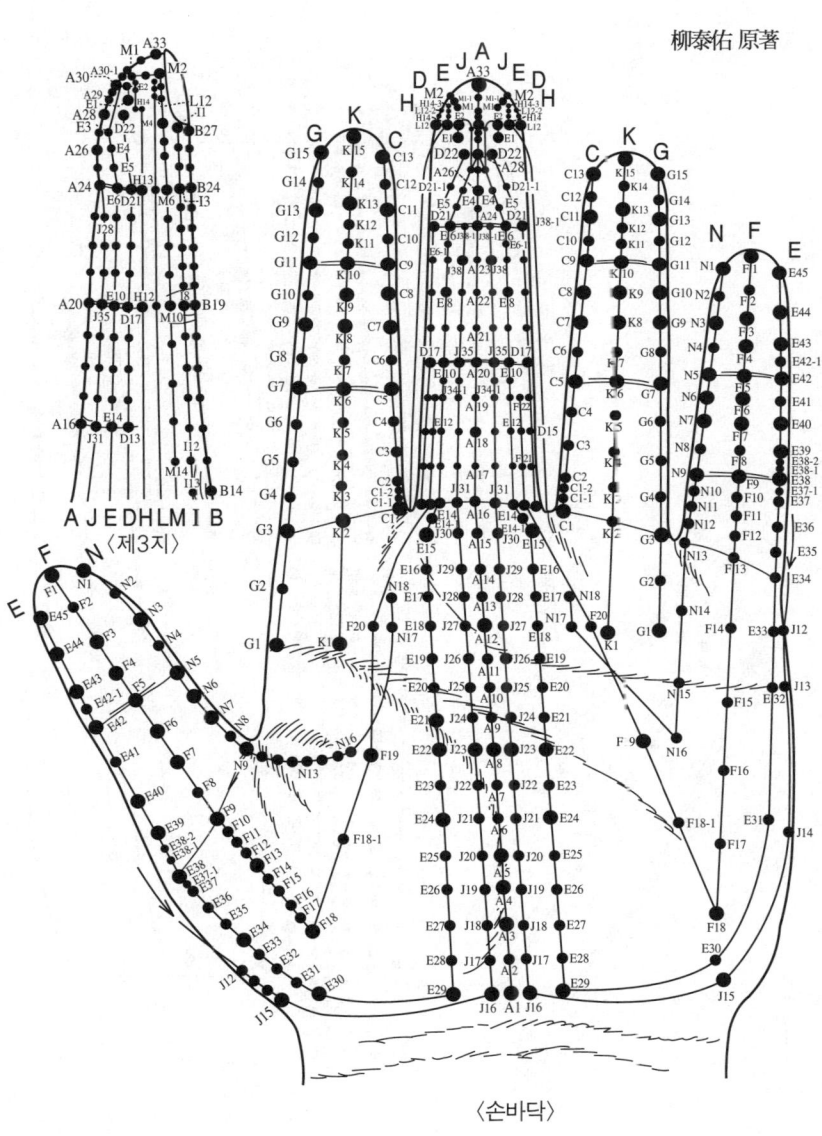

〈손바닥〉

서금요법(瑞金療法)의 14기맥 혈도(穴圖)

1971~1975년에 저자 유태우(柳泰佑) 박사가 발견한 14기맥으로 현재 404혈임.

柳泰佑 原著

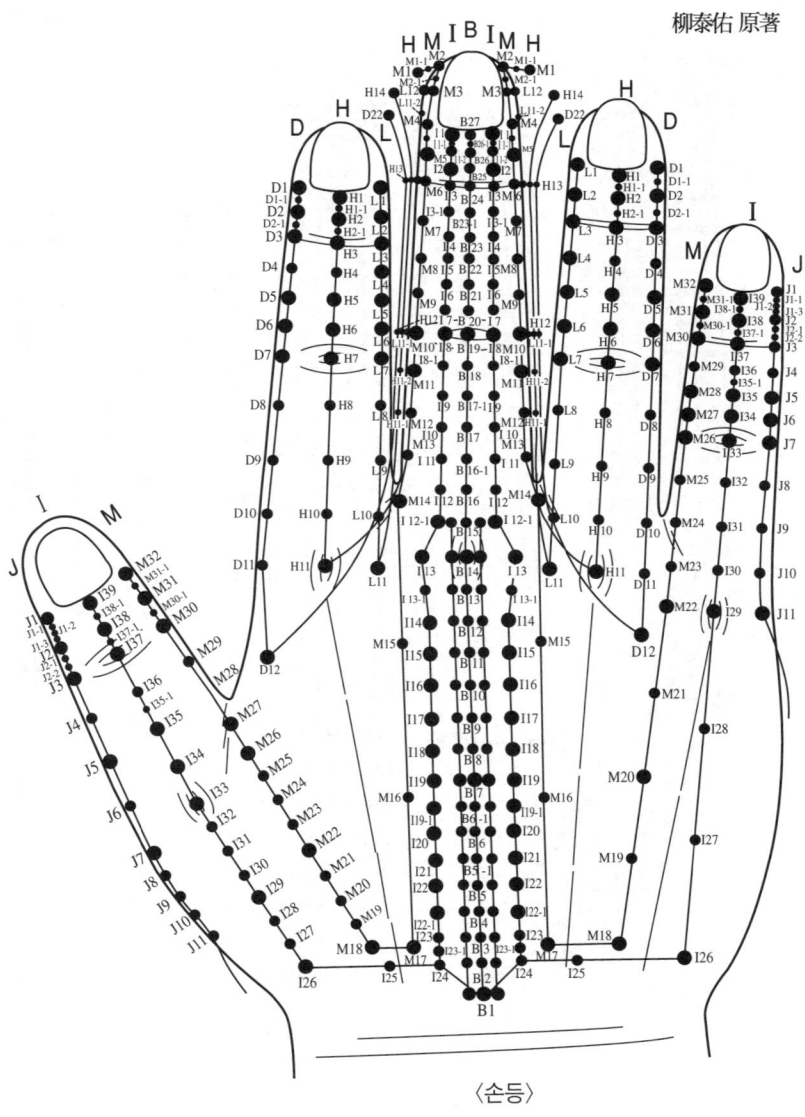

〈손등〉

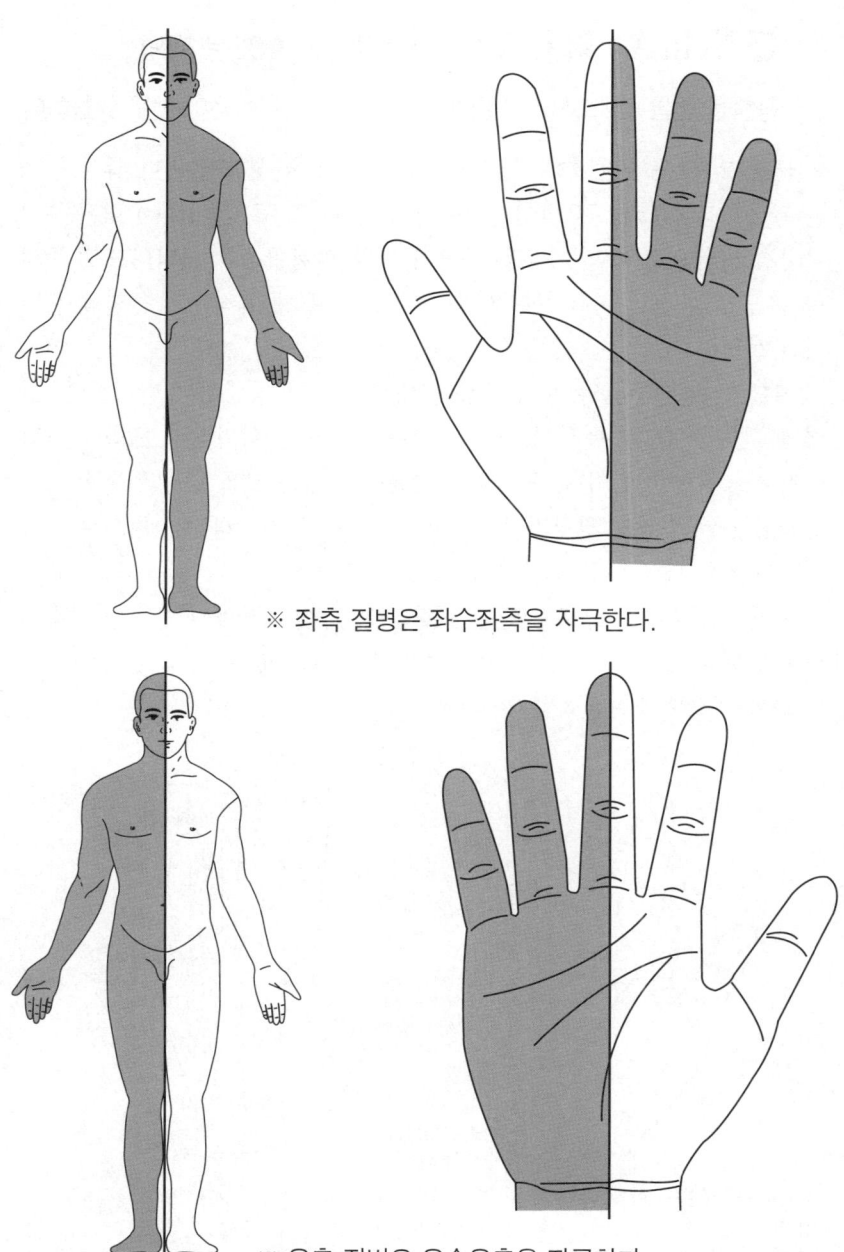

※ 좌측 질병은 좌수좌측을 자극한다.

※ 우측 질병은 우수우측을 자극한다.

1. 근혈(根穴: 氣井穴) — F1, K15, A33은 제외

통증을 진통·해소시키기 위해서는 근혈의 자극반응이 매우 탁월하다

근혈(根穴)은 모두 손끝에 위치하고 있으며, 급성 증상이나 급성 통증을 완화·진통시키는 요혈이다. 이 근혈 중에서도 F1, K15, A33은 부교감신경 영역으로 어떤 자극을 주든지 맥상 악화반응이 나타나므로 주의한다. 근혈의 선택은 각 부위에 통증이 있을 때 해당 장부의 근혈을 분별해서 선택한다.

예를 들어 전두통일 때 전두통은 대체로 위장 장애에서 발생한다. 그러면 전두통 상응부에서 상응점을 찾아 자극하고 위기맥의 E45에 약간 강자극을 하는 방법이다. 뒷목의 항강통증이 있는 것은 방광의 소속이다. 상응점 자극과 함께 방광기맥의 근혈인 I39를 강자극하는 방법으로 고통 통증이 심할 때에 이용하는 방법이다.

이때 상응점 자극으로도 진통이 잘되나, 근혈 자극을 이용하면 진통이 더욱 잘된다. 그 외에 다른 요혈을 추가하면 더욱 좋다.

근혈과 장부 소속은 다음과 같다.

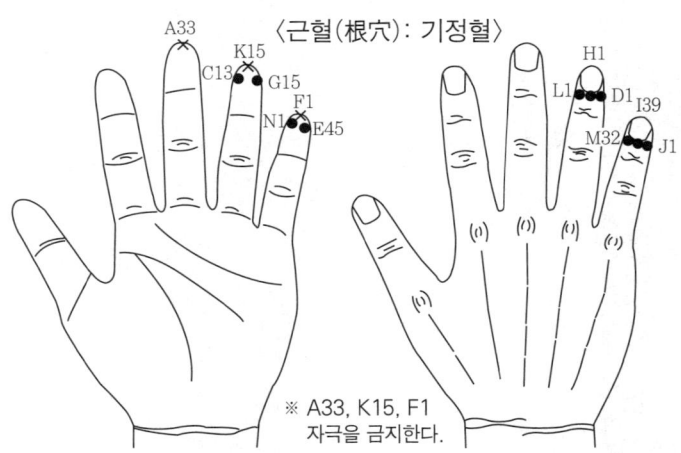

※ A33, K15, F1 자극을 금지한다.

폐기맥 근혈 C13, 대장기맥 근혈 D1, 위기맥 근혈 E45, 비기맥 근혈 F1(F2를 이용한다)
심기맥 근혈 G15, 소장기맥 근혈 H1, 방광기맥 근혈 I39, 신기맥 근혈 J1
심포기맥 근혈 K15(K14를 이용한다), 삼초기맥 근혈 L1, 담기맥 근혈 M32, 간기맥 근혈 N1

• C13 : 인후 · 기관지 · 코 · 폐 부위의 통증일 때 자극한다.

• D1 : 코 · 치통 · 턱밑 · 림프선 통증, 대장 통증, 치질 통증, 어깨 통증일 때 자극한다.

• E45 : 위장 통증, 전두통, 앞목 양쪽 근육통증, 앞가슴통증, 유방 통증, 복직근 통증, 급체 통증일 때 자극한다.

• F2 : F1을 자극하면 음양맥상이 악화되므로 자극하지 않는다. 대신에 F2를 이용한다. 췌장염 통증, 엄지발가락 통증, 위장 · 냉증 통증, 늑골 통증, 비장 종대, 심장 통증(협심증)일 때 자극한다.

• G15 : 심장 통증, 흉부 통증, 전체적인 두통, 항강통증, 화병일 때 자극한다.

• H1 : 하복통, 자궁통증, 천골 통증, 견갑 통증, 귀의 통증, 편두 통증, 류머티스 통증일 때 자극한다.

• I39 : 방광 통증, 항강통증(뒷목 줄기), 발오금 · 장딴지 통증, 머리 통증, 심장 통증, 등줄기 광배근 통증일 때 자극한다.

• J1 : 신장 통증(결석 포함), 인후 통증, 편도선 · 기관지 통증, 복부 통증(배꼽 주위), 인사불성일 때 자극한다.

• K14 : K15도 자극하면 음양맥상이 악화되므로 K14를 이용한다. 가슴 · 심장 · 늑골 통증, 두통, 치통, 항강통증일 때 자극한다.

• L1 : 하복통, 자궁 통증, 어깨 통증, 귀의 통증, 편두 통증, 신장 통증일 때 자극한다.

• M32 : 편두 통증, 귀 뒤 통증, 목 측면 통증, 어깨 통증, 담석 통증, 고관절 통증일 때 자극한다.

• N1 : 눈 통증, 신경과민 통증, 간장 통증, 대장 · 소장 통증, 근육 통증일 때 자극한다.

⊙ **자극 방법**

이 위치의 자극은 압진봉이나 금추봉 또는 순금 침봉으로 간헐적인 압박자극을 주되 너무 아프지 않게 자극한다. 압박자극은 30초 이상 오래 자극할수록 효과적이며 또는 압진봉의 효과가 더욱 강력하다. 금추봉의 자극도 매우 우수하다.

추봉·침봉 자극을 준 다음에 기마크봉이나 금봉 소형을 이용한다. 금봉의 자극이 더욱 우수하다.

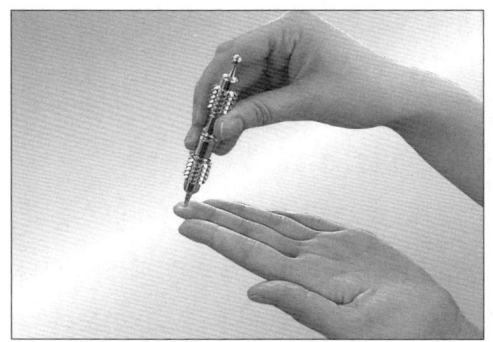

압진봉으로 자극하는 모습

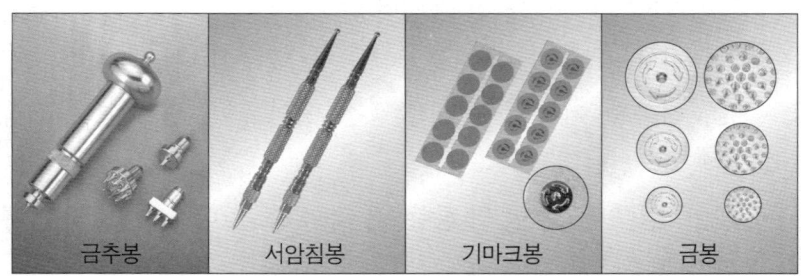

금추봉 　 서암침봉 　 기마크봉 　 금봉

2. 보제혈(補制穴)

각 기맥에는 보법(補法: 기능을 강화시키는 법)과 제법(制法: 기능을 억제시키는 법)을 사용하는 보제혈이 있다.

장부의 기능상에 이상이 있는 경우에 각각의 기맥들을 모두 자극하는 것이 아니라, 반응이 민감하고 강한 기능을 하는 요혈을 선정해서 자극한다. 급·만성을 막론하고 보편적으로 널리 이용하는 요혈이 보제혈이다.

장부 기능상에 이상이 있으면 기맥의 보제혈을 자극하여 장부 기능을 조절시켜 주면 대뇌혈류량을 개선시킬 수가 있다. 장부의 기능조절이 곧 대뇌혈류량의 조절이 되는 것이므로 장부의 기능조절을 위해서 요혈을 이용하고 그중에서 보제혈이 중요하다.

보제혈에서 아큐빔으로 분별하면 80~90% 음양맥진 분별과 일치되고, 삼일체형과 비교하면 약 97% 이상 일치된다.

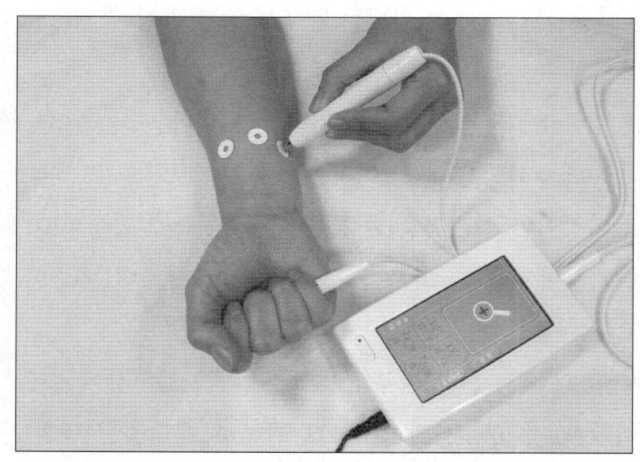

아큐빔Ⅲ로 전자측정하는 모습

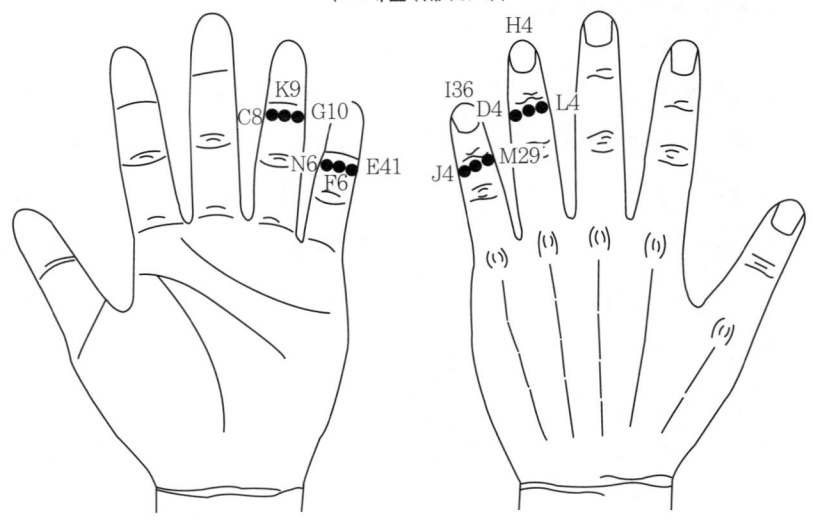

〈보제혈(補制穴)〉

폐의 보제혈 C8, 대장의 보제혈 D4, 위장의 보제혈 E41
비장의 보제혈 F6, 심장의 보제혈 G10, 소장의 보제혈 H4
방광의 보제혈 I36, 신장의 보제혈 J4, 심포의 보제혈 K9
삼초의 보제혈 L4, 담의 보제혈 M29, 간의 보제혈 N6

2가지 이상 분별해서 일치되는 분별법은 신빙성이 있으므로, 보제혈에서 아큐빔 분별은 정확성이 높다.

보제혈은 주로 좌수좌측, 우수우측을 많이 이용한다. 어느 곳에 통증이 있어도 장부와의 관련성을 확인하여 기맥보제혈을 자극한다.

좌측에 이상이면 좌수좌측(左手左側)을, 우측에 이상이면 우수우측(右手右側)을 이용한다. 좌우가 모두 이상이 있으면(통증이 있으면) 좌우수 모두 이용한다.

통증이 있을 때는 관련 장부의 기능이상을 찾는 것이 중요하다. 장부 기능이상을 정확히 분별할수록 정확한 보제혈을 선택할 수 있고, 정확히 자극하면 그 효과성은 놀라운 정도이다.

이 위치에 아큐빔 Ⅲ로 전자측정하면 매우 정확하게 이상 있는 장부를 측정할 수 있다. 아큐빔이 없는 경우는 증상이나 금모혈 과민점을 찾아서 기맥보제혈을 선택한다.

◎ 아큐빔 Ⅲ로 전자측정하는 방법

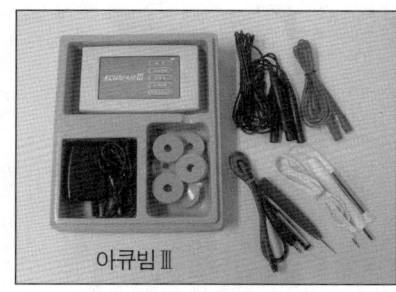
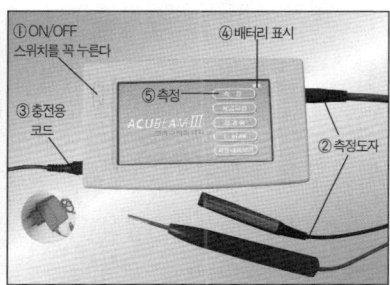

서금요법에서 전자측정과 전자자극은 정확한 분별과 우수한 맥상 조절, 강력한 혈액순환 조절과 항염·소염·진통 효과가 우수하다.

이러한 전자측정과 자극을 주기 위해 개발된 것이 아큐빔이고, 이번에 크게 보완되어 개발된 것이 아큐빔 Ⅲ이다.

아큐빔 Ⅲ는 새로운 디자인과 스크린 터치식이므로 간편하며, 배터리를 내장하였으며, (-)도자 4개, (+)도자 2개로 전자빔 자극을 극대화시켰고, 서금요법 측정도자·금경술 측정도자가 있으며, 측정 시 1~3초까지 최대값을 정해서 숫자 표시가 되어 고정값이 화면에 나타난다.

측정 부분으로 상응점·4기 측정과 서금요법의 기전혈 측정과 저장 그리고 음양맥진과 결부시킨 측정으로 장부 허승 분별이 정확하고, 금경술에서도 금전혈 측정과 저장, 음양맥진과 결부시킨 정확한 분별, 저장 내용 USB를 통해 PC 연결과 전자빔(E-Beam)을 10·20·30

초와 연속으로 조절하는 등 성능과 정확성·효과성을 극대화시킨 최신 IT와 접목시킨 방법이다.

① 정확한 측정 — 상응점·압통점·4기(四氣)의 측정과 보제혈의 측정 시 1~3초까지 최대값을 측정해서 수치가 나타나므로 계기 표시가 고정되고 정확하다.

② 서금요법이나 금경술에서 정확한 장부 허승 분별과 음양맥진과 거의 일치된다.

③ 전자빔의 자극 방법이 크게 향상되었다.

(-)도자 4개, (+)도자 2개로 구성되어 있고, 부착패드가 있어서 빔(Beam) 자극 시에 꼭 필요하다. 혈액순환 조절, 전해질 분해, 항염·진통 반응, 어혈 제거에 우수하다.

아큐빔의 연구는 아큐빔 특별 세미나에 참여하여 구체적인 연구가 있기 바란다.

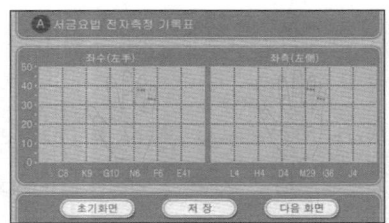
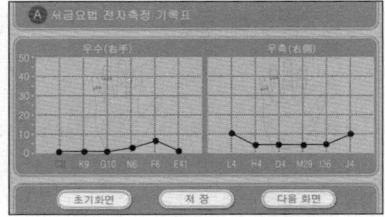

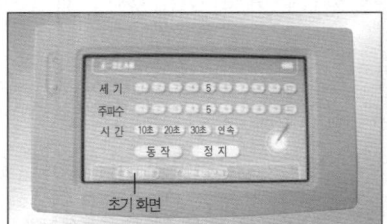
E-BEAM 표시창

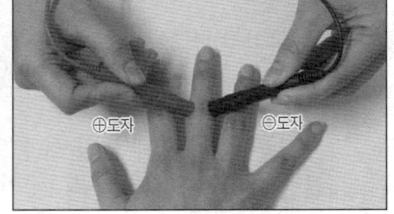
(-)·(+)측정도자

3. 기모혈(氣募穴)

기모혈은 인체의 복부에 있는 금모혈(金募穴)이 손에 상응하는 위치로서 대단히 중요한 자극점이다. 내장에 질환이 있으면 반드시 관련 통증이 기맥이나 기모혈에서도 나타난다.

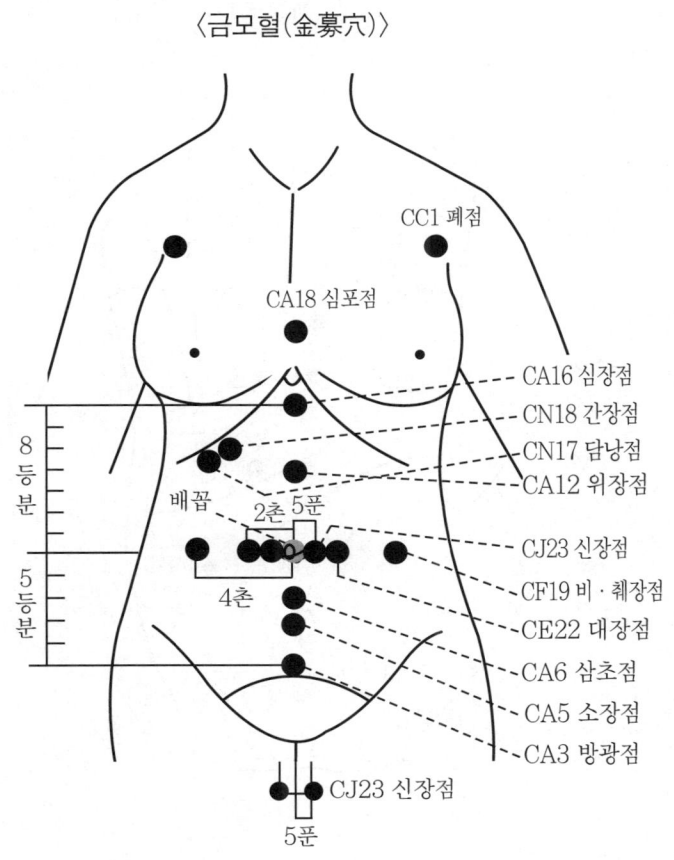

〈금모혈(金募穴)〉

※ 전래 경락의 모혈과는 차이가 있다.

이때 금경술 자극기구로 금모혈에 자극을 주어도 내장 기능을 조절할 수 있으나, 보다 간편하고 강력하게 반응을 나타내기 위해서는 기모혈의 자극이 절대 필요하다.

내장의 질환이 심할 때는 금모혈보다 기모혈이 더욱 우수하다.

〈기모혈(氣募穴)〉

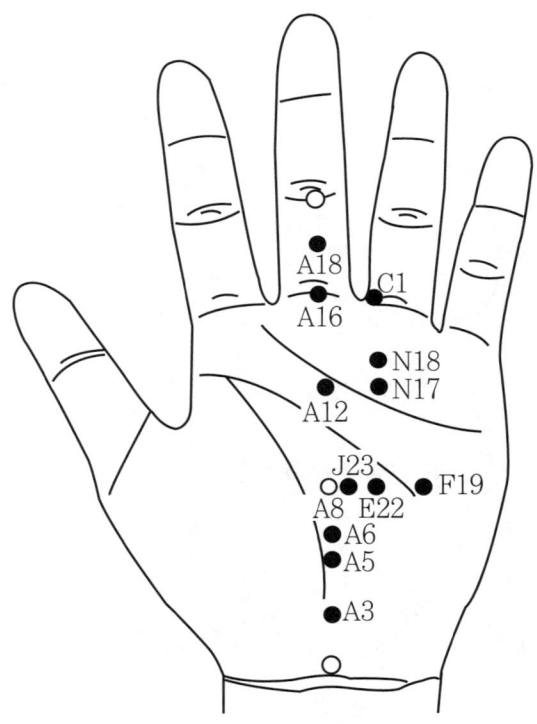

예를 들어 위장에 이상이 있으면 CA12에 과민압통점이 나타난다. 이때 과민통증이 심할수록 서금요법의 기모혈인 A12에 자극을 주어야 과민압통점이 없어지면서 대뇌의 혈류 조절이 이루어진다. 또는 CA12에 금경술로 자극해도 대뇌혈류 조절이 이루어진다.

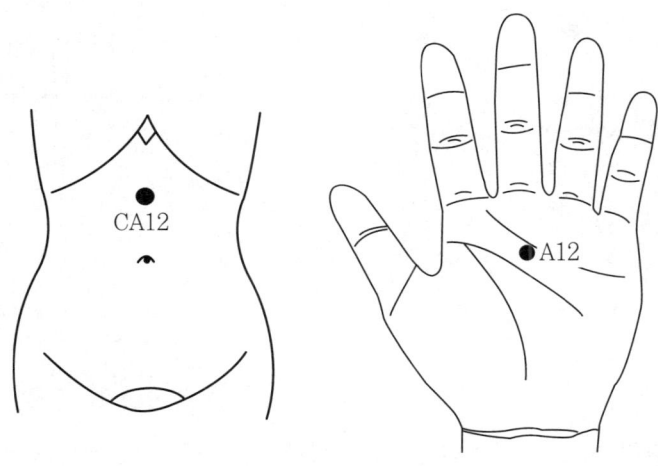

심장에 이상이 있으면 CA16에 과민압통점이 나타난다. 이때는 A16이나 CA16에 자극을 주면 심장의 과민압통점이 해소되거나 가벼워진다.

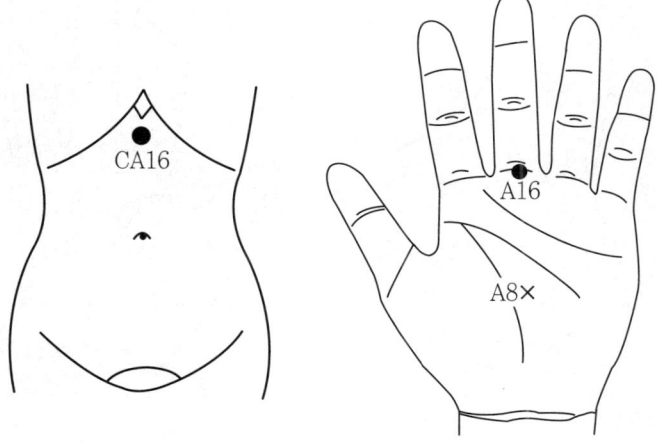

폐에 이상이 있으면 CC1에서 과민압통점이 나타난다. 이때는 C1과 CC1에 자극을 준다.

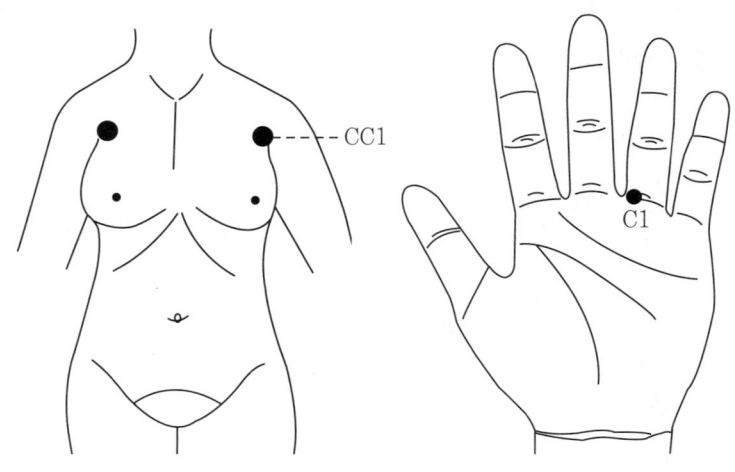

방광에 이상이 있으면 CA3에 과민압통점이 나타난다. 이때는 A3과 CA3에 자극을 주면 CA3의 과민압통점이 소실되면서 대뇌혈류량이 조절된다.

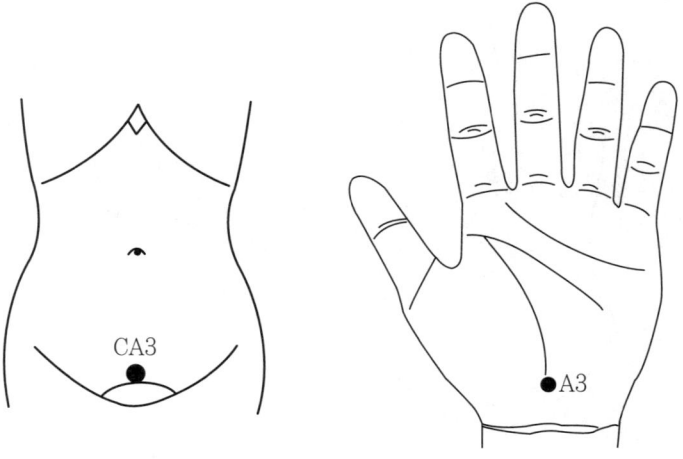

소장에 이상이 있으면 CA5에 과민압통점이 나타난다. 이때는 A5와 CA5에 자극을 주면 CA5의 과민압통점이 소실되거나 가벼워지면서 대뇌혈류량의 조절이 가능하다.

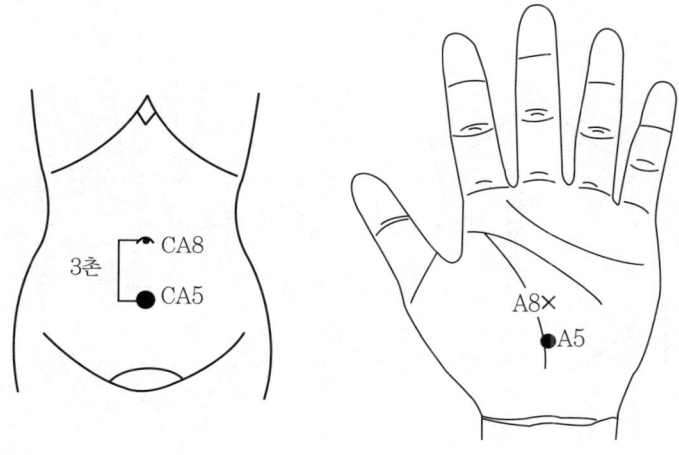

삼초에 이상이 있으면 CA6에서 과민압통점이 나타난다. 이때는 A6과 CA6에 자극을 주면 CA6의 과민압통점이 소실되거나 가벼워지면서 대뇌혈류량이 조절된다.

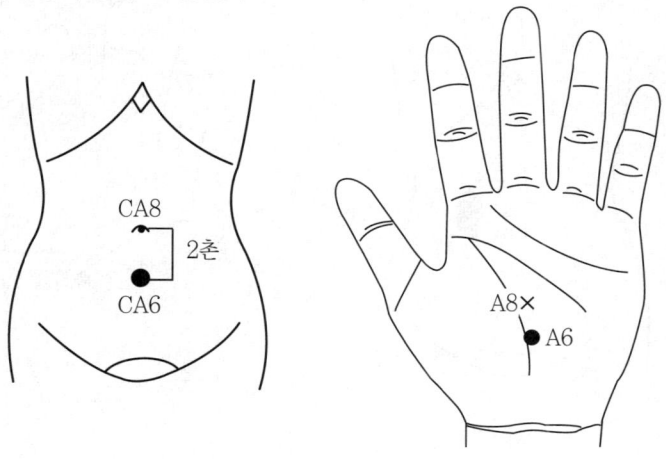

신장 기능에 이상이 있으면 CJ23에 과민압통점이 나타난다. 이때는 J23과 CJ23에 자극을 주면 CJ23의 과민압통점이 소실되어야 대뇌혈류량을 조절시킬 수 있다.

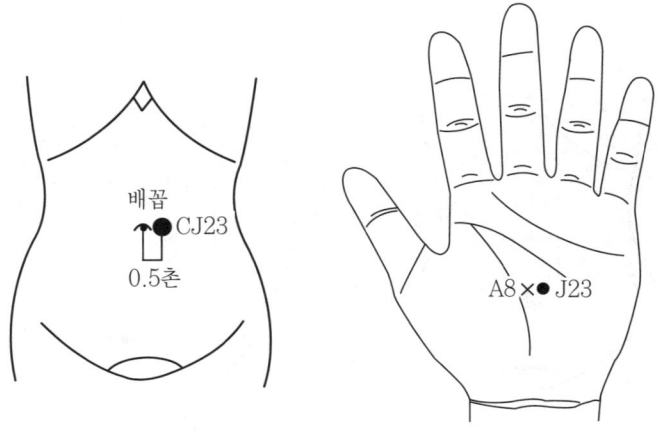

대장 기능에 이상이 있으면 CE22에 과민압통점이 나타난다. 이때는 E22와 CE22에 자극을 주어야 CE22의 과민압통점이 소실되거나 가벼워지면서 대뇌혈류량을 조절시킬 수 있다.

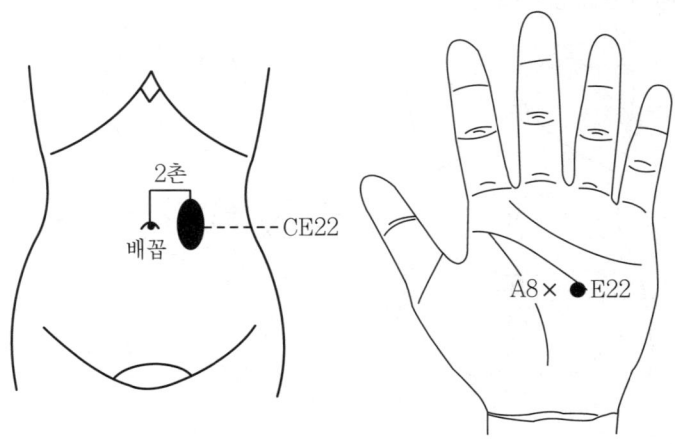

췌장·비장 기능에 이상이 있으면 CF19에 과민압통점이 나타난다. 이때는 F19와 CF19에 자극을 주어야 CF19의 과민압통점이 해소되면서 대뇌혈류량을 조절시킬 수 있다.

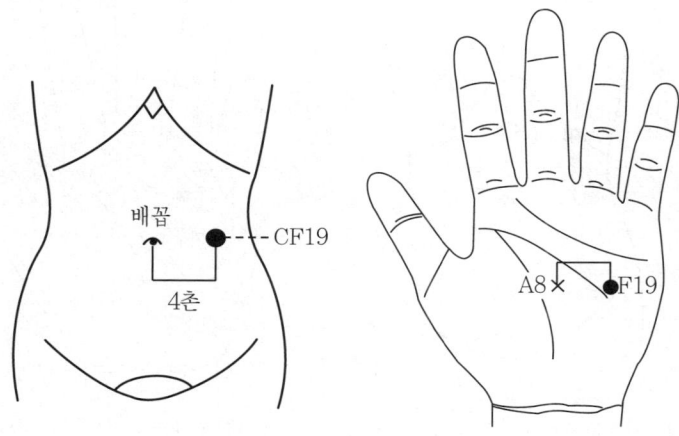

간장 기능에 이상이 있으면 CN18에 과민압통점이 나타난다. 이때는 N18과 CN18에 자극을 주어야 CN18의 과민압통점이 해소되면서 대뇌혈류량의 조절이 가능하다.

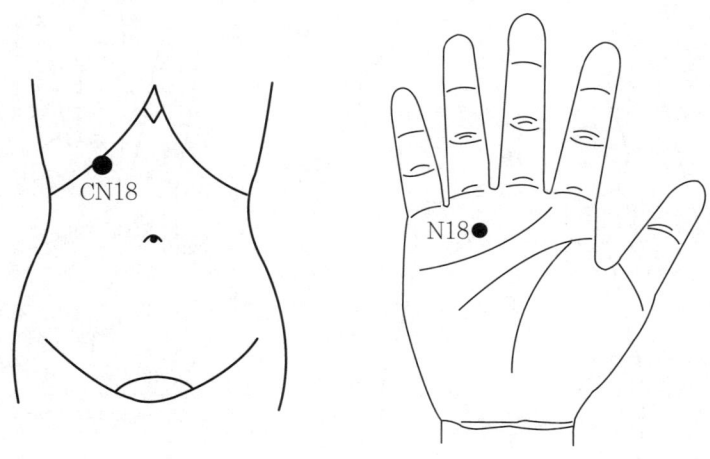

담낭 기능에 이상이 있으면 CN17에서 과민압통점이 나타난다. 이
때는 N17과 CN17에 자극을 주어야 CN17의 과민압통점이 소실되
면서 대뇌혈류량이 조절된다.

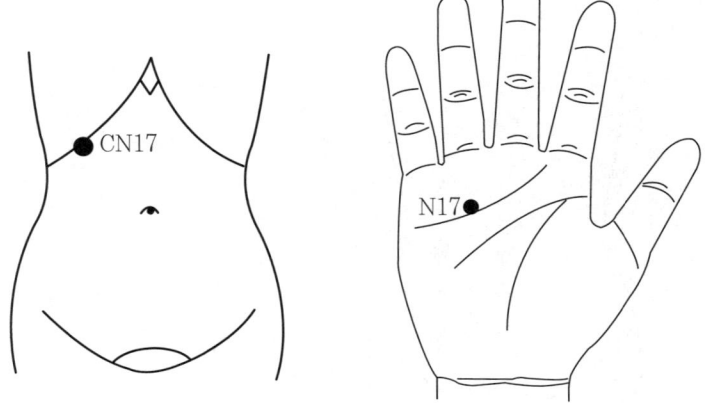

심포 기능에 이상이 있으면 CA18에서 과민압통점이 나타난다. 이
때는 A18과 CA18에 자극을 주어야 CA18의 과민압통점이 소실되면
서 대뇌혈류량이 조절된다.

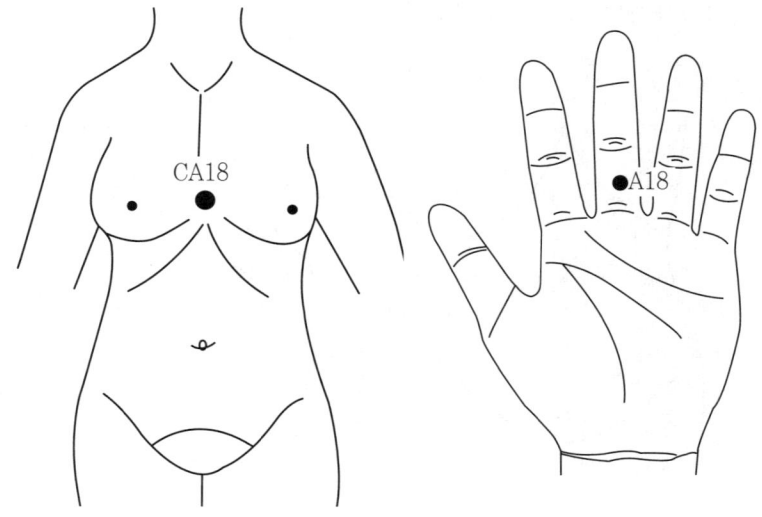

복부의 금모혈 부분에서 넓게 민감하게 나타나면 기모혈 자극이 더욱 효과적이고, 부분적인 통증일 때는 금모혈이 효과적이다.

금모혈의 좌측에서 과민점이 나타나면 좌수좌측의 기모혈을 이용하고, 정중선인 임금경에서의 압통점은 좌우수의 임기맥을 모두 자극한다.

4. 기유혈(氣兪穴)

기유혈은 손등에 있는 방광기맥 요혈로서 장부의 기능이상을 조절하는 요혈이다. 질병이 심하면 복부에서 배부까지 압통과민점이 나타

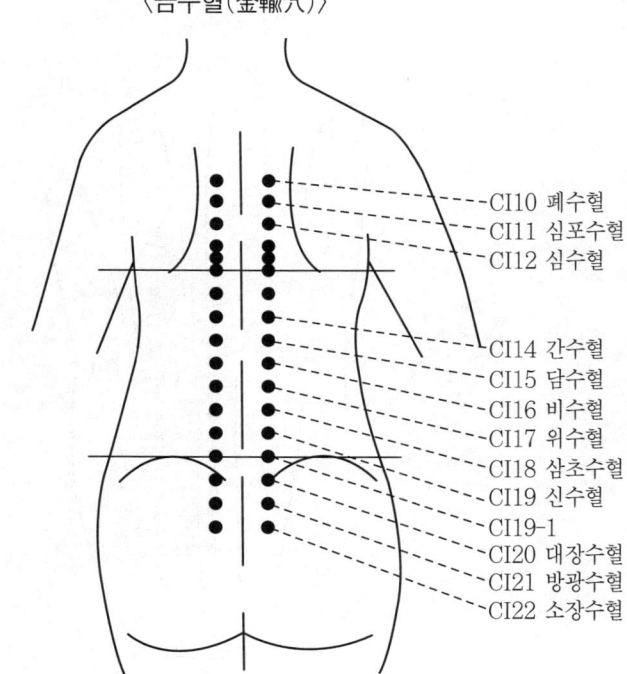

〈금수혈(金輸穴)〉

- CI10 폐수혈
- CI11 심포수혈
- CI12 심수혈
- CI14 간수혈
- CI15 담수혈
- CI16 비수혈
- CI17 위수혈
- CI18 삼초수혈
- CI19 신수혈
- CI19-1
- CI20 대장수혈
- CI21 방광수혈
- CI22 소장수혈

※ 금수혈에 침·뜸·부항 자극은 금지한다. 반드시 금경술 기구로 자극해야 한다.
　금수혈은 정확히 취해서 자극해야 효과반응이 우수하다.
　금경에서는 방광수혈과 소장수혈을 바꾸었다.

난다. 기유혈에 자극을 주면 기모혈과 같이 압통과민점이 소실되면서 음양맥상을 조절시켜서 대뇌혈류량을 조절할 수가 있다.

원래 배부에 있는 방광경의 장부와 관련된 요혈은 유혈(兪穴)이라고도 하나, 유(兪)의 원래 의미는 수(輸)에서 유래되었으므로 수혈(輸穴)이라고 부른다. 그래서 서금요법에서는 기유혈(氣兪穴)이라고 부르고, 금경술에서는 금수혈(金輸穴)이라고 부른다.

내장에 이상이 있으면 반드시 금수혈에까지 압통과민점이 나타난다. 이때 반응이 좁을 때는 금수혈 자극이 우수하나, 압통과민점이 넓고 심할 때는 기유혈 자극이 더욱 우수하다. 금수혈과 기유혈을 함께 자극해도 좋다.

〈기유혈(氣兪穴)〉

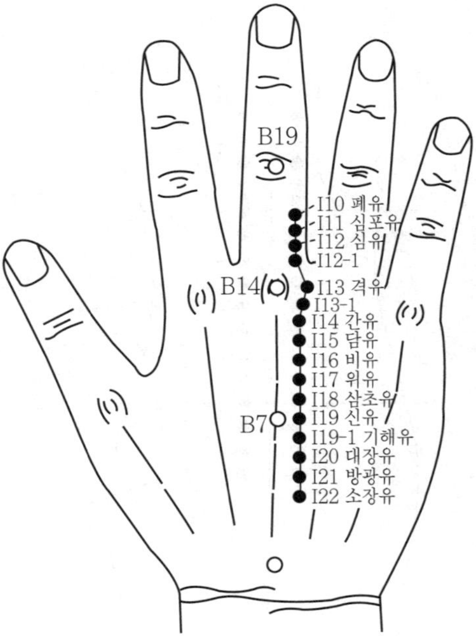

B19
I10 폐유
I11 심포유
I12 심유
I12-1
B14 I13 격유
I13-1
I14 간유
I15 담유
I16 비유
I17 위유
I18 삼초유
I19 신유
B7
I19-1 기해유
I20 대장유
I21 방광유
I22 소장유

※ 내장 기능 조절에는 기유혈보다 금수혈의 자극반응이 더욱 우수하나 정확한 위치에 자극해야 한다.

기유혈과 금수혈을 함께 자극하면 더욱더 자극반응이 좋다. 대뇌혈류량의 조절에 우수하다.

폐 질환으로 CI10에 과민통증이 나타나면 I10을 자극하거나 CI10을 자극한다.

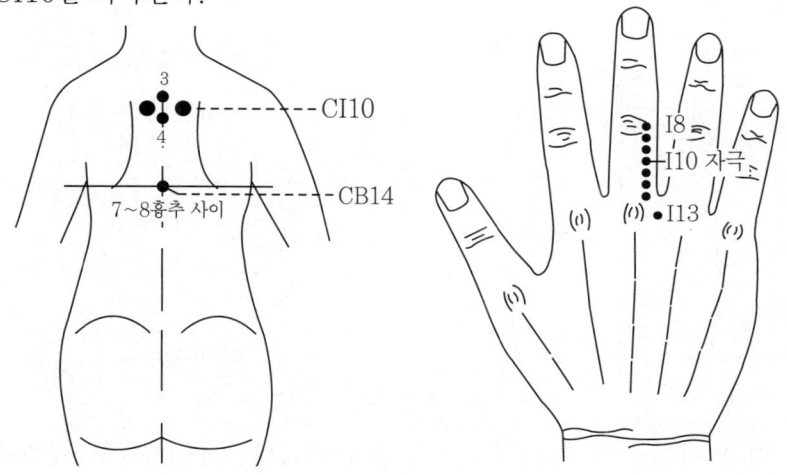

심포 질환으로 CI11에 과민통증이 나타나면 I11을 자극하거나 CI11을 자극한다.

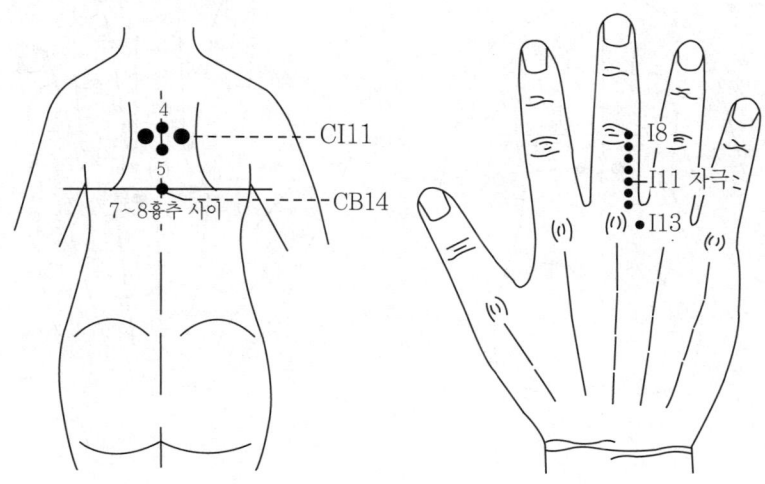

심장 질환으로 CI12에 과민통증이 나타나면 I12를 자극하거나 CI12를 자극한다.

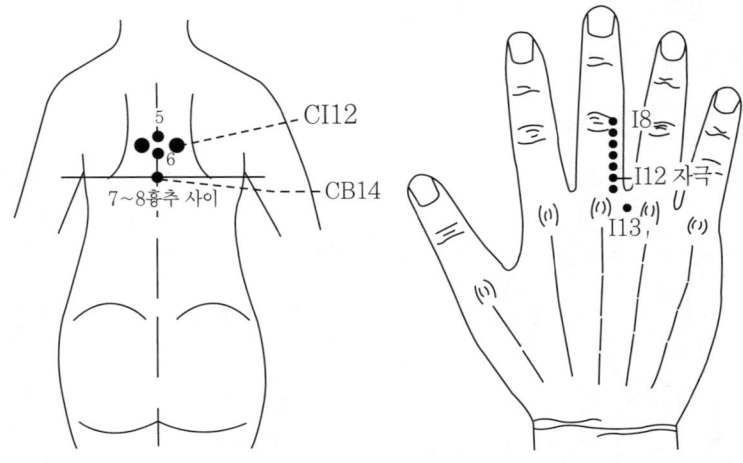

간장 질환으로 CI14에 과민통증이 나타나면 I14를 자극하거나 CI14를 자극한다.

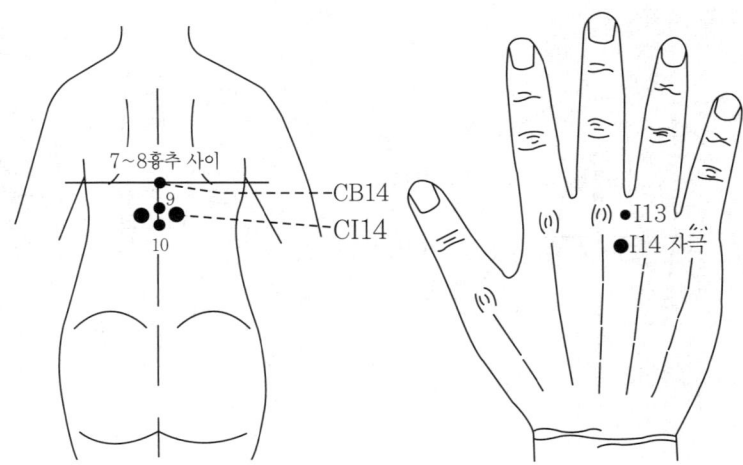

담낭 질환으로 CI15에 과민통증이 나타나면 I15를 자극하거나 CI15를 자극한다.

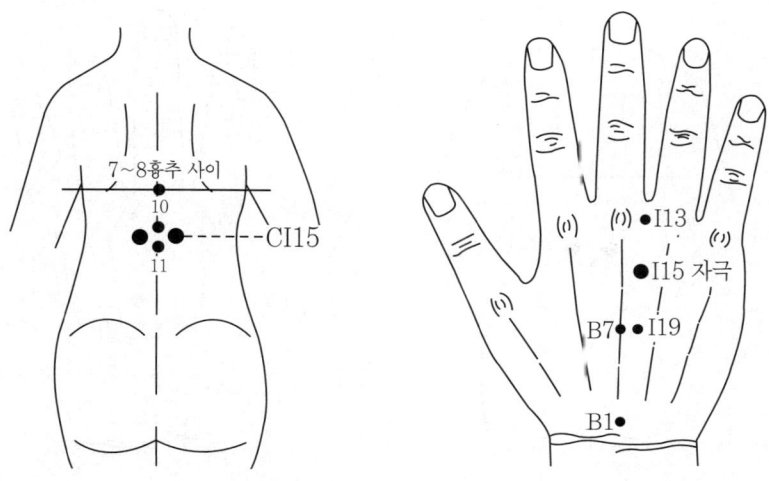

비·췌장 질환으로 CI16에 과민통증이 나타나면 I16을 자극하거나 CI16을 자극한다.

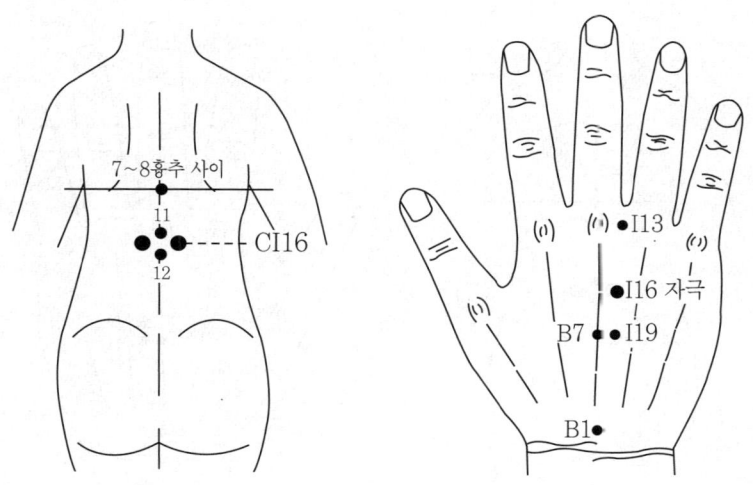

위장 질환으로 CI17에 과민통증이 나타나면 I17을 자극하거나 CI17을 자극한다.

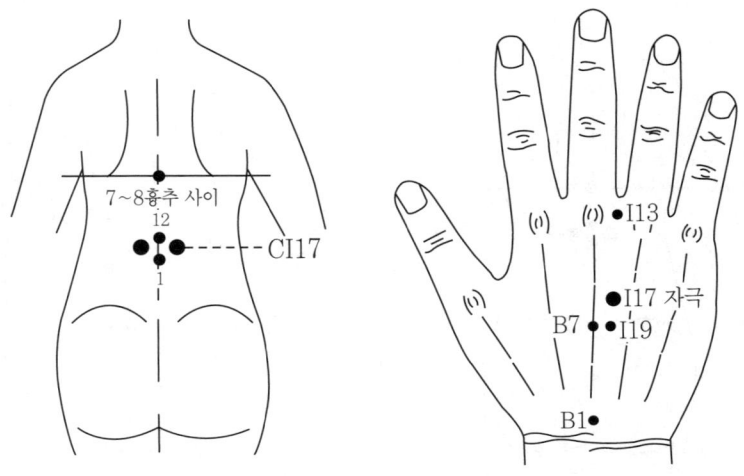

삼초(자궁 · 부신 · 전립선) 질환으로 CI18에 과민통증이 나타나면 I18을 자극하거나 CI18을 자극한다. 부신 기능 조절이 매우 중요하다.

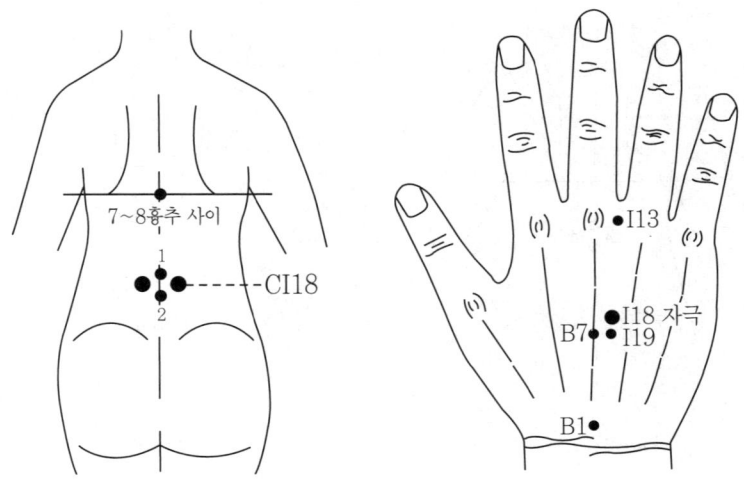

신장 질환으로 CI19에 과민통증이 나타나면 I19를 자극하거나 CI19를 자극한다.

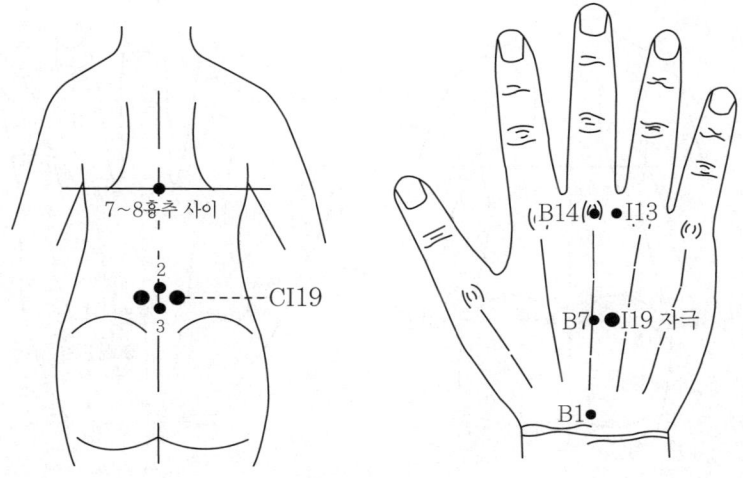

대장 질환으로 CI20에 과민통증이 나타나면 I20을 자극하거나 CI20을 자극한다.

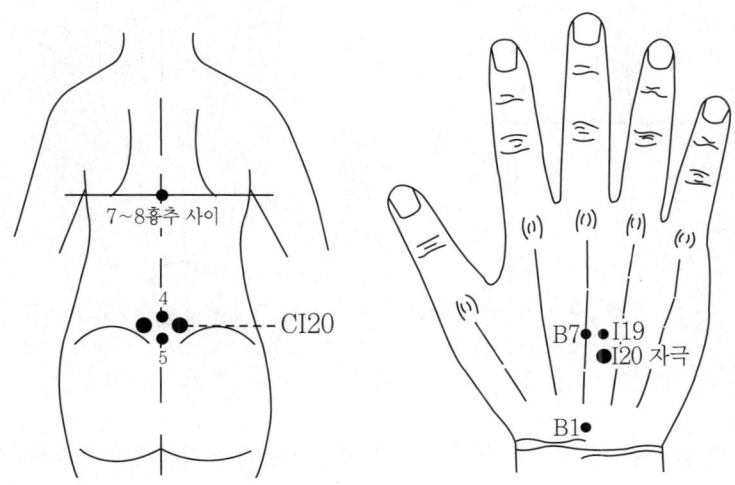

방광 질환으로 CI21에 과민통증이 나타나면 I21을 자극하거나 CI21을 자극한다.

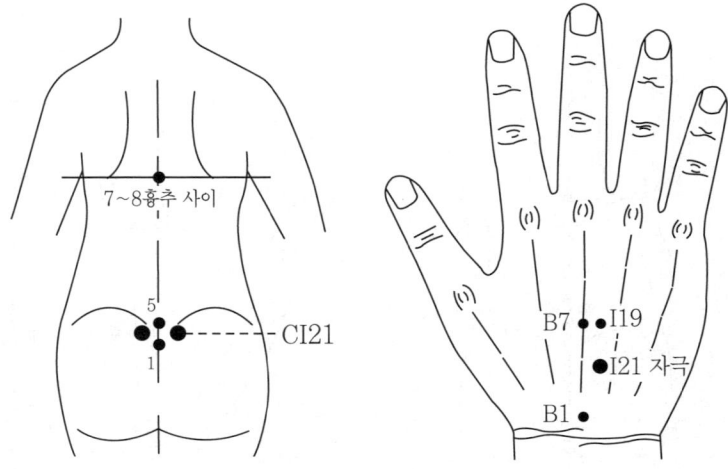

소장 질환으로 CI22에 과민통증이 나타나면 I22를 자극하거나 CI22를 자극한다.

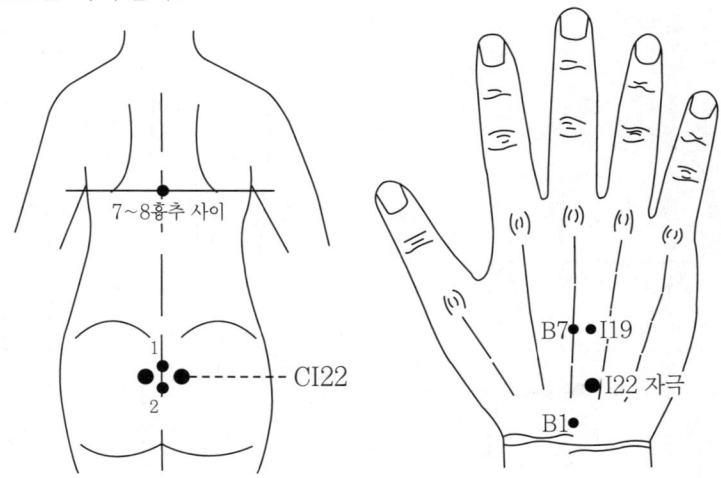

등줄기나 금수혈에 모두 통증이 있을 때는 기유혈을 자극해야 효과적이고, 금수혈에서 좁은 부위의 과민통증은 직접 금수혈을 자극하여야 효과적이다.

5. F-1 · F-3치방 — A19와 B18을 추가한다
― 항염 · 해열 · 진통 · 심장 기능 보호 요혈, 피로 예방 회복혈

서금요법에서는 고열 해열 치방이 있다. 강력한 해열 반응이 나타나는 것으로 각종 고열에 이용한다. 즉, 유행성출혈열로 병원에서도 잘 안될 때나, 급성 신우신염으로 인한 고열로 병원에서 얼음찜질, 알코올탈지면 마사지, 해열제를 써도 잘 안될 때 사용하는 치방이 서금요법의 F-9치방이다. 해열 치방은 F-1~F-10까지의 많은 치방이 있으나, 앞으로 유행될 수 있는 슈퍼박테리아도 물리칠 수 있는 위력을 가지고 있는 치방이다.

간단하게 F-1치방이나 F-3치방만을 이용해도 웬만한 발열은 잘 해소할 수가 있다. 모든 통증질환에서 염증성과 고열을 동반한 경우에는 F-1치방이나 F-3치방을 이용해도 항염 · 해열 · 진통 효과가 우수하다.

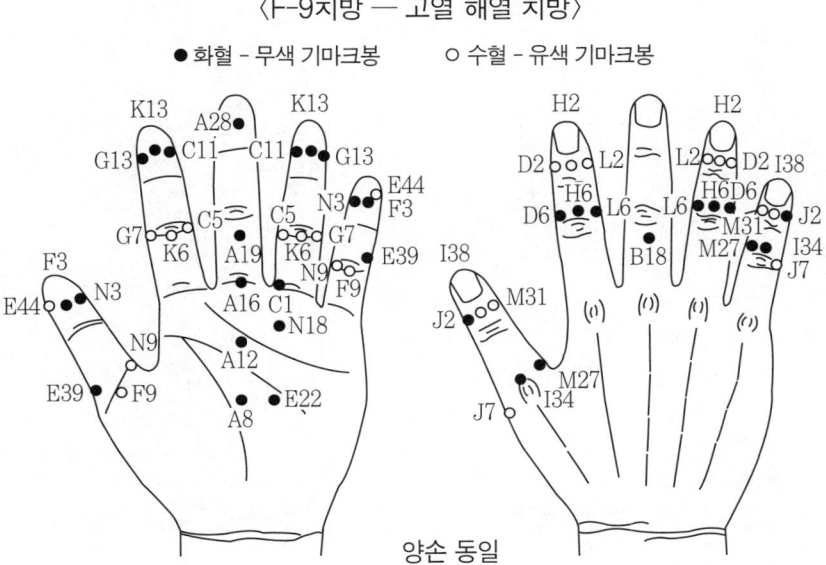

〈F-9치방 — 고열 해열 치방〉

양손 동일

F-1치방은 아스피린과 같은 효과이나, 아스피린과 같은 부작용은 없다. 아스피린은 염증을 일으킬 때 아라키돈산에서 프로스타글란딘(prostaglandin)이라는 물질을 합성하는 효소를 억제·차단해서 활성화를 못하게 하므로 해열·진통·소염 효과가 있으나 장기간 복용 시 부작용이 나타나고 복용을 중단하면 효과도 중단된다.

F-1치방은 혈액순환을 왕성하게 하여 면역력을 증진시켜서 림프구의 질량을 활성화시켜 림프구에 있는 면역세포들이 모든 병균·바이러스·암세포를 제거하는 역할을 하고 있어서 가장 이상적인 방법이라고 할 수 있다. 계속 사용하는 동안은 면역증진 효과가 있다.

감기가 들어올 때는 어깨·뒷목·등줄기가 차면서 오한이 오고 감기 증상이 나타난다. 이 부위가 방광금경이므로 방광기맥의 I38을 보하는 방법(기마크봉 금색)을 이용하고, B18에 유색(금색) 기마크봉 중형이나 대형을 붙여 주면 뒷목·어깨·등줄기의 오한 기운이 없어

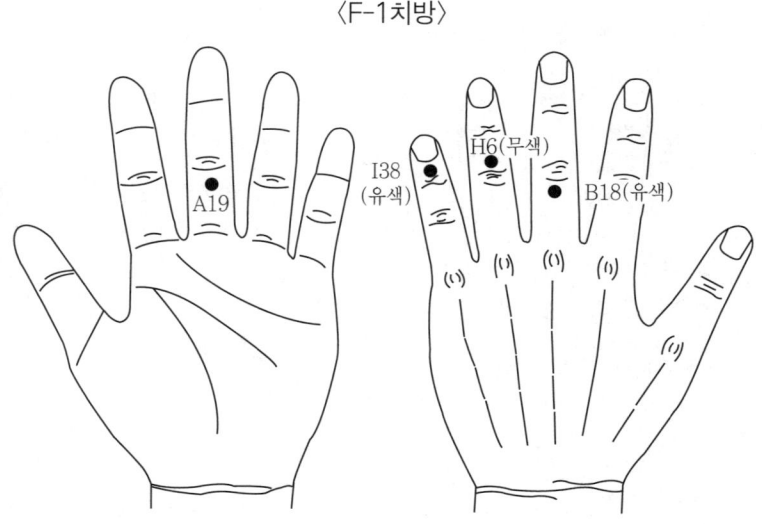

〈F-1치방〉

져서 통증과 발열·염증이 해소된다. B18은 등줄기·어깨 중간의 상응부위에 해당한다. A19를 추가하면 흉선 기능을 강화시킬 수 있다.

　사람은 소장에서 많은 영양을 흡수하지만, 소장에서 간장으로 가는 정맥이 폐색되거나 수축되어 영양 공급을 원활하게 하지 못하는 경우가 많다(특히 한약이나 채식을 지나치게 많이 할 때 나타난다). 한약재의 350여 종의 초목(거의 모든 한약재가 여기에 포함된다. 도라지·고사리·키위·율무·다시마·식초·로열젤리·프로폴리스·꿀 특히 홍삼·산수유·구기자 등등)은 피롤리지딘 알칼로이드(pyrrolizidine alkaloids)가 들어 있어서 간정맥을 폐색시켜 간경변을 일으킨다고 한다.

　한국은 변비약·결핵약·한약 등을 많이 먹으므로 간경변이 발생하는데 잠재성 간경변이 10명 중에 약 40%나 된다고 한다.

　소장에서 영양분이 정체되기 때문에 신체 조직에 원활하게 영양 공급이 안될 때 H6에 제법(기마크봉 무색)을 붙이면 소장의 간정맥을 확장시켜 간장으로 많은 영양을 보내서 간장에서 다시 심장으로 보내져 전신으로 영양 공급이 이루어지므로 에너지가 발생되며 혈액순환이 좋아져 림프구의 면역세포들이 활성화되기 때문이다. 모든 감기 예방과 회복에 우수하고, 그 외 각종 염증성 통증에도 우수한 반응이 나타난다.

　F-1치방을 평소에 계속 붙이고 있어도 아스피린을 먹는 것보다 장점이 많다. 발열이나 통증·염증이 심하면 F-3치방을 이용한다. F-1치방은 I38에 기마크봉 유색, H6에 기마크봉 무색을 붙이되 증상이 심하면 소형보다 중형 기마크봉을 붙이고, 더 심한 경우는 금봉을 붙인다. 웬만한 발열·염증·통증은 거의 모두 해소가 가능하다.

F-3치방은 I38 · J7(기마크봉 유색), H6 · G13(기마크봉 무색)이다.

참고로 홀수 치방인 F-1 · F-3 · F-5… 등은 서금요법 치방이고, 짝수 치방인 F-2 · F-4 · F-6… 등은 금경술 치방이다. 이러한 종류가 10개 이상 있으므로 어떤 고열도 모두 해열 · 항염 · 진통시킬 수 있다는 의미이다.

해열 치방을 사용할 때 기마크봉 소형으로 유색 · 무색을 구별하여 사용하고, 염증 · 통증이 심하면 기마크봉 중형이나 특제 중형을 이용한다. 고열 염증이 심하면 금봉 소형 유색 · 무색을 이용한다.

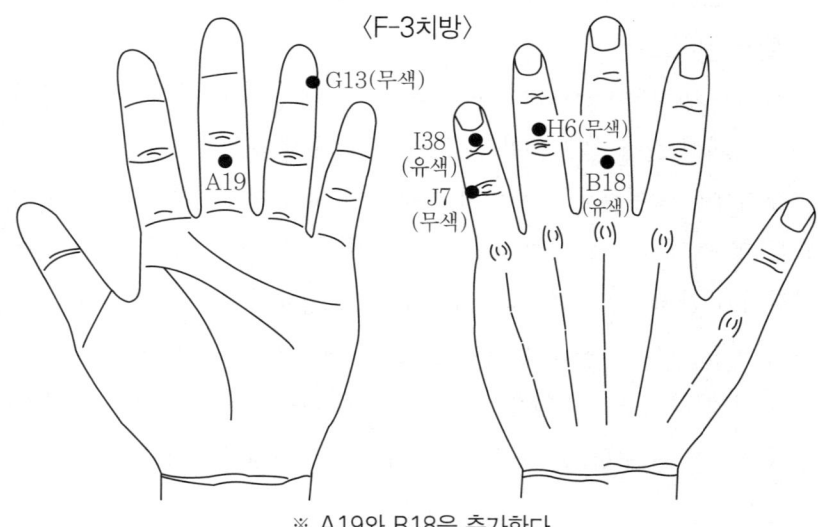

〈F-3치방〉

※ A19와 B18을 추가한다.

기마크봉 대형   중형   소형

6. 대뇌혈류조절혈 — 맥조절 6혈

　상응점이나 장부 허승을 구별해서 이상이 있는 기맥의 요혈이나 상응점에 자극을 주면 대뇌의 혈류가 조절된다. 대뇌의 혈류를 조절시키기 위해서는 장부의 허승을 알아서 해당 기맥에 자극을 주어야 한다. 그러나 장부의 허승을 모르는 경우에 대뇌혈류조절만으로도 큰 도움이 된다.

　장부의 기능이상이 심한 경우나 고질적인 경우는 반드시 장부 허승을 분별하여 기맥요법을 이용해야 대뇌혈류량이 조절된다. 서금요법의 기맥 이론에는 장부 허승을 구별하여 대뇌의 혈류를 강력하게 조절하는 요혈들이 많이 있다(제2장 참조).

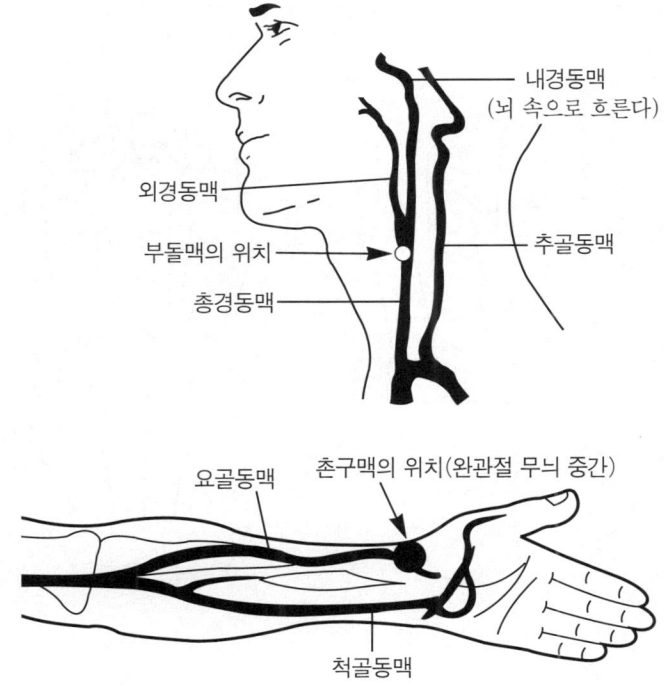

모든 통증을 대뇌가 느낀다는 것은 대뇌의 혈액순환 장애에서 나타나는 현상이다. 대뇌혈류를 강력하게 조절하면 대뇌의 뇌하수체에서 베타엔도르핀을 분비시킬 수가 있는 것이다.

그러나 장부 허승을 정확히 구별할 수 없거나 일반적 가벼운 통증환자들에게 간단하게 대뇌혈류량을 조절하는 요혈은 E8과 I2, M4이다. 자극 방법은 침봉이나 압진봉·금추봉으로 간헐적인 압박자극을 주거나, 기마크봉이나 금봉 소형을 붙이면 좋다. 모두 두통·안면통증 등에 이용한다.

대뇌로 상행하는 큰 혈관은 총경동맥 좌우 2개와 추골동맥 2개가 있다. 총경동맥의 상응위치가 E8이고, 추골동맥이 추골에서 나오는 부분이 곧 I2와 상응한다. 종전에는 E8, I2를 4맥혈(四脈穴)이라고 했다.

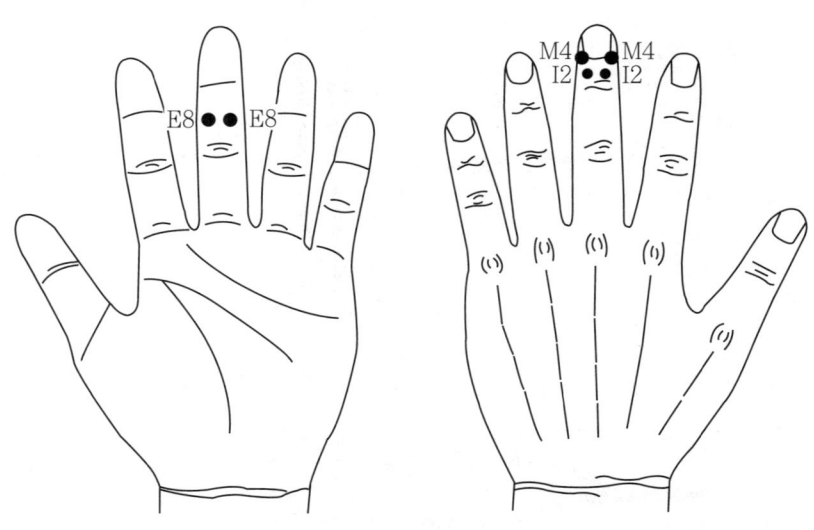

그러나 총경동맥이 다시 상행해서 내·외경동맥으로 갈라지는 부분이 있는데 이 부분이 M4와 상응된다. 이들 3개, 좌우 6개 위치에 압진봉이나 금추봉·침봉과 기마크봉 또는 금봉 소형을 붙여 주면 대뇌의 혈류 조절에 우수한 반응이 나타난다.

대뇌에 이상이 있거나 만성 통증으로 고생하는 경우는 반드시 이용할 가치가 있다.

제5장 금경술의 요혈들

　금경(金經)이란 전래적인 경락을 유태우(柳泰佑)가 음양맥진법으로 실험해서 경락을 개편·보완한 14개 금경과 404개 금혈을 말한다.
　앞에서 언급하였듯이 중국 침술의 경락은 2,000년의 역사와 전통을 가지고 전 세계의 침구인들이 이용하고 있으나, 경락의 과학성은 거의 없는 상태이다. 인체의 모든 현상은 현대 과학이나 의학으로 설명·이해·입증할 수가 있으나, 경락은 현대 과학과 의학으로 설명·이해·입증이 안 된다.
　전래 침술을 서구 유럽에서는 위약효과라고 결론짓고 있고, 필자는 도파민·노르아드레날린 분비에 의한 각성 효과, 기분상의 효과라고 본다. 결국은 교감신경 긴장반응, 음양맥상 악화현상으로 인체에는 해가 될 수 있다. 침술 효과가 이처럼 부정적인 근거는 침 재질이 유해 중금속이기 때문이다. 효과성이 없는 유해 중금속을 인체에 찌를 하등의 이유가 없다.
　2008년부터 음양맥진법으로 경락을 실험한 결과 침과 뜸으로 경락을 자극하면 음양맥상을 더욱 악화시켰고, 경락이 아닌 부분은 반응이 적거나 심하게 악화되지 않으므로 경락의 존재를 감지할 수가 있었다.

즉, 경락을 침·뜸으로 자극하면 음양맥상이 심하게 악화반응이 나타났으나, 경락이 아닌 부분에서는 음양맥상 악화반응이 심하지 않아서 경락의 존재를 감지하게 되어 경락 계통에 관심을 갖고 연구 한 것이다.

경락에 기마크와 침봉 등을 접촉하고 음양맥진법으로 확인한 결과 경락의 존재가 확인되었고, 경락에서 많은 문제점을 발견하여 경락을 개편·보완한 것이 금경(金經)이다.

금경에 금경술 기구로 자극을 주면 음양맥상 조절이 탁월했다. 그러나 금경에도 침·뜸·마사지 자극을 주면 음양맥상이 악화되고, 교감신경 긴장반응이 나타나므로 매우 위험할 수 있는 방법이다.

금경도 기맥과 마찬가지로 14개가 있으며, 6장 6부에 한 개씩 배당되어져 임·독금경을 포함하여 14개이다.

전래 경락에는 지맥·경근·경별·별락·낙맥 등이 있으나, 음양맥상 실험상으로는 입증이 안 되므로 모두 생략한다.

금경을 금경술로 자극하여 장부 기능을 조절하면 대뇌혈류량까지도 조절이 된다.

금경은 기맥보다 몇 가지의 특성이 있다.

첫째로 금경은 융통성이 없다. 위장 질환이면 반드시 위금경을 자극해야 음양맥상이 조절되며, 다른 금경의 자극은 변화가 없거나 조절이 미약하거나 악화되는 현상이 나타난다. 금혈의 위치에서 1~2mm만 틀리게 자극하여도 음양맥상 조절반응이 나오지 않는다. 그리고 요혈에 자극을 정확히 주어야 반응이 나타난다. 금경이나 금혈이 아닌 곳의 자극은 음양맥상 조절반응이 거의 없다.

둘째로 금경에는 기맥보다 강자극을 줄 수가 있어서 효과반응이 크

☞ 약 2,000년 전에 정해진 경락·경혈은 잘못된 곳이 많다.

〈두경부(頭頸部) 경락도〉　〈상지부(上肢部) 경락도〉

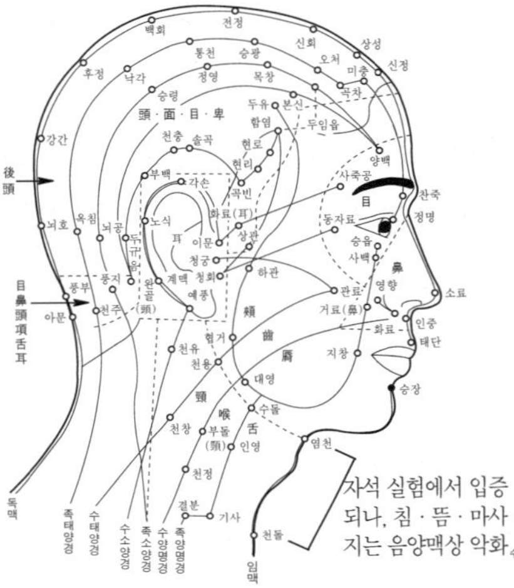

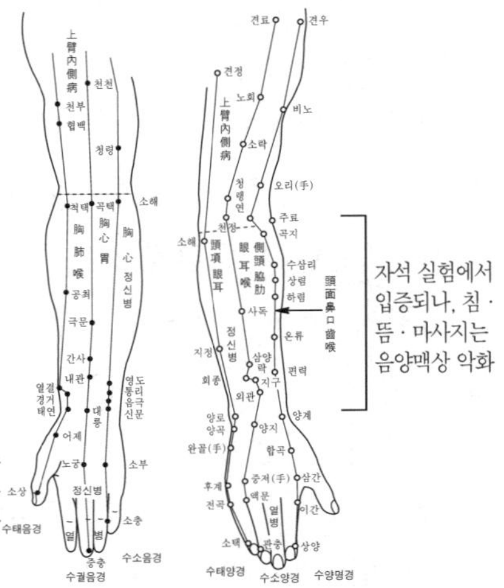

자석 실험에서 입증되나, 침·뜸·마사지는 음양맥상 악화

자석 실험에서 입증되나, 침·뜸·마사지는 음양맥상 악화

※ 신체의 경락에 침·뜸·마사지 자극은 교감신경 긴장·항진증상이 나타나 위험하다.
　이들 경락은 침·뜸의 거부반응계이다.

〈흉복부(胸腹部) 경락도〉

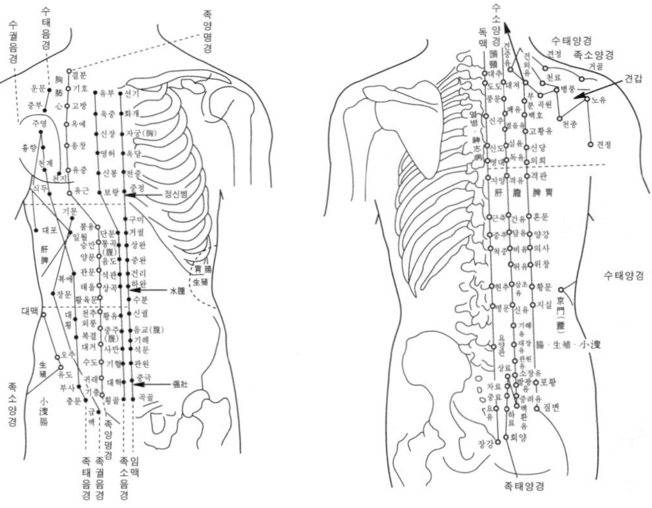

※ 복부·등줄기도 침·뜸·마사지 자극을 주면 모두 교감신경 긴장증상이 나타난다.

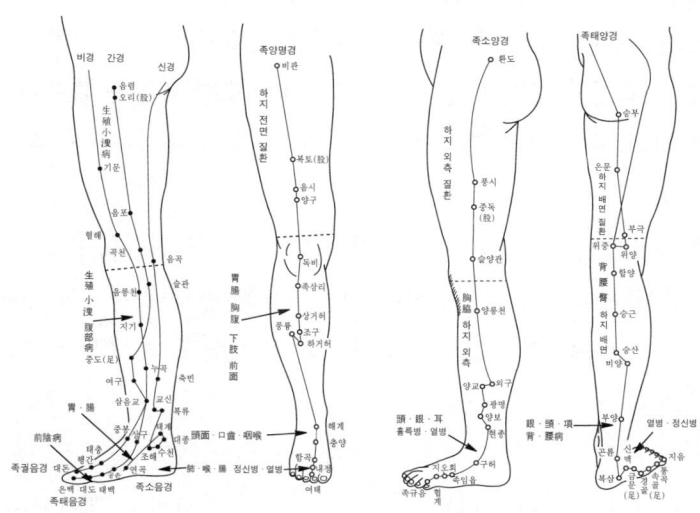

〈하지부(下肢部) 내·외측 경락도〉

※ 삼음교 부위에 자석 반응은 있으나, 체침·직접뜸·접촉요법도 교감신경 긴장·항진증상이 나타난다.
특히 상지·하지의 경락·경혈은 잘못된 곳이 많았다.

다. 기맥에는 기마크봉 소형·중형, 금봉 소형을 이용할 수 있고, 전자빔 자극도 간단히 줄 수 밖에 없으나, 금경에는 기마크봉 소·중·대형의 이용이 모두 가능하고, 금봉도 소·중·대형을 모두 이용하고, 신체 부위는 넓으므로 전자빔 도자도 여러 개를 부착시킬 수 있는 등의 장점이 있다.

　음양맥상을 조절할 때 자극량이 불충분하면 효과반응이 적어져서 곧 재발되거나 유지 시간이 길지 않다. 질병의 정도에 맞는 일정한 자극·시간·강자극이 필요하므로 기맥보다 금경의 자극반응이 더 크다.

　금경은 체표 부위에 있으면서 혈관이나 신경·근육·결체조직과는 전혀 다른 체계라고 판단한다. 금경은 육안으로 확인은 안 되나 대뇌 혈류량의 조절은 확실하다.

금경은 장부 기능을 조절해서 대뇌혈류를 조절하는 새로운 기능조절선이다. 척추신경의 피부분절이 있지만 금수혈에서 그 위치가 조금만 달라도 맥상의 조절에 많은 차이가 있다. 또한 금경은 피부에 있는 것으로 판단되나, 해당 부위의 내장·관절·근육 속 깊이까지의 질병이나 효과반응을 전달할 수가 있다.

금경자극이 구심성으로 대뇌변연계에서 시상과 시상하부로 자극을 전달하면서 자율신경을 조절하여 자율신경을 통해서 자극을 주는 부위·거리·방향을 감지하여 원심성으로 자극을 주는 내장 부근의 기능을 조절하는 것으로 판단된다.

금혈이 아닌 위치의 자극은 음양맥상 조절이 안 되므로 그 효과성은 파악하기가 어렵다. 대뇌혈류를 강력하게 조절하고 베타엔도르핀을 분비시키려면 정확한 자극과 일정한 정도의 자극량과 시간을 필요로 하고 있다.

금경에는 404개의 혈처가 있다. 그중에서 제일 중요한 요혈을 몇 가지만 소개한다.

신체상의 압통점, 병처에만 자극을 주는 경우에는 음양맥상 조절이 미약하거나 분명하지 않으므로 진통효과도 크지 않다. 반드시 정확한 금경·금혈에 자극을 주어야 진통효과가 우수하다.

1. 신체상 통증부위의 금경술 기구 자극법
― 신체상의 각 부위에서 수많은 통증이 나타날 수 있다

2010년 행복전도사로 불린 C모 씨가 자살했을 때 「조선일보」 기사에 의하면 C씨는 전신에 700가지의 통증이 있었다고 하며, 병원에서도 그 통증을 없앨 수 있는 방법이 없어 통증에 시달리다가 자살에 이른 사건으로 우리에게 주는 의미가 크다. 이러한 통증 때문에 자살하는 사람이 전체 자살자의 약 30%나 된다고 한다.

우리 신체는 각 부위에 많은 통증들이 나타난다. 이때는 단순한 진통제만 가지고 진통을 시킬 수 없다. 대뇌혈류를 조절할 수가 없기 때문이다.

신체의 각 부위에 통증이 있을 때 경락상에 침·뜸 등으로 자극을 주어도 통증을 해소할 수는 없다. 일부 기분상의 위약효과가 있는 반면에 대뇌혈류 장애는 더욱 나빠지기 때문에 위험한 자극법이면서 근본적으로 진통시킬 수가 없었던 것이다.

신체상에 통증이 있을 때 서금요법의 상응점·기맥혈을 제외한 어느 곳에서도 침·뜸을 해서는 안 된다. 반드시 금경과 금혈에 금경술 기구로 자극을 주어야 완전하게 진통시킬 수 있다. 신체상의 통증위치에 침을 찌르는 것은 반드시 주의하여야 한다.

신체상에 통증이 있을 때 상처·피부 알레르기를 제외한 모든 부위에는 금경술에서 사용하는 기구만을 이용해서 자극을 주어야 한다.

예를 들면 침봉으로 접촉하고 10~30초간 반복해서 10~30분 이상 자극을 주거나 아큐빔의 (-)도자·(+)도자를 1~5분 정도 자극하면 진통작용에 큰 도움이 된다. 또는 기마크봉이나 금봉을 붙이고, 나아가 특제 기마크봉을 붙여도 좋다.

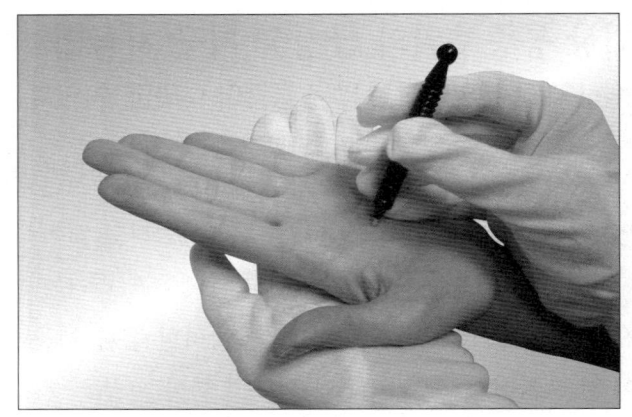

〈특침봉으로 면장갑을 끼고 자극하는 모습〉

이 금경술의 기구로 자극할 때 음양맥상을 조절시켜서 베타엔도르핀을 분비시킬 수가 있다.

신체상에 나타나는 통증이 있을 때 시술자가 맨손으로 환자를 만지고 자극하는 것은 주의해야 한다. 타인이 접촉하는 순간 음양맥상은 악화되기 때문이다. 만약 지압을 하려면 두꺼운 면장갑을 끼고서 자극하는 것이 좋다. 환자의 피부에 타인의 손이 직접 닿게 하는 것은 절대로 피해야 한다.

만약 통증부위에 물리적인 자극을 가하려면 금봉(금색이나 은색 중 한 가지를 선택한다. 금봉 은색이 더욱 효과적이다)을 가지고 피부에 지압이나 접촉자극을 주도록 한다.

인체의 각 부위에 통증이 있을 때는 침·뜸으로 자극을 줄수록 기분상의 각성·위약효과만 나타나고, 대뇌혈류량의 악화는 더욱 심해지고 있기 때문이다.

대뇌혈류량의 악화라는 것은 결국 음양맥상이 크게 나빠진다는 의미로서 베타엔도르핀을 분비시킬 수 없다는 의미이다.

신체에서 나타나는 통증부위가 넓고 심할 때는 서금요법의 상응점이나 기맥혈에 자극을 주는 것이 더욱 효과적이다. 서금요법으로 자극해서 통증범위가 줄어들 때나 신체상에서 국소 통증일 때 특히 뼈나 관절 통증이 있을 때 직접 당처 부위나 금혈에 자극하면 진통반응이 매우 우수하다.

금경술 기구 중에서 금봉 중형으로 가볍게 압박을 하되 간헐적인 자극을 10~30분 이상 오래할수록 음양맥상 조절이 이루어진다. 금봉을 피부에 붙여서 오래 자극을 줄 때는 테이프는 가늘고 길게 잘라서 부착한다.

현재 시중에 나와 있는 금속 중에서 순금을 제외한 모든 일반 금속은 유해 중금속으로 피부에 접촉하는 순간 음양맥상이 악화되어 대뇌 혈류량에 이상이 생긴다. 플라스틱도 마찬가지로 인체에 접촉시키면 음양맥상을 악화시킨다.

금봉 금색·은색은 피부에 접촉되는 즉시 음양맥상이 조절된다. 그러므로 신체상에 나타나는 통증부위에는 금경술 기구를 이용해야 한다. 통증이 심한 경우는 여러 개의 금봉으로 압박자극을 오래 주어야 통증물질을 제거하는데 탁월하다.

신체의 모든 통증부위에 금봉 금색을 접촉하거나 부착시켜서 오래 있을수록 음양맥상을 강력하게 조절시킬 때 베타엔도르핀을 분비시킬 수 있다.

2. 금경의 요혈자극

서금요법의 상응점에 자극을 주어도 가벼운 경우는 음양맥상이 조절되지만, 신체상의 경락이나 금경상에 통증이 있을 때 침·뜸의 자극을 주면 음양맥상 악화반응이 나타난다. 금봉으로 신체 통증부위에 자극을 주어도 어느 정도 통증 진정 반응이 나오나, 완전한 음양맥상 조절 반응은 나오지 않는다.

신체상에 통증이 나타나는 위치에 금봉을 아무리 많이 자극하여도 음양맥상 조절에는 완전하지가 못하다. 좋은 금경술 기구라고 해도 압통점 자극만으로는 완전할 수가 없다. 이때는 반드시 금경의 요혈을 선택해야 한다. 금경이나 금혈에 자극을 줄 때 맥상 조절이 우수하다.

14금경을 전래의 경락과 비교할 때 복부나 등줄기 부위는 비슷한 것이 많으나 상지나 하지·두부(頭部)에서는 차이가 많다.

14금경이 있어도 정확한 위치에 자극하지 않으면 음양맥상 조절반응이 나타나지 않는다. 그러므로 금혈도 정확한 위치에 자극을 주어야 음양맥상 조절이 이루어진다. 14금경의 자세한 내용은 『금경술강좌』, 『금경모형도 해설』, 『금경 금혈 위치도(金經金穴位置圖)』를 참고하기 바란다.

본서에서는 서금요법과 마찬가지로 금전혈(보제혈)과 금모혈·금수혈 그리고 해열 치방인 F-2·F-4치방을 소개한다.

⊙ 금경 금혈 위치도(金經金穴位置圖)

각고의 연구 끝에 금경 금혈 위치도를 완성하였다. 금경 금혈 위치도는 고급 한지(韓紙)로 특수 인쇄를 하였으며, 보관을 잘하면 1,000년도 간다고 한다(2011년에 고급 한지로 2,000부만 한정판으로 인쇄하고, 이후에는 일반 종이에 인쇄하여 보급한다).

이 금경 금혈 위치도를 이용해서 질병 부위를 정확히 파악하여 서금요법에 이용하고, 금경술 자극하는데 이용하거나 금경 염파 자극을 주는데 이용한다.

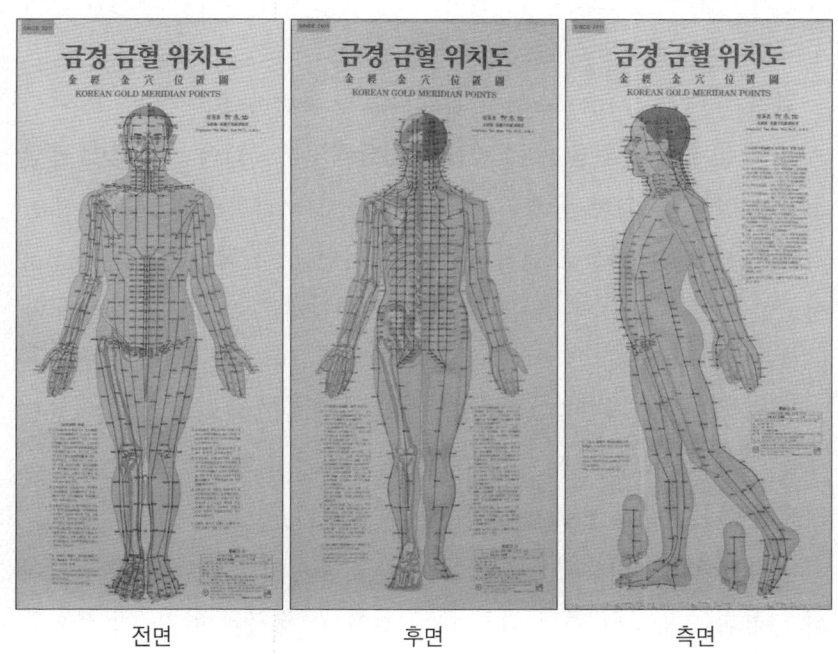

전면　　　　　　　후면　　　　　　　측면

(1) 금전혈(金電穴), 보제혈(補制穴)

아큐빔의 측정도자로 금전혈을 측정하면 각 장부의 허승을 정확히 분별할 수 있다. 아큐빔 Ⅲ의 측정은 기맥의 기전혈 측정보다 정확성이 더욱 높다.

전자분별을 하는 위치이므로 금전혈(金電穴)이라 하고, 이 위치에 자극을 많이 주므로 보제혈(補制穴)이라고 한다. 보제혈은 보법과 제법을 사용해야 하나, 단순자극만 주어도 맥상 조절에 큰 도움이 된다.

금전혈도 정확한 위치에서 취해야 한다. 정확한 위치가 아니면 자극을 주어도 맥상 조절이 안 된다. 그림을 통해서 정확한 위치를 표시한다.

위치가 매우 중요하므로 정확히 취해야 올바른 효과가 있다. 예를 들어 위장 질환이 있을 때는 반드시 위금경의 CE41에 자극해야 맥상 조절이 잘되나, 다른 금경의 자극은 반응이 미약하거나 없거나 또는 악화된다. CE41에서도 정확한 위치가 아닌 상하 좌우에서 1~2mm 정도만 차이가 나도 맥 조절반응이 크게 미약하므로 정확한 분별에 따라서 선택해야 한다.

장부 기능상의 분별은 내장 질병이나 증상으로 파악하고 또는 금모혈을 복진해서도 분별할 수 있다. 구체적이고 정확한 장부 허승은 운기체형이나 아큐빔 Ⅲ로 측정을 해서 결정한다.

금경에서의 전자분별은 반드시 아큐빔 Ⅲ이어야 한다. 경락침술에서 사용하는 양도락 측정 위치(주로 원혈)는 경락의 위치, 각 부위의 습도, 민감성의 차이가 있어서 정확성이 크게 떨어지므로 금경술에는 사용하지 않는다.

〈금전혈(金電穴)〉

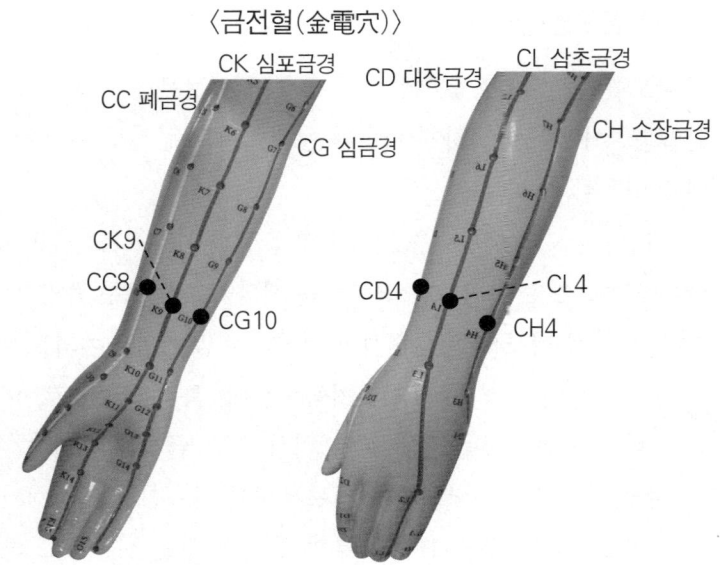

폐금경의 금전혈 CC8, 대장금경의 금전혈 CD4, 심포금경의 금전혈 CK9
삼초금경의 금전혈 CL4, 심금경의 금전혈 CG10, 소장금경의 금전혈 CH4

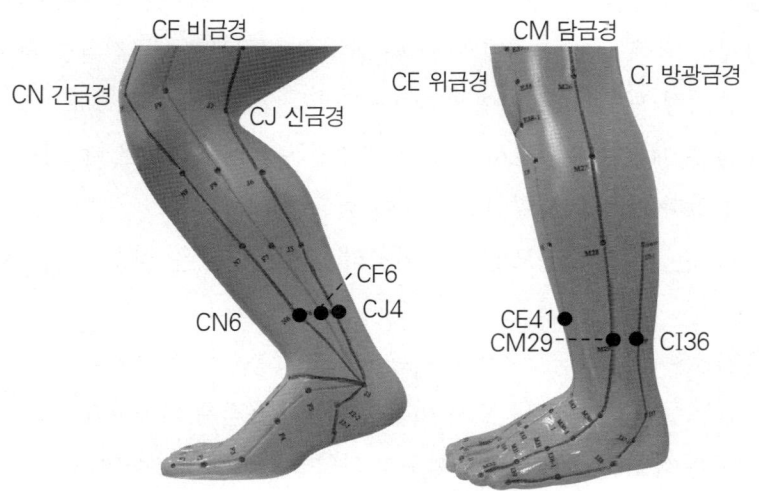

간금경의 금전혈 CN6, 비(췌장)금경의 금전혈 CF6, 신금경의 금전혈 CJ4
위금경의 금전혈 CE41, 담금경의 금전혈 CM29, 방광금경의 금전혈 CI36

※ 실제 정확한 위치는 금경 금혈 위치도를 참고하여 학술위원이나 지혜장의 지도를 받는다.

(2) 금모혈(金募穴)

금모혈은 모두 흉복부에 있는 요혈이나 장부에 이상이 있을 때 과민압통반사점이 예민하게 나타나는 위치이므로 장부 이상을 판단하는 데도 이용한다.

그러나 금모혈에 침·뜸 자극은 기분상의 위약효과는 있어도 음양맥상은 악화되므로 주의한다(난치성을 제외하고는 모두 음양맥상이 악화된다. 난치성 맥상은 맥상 변화가 나타나지 않으므로 예외로 한다).

이 금모혈에 금경술 기구로 자극하는데, 특히 금봉으로 접촉자극이나 가벼운 압박자극을 10~30분 이상 주면 금경을 통해서 척수로 가서 대뇌로 자극이 전달되면 시상하부에서 자율신경을 통해서 내장 기능을 조절시키는 구조이다. 복부의 표피에 침을 찌른다고 하여 그 자극이 내장으로 직접 전달은 안 될 뿐더러 오히려 맥상은 악화된다. 복부는 표피와 근육·지방층이 두껍고 내장과 붙어 있지 않기 때문이다.

신체의 각 부위에 통증이 있을 때 금경술로 금모혈·금전혈을 자극해야 효과성(맥조절 효과)이 크게 나타난다.

CC1은 폐의 금모혈로서 이곳의 과민압통점은 폐승으로 폐 기능에 이상이 있다(주로 기능항진인 승증에 해당한다).

CA18은 심포의 금모혈로서 이곳의 과민압통점은 심포승(기능항진)이다.

CA16은 심장의 금모혈로서 이곳의 과민압통점은 심승이다.

CA12는 위장의 금모혈로서 이곳의 과민압통점은 위승이다.

CA6은 삼초의 금모혈로서 이곳의 과민압통점은 삼초승이다.

CA5는 소장의 금모혈로서 이곳의 과민압통점은 소장승이다.

CA3은 방광의 금모혈로서 이곳의 과민압통점은 방광승이다.

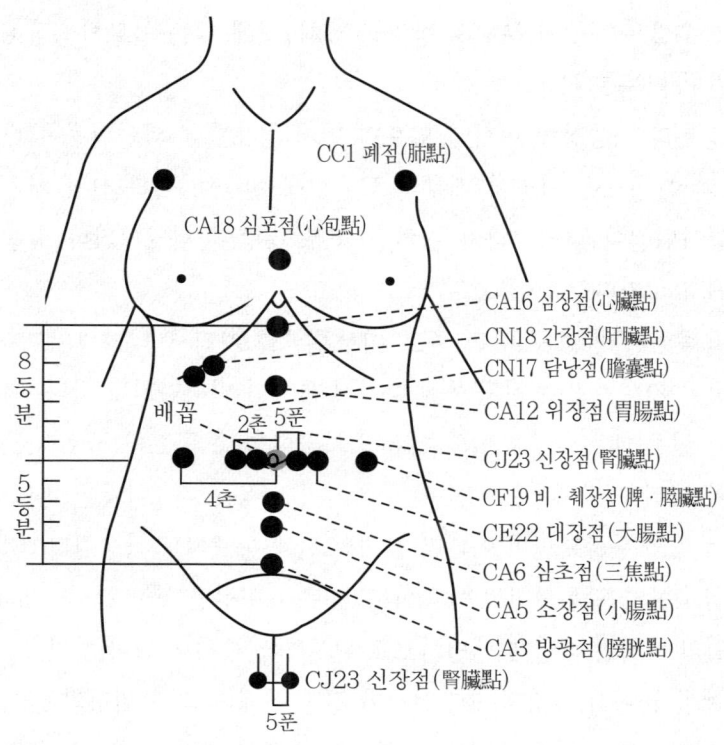

〈금모혈(金募穴)〉

CJ23은 신장의 금모혈로서 이곳의 과민압통점은 신승이다.
CE22는 대장의 금모혈로서 이곳의 과민압통점은 대장승이다.
CF19는 비장·췌장의 금모혈로서 이곳의 과민압통점은 비승이다.
CN17은 담낭의 금모혈로서 이곳의 과민압통점은 담승이다.
CN18은 간장의 금모혈로서 이곳의 과민압통점은 간승이다.

반드시 제일 과민한 금모혈을 1~2개 선택해서 자극한다. 흉부는 압박자극을 주의하고, 장시간 부착 시 테이프를 가급적 가늘게 부착하고, 지나치게 압박하지 않는다.

(3) 금수혈(金輸穴)

금수혈은 등줄기 부위의 방광금경 제1선에 있는 혈로서 6장 6부와 관련이 있는 혈이다.

장부의 기능상에 이상이 있으면 먼저 금모혈에 과민반응이 나오면서 악화 정도에 따라서 배부의 금수혈에 반응이 나타난다. 처음에는 압통과민점이 나타나다가 심하면 심부 통증이 나타나거나 압통점이 넓게 펼쳐진다.

통증범위가 넓을 때는 주로 피부분절을 따라서 나타나기도 하며, 운동이 지나친 경우는 근육에 따라서 통증이 나타나기도 한다. 통증범위가 넓을 때는 서금요법의 기유혈 자극이 더욱 좋으나 국소적으로 통증이 나타나는 경우는 금수혈의 자극이 더욱 크다. 이것은 비단 금수혈 부위의 통증뿐만이 아니라 신체의 전체 통증에도 적용한다.

금수혈의 압통과민점을 찾아서 장부의 이상을 판단할 수 있다. 금수혈의 자극은 대단히 예민하므로 위치를 정확히 취해야 한다.

예를 들어서 위장의 교감신경이 긴장 상태가 되면 위장의 근육운동이 저하되고 소화효소 분비가 적어져 소화가 잘 안된다. 위장에 있는 CA12 근방에 뻐근한 심부 통증에서 과민압통점이 나타나고, 이어서 위장 금수혈인 CI17에서도 과민통증이 나타난다.

이때 CI18이나 CI16에 자극하면 위장 기능에는 반응이 없으나(맥상 변화 거의 없다) CI17을 정확히 자극하면 맥상 변화가 나타난다.

이것으로 보아 금수혈의 작용은 방광금경 제1선이기 때문에 작용을 하는 것이라고 보기 어렵다. 또한 방광금경에서 옆으로 조금만 차이가 나도 음양맥상 조절반응이 분명하지 않다.

척추신경의 피부분절은 대체로 척추의 추골에서 늑골을 따라서 펼

쳐지는데, 금수혈은 추골과 추골 사이에서 1촌 5푼에 위치한다. 피부 분절과 관련이 있고, 내장체성반사와도 관련이 있으나 금수혈은 내장 기능 조절에 매우 구체적이고 정확하다.

금수혈의 자극은 음양맥상 조절이 분명하지만, 해당 금수혈이 아니면 반응이 없거나 미약하다는 점에서 정확히 취해서 자극할 필요가 있다.

척추를 모두 정확히 취한다는 것은 매우 어렵다. 경추 7개, 흉추 12개, 요추 5개와 그 외는 천골로 이루어져 있다. 보통 사람은 고개를 숙이면 뒷목 부분에 돌출된 추골이 크게 나타나는 지점이 있다. 이때 아

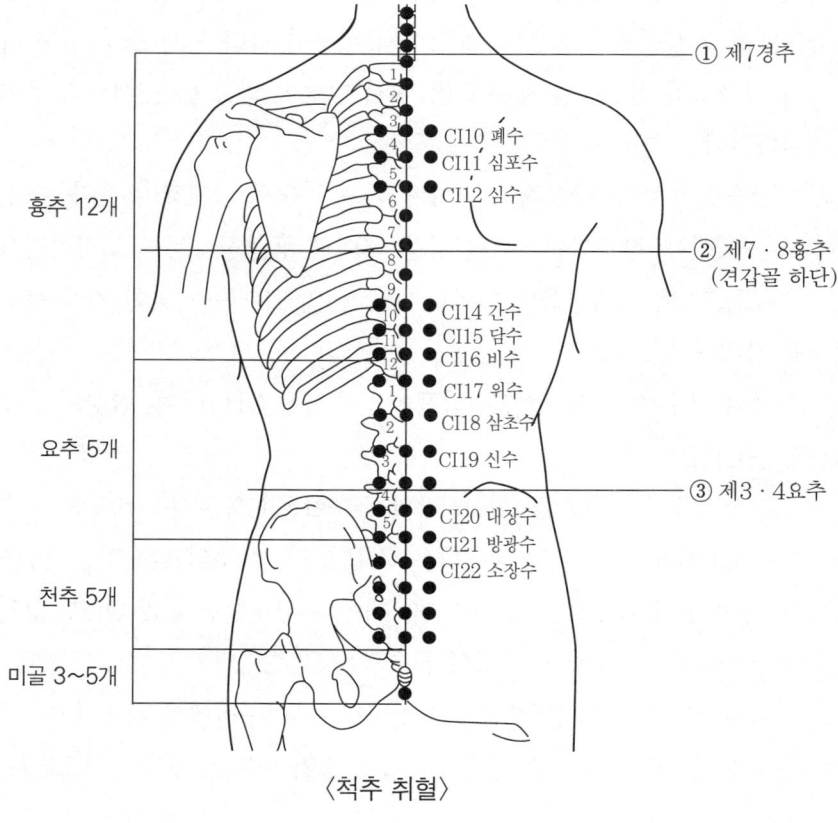

〈척추 취혈〉

래에서 두 번째 돌출된 늑골이 제7경추에 해당하고, 비만인 체형은 고개를 숙여서 첫 번째 돌출된 추골을 제7경추로 잡는다.

견갑골 하단부를 좌우로 연결하면 제7흉추와 제8흉추 사이로 지난다(정좌 후 취한다).

좌우 골반 상단부를 연결시키면 제3요추와 제4요추 사이를 지난다(해부학상으로는 제4요추와 제5요추 사이이나, 실제 취혈을 할 때는 근육·지방층이 만져지기 때문에 추골의 1개 높이로 보아야 한다). 또한 경락의 12유혈(수혈)과 같지만 소장과 방광의 금수혈은 변경하였다. 이유는 음양맥진실험에서 방광 질환이 있을 때는 CI22에서는 음양맥상 조절반응이 없으나 CI21에서 반응이 나타나고, 소장 질환 특히 여성들의 신실증일 때는 CI21에서 반응이 없고 CI22에서 반응이 나타난다.

금수혈이 매우 중요해도 침이나 뜸은 절대로 금지해야 한다. 초강자극을 주는 경우에는 교감신경을 최대한 흥분시켜서 부교감신경을 우위로 할 때 효과반응이 나타나기도 하나, 이때는 지나친 자극 통증을 감내해야 한다.

폐의 금수혈은 CI10이고, 심포의 금수혈은 CI11이며, 심장의 금수혈은 CI12이다.

간장의 금수혈은 CI14이고, 담의 금수혈은 CI15이며, 비장의 금수혈은 CI16이고, 위장의 금수혈은 CI17이며, 삼초의 금수혈은 CI18이고, 신장의 금수혈은 CI19이며, 대장의 금수혈은 CI20이고, 방광의 금수혈은 CI21이며, 소장의 금수혈은 CI22이다.

여기에 주목할 것은 부신의 요혈이다. 부신수질에서 아드레날린이 과잉 분비하면 교감신경 긴장 상태를 일으켜 수많은 통증을 일으킨다.

이때 부신에 해당되는 CI18을 금경술 기구로 자극하면 음양맥상 조절이 잘되는 이유는 부신피질호르몬 중에서 코르티솔을 분비시켜 아드레날린 억제작용을 일으키는 반응이 나타난다.

모든 통증관리에 있어서 CI18은 핵심적인 요혈처이며, 자율신경조절혈로서 피로 예방·회복, 흥분 진정혈로서 대단히 중요하다. 그러나 CI19는 경락에서 신유(腎兪)라고 하는데, 이 위치는 중요한 반응이 나타나지 않는다.

(4) F-2·F-4치방의 해열·항염·진통·혈액순환 조절치방
— 감기일 때는 CA19·CB18을 추가한다

앞에서 해열 치방을 소개한 바가 있다. 금경에서의 해열 치방도 같이 이해하면 된다. 다만, 금경의 해열 치방은 자극을 강하게 줄 수 있어서 F-1치방보다 F-2치방이 강력하다.

F-1·F-3·F-5 … 홀수는 서금요법의 해열 치방이고, F-2·F-4 … 짝수는 금경의 해열 치방이다.

발열·염증·통증이 심할 때는 F-2치방에 금봉 소형이나 중형·대형을 붙이면 반응이 대단히 크다. 다만, CH6을 CL6으로 변경시켜서 자극할 때 더욱 효과적이다. 아마도 2000년 전에 경락을 정할 때 수태양소장경(手太陽小腸經)과 수소양삼초경(手少陽三焦經)을 정할 때 착각한 것 같다.

소장경이 수태양이라면 양(陽)이 가장 많은 위치를 정해야 한다면 현재 삼초경이 소장경이어야 맞고, 삼초경은 소양경이므로 양이 적은 현재의 소장경이 삼초경으로 보아야 한다.

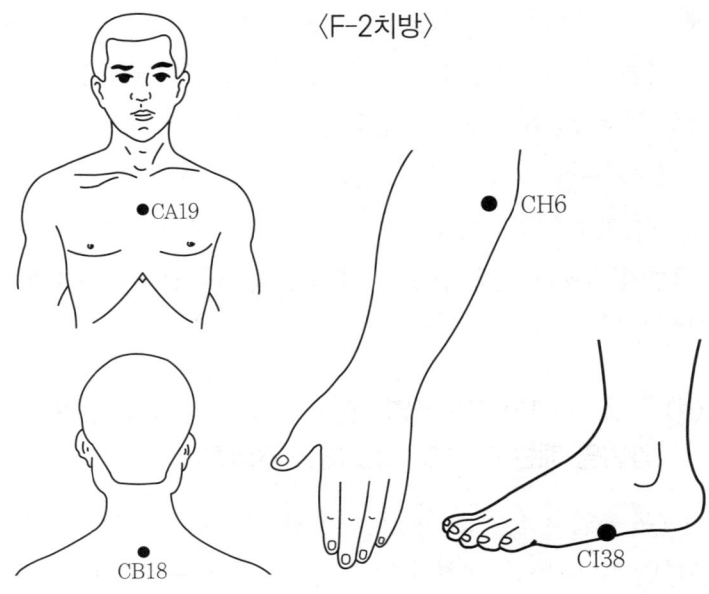

〈F-2치방〉

F-2치방인 CI38(금봉 금색이나 기마크봉 중형 부착), CH6(금봉 은색이나 기마크봉 중형 부착)을 자극했을 때 CH6보다 CL6 위치에 자극할 때 효과반응이 더욱 좋기 때문이다.

언젠가는 금경술에서도 현재의 삼초금경·소장금경의 명칭을 바꿔야 할 것이다. 실험에서 입증되기 때문이다.

고열 해열 치방에서 주의할 사항은 F-2·F-4치방은 혈액순환을 왕성하게 하여 림프구를 늘려서 면역 기능을 활성화시키는 것이므로 해열 치방에 자극한 다음에는 30~60분 이상 안정과 휴식을 취해야 효과반응이 더욱 좋다.

F-4치방은 CI38·CJ7에 기마크봉 유색 중형이나 금봉 금색을 붙이고, CH6·CG13에는 기마크봉 무색 중형이나 금봉 은색을 붙인다. 매일 오래 붙이고 있으면 전신의 모든 통증관리에 큰 도움이 된다. 다

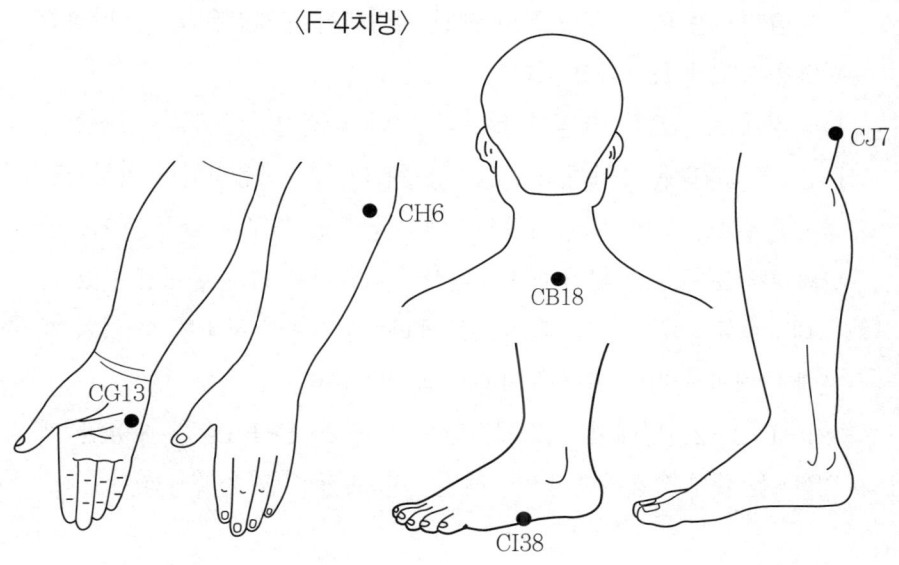

〈F-4치방〉

만, 테이프 알레르기를 주의한다.

 필자가 해열 치방을 연구한 것이 2010년 7월 중순경으로 그때부터 매일 F-1치방이나 F-2치방을 이용하고 있는데 이후로 감기·몸살에 잘 걸리지 않는다. 다만, 심하게 운동·과로한 경우에 F-1치방이나 F-2치방을 사용하면 가볍게 컨디션이 나쁘다가 곧 좋아졌다. 처음에는 금봉 소형 금색·은색을 사용했는데 매우 좋았다.

 금봉을 사용하면 면역증진반응(해열·항염·진통반응)이 우수하나 여러 번 사용하면 자극을 줄여도 효과반응이 좋았다. 즉, 기마크봉 중형을 사용하고 몇 개월이 지나면 기마크봉 소형만 사용해도 좋다.

 이것은 금봉·기마크봉의 자극을 줄여도 내성이나 습관성·중독성이 전혀 없다는 의미이다. 이 중에는 기마크봉이나 금봉을 붙이지 않아도 면역력 증진 효력이 오래가는 경우도 있다.

지금까지는 F-1·F-2 등의 해열 치방에서 문제점은 없고, 면역증진반응은 크게 나타나고 있다.

금경에는 중요한 요혈이 많으나 위의 금전혈·금모혈·금수혈과 F-2·F-4치방을 소개했다. 모든 통증관리에서 상응점이나 압통과민점·반사통증 등의 실제 통증위치에 서금요법 기구나 금경술 기구들만의 자극도 좋으나 완전한 진통현상이 나타나는 데는 한계성이 있다.

대뇌혈류량이 조절될 때 비로소 베타엔도르핀이 분비될 수 있기 때문에 기맥과 금경의 연구와 이용은 꼭 필요하다.

F-1·F-2치방에서도 소개하였듯이 F-2·F-4치방을 사용할 때 CB18을 함께 사용하면 항염·해열·진통반응이 더욱 우수하다.

제6장 신체의 각 부위의 통증치방

1. 급성 통증(急性痛症)의 해소법

통증도 급성과 아급성, 만성 통증으로 구분할 수가 있다.

급성 통증이라 하면 고통이 너무 극심하여 신체를 움직일 수 없고, 호흡도 잘 할 수 없을 정도의 최고로 아픈 통증을 말하고 발생 후 20일까지를 말한다.

급체·위경련 통증, 극심한 타박상에 의한 통증, 심한 화상 통증, 여성의 심한 생리통, 담석 통증, 신결석의 급성 통증, 남성의 고환 통증, 극심한 삼차신경통, 췌장염 통증, 협심증, 심근경색 같은 통증들을 말한다.

아급성은 급성에서 통증 상태가 가벼워져서 만성으로 이행되어 통증이 발생한 지 20일에서 6개월까지를 말한다. 처음부터 극심한 통증이 아닌 일반적인 운동기 질환 통증, 내장 통증, 신경통·디스크 같은 통증들을 말하고, 만성 통증은 통증이 발생한 지 6개월 이상된 통증으로서 아급성에서 만성으로 이행되거나 활동할 수 있는 정도의 통증을 말한다. 통증의 종류도 대단히 많다.

급성 통증 중에서 부교감신경 우위에서 일어나는 통증들은 맥박수 감소와 손발의 체온 변화가 없는 경우로서 경련성 통증들이고, 염증성 증후가 없는 경우이다.

이때는 통치방으로서 십선혈(十宣穴)을 금추봉이나 압진봉으로 약간 아프게 강자극을 준다. 십선혈이라 하면 열 손가락 끝으로 손톱 아래에서 약 2~3mm 떨어진 부분이다. 이곳은 부교감신경 영역으로서 십선혈을 자극하면 맥박수가 증가하고, 긴장 상태를 촉진시키면서 교감신경 긴장을 유발시키는 위치이다.

일반적인 응급처치, 성인병의 응급처치에서도 십선혈을 사용했었으나, 음양맥진법으로 확인한 결과 오히려 교감신경의 긴장 상태가 악화되는 지점으로 응급처치와 통증해소에 자극해서는 안 된다. 음양맥상에서 확인한 바로는 부교감신경을 저하시키고 교감신경을 긴장시키는 반응이 나타난다.

극심한 통증이 진정되면 그대로 잠을 자는 경우가 많다. 진정이 되면 속히 회복시키기 위해 신체를 따뜻하게 보온시켜 준다.

※ 금혈은 정확한 위치에 자극할 때 효과반응이 우수하다

금혈은 상응요법이나 기맥혈과 달리 정확한 위치가 아니면 효과반응이 거의 없는 정도이다. 금혈은 상하 좌우에서 2mm 이상 틀리면 반응이 거의 없거나 음양맥상이 악화될 수도 있다.

그러므로 다음에 제시하는 금혈 처방은 정확한 위치 취혈이 필요하다. 금경보다 금혈이 중요하다.

(1) 맥박수 감소, 손발에 온기가 있을 때의 통치방
(부교감신경 우위 상태의 통증일 때)

① 수십선혈(手十宣穴) ─ 극통 시 맥박수가 감소되고 체온이 있으면서 극심한 통증이 있을 때

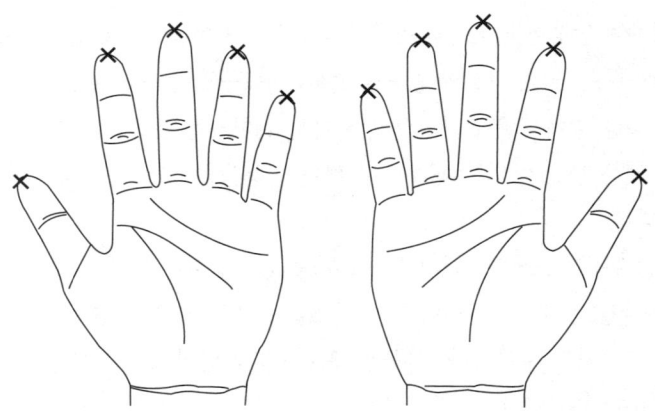

※ 일반적인 응급처치 시는 절대 사용 주의, 특히 뇌혈관 질환에는 금지한다.

금추봉이나 압진봉·침봉 등으로 꼭꼭 눌러 주기를 10~20초씩 반복한다. 5~10~30분 이상 자극한다. 또는 기마크봉 유색이나 금봉 소형 금색을 붙여 주어도 좋다.

위의 치방에 신체의 급성 통증부위에 대한 상응점이나 압통점, 통증부위에도 금봉이나 기마크봉으로 자극한다.

② 족십선혈(足十宣穴) — 맥박수가 감소되면서 나타나는 통증

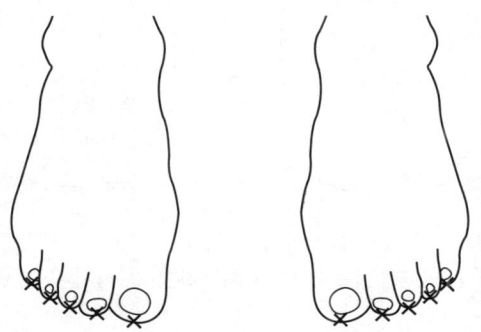

급성의 극심한 통증이 있을 때 십선혈 자극으로 진정이 안 되면 족십선혈(足十宣穴)을 자극한다. 발 끝부분을 금추봉이나 압진봉으로 강자극한다.

그리고 통증부위는 상응점을 찾아 기마크봉이나 금봉을 붙인다.

부교감신경 우위 통증일 때 모르핀 주사는 진통작용이 매우 우수하다.

(2) 맥박수가 정상이거나 빠르면서 통증이 심할 때
염증성·손발 냉증이 심할 때(일반적인 모든 응급환자에게 이용하되, 사혈하지 않고 금추봉으로 자극해도 효과가 우수하다)

교감신경 긴장 상태나 항진 상태에서 나타나는 일반적인 극심한 통증일 때이다. 이때는 수십선혈(手十宣穴)이나 족십선혈(足十宣穴)을 자극하면 더욱 악화되거나 효과가 없다.

반드시 다음의 혈처를 응급처치로 이용한다.

① 근혈(根穴: 氣井穴) 자극(F-1, K15, A33은 자극하지 않는다)

〈제1단계〉

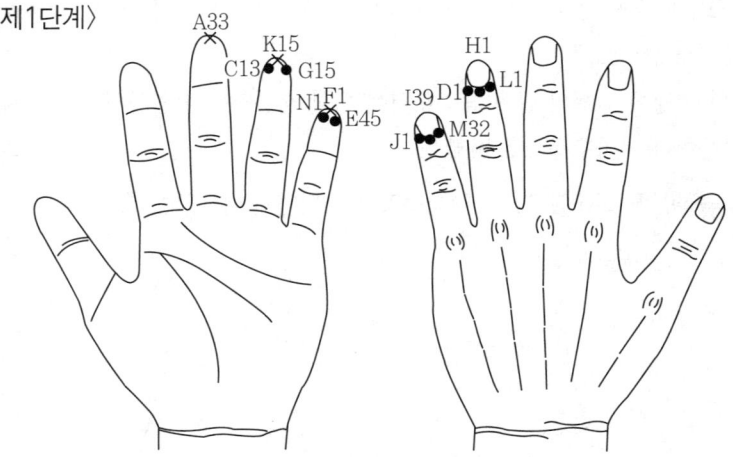

※ ×표시는 자극하지 않는다(A33, K15, F1).
　K15 대신에 K14, F1 대신에 F2를 자극하고, A33 대신에 A31을 자극한다.

〈제2단계〉

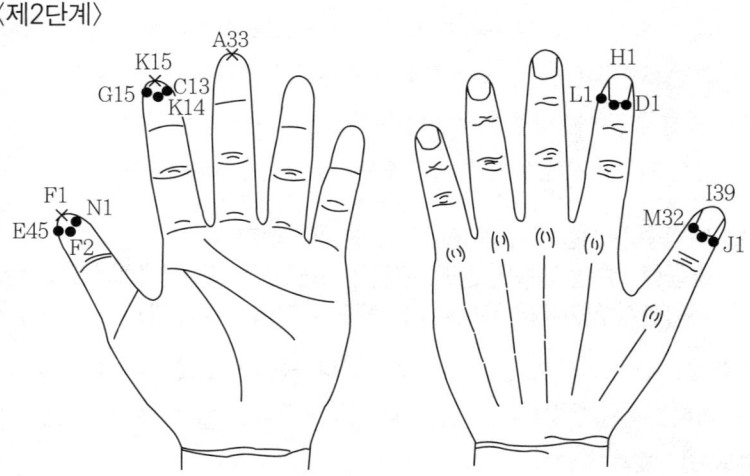

※ ×표시는 자극하지 않는다(A33, K15, F1).
　K15 대신에 K14, F1 대신에 F2, A33 대신에 A31을 자극한다.
　제1단계 자극(제4·5지)으로 부족하면 제1·2지도 함께 자극한다.

급성 통증이 있으면서 맥박수가 빠르거나, 염증성 증후나 심장 두근거림이 심하면서 나타나는 통증은 교감신경 긴장 상태나 항진 상태이다.

이때 서금요법의 근혈을 자극한다. 근혈의 경우도 처음에는 좌수좌측(左手左側), 우수우측(右手右側)을 자극한다. 그래도 자극효과가 분명치 않으면 좌수우측(左手右側), 우수좌측(右手左側)을 함께 자극하면 진정반응이 우수하다.

② 금경의 생혈(生穴) 자극 ― 교감신경 항진 상태의 통증

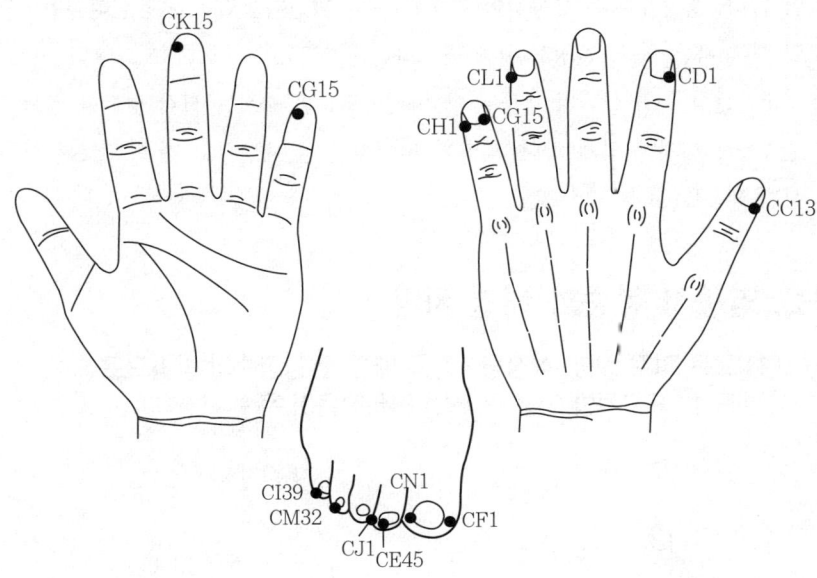

생혈은 전래 경락의 정혈(井穴)을 의미하며, 금경술에서는 생혈(生穴)이라고 이름하였다. 전래 경락에서 정혈의 위치는 많은 이설(異說)이 있고, 신경(腎經)의 정혈(井穴)은 용천(湧泉)으로 되어져 있는 것을 금경에서는 족(足) 제3지(趾) 내측단(內側端)으로 정했다.

생혈의 자극도 교감신경을 진정시키는 작용이 강하므로 교감신경 긴장이나 항진 상태, 염증성 질환일 때 자극한다.

생혈에 금추봉이나 압진봉으로 약간 아프게 간헐적인 자극으로 10~20초씩 10~30분 정도 자극한다. 그러면 차츰 진정이 된다. 이때 기마크봉 유색이나 금봉 소형을 붙여 주면 더욱 좋다.

이 생혈들은 압진봉·금추봉 등의 금경술 기구로 자극하는 것은 효과반응이 나타나지만, 침·뜸의 자극은 음양맥상을 크게 악화시킬 수 있으므로 주의해야 한다(금지해야 한다).

서금요법이나 금경술은 약물요법과 유해 중금속 자극이 아니므로 부작용이 없다. 통증부위는 상응점이나 통증부위, 과민압통점을 이용한다. 준급성일 때는 빠른 회복, 진정을 위해 필요하다.

교감신경 우위 상태의 통증일 때 아편·모르핀 주사는 환각 상태를 일으켜 통증을 느끼지 못하게 하나, 약효가 떨어지면 곧 재발하고 계속 모르핀 사용 시 부작용을 주의한다.

2. 염증성 통증과 해열 치방

(1) 모든 피로 예방, 심장병·중풍 예방, 건강장수의 방법으로
F-1·F-2치방 이용 — 특히 진통작용이 우수

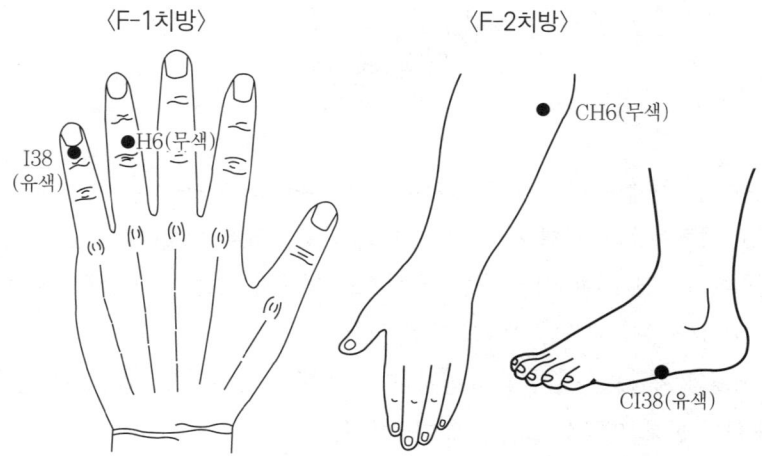

270 제6장 신체의 각 부위의 통증치방

지나친 운동과 육식, 비만, 각종 인스턴트 식품의 화학 첨가물, 분명치 않거나 악화될 수 있는 각종 건강식품과 스트레스는 성인병을 유발시키는 최대의 원인이 된다.

　이들 식품과 잘못된 생활습관들은 모두 혈액순환 장애를 일으킨다. 이 중 상당수는 고지혈증·죽상동맥경화증과 심장병 등으로 이어지고, 또 일부는 세소동맥경화증을 유발시켜 고혈압이나 심장병을 유발시키고 이어서 뇌출혈·뇌경색·뇌혈전 등으로 악화된다. 또한 퇴행성 질환의 원인이 되고 혈액순환 장애로 말미암아 각종 염증성 질환, 통증까지 일어날 수 있다.

　이때 전신의 혈액순환을 조절하기 위해서는 F-1치방이나 F-2치방만을 이용해도 많은 성인병을 예방하고 관리할 수가 있다. 특히 피로 예방과 회복, 각 관절·근육통증까지도 관리할 수 있다는 점에서 이용할 가치가 있다. 증상이나 상태가 심한 경우는 금봉 소형을 붙이거나 또는 기마크봉 중형을 이용한다.

　특히 통증의 예방관리에 널리 이용해도 좋다. 통증에서는 염증성 통증이 심할 때 기마크봉을 붙이면 염증을 속히 회복시키는 데 도움이 된다.

　만약 위의 치방으로 부족하면 위 단계인 F-3·F-4치방을 이용한다. F-3치방은 서금요법 치방이고, F-4치방은 금경술 치방이며, 이들 치방은 간단명료하며 항염·해열·진통반응이 우수하다.

　가벼울 때 기마크봉 소형의 유색·무색을 이용하고, 심하면 기마크봉 중형 유색·무색을 이용하며, 더욱 심할 때 금봉 소형의 유색·무색을 이용한다.

(2) 감기의 예방과 회복 ― F-1치방과 B18·A19+상응점 추가

　영양 부족과 과로한 상태에서 신체를 차게 하면 프로스타글란딘이 크게 증가하여 림프구를 억제하므로 면역력 저하와 감기 바이러스가 침입하여 비염이나 인후염·편도선염·기관지 염증 등이 발생한다.

　이때는 영양 보충과 휴식·보온을 하면서 F-1치방에 기마크봉 중형이나 금봉 소형으로 자극하고 B18과 A19를 추가한다. B18은 등줄기를 따뜻하게 하고, A19는 흉선 기능을 강화시킨다. 그리고 금봉 소형 은색으로 코감기이면 A28, 급성 인후염·편도선염에는 J1·D1과 상응점을 자극하고, 기관지

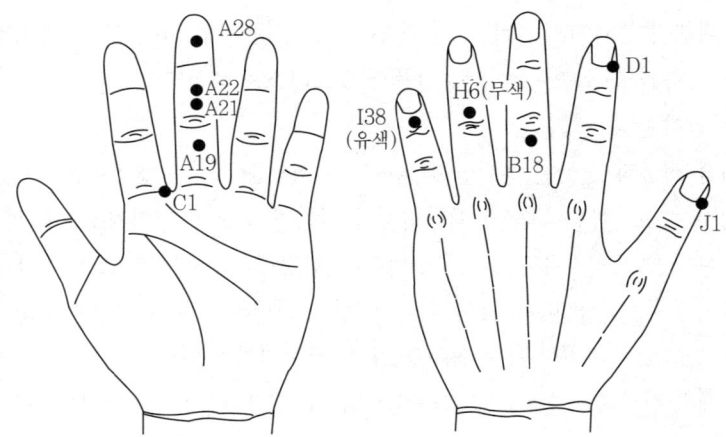

염증에는 A21·22, C1을 함께 자극한다. 체온 보온은 서암뜸으로 기본방에 5장 이상씩 매일 뜬다.

(3) 염증성 질환, 통증이 심한 때는 F-3·F-4치방 이용

F-3·F-4치방은 염증이나 통증이 심한 때 이용한다. F-3치방은 I38·J7을 보(補)하고(기마크봉 유색 부착), G13·H6은 제(制)한다(기마크봉 무색 부착). 이것은 방광금경과 신금경을 보하여 등줄기의 피부와 신장의 모세혈관을 확장시켜서 체표와 신장의 혈액순환을 도와주는데 그 목적이 있다. 반면에

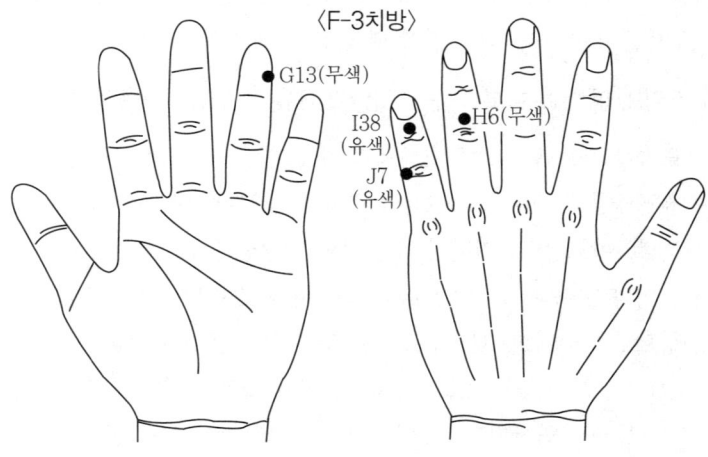

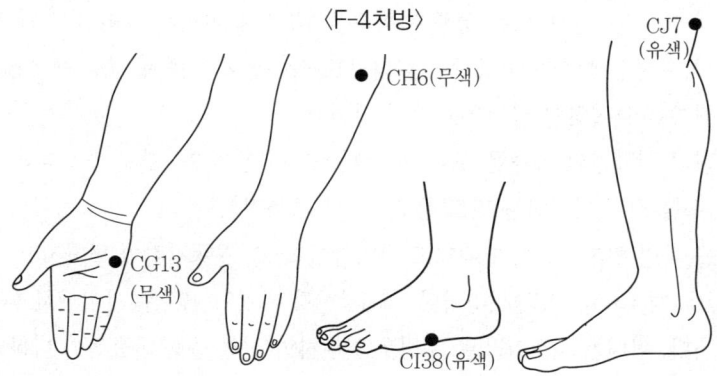

소장의 영양과 심장의 혈액을 전신으로 분산시키려는 치방이다. 여기에는 기마크봉 소형에서 시작하여 증상이 심하면 기마크봉 중형이나 금봉 소형을 붙이면 더욱더 큰 도움이 된다.

그 외에 이러한 치방이 F-10번까지 있다. 통증이 염증성에서 올 때는 F-1~F-4치방을 하나씩만 이용해도 큰 도움이 되며, 이 해열 치방에 상응점이나 기맥요혈, 금경요혈에 자극을 주면 더욱 좋은 진통반응이 나타난다.

염증으로 인한 통증은 염증이 없어져야 통증이 없어진다. 양약의 항생제·소염제 등을 많이 사용해서 내성이 생기고, 재발이 될 때에는 이와 같은 해열 치방을 이용하면 내성도 없어지고 부작용도 없어진다.

(4) 척수신경분절에 의한 통증관리

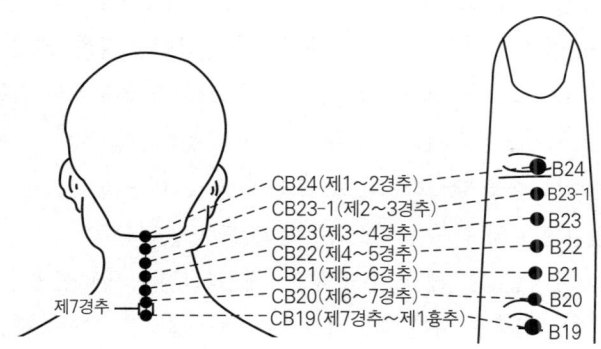

인체 체표상에 나타나는 통증은 척수신경분절에 따라서 나타날 수가 있다. 이들 척수신경에 따라서 통증이 나타나도 상응점이나 장부 허승을 조절해서 대뇌혈류를 조절하면 진통은 더욱더 잘된다.
　그러나 신체상의 통증을 보다 속히 다스리려면 척수신경분절을 따라서 해당 척수를 직접 자극하는 것도 통증관리에 효과적이다.
　예를 들면 엄지·검지가 저리고 마비감이 있고, 운동감각이 떨어지고, 통증이 있을 때 C6이 제6경신경이며, 제6경신경은 제5·6경추 사이에서 나오는 신경이다. 이때는 제5·6경추 주변을 압진하면 심한 통증 반응점이 나타난다. 이 위치에 금봉을 붙여 주면 엄지·검지의 이상 증상 해소에 큰 도움이 된다.
　예를 들어서 상완골의 견관절 아래 팔뚝의 근육통증이 있는 곳의 C5는 제5경신경이며, 제5경신경은 제4·5경추 사이에서 나오는 신경이다. 이때 제4·5경추 부위를 압박해 보면 압통증이 나오는 부위가 있다. 그 부위에 직접 금봉이나 서암추봉을 자극하거나 금추봉으로 자극하면 팔뚝의 근육통 해소에 탁월한 도움을 준다.
　걷기, 등산을 많이 하다 보면 정강이 외측의 근육이 굳어지거나 경련을 일으키는 경우가 있다. 정강이 외측으로 하여 장딴지 근육은 L5로 제5요골신경이다. 제5요골신경은 제5요추와 제1천골 사이에서 나오므로 제5요추와 제1천골 사이를 압진하면 과민통증이 나타난다. 그 부위에 금봉 중·대형을 붙이거나, 금추봉·부항추봉으로 자극하면 정강이 외측의 근육 경련, 마비감각을 해소하는데 큰 도움이 된다.
　지금까지는 척추에 침·뜸 자극을 주었으나 음양맥상 악화, 교감신경 긴장상태를 악화시키므로 큰 도움이 되지 못했다. 그러나 척추에서 압통점을 찾아 금봉이나 기마크봉·PEM·금추봉·서암추봉·부항추봉·아큐빔의 자극들은 척추 압통증을 해소하는데 큰 도움이 되고, 아울러 하지나 상지의 모든 근육·관절 질환의 통증을 해소하는데 큰 도움이 된다.
　경신경의 제1경신경은 제1경추 윗부분, 제2경신경은 제1·2경추 사이, 제3경신경은 제2·3경추 사이, 제4경신경은 제3·4경추 사이, 제5경신경은

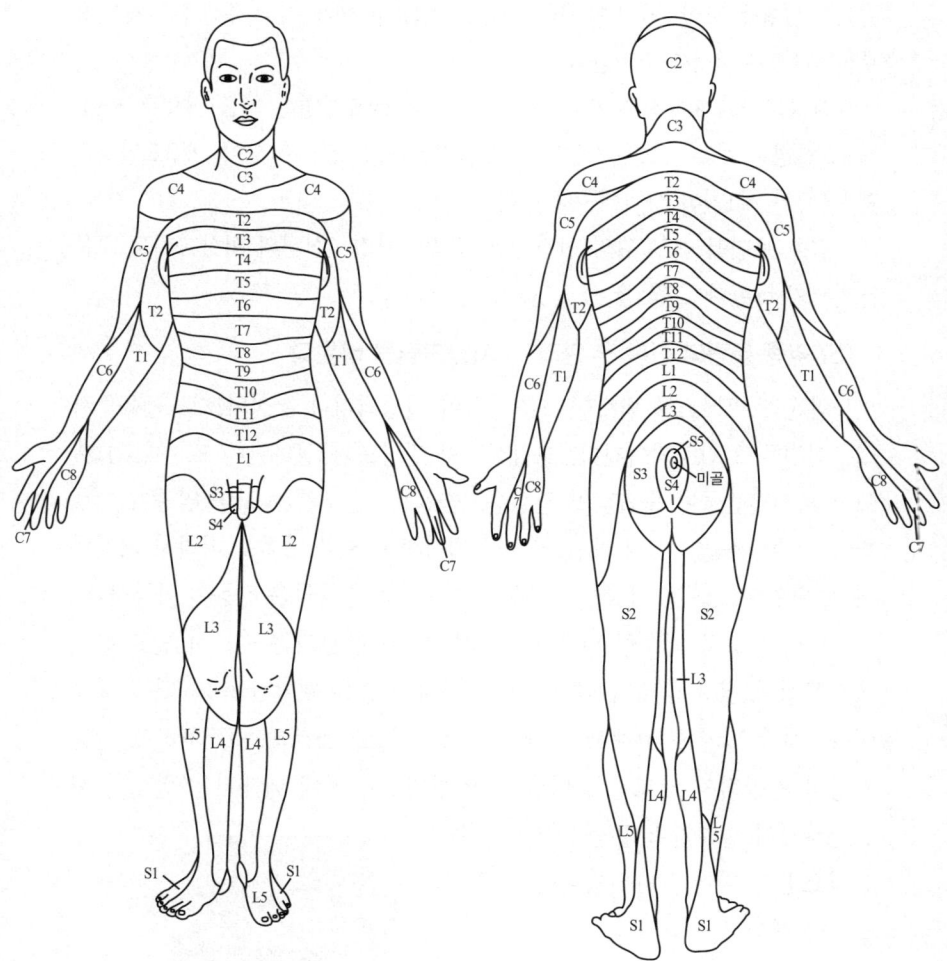

〈피부에 분포하는 척수신경의 분절 양상〉

제4·5경추 사이, 제6경신경은 제5·6경추 사이, 제7경신경은 제6·7경추 사이, 제8경신경은 제7경추와 제1흉추 사이에서 뻗어 나온다.

흉신경의 제1흉신경은 제1·2흉추 사이, 제2흉신경은 제2·3흉추 사이, 제3흉신경은 제3·4흉추 사이, 제4흉신경은 제4·5흉추 사이, 제5흉신경은 제5·6흉추 사이, 제6흉신경은 제6·7흉추 사이, 제7흉신경은 제7·8흉추 사이,

제8흉신경은 제8·9흉추 사이, 제9흉신경은 제9·10흉추 사이, 제10흉신경은 제10·11흉추 사이, 제11흉신경은 제11·12흉추 사이, 제12흉신경은 제12흉추와 제1요추 사이에 위치한다.

요신경의 제1요신경은 제1·2요추 사이, 제2요신경은 제2·3요추 사이, 제3요신경은 제3·4요추 사이, 제4요신경은 제4·5요추 사이, 제5요신경은 제5요추와 제1천골 사이에 위치한다.

그림을 보면서 해부 위의 신경증상, 근육·관절·신경의 이상까지도 모두 조절하기 바란다(그림 참조).

(5) 각종 통증의 진통 후 관리 — 서암크림을 바른다

사람은 스트레스를 받으면 교감신경이 긴장되거나 항진되므로 근육·관절·신경들도 긴장되어진다. 교감신경의 긴장도가 심하면(과로·피로) 반드시 모세혈관들이 수축되어 관절통·근육통·신경통과 각종 염증이 발생한다. 이들 통증이 심할 때는 앞에서 제시한 이론과 방법을 따라서 처치하거나, 뒤편에 소개된 치방을 이용하면 대부분의 통증들은 진통이 가능하다.

그러나 통증을 해소한 다음 재발 방지를 위한 관리는 반드시 필요하다. 교감신경의 긴장 상태가 심하면 언제든지 통증은 재발할 수가 있기 때문이다. 재발 방지를 위해서는 항상 과로·피로·스트레스를 피하고 교감신경이 긴장되지 않도록 노력을 해야 한다. 이 점에 대해서는 반드시 서금건강법인 발지압판 운동, 서암뜸, 수지음식요법과 항상 F-1치방이나 F-2치방을 사용한다.

통증부위는 교감신경 긴장 상태에 의하여 모세혈관이 수축될 수가 있으므로 모세혈관을 확장시켜 음양맥상을 조절시켜야 한다. 이때 서암크림을 바르면 모세혈관 확장반응(음양맥상 조절)이 나타나

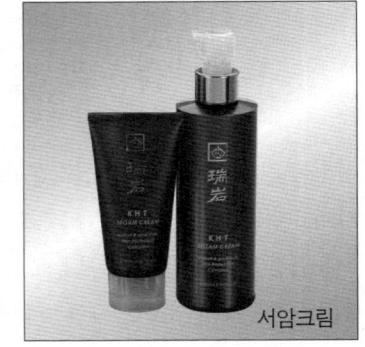

서암크림

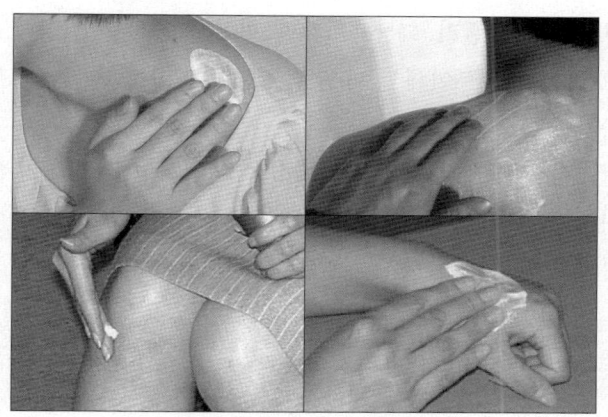

서암크림을 신체에 바른 모습

통증 재발 예방에 우수한 반응이 있다.

통증이 있을 때 진통을 시켜도 무리를 하면 약간의 긴장감이나 미약한 과민한 반응이 나타난다. 이때 이상이 있는 관절이나 근육·신경 부위에 서암크림을 매일 1~2회 발라 주면 웬만한 긴장과 과민감 해소에 도움이 된다.

운동을 하기 전에 서암크림을 문제 있는 관절·근육에 발라 주면 긴장감 해소에 도움이 되고, 운동 후에 관절·근육이 긴장되거나 민감한 반응이나 운동 시 불편할 때도 서암크림을 바르면 긴장과 과민 해소에 큰 도움이 된다.

특히 대상포진으로 통증이 심할 때 염증이 생기기 전에는 서금요법 기구가 큰 도움이 되고, 염증이 생긴 다음에는 병원 치료나 전자빔 자극이 효과적이다. 전자빔 (-)도자 4개, (+)도자 2개를 매일 5~10시간 이상 자극을 준다. 병원 치료나 전자빔 자극, 서금요법 자극 후에 대상포진 통증이 없어진 후에도 언젠가는 다시 통증이 나타난다. 이때 피부가 민감한 반응이 나타날 때마다 서암크림을 발라 주면 피부 민감반응이 해소되고 완전할 정도로 예방이 된다.

내장 통증을 제외한 체표상의 모든 통증을 진통시킨 후에 민감도를 진정시키기 위해서 서암크림을 바른다.

서암크림은 피부 관리 화장품이지만 민감한 피부를 진정하고 풍부한 영양과 보습 기능을 부여해서 피부 건조함이나 피부 튼 것, 피부 가려움을 진정시키는 화장품이다.

이 서암크림을 바르기 전에 음양맥상을 분별하고 손이나 피부에 서암크림을 바르고 음양맥상을 분별하면 음양맥상이 건강맥으로 좋아지는 반응이 나타나기 때문이다. 특히 재발되는 통증 예방에 큰 도움이 된다.

3. 두통

(1) 전두통(前頭痛)

전두통이 있을 때 손으로 앞머리를 만져 보아 머리가 차면 음식물을 먹고 체해서 생기는 두통이고, 열이 있을 경우는 감기로 인한 두통이다.

서금요법에서 상응점·요혈을 찾아서 자극하되 눌러서 가장 아픈 지점에 금추봉의 다수돌기로 접촉적 자극을 준다. 또한 대뇌혈류 조절치방을 함께 자극한다.

① 급체의 전두통

먼저 압진봉이나 금추봉으로 상응점과 A8·12·16, E41을 10~20초씩 반복 자극한다.

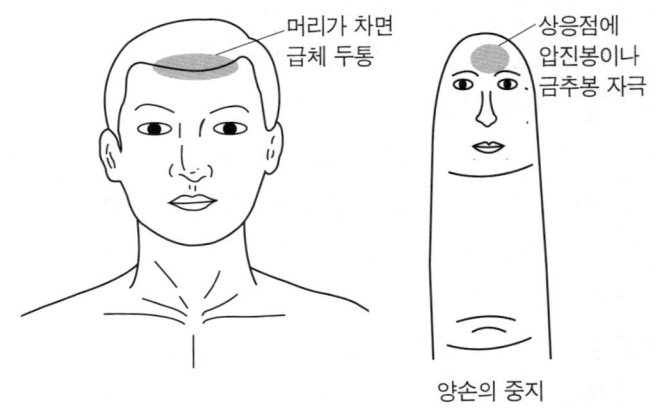

머리가 차면 급체 두통

상응점에 압진봉이나 금추봉 자극

양손의 중지

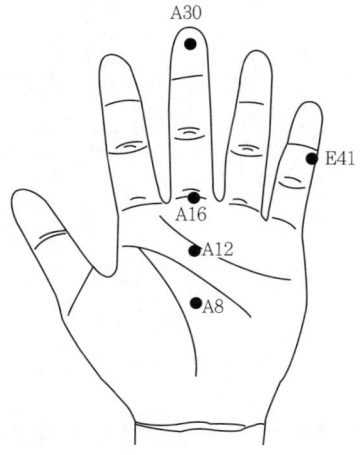

〈전두통의 금봉 치방〉

전두통 부위는 자극하지 않아도 되나, 자극하려면 압진봉이나 금추봉으로 압박자극한다.

금추봉으로 A30부근을 자극한 다음 상응점에 금봉 소형을 붙여 준다. 이때 A12, E41을 같이 자극한다.

② 감기의 전두통(앞머리를 만져서 열이 있을 때)

상응점을 찾아 자극하고 I38, H6도 금추봉 1호로 자극한 다음에 기마크봉이나 금봉을 붙여 준다. 자극을 준 다음 안정을 취한다.

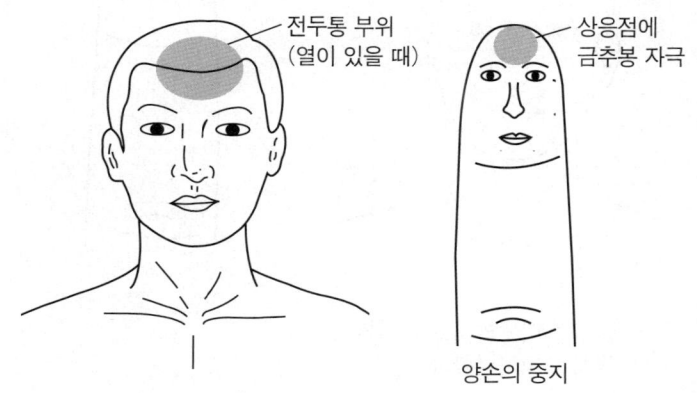

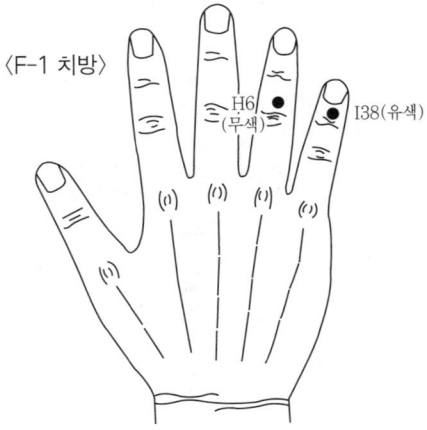

⟨F-1 치방⟩
H6 (무색)
I38 (유색)

상응점 부위에도 금추봉 자극 후 금봉 소형을 양손에 붙여 준다.

(2) 두정통(頭頂痛: 머리 꼭대기 부분이 아플 때)

스트레스가 심할 때 많이 아프고 주로 대소변에 이상이 있을 때 두통이 많다.

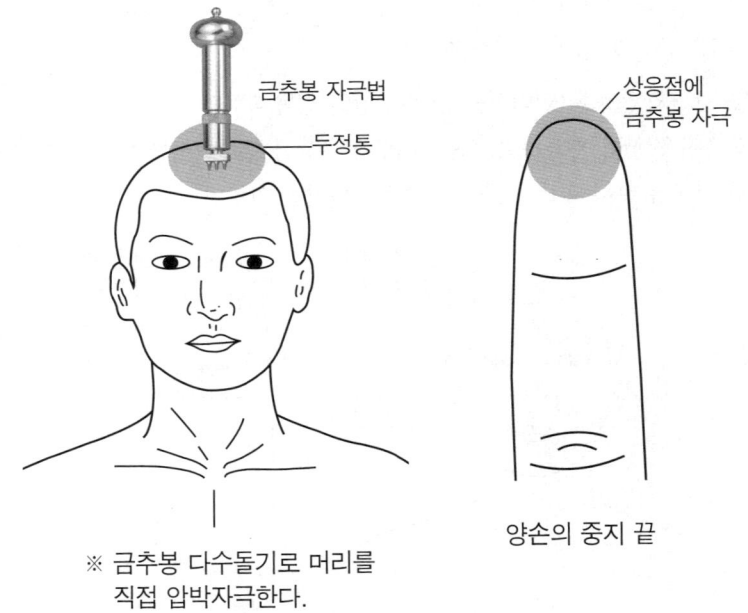

금추봉 자극법
두정통
상응점에 금추봉 자극

※ 금추봉 다수돌기로 머리를 직접 압박자극한다.

양손의 중지 끝

280 제6장 신체의 각 부위의 통증치방

두정(頭頂) 부위에 자극을 하려면 압통점을 찾아서 금추봉 1~3개 돌기로 10~20초 동안 가볍게 압박자극한다. 또는 상응점을 찾아서 자극하되 역시 금추봉으로 자극한다. 심장·방광·대장과의 관련성이 많으므로 해당 기맥을 자극한다.

〈대뇌혈류 조절혈〉

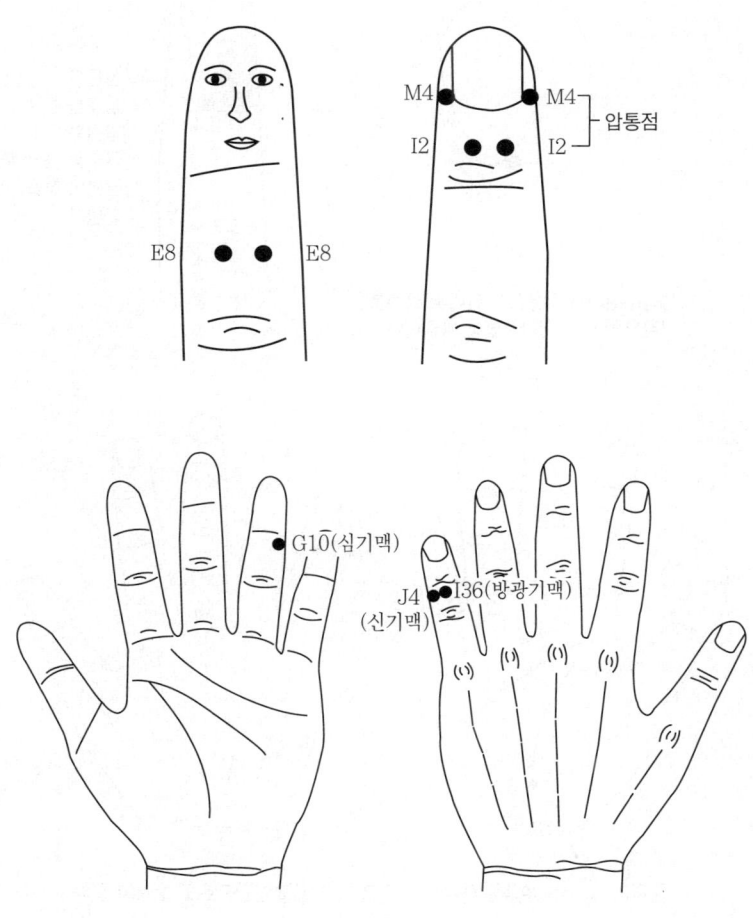

(3) 긴장성 두통

후두 한 쪽에서 나타나는 통증으로 난치성이나, 서금요법으로 잘 낫는다. 통증부위에서 압통점을 찾아 자극을 주는 것보다 서금요법의 상응점과 요혈 자극이 매우 좋다. 이때는 아픈 쪽에 파워서암팔찌를 차면 거의 재발이 안 된다.

① 좌측 긴장성 두통

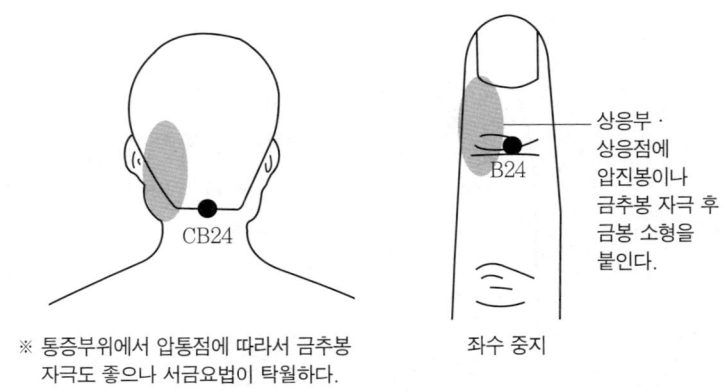

※ 통증부위에서 압통점에 따라서 금추봉 자극도 좋으나 서금요법이 탁월하다.

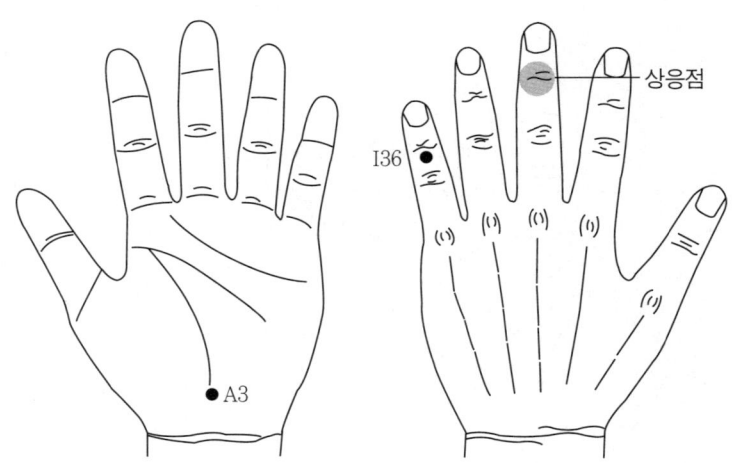

※ 금경의 CI36, CA3을 자극해도 좋으나, 서금요법만으로도 잘 없어진다.

② 우측 긴장성 두통

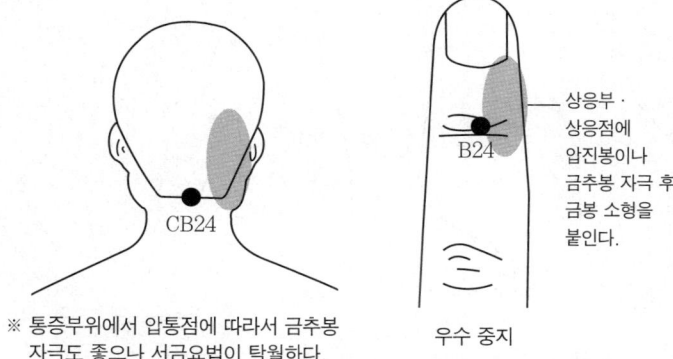

※ 통증부위에서 압통점에 따라서 금추봉 자극도 좋으나 서금요법이 탁월하다.

우수 중지

※ 재발이 잘되므로 스트레스나 긴장·과로에 절대 주의하면서 자극한다. 자극 후 기마크봉이나 금봉을 붙여 준다. 아픈 쪽 손목에 파워서암팔찌를 차면 거의 재발이 안 된다.

(4) 편두통

남성의 편두통은 방광승이나 담승(또는 대장승)에서 많이 오고, 여성의 편두통은 주로 생리 이상에서 반사증상으로 많이 나타난다.

① 좌측 편두통

좌측은 방광승이나 대장승에서 많이 나타나므로 방광기맥·대장기맥이나 금경요혈을 자극한다.

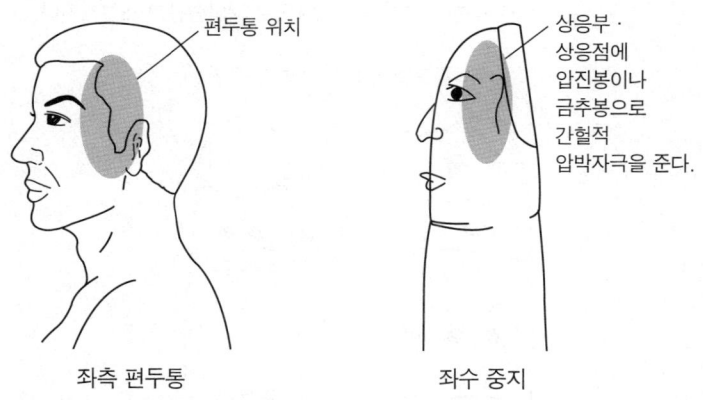

좌측 편두통

좌수 중지

※ 압통점에 압진봉이나 금추봉으로 자극한다.

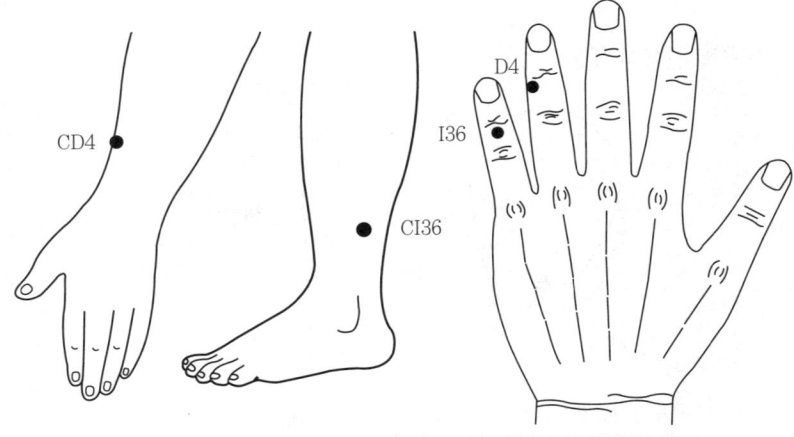

※ 금추봉이나 압진봉 자극 후에 금봉이나 기마크봉을 붙여 준다.

〈금경술의 대뇌혈류 조절혈〉

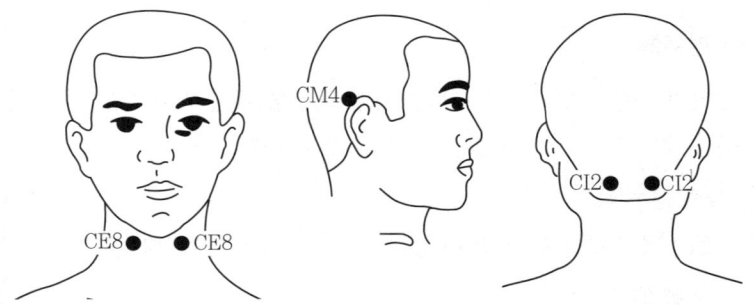

※ 편두통도 대뇌혈류 이상에서 발생하므로 대뇌혈류를 조절시킨다.

〈서금요법의 대뇌혈류 조절혈〉

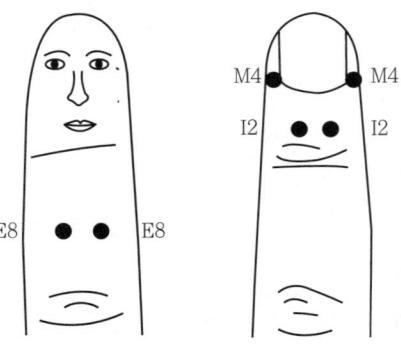

② 우측 편두통(삼초 · 소장 · 담낭과 관련)

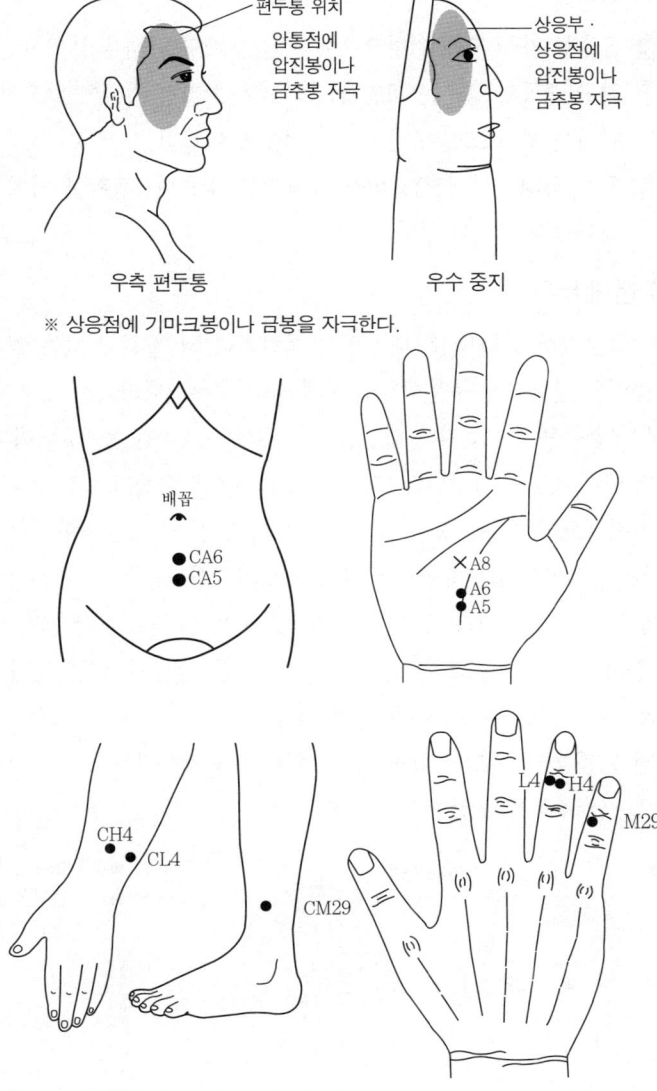

※ 상응점에 기마크봉이나 금봉을 자극한다.

기맥요혈 A5 · 6과 L4 · H4를 함께 자극하고, 기마크봉을 붙인다. 그러면 심한 편두통도 잘 낫는다.

※ ① 편두통이 극심하면 가장 민감한 상응점에서 금추봉으로 회전법을 사용한다.
② 금추봉 자극 후에 기마크봉이나 금봉 소형 금색을 부착시킨다.
③ 약물 중독의 경우는 재발이 잘되므로 장기간 자극이 필요하다.
④ 여성은 생리 조절이 잘 이루어져야 없어진다.
⑤ 또는 금경술의 금경요혈을 이용해도 좋으나, 정확한 위치에서 자극해야 효과반응이 있다.

(5) 전체 두통

대뇌에 충격이나 타박상, 내장병이 심하거나 뇌 질환이 있는 경우는 아픈 곳이 분명치 못하면서 두부(頭部) 전체에서 두통이 나타나는 경우가 있다.

이때는 금추봉 다수돌기나 압진봉을 이용해서(뾰족한 돌기) 머리 전체를 눌러 보면 아픈 지점이 나타난다. 그 지점에 금추봉 다수돌기로 압박자극을 준다.

또한 서금요법에서는 중지의 머리 부위를 압진해 보면 상응점이 나타나는 곳이 있다. 그곳을 압진봉이나 금추봉으로 자극한다.

전체 두통이 있을 때는 E8, I2, M4, A30은 필수로 자극한다. 대체로 전체 두통이 있는 것은 교감신경 긴장이나 흥분 상태가 심한 것이므로 근혈(단, K15, F1, A33은 제외)을 함께 자극한다.

① 전체 통증 — 반드시 압진봉으로 압통점을 찾는다.
또는 금추봉으로 압박자극한다.

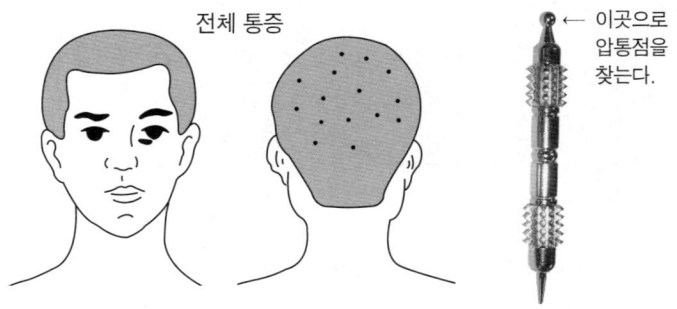

눌러서 아픈 지점에 금추봉으로 자극   압진봉

② 상응점을 찾아 압진봉이나 금추봉으로 자극한다.
그리고 대뇌혈류 조절혈을 자극한다.

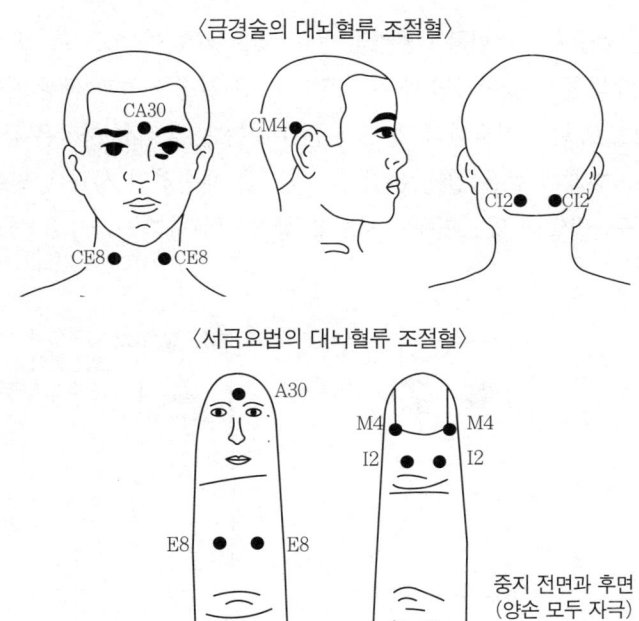

③ 뇌압을 저하시키려면 위장 기능을 조절해야 한다.

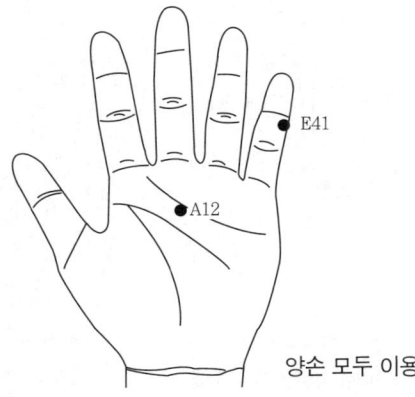

압진봉이나 금추봉 자극을 10~30초간 간헐적으로 압박자극하고 기마크봉이나 금봉을 붙인다.

4. 안면부의 통증

(1) 눈의 통증

눈의 결막염이나 맥립종·홍채염 등이 있으면 눈이 아프고, 또는 이물질·화학약품 등이 들어가면 매우 아프다. 눈은 간장 기능과 심장 기능과 관련이 있으므로 함께 자극한다. 눈의 통증일 때는 눈에 직접 자극은 금한다.

결막염·다래끼 등은 잘 낫는다. 이 치방을 계속하면 시력 증진에 도움된다. 염증·발열이 있으면 F-1치방을 함께 이용한다.

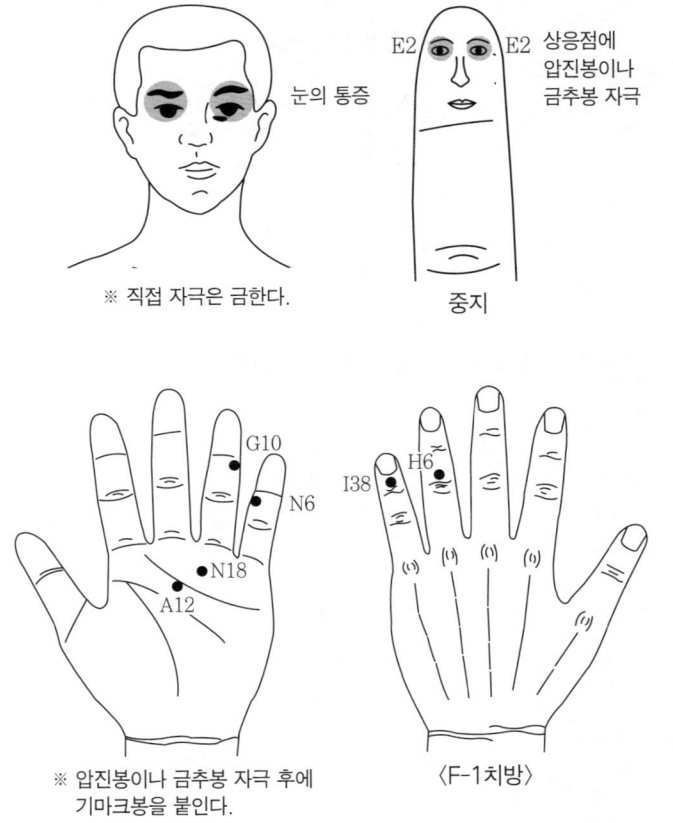

(2) 귀의 통증

중이염이나 갑작스런 기압의 변화, 즉 비행기 이착륙 시 고통이 있고, 심하면 난청·이명증까지 나타난다.

귀의 통증치방은 심하지 않으면(기질적 손상이 아니면) 난청·청력 감퇴·이명증도 해소된 사례가 있다.

귀의 통증이 좌측이면 좌수좌측을 이용하고, 우측이면 우수우측을 이용한다. 귀의 증상은 대부분 삼초나 소장, 그리고 방광과 관련 있다.

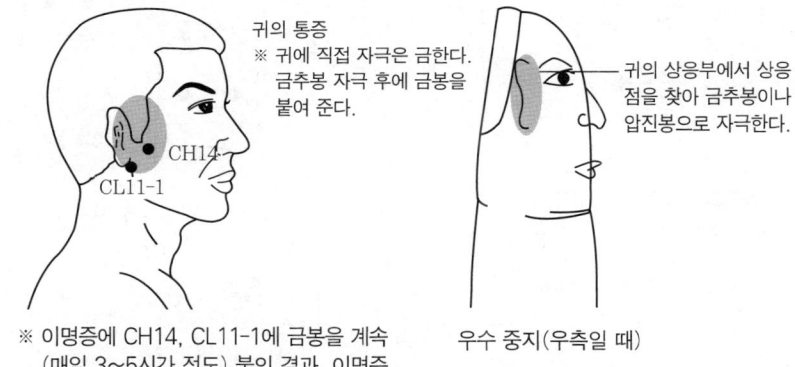

(3) 악관절 통증

턱관절의 염증이나 인대가 늘어나거나, 지나친 충격·자극·치통 등으로 인하여 악관절 통증이 심해서 음식을 씹지 못할 때가 있다. 이때도 악관절 부위에서 제일 아픈 지점을 찾아서 표시하고, 직접 압진봉이나 금추봉 자극을 주어도 좋으나 서금요법의 상응점 자극이 더욱 우수하다.

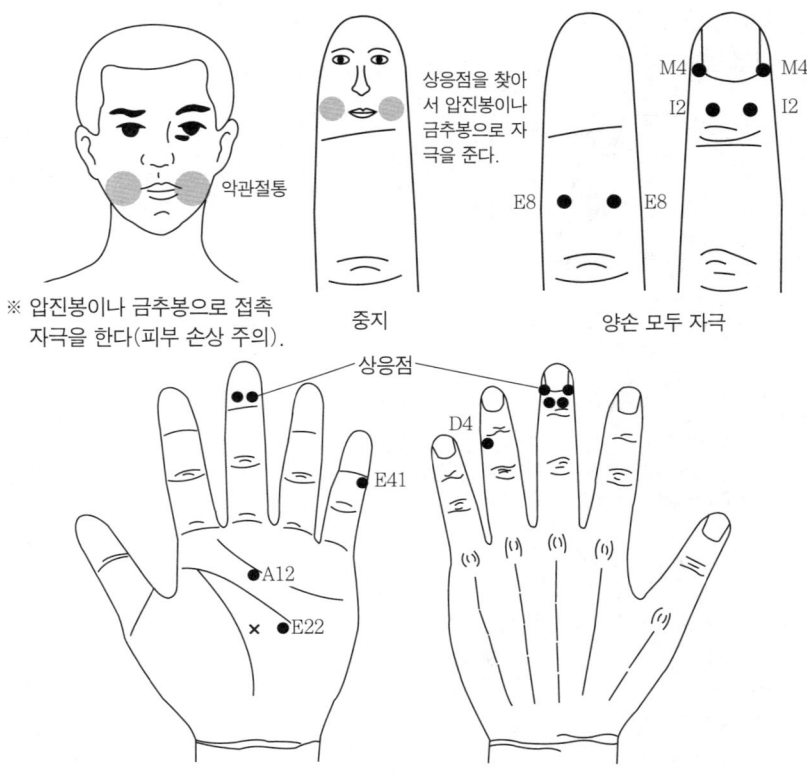

그리고 이곳의 악관절은 위장과 대장에 관련되므로 통증이 심해질 수 있다. 염증이 있다면 항염 치방인 F-1치방이나 F-3치방을 이용한다.

F-1치방은 I38(유색 기마크봉 부착)·H6(유색 기마크봉 부착)이며, F-3치방은 I38·J7(유색 기마크봉 부착), H6·G13(무색 기마크봉 부착)이다.

(4) 치통

충치 · 풍치 · 치은염 등의 통증이 모두 적응증에 속하나, 근본적인 치아 이상은 치과 치료를 받는다. 치과 질환의 통증해소에는 큰 도움이 된다.

좌측 치통이면 좌수 위주로 자극하고, 우측 통증이면 우수 위주로 자극한다. 치통의 경우 좌우 상하를 잘 구분해서 상응점을 정한다.

※ ① 치통이 심한 경우는 K9도 좋은 위치이다.
　② 치통이 해소되지 않을 때는 대뇌혈류 조절혈을 추가한다.
　③ 염증이 있는 경우는 F-1, F-3치방을 함께 사용한다.

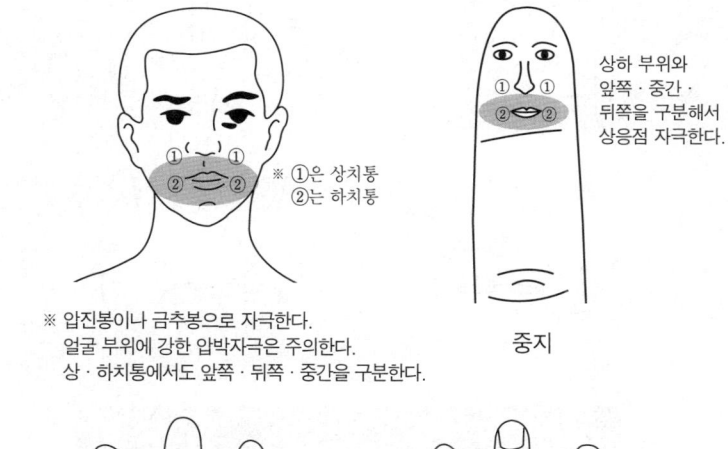

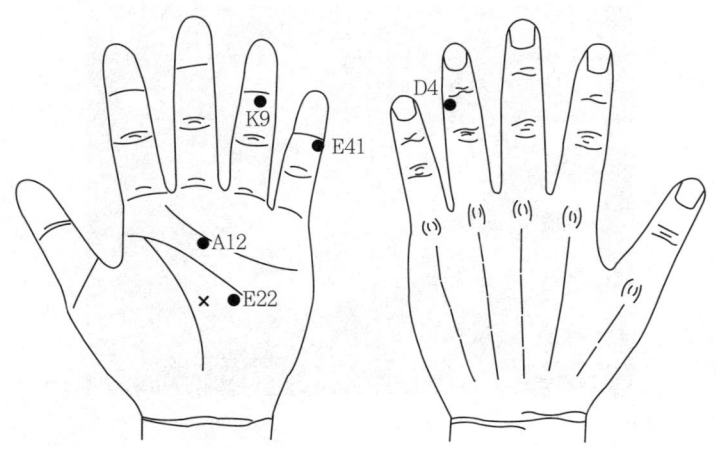

(5) 여드름, 얼굴 화끈거림(갱년기장애 포함)

여드름에는 저녁에 잠잘 때마다 양손 중지에 골무지압구를 끼고 잔다. 또는 F-3치방에 기마크봉 중형을 붙이고 잔다. 그리고 A28에 금봉 중형을 항상 붙인다.

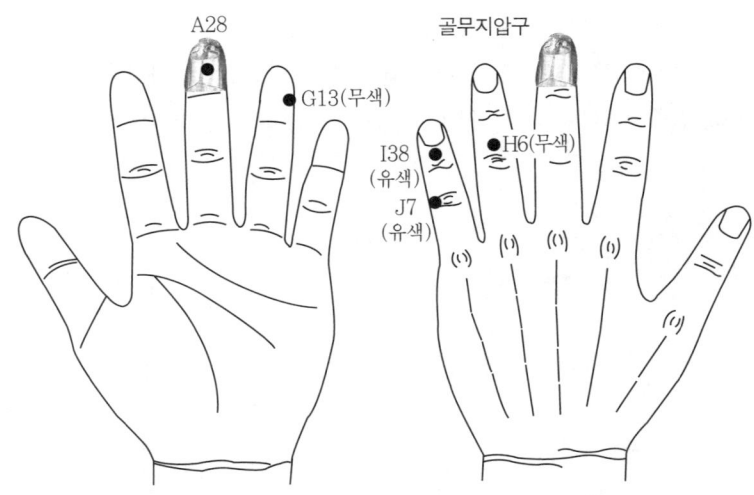

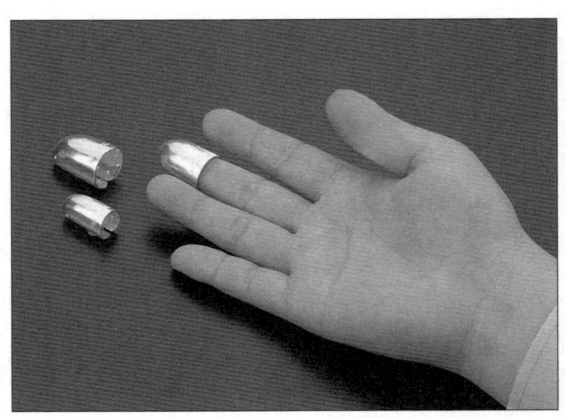

(6) 삼차신경통

안면부에서 나타나는 삼차신경통은 대단히 아프면서 난치성이다. 신경통의 특징은 대단히 아프다가 기분이 개선되면 덜하다가 신경을 쓰면 더 아픈 경우도 있다. 대개가 비승증이나 담승증에서 오고, 주로 우측에서 많이 발생한다.

난치성으로 진통시키기가 곤란하나, 대뇌의 혈류 조절이 잘되면 진통은 잘된다.

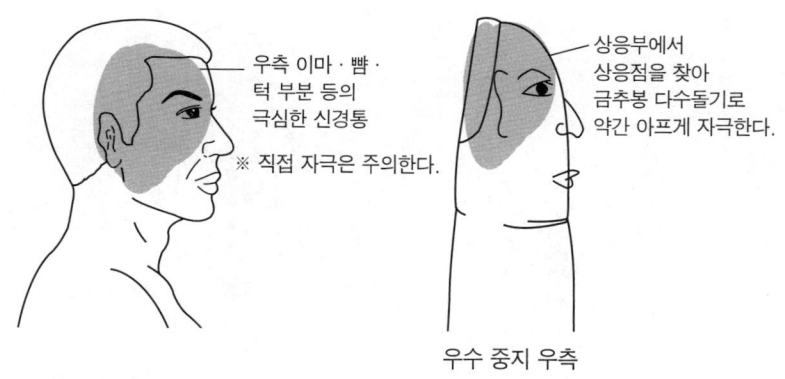

우수 중지 우측

〈대뇌혈류 조절혈〉
※ 금추봉이나 압진봉으로 자극한다.

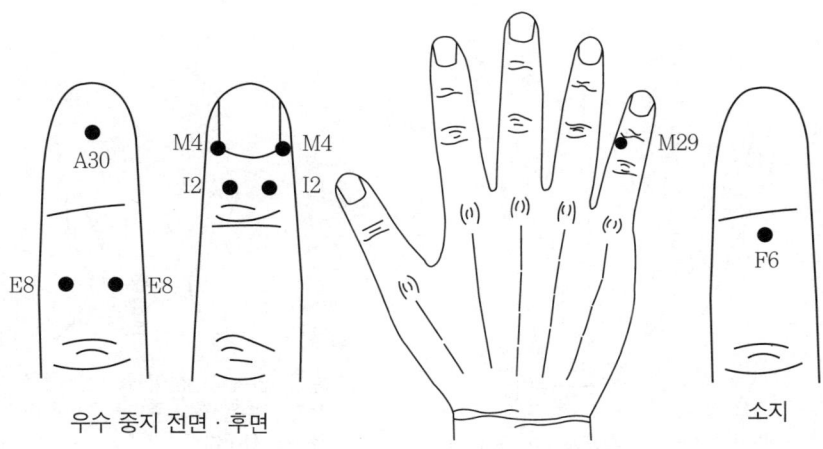

우수 중지 전면 · 후면   소지

5. 목 부위의 통증

(1) 경추 부위의 통증

질병이 있는 사람들은 경추가 왜곡되었거나 돌출·함몰되어 있고, 경추상에 과민압통점이 나타나고, 심한 경우는 가만히 있어도 통증이 나타난다. 이때 과민압통점이나 통증이 넓을 때는 서금요법으로 자극하고, 과민통증이나 통증이 줄어들고 좁아지면 경추 통증위치에 직접 자극한다.

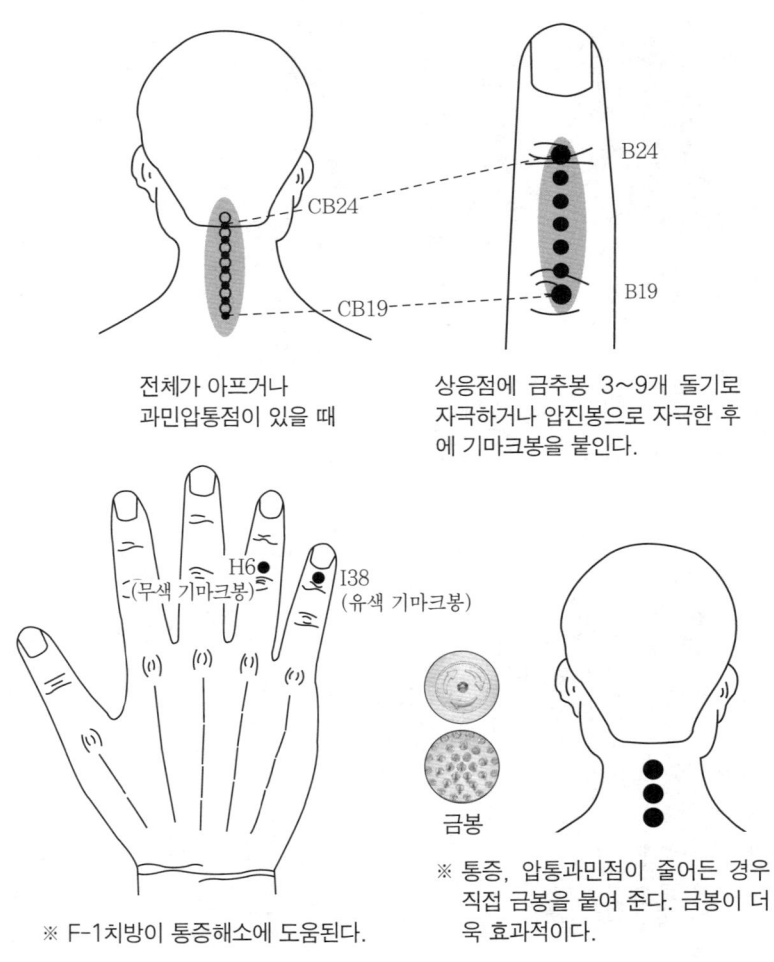

(2) 뒷목줄기가 아플 때

뒷목줄기라면 승모 근육 부위, 방광금경상으로 땡기고 아픈 통증일 때이다. 스트레스나 심한 운동·고혈압·심장 질환·동맥경화증 등이 있을 때 압중감과 통증이 있다.

이 경우는 통증부위가 넓으면 서금요법으로 자극하고, 통증부위가 좁을 때는 직접 자극한다. 방광 질환·심장 질환에서 통증이 발생하므로 요혈을 자극한다.

〈제1단계〉

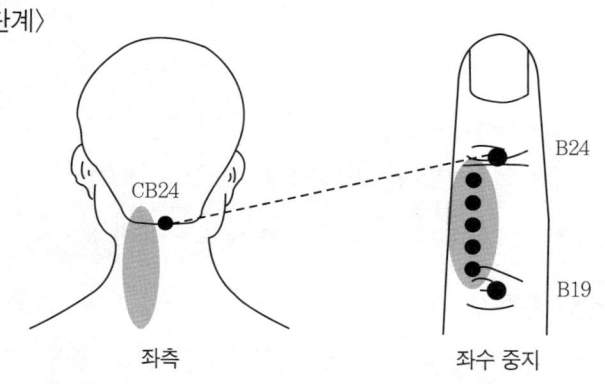

좌측

좌수 중지

성인들의 좌측 근육긴장 압통과 민점이 넓을 때는 이곳에 자극하지 않는다.

상응부·상응점에 금추봉 3~9개 돌기나 압진봉으로 자극을 준다. 그리고 금봉이나 기마크봉을 붙인다.

※ 항강증이 좌측이면 좌수, 우측이면 우수 중지를 자극한다.

〈제2단계〉

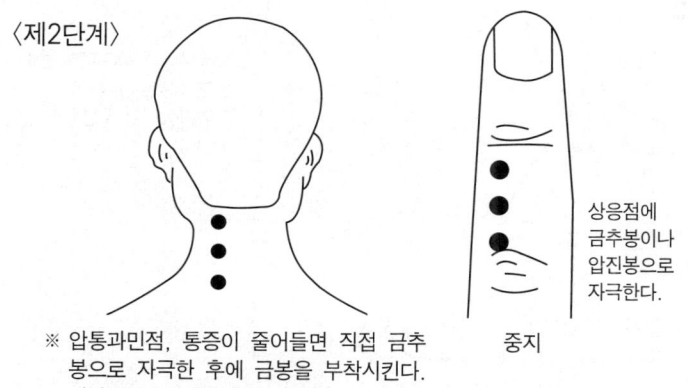

중지

상응점에 금추봉이나 압진봉으로 자극한다.

※ 압통과민점, 통증이 줄어들면 직접 금추봉으로 자극한 후에 금봉을 부착시킨다. 기마크봉보다 금봉이 더욱 좋다.

〈제3단계〉

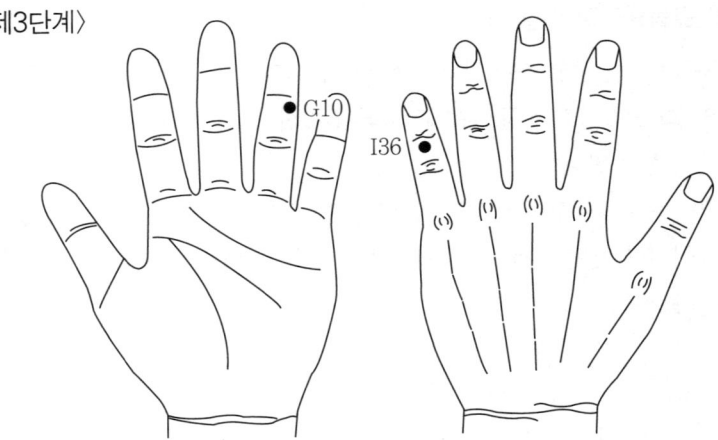

※ 심장·방광 질환으로 항강통증이 생기므로 심장 요혈 G10,
　방광 요혈 I36에 압진봉 자극 후 기마크봉을 붙인다.
　항강통증이 좌우에서 발생되면 좌우수를 모두 자극한다.

(3) 측경부의 통증

목줄기 옆부분의 통증일 때, 압통점·과민점을 찾아서 서금요법으로 자극한다.

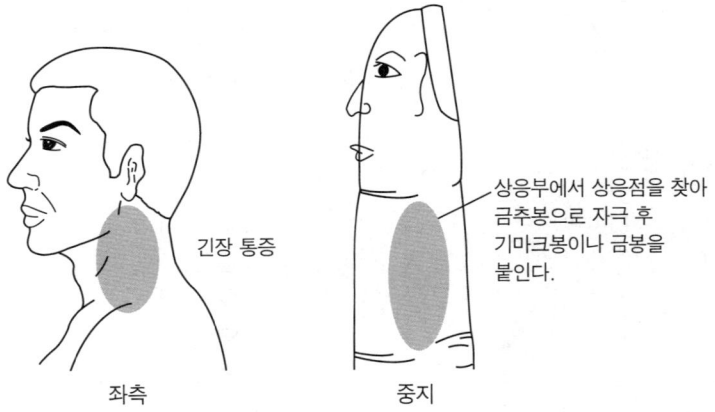

좌측　　　　　　　중지

※ 측경부에는 금봉이나 기마크봉을 붙여도 좋다.
　우측 통증이면 우수를 이용한다.
　담금경·삼초금경 요혈을 이용한다.

(4) 인후 및 편도선 통증

감기가 심하면 어린아이들은 편도선 염증, 성인들은 인후 염증으로 목에 통증이 심하다. 침을 삼키기도 어려울 정도이다.

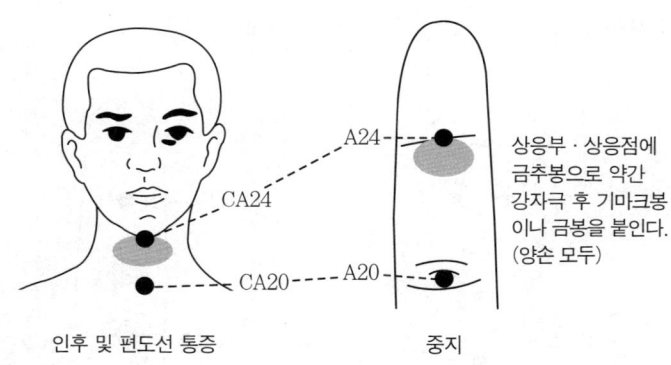

인후 및 편도선 통증 / 중지

상응부·상응점에 금추봉으로 약간 강자극 후 기마크봉이나 금봉을 붙인다. (양손 모두)

※ 이렇게 치방하면 목감기는 잘 낫는다.

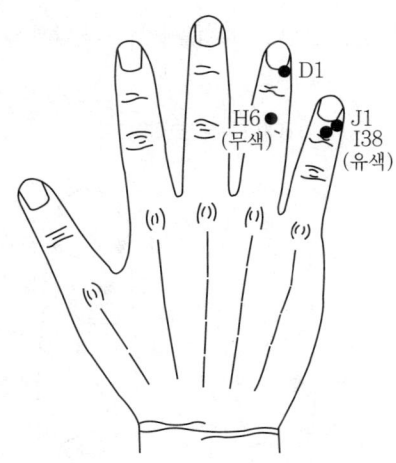

※ 양손 D1, J1에 압진봉 자극 후 F-1치방(H6, I38)을 이용한다.
열이 심하면 F-3치방(G13, H6, I38, J7)을 이용한다.

(5) 갑상선 질환

갑상선 질환자가 점점 많아지는 이유는 다시마를 비롯하여 화학 조미료·화학 첨가물, 한약재가 들어간 식품 등을 지나치게 많이 먹기 때문이다. 꿀·프로폴리스·로열젤리·홍삼 등은 갑상선 기능이상을 초래할 수 있는 식품들로 특별히 주의한다(음양맥진법으로 실험했을 때이다).

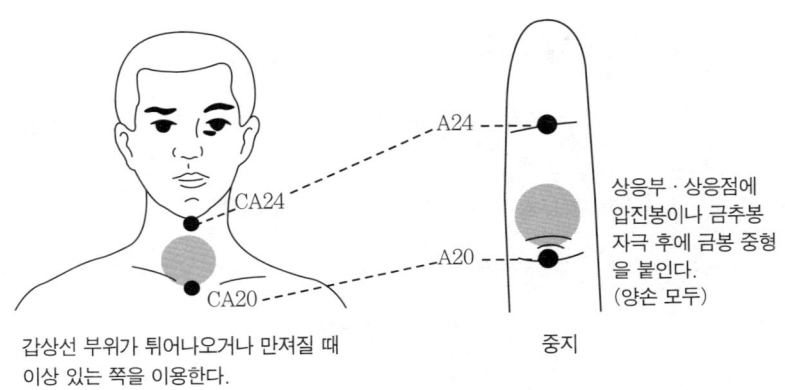

갑상선 부위가 튀어나오거나 만져질 때 이상 있는 쪽을 이용한다.

중지

상응부·상응점에 압진봉이나 금추봉 자극 후에 금봉 중형을 붙인다.
(양손 모두)

※ 목 부위는 금봉 중형이나 대형을 붙여 준다(알레르기 주의).

〈대뇌혈류 조절혈〉

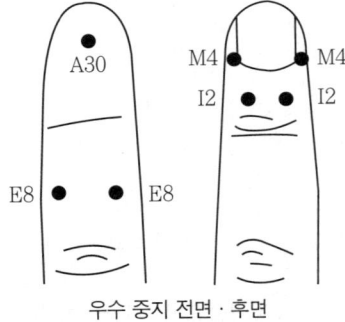

우수 중지 전면·후면

※ 대뇌혈류를 조절시켜야 뇌하수체의 갑상선자극호르몬을 조절시킨다.

〈갑상선기능항진증 · 갑상선기능저하증 치방〉

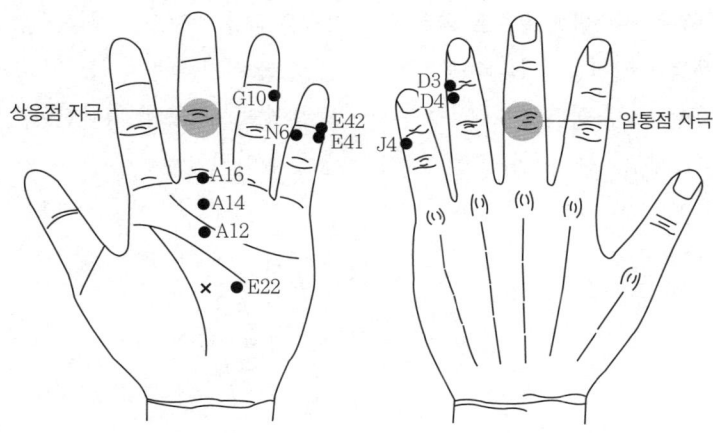

※ 장기간 자극하면 갑상선 기능조절이 가능하다. 계속 자극하면 재발은 안 되나 음식은 특히 주의한다. 또는 대장금경이나 위금경의 요혈을 자극해도 된다.
  갑상선기능항진증은 대장승방이 우수하고, 갑상선기능저하증은 위승방이 좋다.

6. 견통(肩痛)

견통이 심할 때는 금추봉이나 서암추봉 · 부항추봉을 이용하면 더욱 우수하다.

(1) 어깨 꼭대기의 통증(어깨 꼭대기 승모근상의 통증일 때)

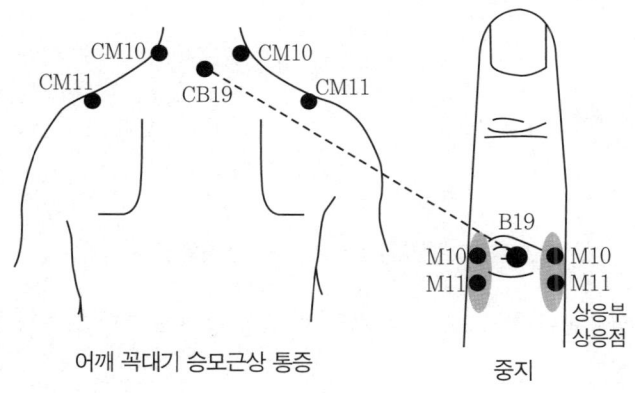

이곳에 압진봉이나 금추봉 자극 후 금봉 중형을 붙여 준다. 좌측 통증이면 좌수, 우측 통증이면 우수를 이용한다. 지압은 금봉 중형으로 한다.

상응점에 압진봉이나 금추봉 자극 후 기마크봉이나 금봉을 붙인다. 그리고 F-1치방을 이용하면 좋다. 담낭과 관계가 있으므로 M29를 자극한다.

CM11부위에는 부항추봉을 붙이고 금봉을 붙여도 좋다.

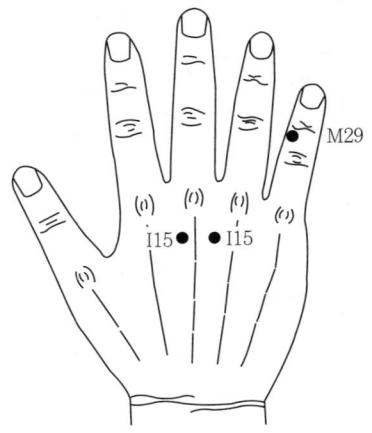

(2) 어깨 꼭대기의 안쪽 통증

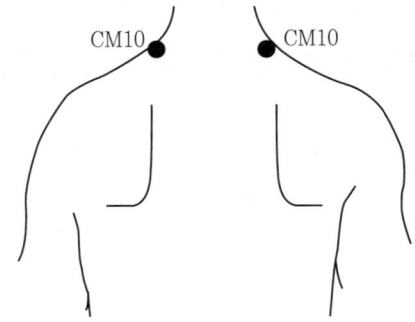

※ CM10부위에도 부항추봉을 붙이면 더욱 좋다.

이곳에 금추봉이나 압진봉으로 자극 후 금봉 중형을 붙인다. 지압은 금봉 중형으로 한다.

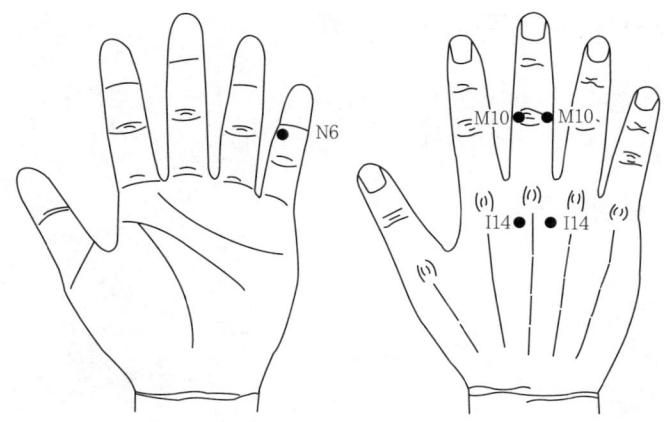

상응부·상응점 자극 후에 기마크봉을 붙인다. 간장과 관계가 있으므로 N6과 I14를 자극한다.

(3) 견갑골 통증이 있을 때

이곳은 범위가 넓으므로 금추봉 다수돌기로 자극하거나 금봉 중형으로 가볍게 지압한 다음에 금봉을 붙여 준다. 금추봉으로 F-1치방을 이용한다.

그리고 기마크봉을 붙인다. 대체로 소장과 관련이 있으므로 H4를 추가한다.

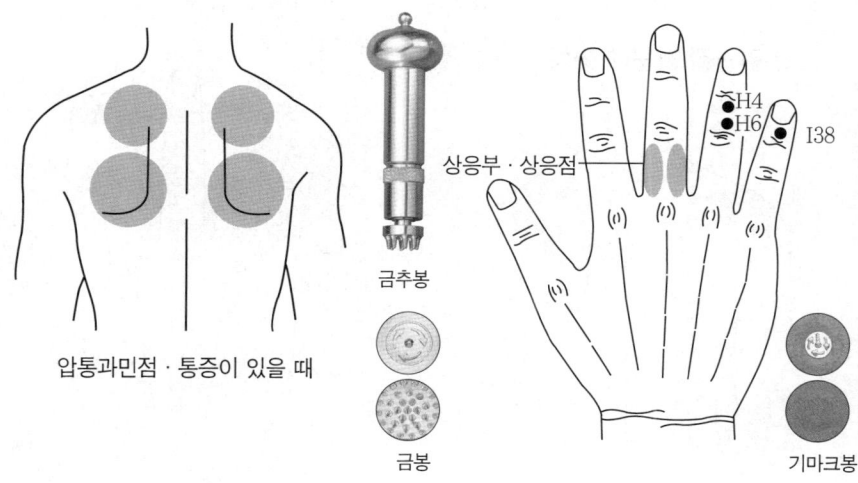

7. 견관절통과 팔뚝이 아플 때

견관절, 상완부 팔뚝이 아플 때는 범위가 넓다. 이때는 금추봉이나 서암추봉·부항추봉이 더욱 효과적이다.

(1) 견관절 앞쪽 통증

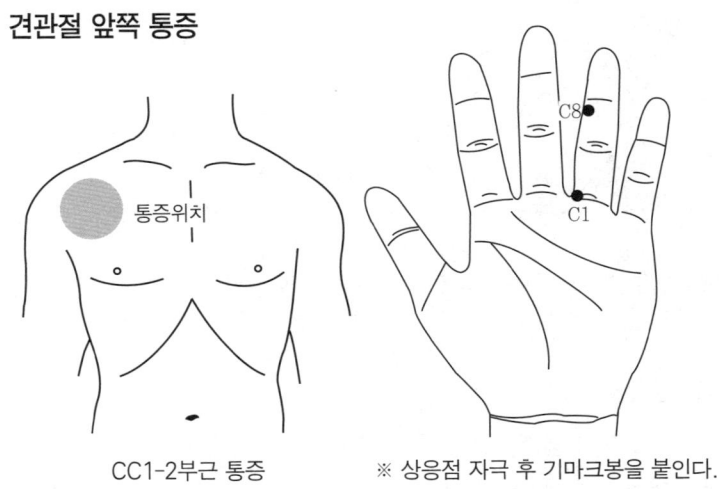

CC1-2부근 통증   ※ 상응점 자극 후 기마크봉을 붙인다.

통증부위가 넓을 때는 금추봉 다수돌기로 자극한다. 통증이 줄어들 때 압진봉으로 자극한다. 또는 서암추봉으로 자극한 후에 금봉을 붙여 준다.

(2) 견관절 가운데 통증

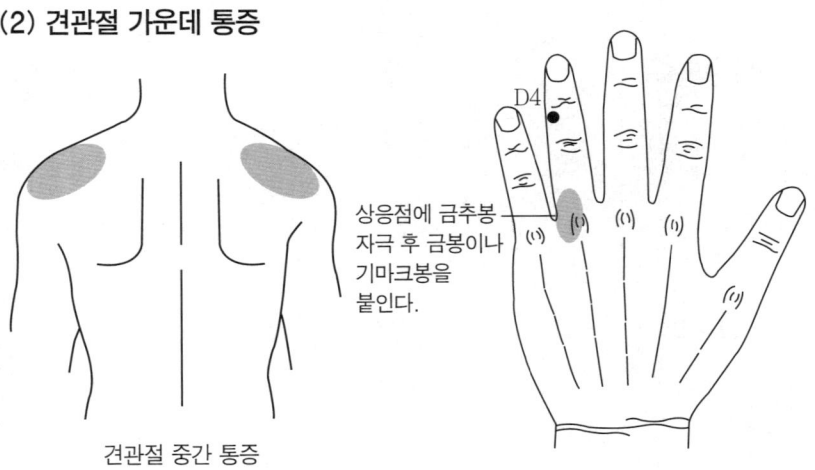

견관절 중간 통증

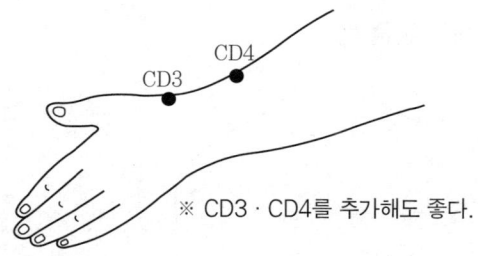

※ CD3 · CD4를 추가해도 좋다.

좌측 견통이면 좌수좌측, 우측 견통이면 우수우측을 이용한다.

① 통증부위가 넓을 때는 서암추봉이나 부항추봉으로 자극한 후 금봉을 붙여 준다.

② 먼저 서금요법으로 자극 후 통증이 줄어들면 실제 통증위치에 금봉을 자극한다.

③ 대장과 관련이 있으므로 D4에 자극한다.

(3) 견관절 뒤쪽 통증

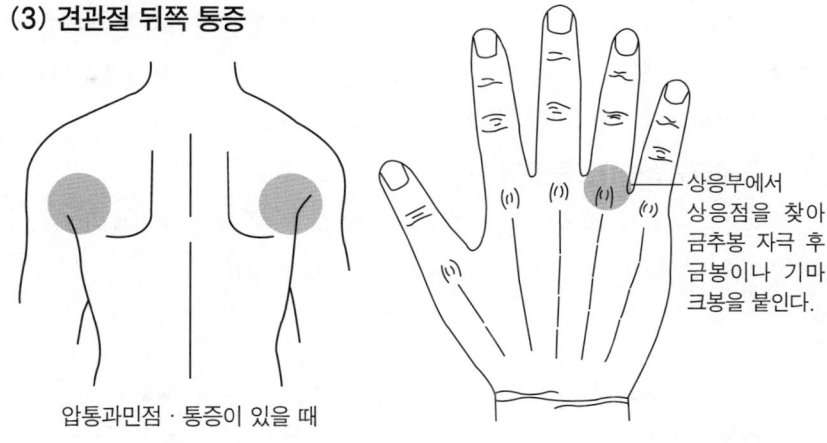

압통과민점 · 통증이 있을 때

상응부에서 상응점을 찾아 금추봉 자극 후 금봉이나 기마크봉을 붙인다.

통증이 좌측에서 나타나면 좌수좌측, 우측에서 나타나면 우수우측을 이용한다.

① 통증부위가 넓을 때는 금추봉이나 서암추봉 · 부항추봉을 이용한다. 그리고 금봉을 붙인다.

② 먼저 서금요법으로 자극하고, 통증이 줄어들면 그 위치에 금봉이나 기마크봉을 붙인다.

③ 소장 · 삼초와 관련이 있다.

(4) 견관절 전체가 아플 때

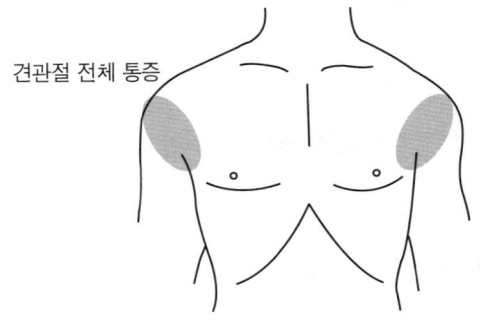

※ 견관절 염증이나 모세혈관에 석회질 등이 쌓여 막혔을 때에 전체가 아플 때가 있다.

위와 같은 경우에는 2가지의 방법이 있다.

첫째는 서금요법을 이용하면 견관절의 전체 통증이 줄어든다. 그때 가장 아픈 지점을 찾아서 금봉을 모두 붙이는 방법이 있다.

둘째는 처음부터 견관절 전체에서 가장 아픈 지점을 찾아서 금추봉이나 부항추봉 자극 후에 금봉을 모두 붙이고 해열 치방을 이용하는 방법이다. 둘다 겸해도 좋으나 가급적 간단히 자극하는 것이 좋다.

① 서금요법(아픈 쪽을 자극한다)

수명혈(手命穴)에 금추봉으로 10~30초씩 모두 자극 주기를 10분 이상 실시하면 어깨 통증이 가벼워진다(계속 자극해도 좋다).

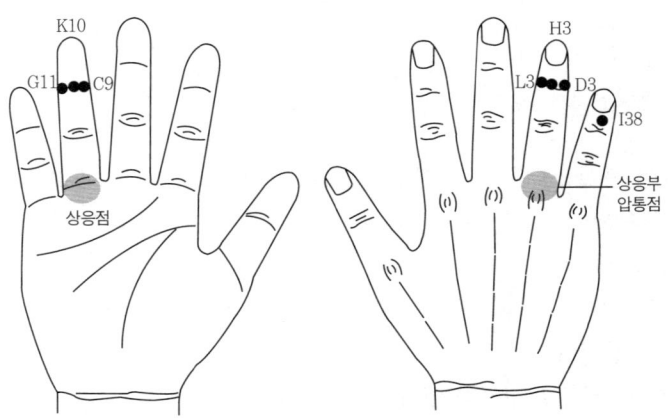

자극을 준 다음에 금봉이나 기마크봉 유색을 붙여 준다. 상응점에는 금봉을 붙여 주면 좋다.

② 금경술(아픈 쪽만 자극한다)
㉠ 처음부터 금봉을 붙인다(오래 붙여야 하므로 테이프 알레르기 주의).
㉡ 처음에는 금추봉 · 서암추봉 · 부항추봉 등으로 20~30분 자극한 후 금봉을 붙인다.

㉢ 금경요혈을 자극한다.

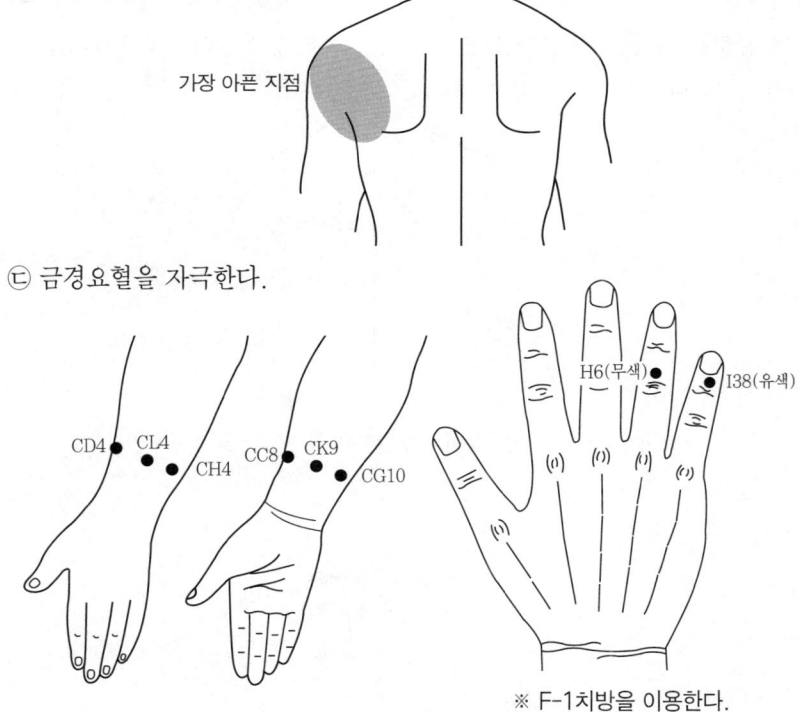

※ F-1치방을 이용한다.

견관절 전체가 아픈 것은 매우 진행된 상태이므로 상당 기간 자극해야 한다. 단순성인 통증의 경우는 1~2회로 없어진다. 염증이나 석회질이 많이 있는 경우는 1~2개월 자극한다. 서금요법 · 금경술은 모세혈관 확장을 통해서 통증물질을 제거할 수가 있다.

주의할 것은 견관절 부위에 침·뜸, 강제적인 운동요법 등은 주의를 요한다(이들 방법은 모세혈관을 수축시키는 반응이 나타날 수 있고, 음양맥상을 모두 악화시킬 수 있으므로 처음에는 시원한 느낌이 있으나 곧 재발하고 더 악화될 수 있다).

(5) 팔뚝이 아픈 경우

운동이나 작업 등으로 팔의 근육을 갑자기 많이 쓰면 팔뚝이 아픈 경우가 나타난다. 이때는 서금요법의 상응점 자극만 주어도 진통이 된다. 아픈 위치에 금추봉 자극 후에 금봉을 붙이면 가장 속히 없어진다(L4, H4, D4를 함께 자극한다).

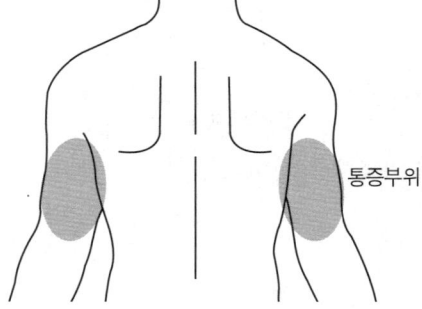

※ 압통과민점에 금추봉이나 부항추봉 자극 후에 금봉을 붙인다.

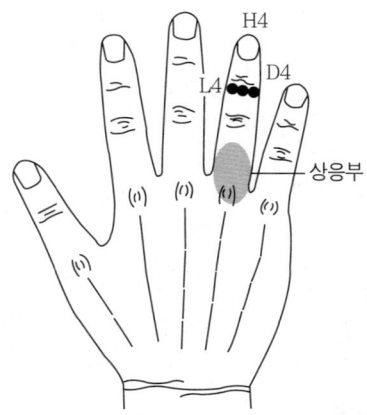

※ 상응점에 금추봉 자극 후 기마크봉 유색이나 금봉을 붙인다.

8. 주관절·완관절 통증과 손가락 관절통증

주관절·완관절·손가락 관절통증은 지나친 작업이나 운동으로 인해 발생하는 경우가 많으며 대부분이 난치이다.

금경술과 서금요법을 같이 자극하면 웬만한 통증들은 잘 낫는다. 주의할 것은 지나친 작업이나 운동에 의해서 발생한 경우는 운동량을 줄이거나 중지해야 한다. 또한 주관절의 경우는 류머티스에 의한 통증도 많다. 류머티스도 통증해소가 가능하나 회복되는 시일이 필요하다.

(1) 주관절 통증

주관절 통증은 지나친 운동에서 많이 나타난다. 특히 지나친 테니스·골프는 엘보 통증을 발생시킨다. 지금까지 침술에서 엘보 통증을 해소할 수 없었던 것은 유해 중금속 침과 해로울 수 있는 뜸 자극으로 교감신경을 긴장시켜 통증을 더욱 악화시켰기 때문이다(음양맥상 악화).

엘보 통증의 경우도 종류가 있으므로 금경에 따라서 다스려야 한다. 주관절 통증은 서금요법보다 금경술이 더욱 우수하고, 금봉의 자극이 가장 우수하다. 주관절 통증은 금봉이 아니면 진통이 안될 정도로 금봉 자극이 가장 우수하다. 피부 상태를 보아서 금봉의 크기를 선택한다.

① 폐금경의 CC5 주위의 통증은 폐금경인 CC8에 함께 금봉을 붙인다.

② 대장금경의 CD7 주위의 통증은 대장금경인 CD4·3·2-1에 함께 금봉을 붙인다.

③ 심금경상의 CG7 주위의 통증은 심금경인 CG10·11에 함께 금봉을 붙인다.

④ 심포금경상의 CK6 주위의 통증은 심포금경의 CK9에 함께 금봉을 붙인다.

⑤ 삼초금경상의 CL7 주위의 통증은 삼초금경의 CL4에 함께 금봉을 붙인다.

⑥ 소장금경상의 CH7 주위의 통증은 소장금경의 CH4에 함께 금봉을 붙인다(그림을 보면서 이해하기 바란다).

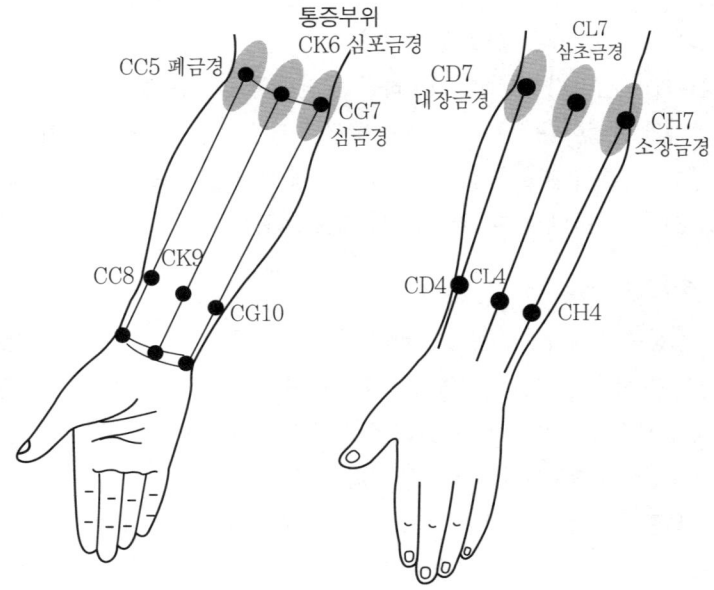

주관절 부위에 통증이 있으면 통점이나 과민압통점을 찾아서 금추봉으로 자극한 다음에 금봉을 붙여 준다. 기마크봉도 좋다.

주관절 부위의 압통점·과민점·자발통 지점을 모두 찾아서 금추봉으로 자극한다.

처음에는 금추봉으로 가볍게 압박자극을 10~30초씩 반복하여 10분 이상 자극한다. 그리고 가장 아픈 위치에 금봉을 부착하되 테이프 알레르기를 주의한다.

역시 통증부위를 직접 압진하여 가장 아픈 지점을 찾아서 금추봉으로 가볍게 압박자극을 10~30분 이상 준 다음에 금봉을 요혈과 통증위치에 붙인다.

극심한 통증이라도 2~3일부터 통증이 감소되며, 7~10일 정도 자극하면 통증은 없어지고 계속하면 통증을 느끼지 못한다. 꼭꼭 눌러 보아도 통증은 거의 없다.

(2) 완관절통

손목 운동, 무리한 손작업, 최근에는 컴퓨터를 많이 사용하다 보니 손목이 아픈 환자들이 많고 거의 모두 난치이고 고질화되어 있다. 그 이유는 교감신경 긴장 상태를 억제할 수 있는 방법들이 없기 때문이다.

이때도 서금요법보다 금경술이 더욱 효과적이다. 먼저 금추봉으로 가볍게 압박자극을 10~20분 이상 자극한 다음에 금봉을 붙여 주는 것이 가장 좋다.

완관절통도 장부와 관련이 있으면 해당 금경을 함께 자극해야 한다.

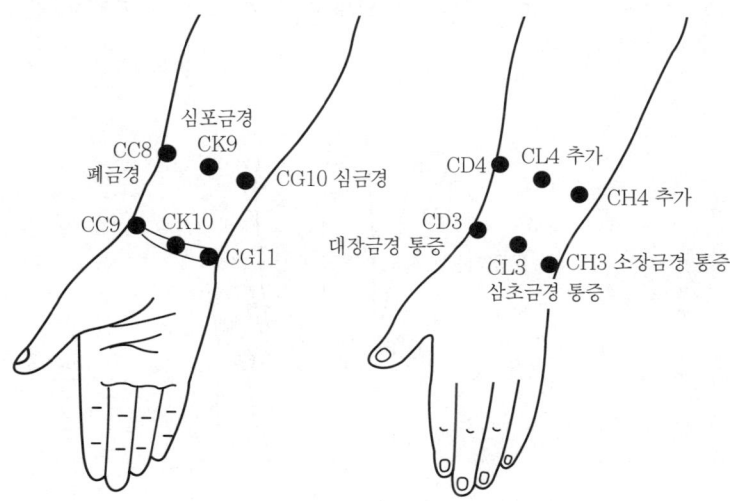

① CC9의 통증일 때 CC8에 함께 금봉을 계속 붙인다.
② CK10의 통증일 때 CK9에 함께 금봉을 계속 붙인다.
③ CG11의 통증일 때 CG10에 함께 금봉을 붙인다.

주의할 것은 테이프 알레르기가 있을 수 있으므로 2~3시간 붙였다가 떼어 내고 2~3시간 후에 다시 붙이기를 반복한다. 그러면 완관절통증을 진통시킬 수 있다. 단, 완전 진통이 될 때까지 운동량·작업량은 줄이도록 한다.

손등 관절통도 금추봉으로 가볍게 압박자극을 10~30초씩 반복해서 20~30분간 자극한다. 그리고 요혈에 금봉을 붙인다(테이프 알레르기를 주의한다).

(3) 손가락의 통증

손가락의 통증들은 심한 운동에 의한 관절·근육·인대의 손상에 의한 통증이 많고, 류머티스 관절염·통풍 등에서 많다. 손가락에 통증이 발생하면 거의가 난치성으로 오래가고 장기간 고생한다. 손가락 통증을 해소하기 위한 많은 방법이 있으나 가장 좋은 방법은 금추봉으로 압박자극을 준 다음에 금봉 소형을 아픈 지점에 직접 붙여 준다.

손가락 통증에 금봉을 붙이는 것은 오래 붙일수록 효과가 우수하다. 기마크봉도 우수하나, 금봉이 더욱 우수하다. 운동통증이라면 운동을 줄이거나 중지해야 속히 낫는다.

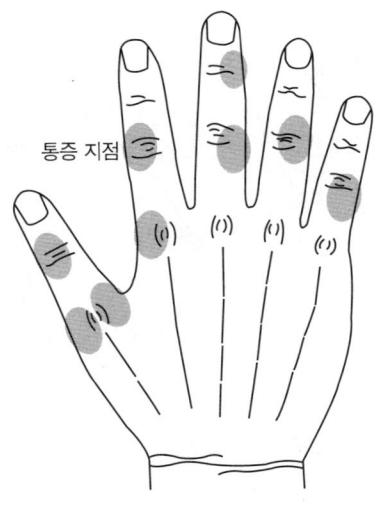

※ 아픈 지점에 금봉 소형을 붙인다.

9. 흉통과 늑골통

흉부는 쇄골에서부터 횡격막까지로 구분하고 늑골통은 양쪽 옆구리의 늑골부에서 나타나는 통증들을 말한다.

이 흉통과 늑골통은 대체로 흉부·늑골 안에 있는 내장의 질환으로 인한 반사통증이 많으며, 또는 심한 운동이나 타박상, 자세 이상에서도 나타난다.

흉부나 늑골에서의 통증은 내장의 질환이 상당히 진전되어 나타나는 통증들이다. 특히 흉부나 늑골의 피부는 대단히 연약하고 신경이 예민하므로 지압이나 마사지를 할 경우 충혈과 민감한 통증이 나타나 오히려 지압 등의 자극에 의한 통증이 더 심하게 나타난다.

그러므로 서금요법에서도 압박자극인 침봉·압진봉·금추봉·서암추봉·부항추봉을 한꺼번에 사용하지 않는 것이 좋다. 침봉으로 가볍게 자극만 해도 충혈과 민감한 통증반응이 나타나기 때문이다.

흉부의 통증들은 통증부위를 찾을 때도 맨살에서 직접 찾지 말고, 헝겊이나 탈지면으로 덮은 다음 눌러서 통증부위, 과민압통점을 찾은 다음에 피부를 소독하고, 소독된 금봉을 붙여 줄 때 가장 진통반응이 탁월하다.

흉부에 통증이 있을 때 통증범위에 따라서 금봉 대형·중형을 선택한다. 금봉 금색보다 은색의 반응이 더욱 크며 흉통은 대단히 잘 없어진다(금봉 부착 시 테이프 알레르기를 주의한다. 테이프 알레르기 반응이 나오는 경우는 붙였다 떼었다를 반복한다).

서금요법에서 사용하는 서암크림을 바르고 금봉을 붙이면 테이프 알레르기가 한결 덜하다.

일반 금속은 거의 모두 유해 중금속으로 독성이 있어서 알레르기 반응이 나타나지만, 금봉은 특수금속 합금으로 만들었으므로 알레르기 반응은 없으나, 테이프 알레르기는 나타날 수 있다. 그러나 금봉도 상처·염증·알레르기 부위에는 직접 붙이지 않도록 하고 항상 소독 후 붙인다. 자신의 피부에 붙일 때도 소독을 해야 하지만, 타인의 피부에 붙일 때는 더욱 철저히 해야 한다.

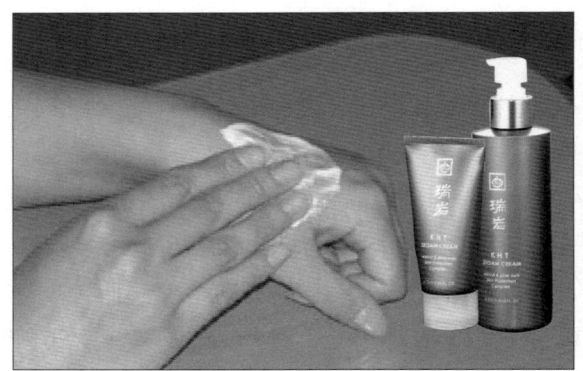
〈서암크림을 바르는 모습〉

늑골의 경우 늑막염·늑간신경통·근육통 등이 나타나지만, 흉부는 예민하므로 흉부·늑골 부위에 유해 중금속인 침이나 뜨거운 뜸을 뜨는 것은 반드시 주의한다(가급적 금지하는 것이 좋다).

흉부 통증이나 늑골 통증의 경우는 압통점·반사통증·통증부위에 금봉만 붙여도 잘 나으나, 서금요법이나 금경술을 병행하면 더욱더 진통이 우수하다.

2011년 2월 3일이 설날이어서 연휴가 5일간이므로 무엇을 할까 하다가 본서를 쓰기로 했다. 설 연휴 동안 지방에도 가지 않고 사무실에 앉아 원고를 썼다. 이『통증을 없애는 방법』은 설 연휴에 다 쓴 것이다. 필자는 컴퓨터로 작업하는 것보다는 만년필로 글쓰는 것이 편리하고 능률적이다. 2월 2~3일에 원고를 집중적으로 썼다. 오른손으로 쓰기 때문에 3일 오후에는 오른쪽 옆구리 아래에서 근육통증이 발생했고, 이어서 겨드랑이·대퇴부·골반까지 땡기면서 아파 몸을 맘대로 움직일 수가 없었다. 연휴 동안 내내 집중적으로 과로했기 때문이다. 옆구리 측면·중앙에서 간장 부위의 아랫부분까지 압통점이 나타난 것이다. 우측 어깨 관절까지 뻐근했다.

그래서 압통점(과민압통점)을 확인하고 침봉으로 담기맥 M29, 간기맥 N6에 간헐적 압박자극을 3~5분 정도 주자, 우측 전체가 가벼워졌다. 계속 10여 분 정도 자극한 다음에 손부위에서 옆구리 상응부인 담기맥에서 상응점을 찾아 유색 기마크봉을 붙였다. 과로에서 나타난 근육통증은 즉시 해소는 안 되었다. 그래도 가벼워지는 느낌이 있었다. 저녁에 잠자고 일어나니 우측 옆구리 부근과 아래위의 모든 통증들이 깨끗이 없어졌다.

과로에서 온 근육통은 근육긴장으로 인해 모세혈관이 수축되어 통증물질·피로물질이 쌓여서 나타난 것이므로, 서금요법 자극으로(1회 자극) 하루저녁 사이에 없어진 것이다.

만약 서금요법으로 낫지 않으면 옆구리 압통점에 금봉을 붙이려고 했었다. 그러나 금봉까지 붙일 필요가 없었다.

흉통·늑골통의 치방을 소개한다.

(1) 쇄골 통증

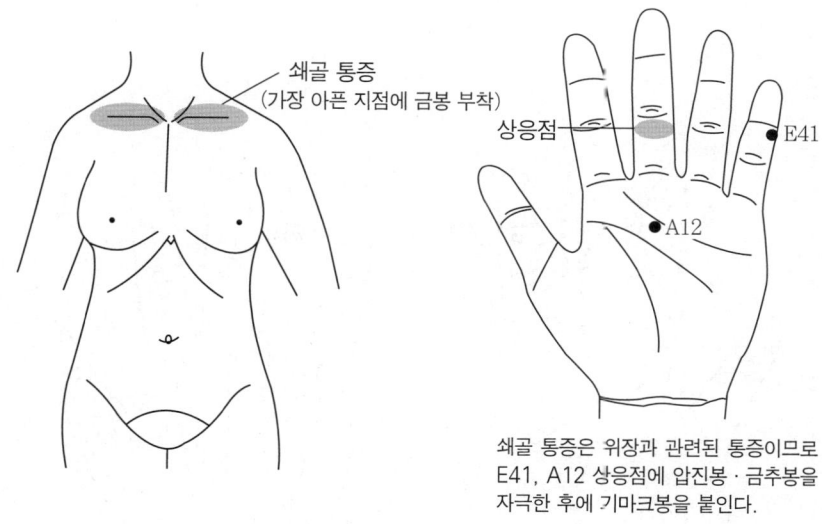

쇄골 통증은 위장과 관련된 통증이므로 E41, A12 상응점에 압진봉·금추봉을 자극한 후에 기마크봉을 붙인다.

※ 좌측 통증이면 좌수좌측, 우측 통증이면 우수우측을 이용한다.
   좌우 통증이면 좌우수를 모두 이용한다.
   금경의 CE41이나 CA12도 좋다.
   쇄골이 삐뚤어진 것도 교정된다.

(2) 임금경상의 흉통

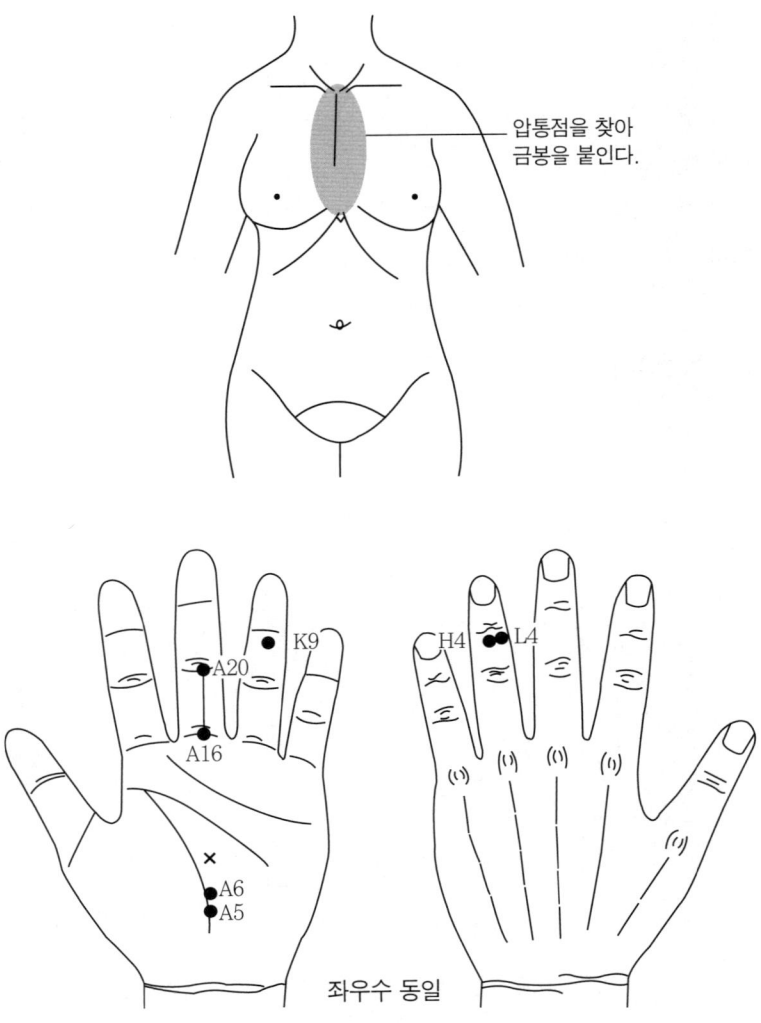

압통점을 찾아 금봉을 붙인다.

좌우수 동일

※ 상응점 자극도 우수하다.

(3) 신금경상의 흉통

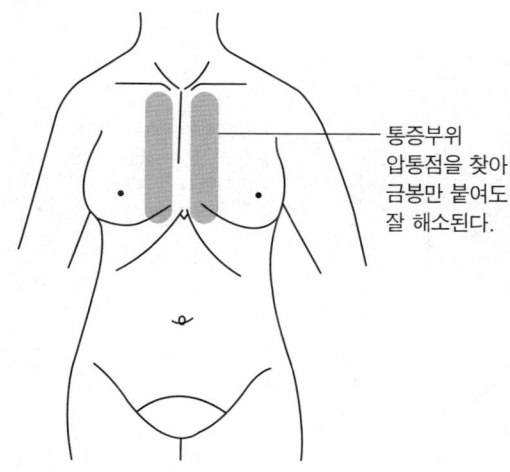

통증부위 압통점을 찾아 금봉만 붙여도 잘 해소된다.

또는 서금요법을 이용한다.

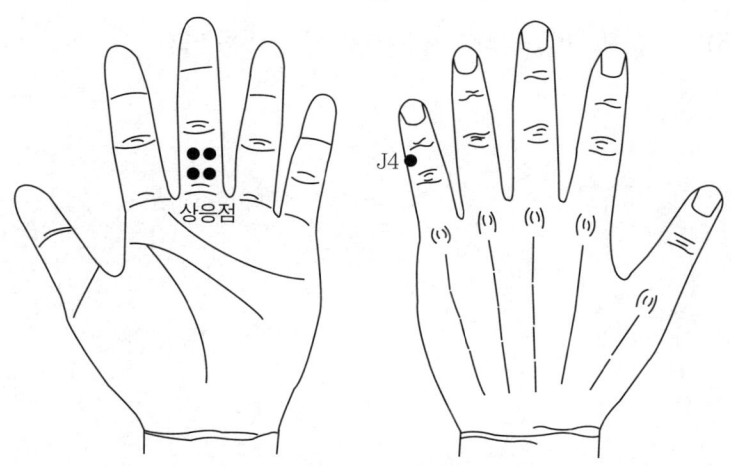

상응점 J4

※ 테이프 알레르기를 주의한다(떼었다가 몇 시간 후에 다시 붙인다).

(4) 위금경상의 흉통(아픈 쪽을 이용한다)

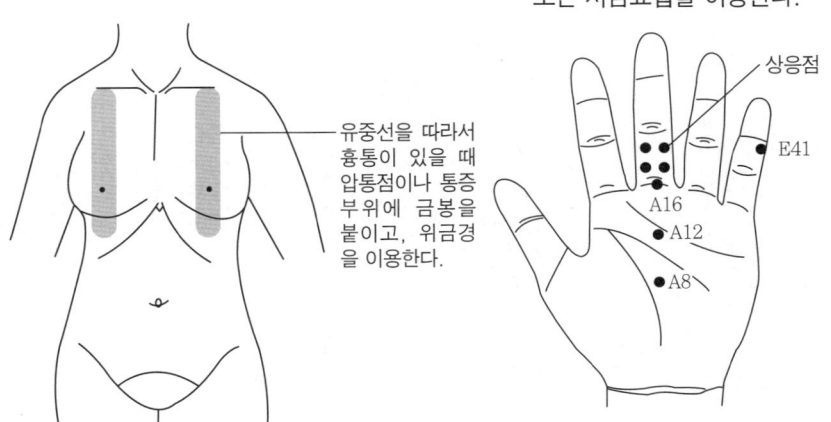

또는 서금요법을 이용한다.

유중선을 따라서 흉통이 있을 때 압통점이나 통증부위에 금봉을 붙이고, 위금경을 이용한다.

※ 압진봉이나 금추봉 자극 후에 기마크봉을 붙인다.
잘 해소되지 않으면 실제 아픈 곳에 금봉을 붙인다.
위금경을 따라서 요혈을 자극하면 매우 우수하다.

(5) 심 · 심포 · 비금경상의 흉통(아픈 쪽을 이용한다)

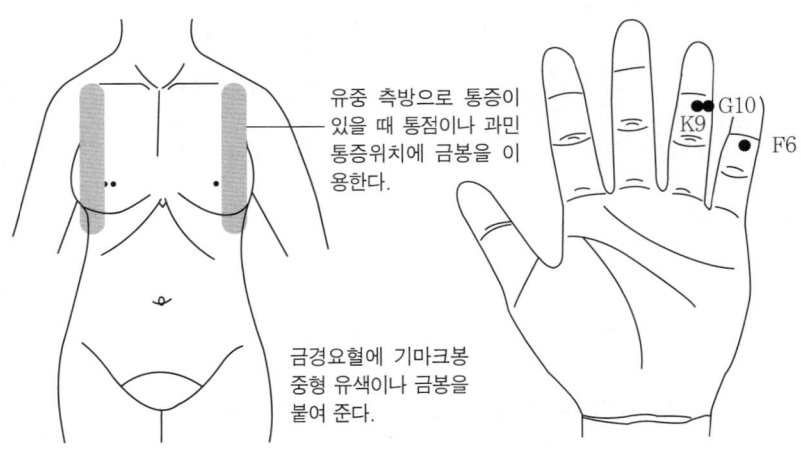

유중 측방으로 통증이 있을 때 통점이나 과민 통증위치에 금봉을 이용한다.

금경요혈에 기마크봉 중형 유색이나 금봉을 붙여 준다.

(6) 옆구리 · 늑골 통증일 때(간 · 담 관련 질환이다)

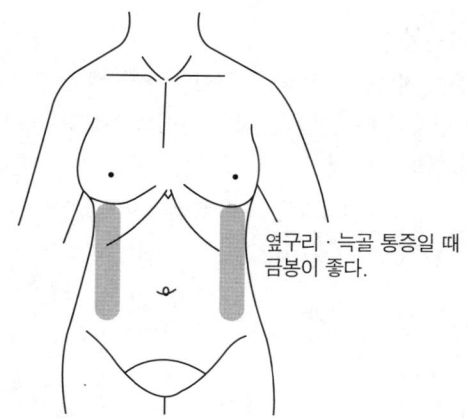

※ 통증부위에 금봉을 붙여 준다.

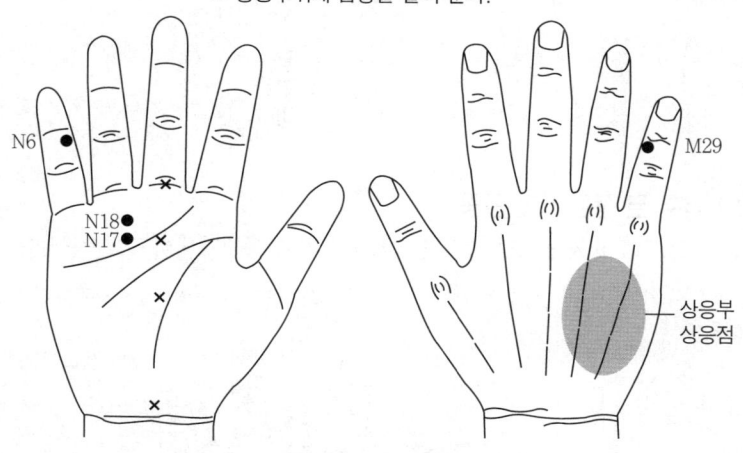

※ 압진봉이나 금추봉 자극 후 기마크봉을 붙여 주면 좋다.

    필자가 본서를 쓰면서 옆구리 근육통증이 나타났을 때 자극한 치방이 서금요법 치방이다. 이러한 치방을 이용하고 휴식을 취하면 웬만한 통증은 거의 완전하게 해소된다. 다만, 다시 무리하면 재발될 수 있으므로 주의한다.
    서금요법 · 금경술의 진통효과는 베타엔도르핀의 분비이므로 씻은 듯이 없어진다. 자극이 미약하여 다시 재발되는 경우는 자극량을 강하게 한다.

10. 척추와 등줄기의 통증

(1) 척추과민통증

노쇠현상이나, 지나친 스트레스, 격한 운동을 했을 때에 척추 전체가 뻐근하고 아프다. 척추 전체가 아프면 누웠다가 일어나는데도 아프므로 대단히 불편하다. 이때는 서금요법의 독기맥에 금봉 소형을 붙여 주면 대단히 효과적이다. 필자가 경험한 바 그 이후에 척추과민통증은 재발되지 않았다.

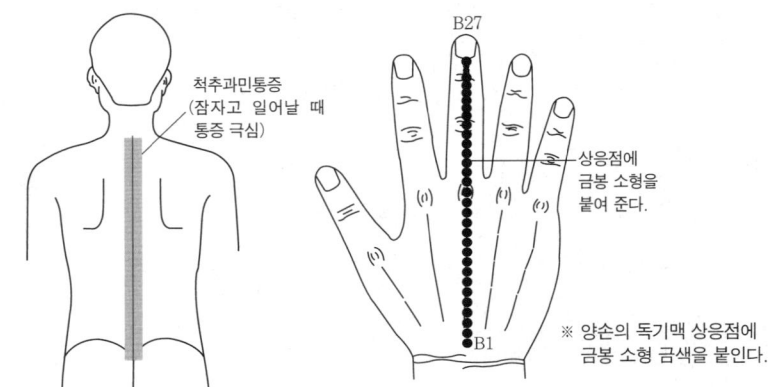

(2) 척추 옆 등줄기의 통증

과로나 스트레스, 자세 이상, 운동을 심하게 했을 때 등줄기가 아프고 뻐근하다.

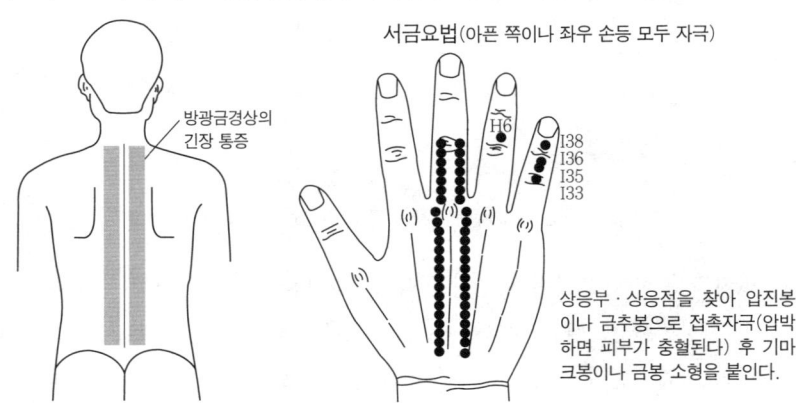

※ ① 통증부위가 넓을 때 서금요법을 이용하면 통증이 감소된다.
   ② 그런 다음에 등줄기를 압진해서 압통점 위치에 금봉을 붙인다.
   ③ 방광과 관련 있으므로 I36이나 I38을 함께 자극한다.

11. 요통(허리 디스크 통증)

감기 다음으로 많은 질환이 요통이라고 한다. 그만큼 요통이 대단히 많다. 요통의 원인은 대개가 추간판 탈출증이나 척추관 협착증 때문인 것 같다.

추간판 탈출증을 디스크라고 부르기도 한다. 추간판 탈출증의 초기에는 통증이 가벼우나, 추간판 탈출증이 심할수록 요통과 관련된 통증이 심하고, 나중에는 척수신경을 따라서 하지까지 통증을 일으킨다.

추간판이 탈출되면 통증을 느끼다가 염증이 발생되면 대단히 아프다. 유착이 되면 더욱 아프고 수술을 해야 하나, 서금요법 · 금경술을 이용하면 수술 없이 진통이 가능하다.

추간판 탈출증에 대한 것만 기술해도 상당량의 내용이 있으나, 여기에서는 간략하게 소개하니 많이 이용하기 바란다.

(1) 가벼운 요통

요통은 교감신경의 긴장 상태로 모세혈관 수축, 근육의 긴장에서 오는 통증들이나, 과로 · 스트레스 · 지나친 운동 · 자세 불량에서 발생한다.

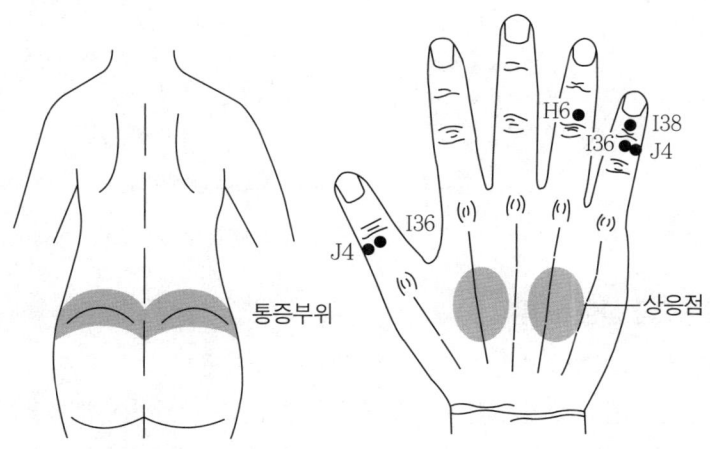

※ 아픈 쪽을 이용한다. 압진봉 · 금추봉은 접촉만 한다.
  금봉이나 기마크봉 유색 중형을 이용한다.

① 가벼운 요통은 F-1치방 후 안정·휴식만으로도 잘 낫는다.
② 너무 휴식을 취해도 스트레스가 되어 또 요통이 발생될 수 있다.
③ 서금요법을 이용한다.
※ 처음에는 골반뼈 상단 부위에서 허리 부위가 무거우면서 은은한 통증이 있다.

또는 서암뜸을 뜬다. 서암뜸을 떠야 근육긴장을 이완시키는데 도움된다. 서암뜸을 뜨는 방법은 반드시 실기 지도를 받은 후 너무 뜨겁지 않게 상처나지 않게 뜨며, 처음에는 1~2장씩 뜨다가 숙달되면 3~5장 이상 뜬다.

요통 예방과 회복, 디스크를 낫게 하는 것이 핵심적인 방법이다. 디스크는 교감신경 긴장에서 발생하므로 서암뜸요법이 긴장 완화에 도움이 된다.

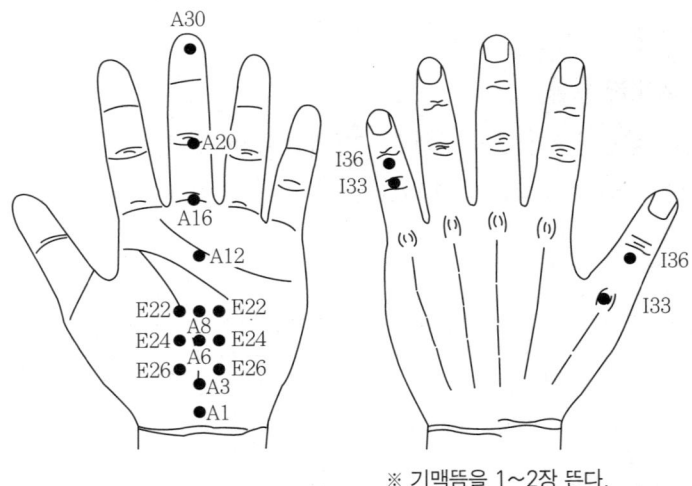

※ 기맥뜸을 1~2장 뜬다.

(2) 조금 심한 요통

서암추봉·부항추봉을 자극한 후에 금봉을 붙여 준다.

교감신경 긴장 상태가 심하면 모세혈관 수축으로 추간판에 모세혈관 수축으로 수핵이 부족해서 추간판이 탈출된다. 주변의 근육·신경조직의 압박으로 나타난다.

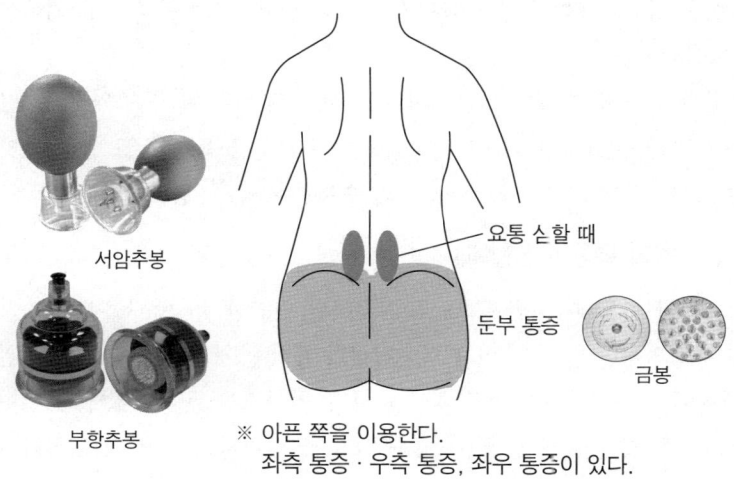

디스크는 내장 질환과 밀접한 관련이 있다. 방광 질환이 제일 많고, 다음이 대장 질환, 그 다음이 위장·심장·간장 기능이상이 발생한다.

위의 치방에 금추봉·압진봉을 자극하되 손등은 피부가 약하므로 금추봉으로 접촉적 자극을 준다. 손바닥도 가벼운 압박자극을 주되 10~20초씩 반복하여 10~30분 자극하고 기마크봉을 붙인다.

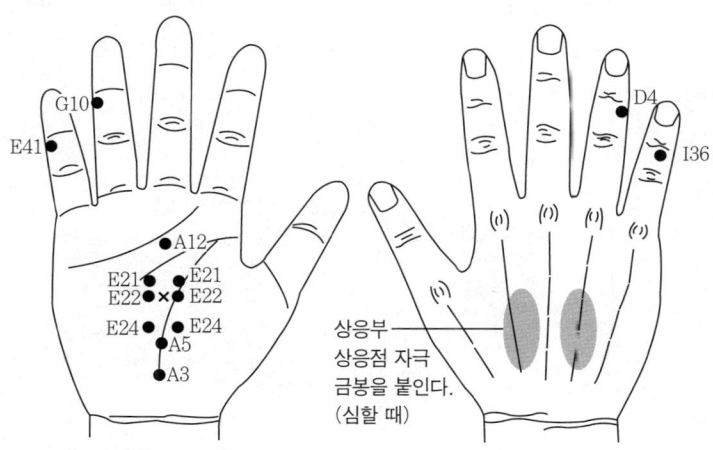

손등 상응점에는 금봉을 붙이면 대단히 좋다. 더 빠른 회복을 위해서 서암뜸을 떠 준다.

위와 같이 하면 제일 많은 제4·5요추간 디스크, 제5요추와 제1천골간 디스크, 제3·4요추간 디스크, 좌측 또는 우측의 모든 디스크 통증을 낫게 할 수 있다. 좀 더 자세한 것은 『요통의 수지침 치방』을 참조한다.

(3) 허리 통증이 심할 때

허리가 아플 때 서금요법으로 자극하면 웬만한 통증은 없어지고, 가장 심한 통증위치만 남는다. 이때 압통점이나 통점을 찾기가 쉬워진다. 제일 아픈 곳에 금봉 중형이나 대형을 매일 붙여 주면 디스크 통증을 없앨 수 있다.

가벼운 것은 며칠 만에 나을 수 있고, 염증이나 유착된 것은 시간이 걸린다. 허리 디스크 수술을 하면 통증만 없어질 뿐 요통의 병리·원인은 그대로 남아서 재발이나 다른 곳이 아플 염려가 있다.

디스크를 낫게 하기 위해 지압·카이로프랙틱·추나 등은 기분상으로는 좋아지는 것 같으나 음양맥상은 악화되는 경우가 많으므로 주의해야 한다. 그리고 한약의 공진단 등 비싼 약재들을 먹게 하나, 한약의 80~90%는 교감신경 긴장 상태를 유발할 수 있어 근본적 모세혈관 확장은 어려우므로 주의해야 한다.

추나나 한약을 복용하는 것보다는 F-1·F-3치방을 자극하면서 따뜻한 곳에서 충분한 휴식과 영양 보충이 중요하고, 과로나 스트레스를 피하는 것이 더욱 중요하다.

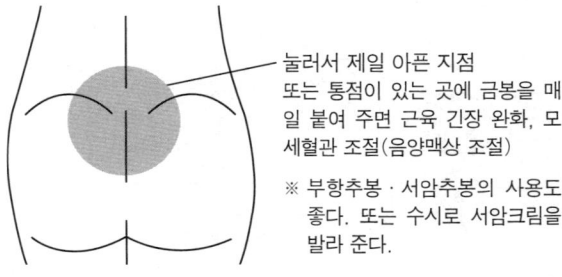

눌러서 제일 아픈 지점 또는 통점이 있는 곳에 금봉을 매일 붙여 주면 근육 긴장 완화, 모세혈관 조절(음양맥상 조절)

※ 부항추봉·서암추봉의 사용도 좋다. 또는 수시로 서암크림을 발라 준다.

※ 아픈 쪽을 이용한다. 좌측 통증·우측 통증, 좌우 통증이 있다.

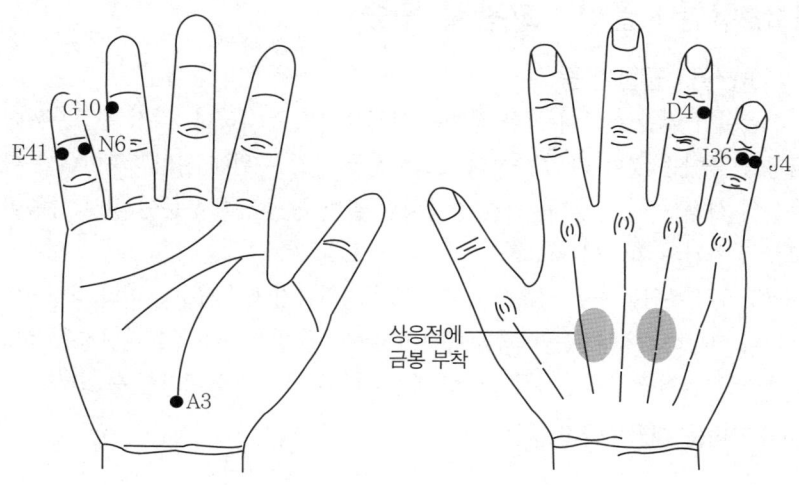

※ 아픈 쪽 손을 이용한다.
   또는 금경요혈을 자극한다(금봉이나 기마크봉 부착).

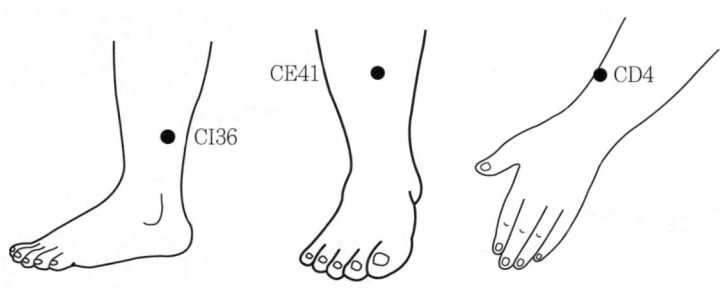

12. 천골·골반·고관절 통증

(1) 천골·골반 통증

천골이나 골반 통증이 심한 경우는 서금요법도 우수하나, 직접 통증부위에 금봉을 붙이는 것이 더 우수하다. 또는 천골 통증 부위에 서암추봉이나 부항추봉의 사용도 매우 좋다. 천골 통증이나 골반 통증은 대부분이 심부 통증이므로 장기간의 자극이 필요하다.

방광금경 부위를 좋은 금속으로 자극하면 방광금경에서 척수를 따라 상행하여 대뇌의 시상하부에서 자율신경을 통하여 골반·천골에 있는 부교감신경을 우위로 하여 모세혈관을 확장시켜서 골반 통증이나 천골 통증을 제거할 수 있다.

① 가벼운 천골·골반 통증

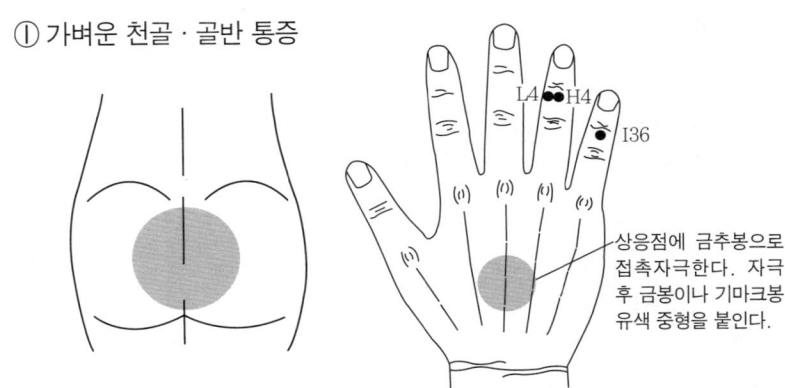

※ 기본치방에 서암뜸도 대단히 우수하다.

② 천골 통증이 심할 때

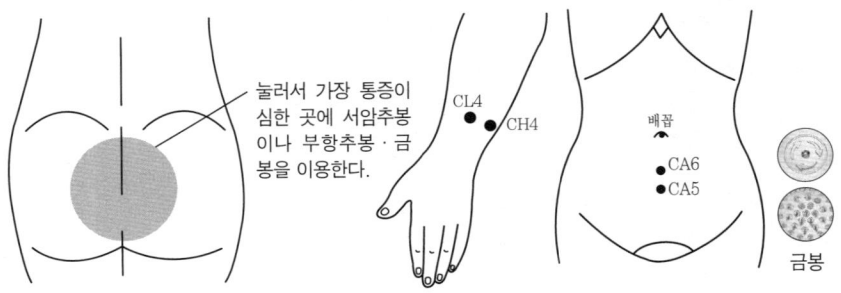

※ 천골통은 주로 여성에게 많으며, 자궁 질환과 관련이 많다.
※ CL4, CH4는 정확히 자극해야 효과반응 있다.
※ 금봉 부착 (테이프 알레르기 주의)

(2) 고관절 통증

고관절의 연골이 약해지면 고관절 통증이 생기고, 잘 낫지 않는다. 고관절 연골이 약해져도 서금요법을 자극하면 다시 튼튼해진 사례가 있다.

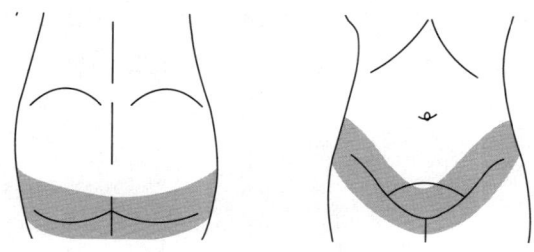

※ 통증부위에서 압통과민점을 찾는다(둔부에는 부항추봉 자극이 좋다).
  뒤쪽에는 부항추봉이 좋고, 또는 전자빔 자극도 대단히 우수하다.

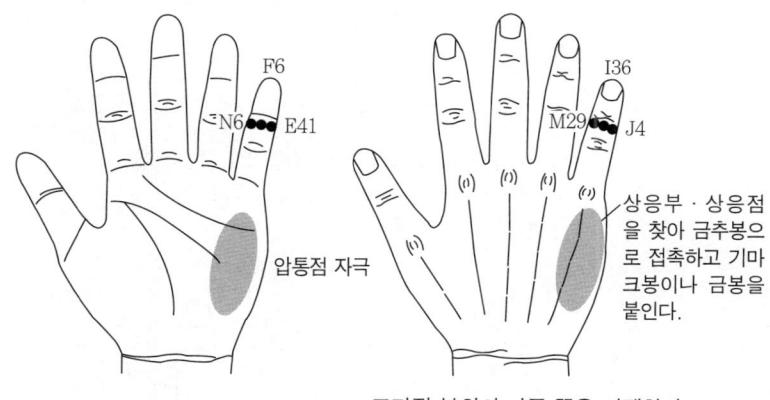

※ 고관절 부위의 아픈 쪽을 선택한다.

① 손등은 피부가 연약하므로 침봉은 접촉자극만으로 10~30초 정도 자극하되 10~30분 자극한다.
② 기마크봉 중형을 붙인다.
③ 대체로 진통이 잘된다.
④ 또는 고관절 뒤쪽 부위에서 압통점을 찾아서 서암추봉이나 부항추봉으로 자극하면 진통이 우수하다.

13. 대퇴골 통증 · 무릎관절통

(1) 대퇴골 통증

대퇴골은 무릎관절과 고관절 사이로서 주로 좌골신경통이나 제3·4·5요추와 제1천골 사이의 디스크일 때도 근육통증이 나타날 수 있고, 지나친 운동이나 자세 이상에서도 나타난다. 가벼운 경우는 서금요법이 좋다.

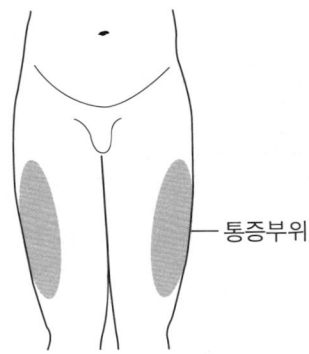

※ 위금경 · 담금경 · 방광금경에 금추봉이나 압진봉으로 자극 후 기마크봉이나 금봉을 붙인다. 또는 부항추봉 자극도 진통에 도움된다.

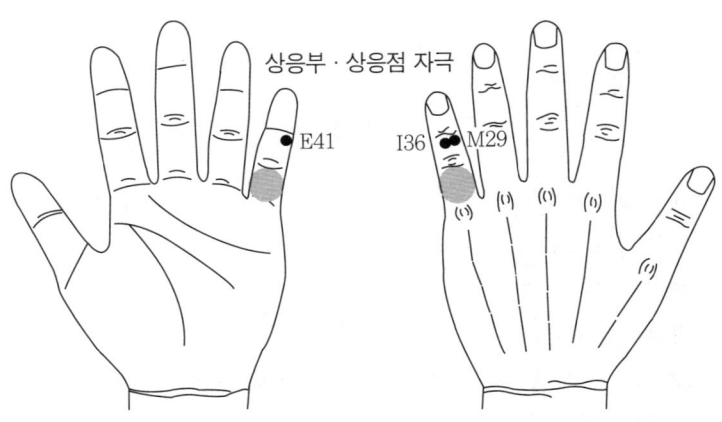

(2) 무릎관절통(슬관절통)

슬관절통증은 흔한 질환 중에 하나이다. 과거에는 각기(脚氣)나 관절염증이 많았는데 요즘에는 퇴행성 관절 질환으로 수술하는 사람들도 대단히 많다.

관절통증이 심해지면 진통제를 많이 맞으나 중독성·습관성·재발 등의 문제점이 많다. 슬관절에 혈액순환이 안 되면 연골조직이 약해지므로 서금요법이나 금경술로 다스리면 모세혈관을 확장시키므로 연골조직을 재생시켜 관절 질환을 제거할 수 있다.

필자도 50대 중반에 퇴행성 무릎 관절 질환으로 앉았다가 일어서기도 불편하고, 오래 걸으면 무릎통증으로 잘 걷지도 못했다.

서금요법을 꾸준히 시술한 결과 몇 개월이 지난 후에는 통증, 무력함이 전혀 없다. 간혹 골프 연습을 지나치게 하면 왼쪽 무릎 내측에 근육통증이 나오면 금봉으로 가볍게 지압하거나 금봉을 붙여 주면 없어지는 정도이다.

류머티스 관절염으로 슬관절 염증·통증이 심하나, 서금요법과 금경술을 꾸준히 이용해서 류머티스 관절통은 제거할 수가 있다.

무릎관절통의 경우는 각각의 장부 소속, 금경 소속이 있으므로 다음과 같이 자극한다.

① 무릎관절통의 상응요법

무릎통증이 있을 때 우선 통증부위를 찾아서 서금요법의 상응점을 자극해도 간단한 무릎통증은 잘 낫는다.

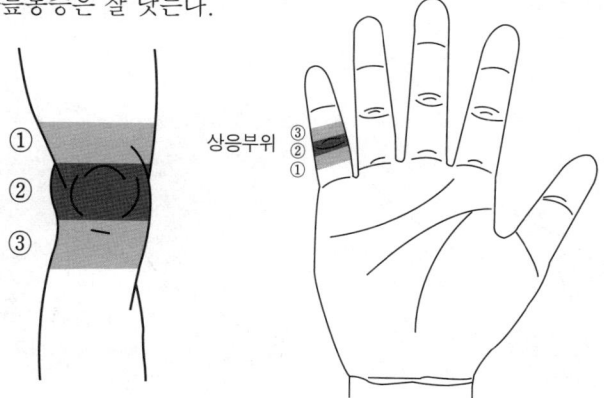

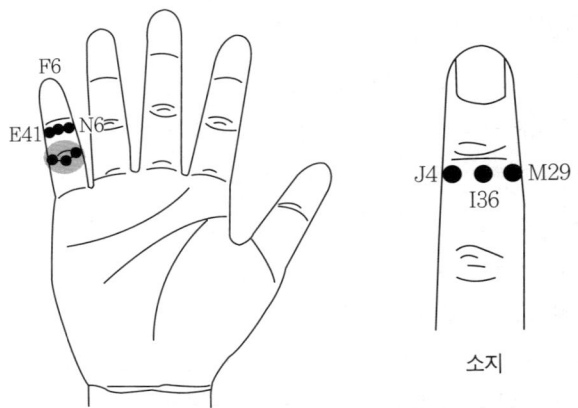

※ 무릎통증이 좌측이면 좌수좌측, 우측이면 우수우측을 이용한다.

무릎통증이 있을 때 느끼는 부위는 ②번 위치이다. 그러나 압통점을 찾아보면 ①번이나 ③번의 위치에서 통증이 나올 때 상응요법을 이용한다.

무릎통증이 좌측이면 좌수좌측, 우측이면 우수우측을 이용한다.

손에서는 상응점이 다르게 나온다.

상응점에 금추봉이나 압진봉으로 자극을 주되 간헐적 압박자극을 준다. 그리고 소지에 있는 기맥요혈을 모두 자극한다. 자극한 후에 가장 아픈 지점에 기마크봉 중형이나 금봉을 붙여 준다. 이와 같이 자극하면 웬만한 무릎통증은 잘 낫는다.

류머티스 관절염의 경우도 F-2치방을 함께 이용한다.

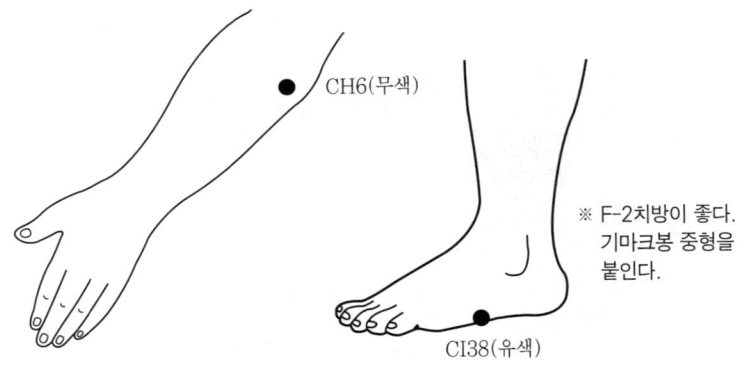

② 통증이 심할 때(통점 자극)

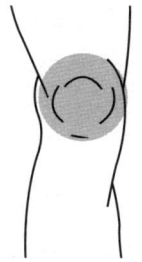

무릎통증이 심하면 압통점·통점 위치가 나타난다. 이 곳에 금추봉으로 매일 20~30분씩 가벼운 압박자극을 준다. 접촉하는 정도로 가볍게 자극한다. 그리고 제일 아픈 지점에 금봉을 붙여 주기를 반복하면 통증을 제거할 수 있다.

금봉이 접촉되는 순간 혈액순환 조절이 된다.

③ 위금경상의 슬관절통

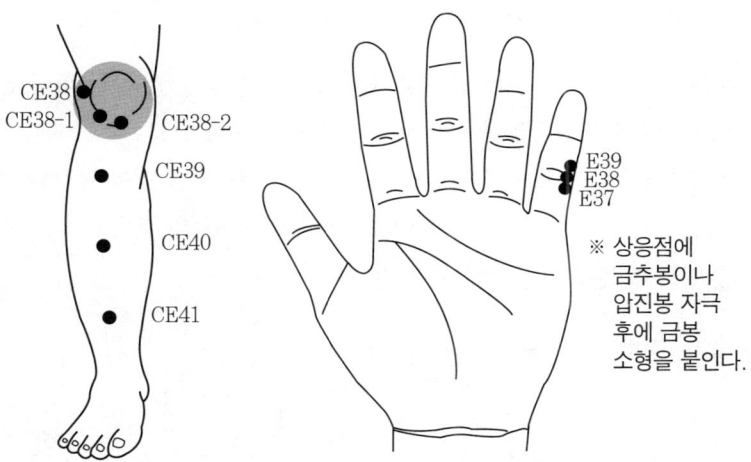

※ 상응점에 금추봉이나 압진봉 자극 후에 금봉 소형을 붙인다.

종주뼈 외측으로 관절부의 통증일 때는 위장 질환과 관련이 있다. 위장 질환 때문에 모세혈관이 수축되어 관절에 혈액순환이 안 되기 때문이다. 종주뼈 주위에서는 압통점·통점을 찾아서 압진봉이나 금추봉으로 접촉 또는 간헐적 압박자극을 준다. 그리고 금봉을 붙인다.

그리고 CE39, CE41을 자극한다(정확한 취혈을 해야만 효과 있다). 통증 부위가 넓을 때는 서금요법을 함께 이용한다. 상응점을 찾아 금추봉으로 자극한 후 금봉 소형을 붙인다. 간단한 통증은 진통이 잘되나, 심하고 오래된 것은 장기간 자극을 요한다.

④ 담금경상의 슬관절통

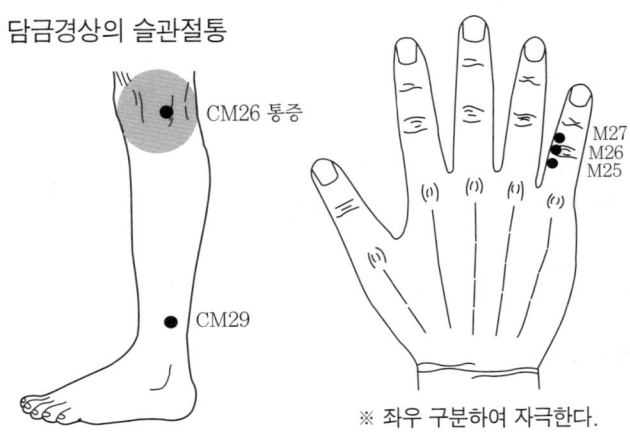

※ 좌우 구분하여 자극한다.

무릎 외측에 관절통증이 있을 때이다. 압통점을 찾아서 압진봉이나 금추봉으로 가벼운 압박자극을 준 다음에 금봉을 붙여 준다.

만약 통증부위가 넓으면 M25·26·27에서 상응점을 찾아 압진봉으로 자극하고 기마크봉을 붙인다. CM29는 정확한 위치이어야 한다.

⑤ 방광금경상의 통증(발오금 통증)

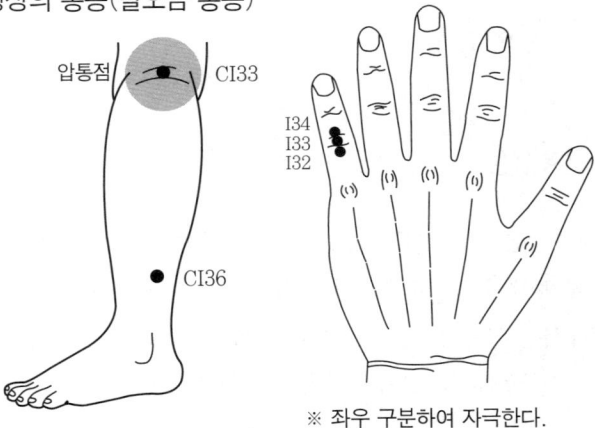

※ 좌우 구분하여 자극한다.

330 제6장 신체의 각 부위의 통증치방

발오금이 땡기고 아플 때이다. 금추봉이나 서암추봉으로 가벼운 압박자극을 10~20분간 실시한다. 통증을 찾아서 아래위로 자극한다.

만약 통증부위가 넓을 때는 서금요법의 I33에서 상응점을 찾아 압진봉으로 자극하고 기마크봉을 붙인다.

⑥ 간금경상의 통증

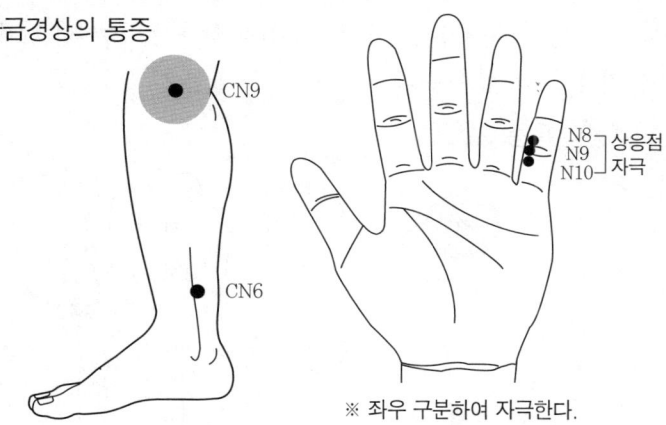

※ 좌우 구분하여 자극한다.

종주뼈 내측 부위의 관절통증이 심할 때이다. 상하로 반사점을 찾아서 금추봉이나 압진봉으로 가볍게 압박자극한다. 그리고 N6과 함께 금봉을 붙여 준다.
CN6은 정확한 위치의 자극이 필요하다. 금봉 소형을 붙여 준다.

통증부위가 넓을 때에는 N9 상응부에서 상응점을 찾아 함께 자극한다. N9는 금추봉이나 압진봉으로 접촉자극, 간헐적 자극을 준다.

⑦ 비금경상의 통증

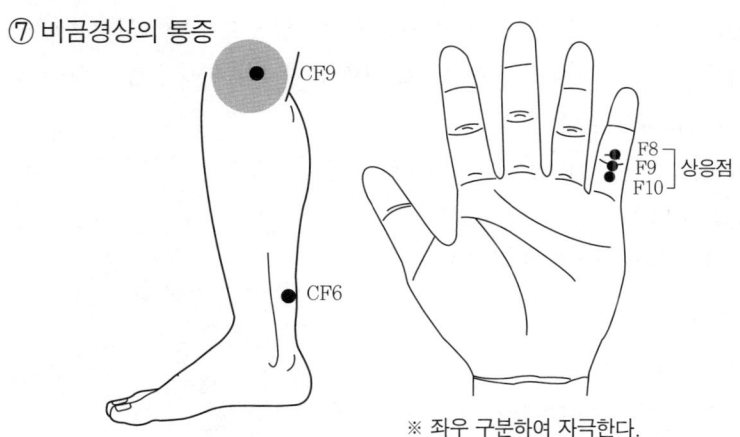

※ 좌우 구분하여 자극한다.

무릎 내측 중간 관절부(CF9)에서 통증이 있을 때 상하와 주위에서 압통점을 찾아 압진봉이나 금추봉으로 가벼운 압박자극을 10~20분간 자극한다.

그리고 가장 통증이 심한 곳에 금봉을 부착한다. 그리고 CF6에는 금추봉으로 자극 후에 금봉 소형을 붙인다.

통증부위가 넓을 때는 F9 상하에서 상응점을 찾아 금추봉이나 압진봉으로 자극한 후 기마크봉을 붙여 준다.

⑧ 신금경상의 통증

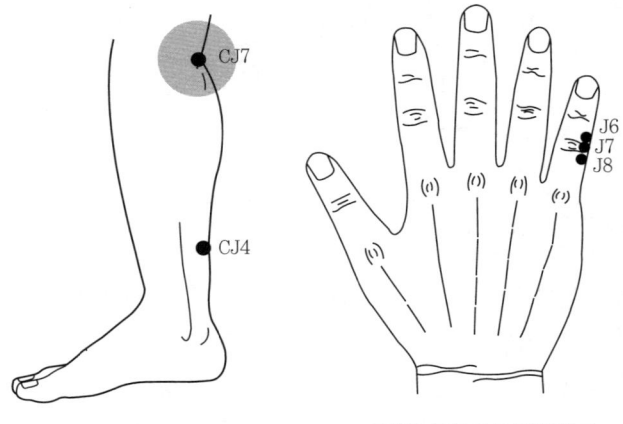

※ 좌우 구분하여 자극한다.

무릎 안쪽의 굵은 인대, 근건 부위에 통증이 있을 때이다. CJ7 상하 주위에서 압통점·통점을 찾아 금추봉으로 가볍게 자극한 후에 금봉 소형을 붙인다(CJ4에도 금봉을 붙인다).

만약 통증부위가 넓으면 J7 상하에서 상응점을 찾아 금추봉으로 자극하고 기마크봉을 붙인다.

반드시 좌우를 구분하여 자극한다.

14. 족관절 통증과 발등 · 발가락의 통증

(1) 족관절 발목 통증

발목 관절 전체가 아픈 경우는 서금요법에서 상응점을 찾아 자극한다. 서금요법에서 상응점은 제3관절 상응부 상하 주위로 모두 압박하여 상응점을 찾아 압진봉이나 금추봉으로 가볍게 압박자극한다. 제일 아픈 지점에 기마크봉이나 금봉 소형을 붙인다.

발목 염좌(삐었을 때)는 빨리 자극할수록 효과가 좋으며 오래되면 재발되기 쉽다. 삔 곳의 침 자극은 즉시 개선되기는 하나, 재발이 잘 되고 평생 통증이 남는다.

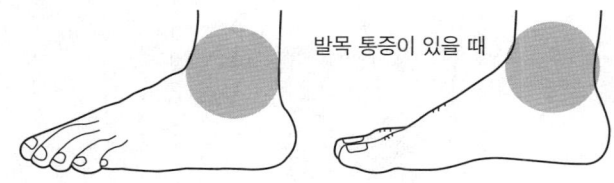

발목 통증이 있을 때

① 발목 삔 곳에 금봉 중형이나 대형을 붙이는 것이 좋다.
② 발목 삔 곳에 금추봉 자극 후에 금봉을 붙여도 좋다.
③ 발목 삔 곳에 상응부(서금요법)에 금봉이나 기마크봉 · 압진봉 · 금추봉의 자극도 좋다.
④ 발목 통증에는 항상 F-1치방을 함께 자극한다.

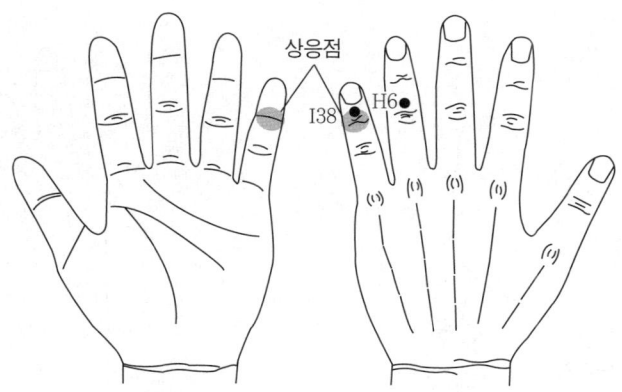

※ 좌우 구분하여 자극한다. 그리고 F-1치방을 자극한다(H6, I38).

(2) 방광금경상의 족관절 통증

CI37 주위의 통증은 방광금경상의 통증이다. 금추봉으로 가볍게 압박자극을 오래 줄수록 좋다. 그런 다음에 금봉을 붙이되 CI36을 함께 자극한다.

통증부위가 넓고 심하면 I37 상하에서 상응점을 찾아 압진봉이나 금추봉으로 자극하고 기마크봉을 붙인다. CI36은 정확한 취혈을 해야 효과반응이 좋다.

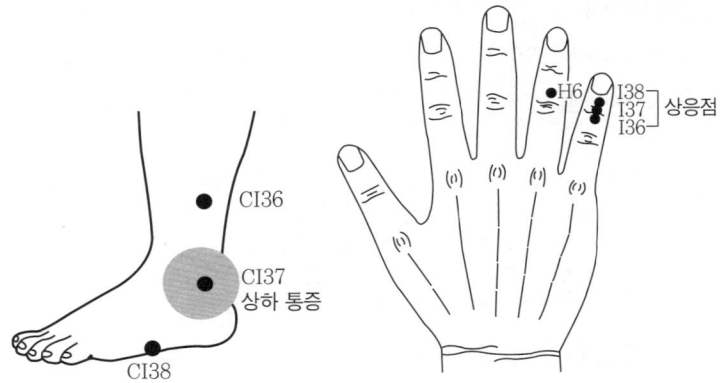

※ 좌우 구분하여 자극하고 F-1치방을 병용한다.

(3) 담금경상의 족관절 통증

담금경상의 발목에서 가장 많이 나타난다. 통증이 심하고 넓을 때는 서금요법으로 먼저 자극하고 통증부위가 축소되면 담금경상을 자극한다.

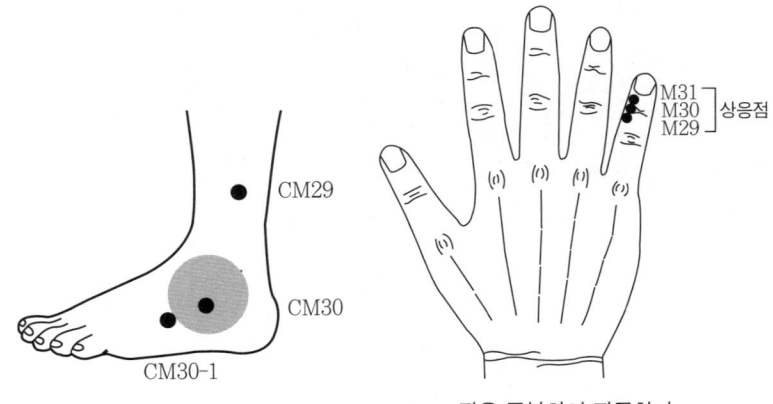

※ 좌우 구분하여 자극한다.

금추봉으로 가볍게 압박자극을 5~10분 이상 자극한 다음에 금봉을 붙인다. CM29에도 금봉을 붙인다.

상응점을 찾아 금추봉으로 자극한 후에 기마크봉이나 금봉 소형을 붙인다.

(4) 위금경상의 족관절 통증

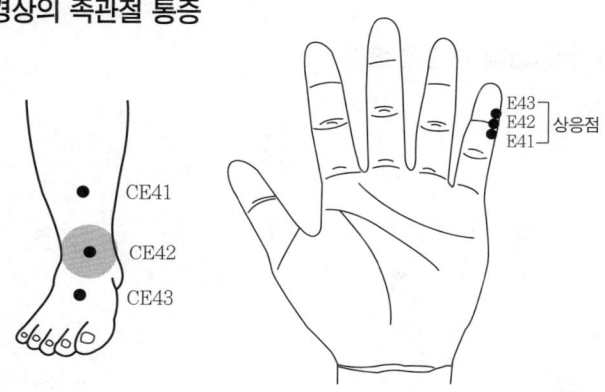

위금경은 발목의 앞부분 관절 부위이다. CE42 상하 주위를 눌러서 가장 아픈 곳에 금추봉으로 압박자극하고 CE41과 함께 금봉을 붙인다(CE41에서 정확히 취해야 한다).

이 부위에서 통증이 넓고 심하면 E42 상하에서 상응점을 찾아서 압진봉이나 금추봉으로 간헐적 자극 후에 기마크봉이나 금봉 소형을 붙인다.

(5) 간금경상의 족관절 통증

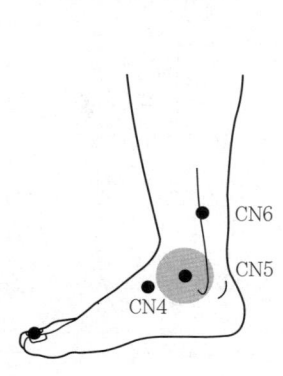 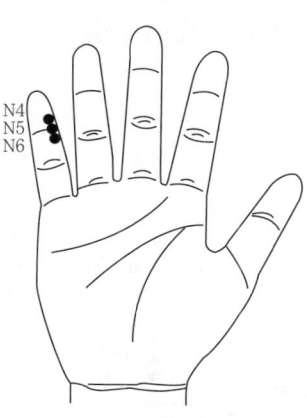

※ 상응점을 찾아서 자극한다.

CN5 주위에서 아래위로 통증이 있을 때 가장 아픈 지점을 찾아서 금추봉으로 가볍게 압박자극을 준 후에 제일 아픈 지점에 금봉을 붙여 준다.

만약 통증이 심하고 부위가 넓으면 서금요법의 N5 상하에서 상응점을 찾아 침봉으로 자극한 후에 기마크봉을 붙인다.

(6) 비금경상의 족관절 통증

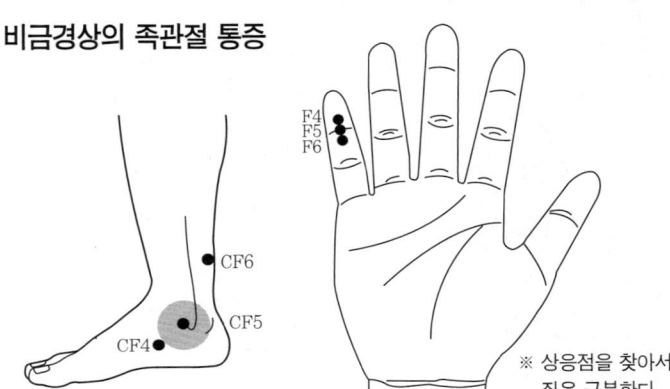

CF5 주위에서 압통점·통증이 나타날 때 금추봉으로 가볍게 압박자극을 준 후에 금봉을 붙여 준다.

통증부위가 넓고 심할 때는 서금요법의 F5 주위에서 상응점을 찾아 압진봉이나 금추봉으로 자극한 후에 기마크봉이나 금봉 소형을 붙인다.

(7) 신금경상의 족관절 통증

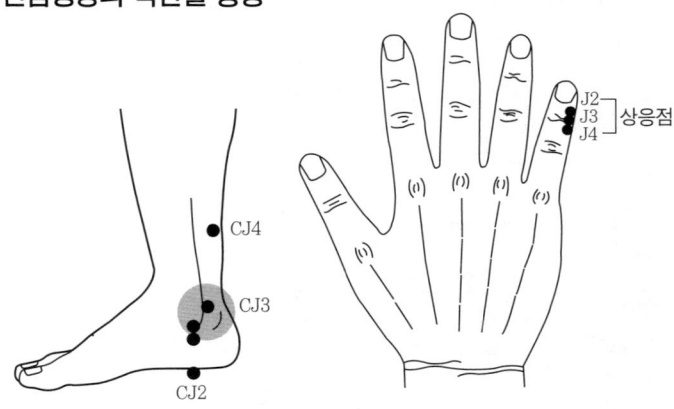

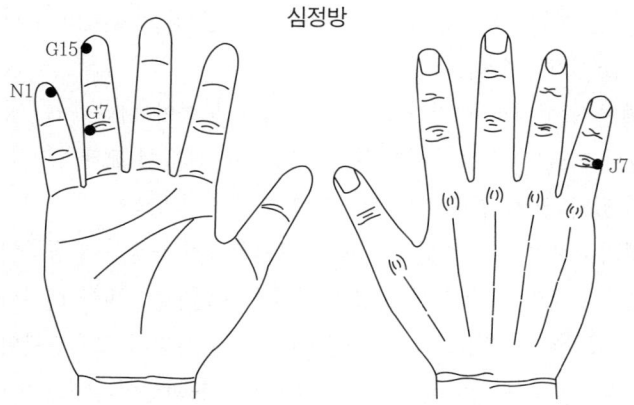

발 내측 복사뼈에서 아킬레스건까지의 관절통증이다. 압통점을 찾아서 금추봉으로 가볍게 압박자극을 준 다음에 금봉을 붙여 준다.

만약에 통증부위가 넓고 심할 때는 J4 주위에서 상응점을 찾아 압진봉이나 금추봉으로 자극하고 기마크봉이나 금봉 소형을 붙인다.

※ 족관절통 특히 발목의 염좌(삔 것)는 한 위치만 아픈 것이 아니라 반드시 2~3곳에서 함께 통증이 나타나므로 위의 치방 2~3개를 함께 사용한다.

가벼운 발목 통증과 삔 것은 잘 나으나, 타박상은 며칠 자극해야 한다. 타박상이 심할 때는 심정방과 상응점을 자극한다.

발목을 삐었을 때 경락에 침 자극을 주면 그때 뿐이고, 완전한 진통이 되지 아니하고 항상 통증이 남아 재발하거나 자주 삐게 된다. 경락의 침 자극이 발목관절통을 완전히 진통시키지 못하는 이유는 교감신경을 긴장 상태로 만들기 때문이다. 그러나 서금요법이나 금경술로 자극하면 여간해서 재발하지 않는다.

(8) 발목을 삐었을 때의 주의 사항

등산이나 운동, 걷다가 발목을 삐는 경우가 많다. 일명 염좌라고도 하며, 인대가 늘어나거나 어혈이 생겨서 피멍이 파랗게 들면 퉁퉁 붓기도 하여 대단히 아파서 걸을 수도 없다.

지금까지는 사혈침으로 직접 찌르거나 굵고 긴 침으로 깊이 찔러서 피를 내는 방법을 이용해 왔다.

피를 빼면 즉석에서 시원함은 있으나 다시 통증이 나타나고, 멍든 것은 1~2개월이 지나도 잘 없어지지 않으며, 통증은 대단히 오래가거나 자주 삐는 경향이 있다. 직접 침을 깊이 찔러도 이와 비슷한 반응이 나온다.

피를 빼거나 강자극을 주면 초기에는 모세혈관이 확장되어 통증이 덜해지나, 몇 십분 지나면 통증이 더 이상 없어지지는 않는다. 피를 빼거나 강자극을 주면 모세혈관이 확장되다가 30분 정도 지나면 다시 모세혈관이 수축되기 때문이다. 그래서 시원한 느낌이 있는 것은 도파민이나 노르아드레날린 분비반응이므로 잘 낫지 않는다. 그러므로 발목이 삐었을 때 피를 내거나 발목 부위에 침을 놓는 행위는 주의해야 한다.

(9) 발목 염좌 시 통증 없애는 법

발목 염좌가 심해서 발목에 통증이 심하면 서금요법의 상응점을 찾아서 금추봉 2~3개로 간헐적 압박자극을 주고 기마크봉 유색을 I38, 무색을 H6에 붙여 준다. 상응점에는 기마크봉 중형을 붙여 준다. 또는 금봉을 붙인다.

그러면 차츰 통증이 덜하고 가벼워지는데 상응점을 넓게 찾아서 모두 자극한다. 그리고 대뇌혈류 조절혈인 E8, I2, M4에 압진봉이나 금추봉으로 자극하고 기마크봉을 붙인다.

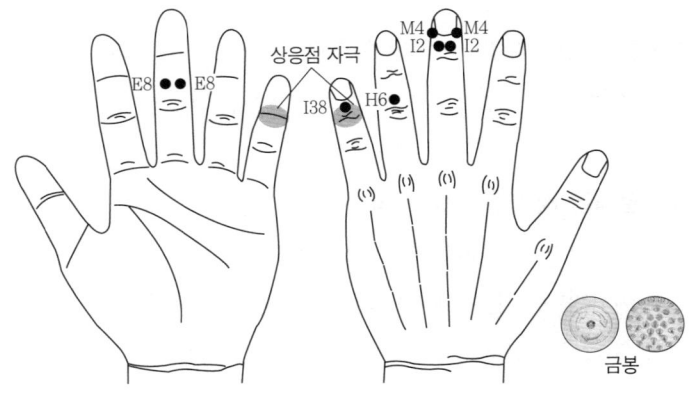

(10) 발목 염좌 시 멍든 것 없애는 법

발목에 파랗게 멍들고 부은 것은 피를 빼거나, 침을 직접 찌르거나, 부항단지를 붙여도 낫지를 않는다. 부항을 붙이면 오히려 제2차적인 멍이 든다.

이때는 서금요법의 심정방을 추가하고, 상응점에 금추봉 다수돌기로 간헐적인 약간 강자극을 주면 멍든 것은 며칠 만에 없어진다.

가장 빠른 것은 아큐빔 Ⅲ의 (-)도자 2~3개를 발목의 삔 곳, 멍든 곳에 1~2시간 이상을 자극하면 1~2일 만에 멍든 것이 없어진다.

(11) 발목을 다시 삐지 않게 하는 법

발목을 삐었을 때 사혈이나 당처에 침을 찌르면 거의 대부분 시큰거리는 통증이 남아 있어 자주 삐게 된다.

아픈 위치를 찾아서 위의 서금요법이나 금경술의 발목 관절 통증을 다스리는 방법으로 며칠간 매일 자극하면 시큰거리는 통증감, 부종, 어혈은 완전히 없어지고 잘 삐지 않게 된다.

(12) 발등과 발가락의 통증

발목에서 발가락 끝까지에서 많은 통증들이 발생한다.

대표적인 통증이 통풍이며, 레이노병, 지나친 운동에 의한 발바닥 · 발가락의 통증들이다.

① 엄지발가락의 제1중족골 관절 통증

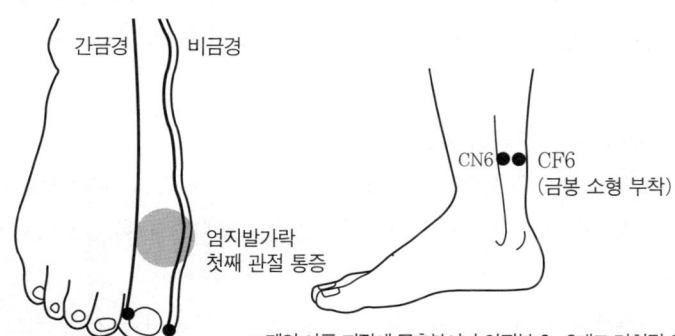

※ 고질적 · 만성적인 경우는 아큐빔 Ⅲ로 자극한다.

※ 제일 아픈 지점에 금추봉이나 압진봉 2~3개로 간헐적 압박자극을 가볍게 준다. 그런 다음에 금봉 소형이나 중형을 붙인다. 걸음을 걸을 때, 신발을 신을 때는 기미크봉 유색을 이용한다.

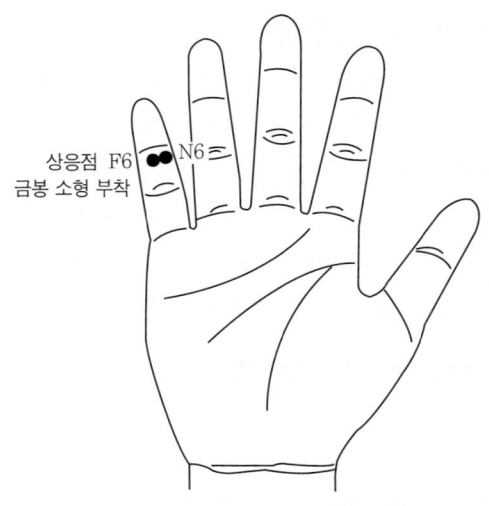

※ 금추봉 자극 후 기마크봉을 붙인다.
F-1치방을 함께 자극한다.

발에서도 엄지발가락의 관절 통증이 제일 많다. 그 이유는 관절도 클 뿐더러 운동량이 많고 힘도 제일 많이 주기 때문이다. 많이 걸을 때, 등산할 때, 통풍증일 때 통증이 심하다.

이때는 서금요법도 좋으나 직접 금경을 다스리는 것이 좋다. 금경술은 피부를 뚫거나 피를 빼는 방법이 아니므로 안심하고 자극할 수가 있다.

엄지발가락 첫째 관절이 아플 때는 제일 아픈 당처와 관련 금경을 자극하는 방법이다. 엄지발가락에는 비금경과 간금경이 위치하고 있다. 서금요법을 함께 이용해도 좋다.

② 레이노병(발가락이 썩는 질병)

술·담배·육식을 많이 했을 경우 교감신경의 긴장 상태가 악화되어 모세혈관 수축으로 발가락·손가락이 썩는 질병이 생긴다. 이것을 레이노병이라고 한다.

초기 증상부터 대단히 아프고, 심하면 발가락·손가락 끝이 썩으며, 나중에는 발목·손목을 절단해야 통증을 느끼지 않을 정도이다. 이 통증은 참을 수 없는 고질적인 통증이다. 초기 증상으로 심하게 썩지 않는 경우는 진통과 정상 회복이 가능하다. 심하게 썩은 경우는 외과적 치료가 필요하다.

　손가락·발가락이 썩는 이유는 모세혈관 수축으로 냉증이 심하면 나타나는 것으로 크게는 교감신경 긴장 상태가 심할 때이다. 그러나 구체적으로는 장부와 관련이 있다. 즉, 발가락마다 나타나는 관련 장부가 있으므로 반드시 해당 금경이나 기맥을 자극하여야 진통이 되고 상처가 낫는다.

　엄지발가락의 통증, 레이노병 등은 대체로 간승·비허에서 발생한다. 다음과 같이 자극한다.

　㉠ 엄지발가락 통증

　엄지발가락 통증으로는 관절을 삔 것, 엄지발톱이 살을 파고들어 가는 것, 레이노병으로 인한 통증과 썩는 증상들이 나타난다.

　통증부위에 금봉 은색을 붙인다. 또는 발가락 끝부분에 붙여도 좋다.

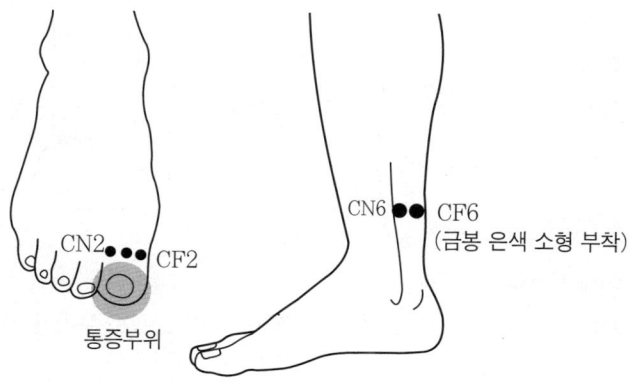

　※ 발가락 통증, 썩는 증상은 대부분이 모세혈관 수축현상이 심한 상태이므로 금봉 은색(은봉)이 더욱 좋다.

　※ 서금요법에서는 N6, F6과 N1 부근의 상응점과 F-1치방을 자극한다.

ⓛ 둘째 발가락 통증

위금경과 관련이 있다. 아픈 위치에 금봉 은색 소형을 붙이고, CE41에 금봉 은색 소형을 붙인다. 또는 서금요법을 이용한다.

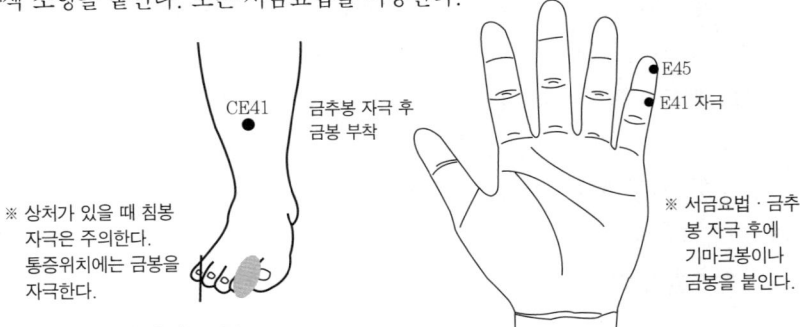

ⓒ 셋째 발가락의 통증

셋째 발가락은 신금경과 관련이 있다. 통증위치에 금추봉으로 자극하고 CJ3에 금봉을 붙인다.

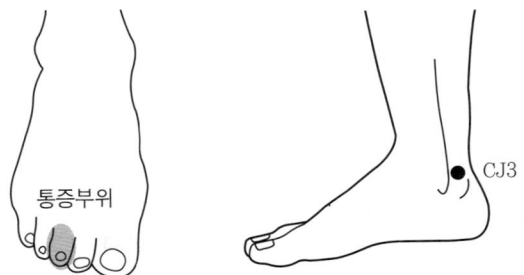

ⓡ 넷째 발가락의 통증

통증부위와 CM30에 금추봉으로 자극하고 금봉 소형을 부착시킨다.

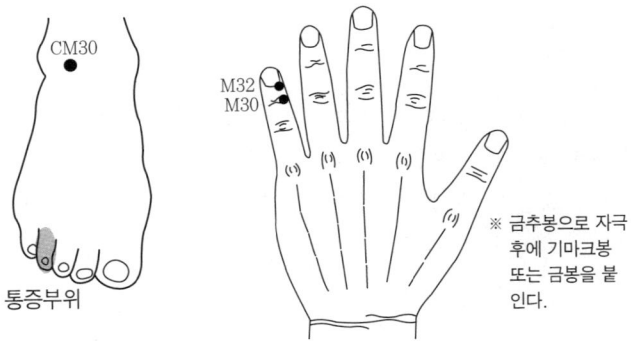

ⓜ 다섯째 발가락의 통증

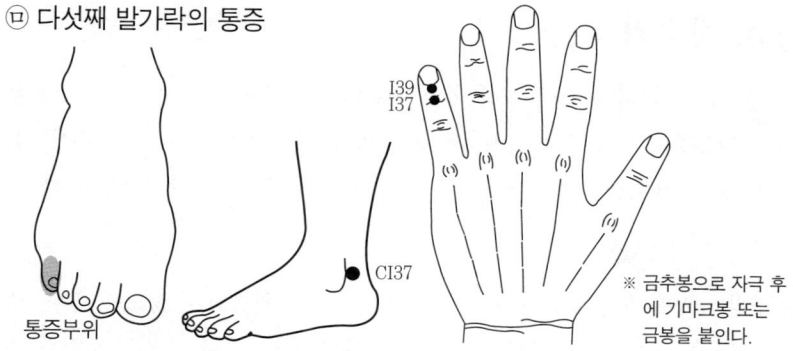

ⓗ 발등의 통증

발등의 통증도 금추봉으로 자극한 후에 금봉을 붙인다. 그리고 관련 금경의 요혈을 자극한다. F-1치방을 함께 자극한다.

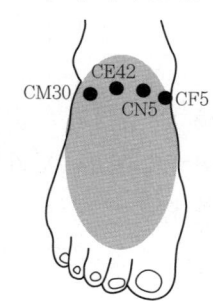

ⓢ 발바닥의 통증

발바닥의 통증은 주로 신금경상의 통증이다. 이때는 압통점에 금봉을 붙인다. 걸을 때에는 특제 기마크봉 유색을 붙인다. 그리고 CJ3에 금봉을 붙인다.

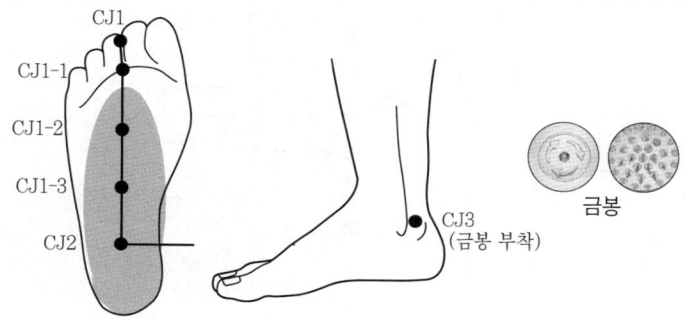

15. 장부의 통증

장부나 기관에 질환이 있어 악화되면 반드시 관련 체표상으로 긴장반응과 과민압통점이 나타나고 심해지면서 자발통(가만히 있어도 아픈 증상)이 나타난다. 그러므로 통증이 심하게 나타나면 상당히 악화된 것으로 판단된다.

(1) 자가 분별

6장 6부에 이상이 있는지는 병원의 검사에만 의존하지 않도록 한다. 병원의 검사는 70~80% 이상 악화되었을 때 검사상에 나타나고, 초기의 어느 정도 진행된 것은 검사상에 나타나지 않는다.

초기 증상이 어느 정도 진행된 것은 스스로 자가 분별을 한다. 자가 분별법으로는 운기체형, 삼일체형, 아큐빔 Ⅲ의 전자측정과 음양맥진법, 수지력 테스트 등의 방법이 있으나, 초보자도 쉽게 자가 분별하기 쉬운 것이 금모혈 압진법이다.

금모혈은 각 내장에 위치하면서 내장의 이상반응이 가장 먼저 나타나는 부위이다. 안정을 취한 후에 편하게 누워서 다리를 펴고(또는 무릎을 굽히고) 복부의 긴장을 풀고서 분별한다.

손가락 제2 · 3 · 4지를 일정하게 모은 후 다음과 같은 순서로 누른다.

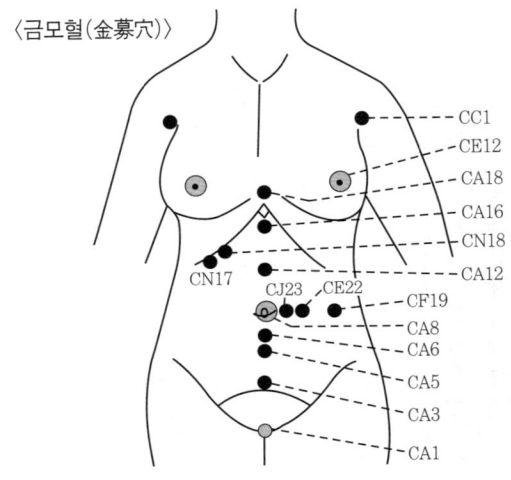

〈금모혈(金募穴)〉

〈제1단계〉

금모혈에 손가락 3개(제2·3·4지)를 모아서 가볍게 대는 정도로만 분별한다. 질병이 심할 때는 피부에 접촉하는 것만으로도 통증을 느낀다. 심한 상태이므로 병원 검사를 받으면서 금경술을 이용한다.

〈제2단계〉

금모혈에 손가락 3개를 모아서 약간 힘을 주어서 꾹 누른다. 긴장감이나 통증을 느끼는 부위를 찾을 수가 있다. 이때에 나타나는 통증들은 어느 정도 증상이 악화된 것이다.

〈제3단계〉

제1·2단계에서 긴장반응이나 통증반응이 없는 경우에는 제3단계의 압진을 한다. 손가락 3개를 모아서 힘을 주어서 강하게 눌러 본다.

그래도 반응이 없으면 장부의 기능상에 큰 이상이 없고, 제3단계에서만 나타나는 반응이 가벼운 증상이다.

문제는 제1~2단계의 압통반응과 자발통증이다. 자발통증이란 가만히 있어도 불편감을 느끼고, 통증이 일어나는 상태를 말한다.

제1~2단계의 압통증은 심한 상태이고, 제2~3단계의 압통증은 가벼운 상태이다.

(2) 장부 통증의 금경자극 시 진통반응에 대하여

금경은 표피상에 위치하는 것으로 판단되며, 표피상에 있는 금경에 자극하면 대뇌를 거쳐 척수와 내장으로 자극이 전달된다.

복부는 장벽이 두껍고 복부의 표피는 내장과는 직접 연결되어 있지 않다. 복부에 자극을 주어 직접 장부로 자극을 전달하기 위해서 침을 깊이 자침하여야 하나, 이런 경우 내장 천공의 위험이 있고, 침은 유해 중금속이므로 내장 질병을 더욱 악화시킬 수 있다. 음양맥상은 악화반응이 나타난다.

복부의 압통처에 자극을 줄 때 압통점 부위에 자극을 주어도 내장 통증 해소에 어느 정도 반응이 있으나 음양맥상(대뇌혈류량)까지 조절되기는 어렵

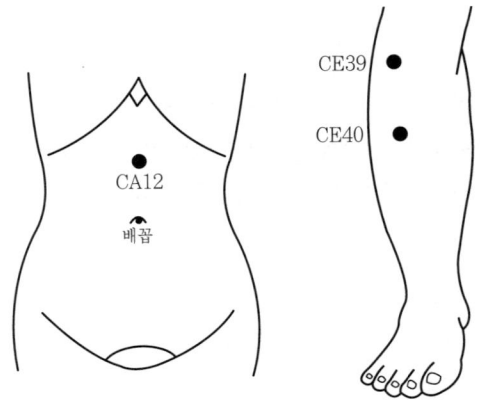

고 완전한 진통도 어렵다.

　복부의 통증은 복부에 있는 금경·금혈에 자극을 주어야 더욱 효과반응이 크다. 그러므로 금모혈이 중요하다.

　위장에 긴장 통증이 있을 때에 금경술의 CA12, CE39, CE40 자극은 위장 통증 해소에 우수하다. CE38은 제5요추 척수신경 분포지역이라고 하나, 척수신경과는 근본적으로 차이가 있고 CE39의 금경·금혈은 별도의 전달체계를 가지고 있는 것 같다.

　CE39에서 옆으로 1~2mm 정도만 차이가 나도 음양맥상 조절반응이 없으므로 위장 기능 조절을 할 수가 없고 위장 긴장 통증을 해소할 수 없다.

　표피에 위치한 금혈에 금경술 기구로 자극할 때의 반응으로 보아 금혈은 현대 해부학상에서 보이지 않는 제3의 자극전달계통, 특히 대뇌혈류 조절계통, 자율신경 조절계통, 호르몬 조절계통이라고 보아진다.

　이것으로 보아 독자적인 조절계통체계가 있는 것이 분명하며, 이 조절계통체계가 금경·금혈이라고 생각한다.

　위장의 긴장 통증을 해소할 때에 위장의 금모혈인 CA12의 자극보다는 위 금경에 위치한 CE40이나 CE38에서의 자극이 더욱 강력하므로 해당 금경의 자극은 절대 필요하다.

　따라서 각 장부의 통증들을 해소하는 경우는 금모혈과 반응점과 해당 금경을 정확히 자극해야 효과반응이 있고, 다른 금경이나 틀리게 자극하면 반응이 없거나 미약하다.

금모혈, 금경요혈 등의 자극은 결국 대뇌의 시상하부까지 전달되어 시상하부에서 자율신경을 조절하여 위장이나 내장의 긴장 통증을 해소할 수가 있고, 긴장 통증만이 아니라 호르몬 조절, 기능 조절을 통해서 각종 모든 질환까지도 조절이 가능하다.

자율신경·호르몬 조절을 통해서 혈액순환을 조절시키므로 면역 조절, 소화효소 조절, 기능 조절을 하므로 모든 기능의 조절이 가능한 것이다. 이 과정에서 대뇌의 시상하부와 뇌하수체에서 베타엔도르핀이 분비되어 통증물질을 제거할 수가 있어서 내장 통증들을 해소할 수가 있다.

금경은 대뇌 기능조절선으로 현대 의학의 모든 기능을 통솔하는 계통으로 판단되며, 금경의 기능 조절 전달은 독자적인 계통으로 판단되나, 좀 더 구체적인 사항은 앞으로도 더욱 많은 연구가 필요하다.

고전에서 경락을 정의한 대로 생사(生死)를 결정짓고, 백병(百病)을 조절하는 계통임이 틀림없는 것 같다. 그러나 경락이 생사를 결정짓고 백병을 조절하는 계통이라는 것은 아니고 오히려 금경·금혈에서 정확한 작용을 일으킨다.

이제 인체의 금경이 밝혀진 만큼 인체의 모든 기능 조절이 가능하며, 질병의 회복도 가능하게 된 것이다.

① 폐의 통증을 진통시키는 방법

폐에서 발생하는 고통 증상으로는 호흡곤란(천식)·흉통(견통 포함)·폐염증의 고통 증상, 면역력 저하, 폐암 환자의 암성 동통, 항암치료 시의 오심·구토·불면증·식욕 감퇴 등이다.

폐의 면역력이 약해지는 이유는 피부의 찬 공기가 폐 속에 직접 들어가 폐포가 차지기 때문이다. 폐포가 차면 모세혈관 수축으로 혈액의 유입이 적어져 면역체가 줄어든다. 여기에 소아나 환자, 노인들은 폐활량이 줄어들어 산소 섭취가 줄어드는 원인이 된다.

지금까지 악성 동통 환자들, 특히 폐암 환자들이 통증을 느낄 때 서금요법의 서암뜸을 떠서 폐암의 동통을 진정, 해소시킨 사례가 있다.

암성 동통은 본서에서 제시하는 압진봉·금추봉만으로는 곤란하고, 반드시 서암뜸이나 전자빔을 추가하여야 한다. 장부의 통증이 있을 때는 먼저 금경을 자극하는 것보다 서금요법을 자극하는 것이 순서이다.

　장부의 통증이 심할 때 금경을 자극하면 통증해소가 느리거나 미약하고 범위가 넓어 많은 자극이 요구되나, 서금요법은 집약된 부분이므로 자극도 줄어들면서 넓은 통증부위, 심한 통증을 억제하는 반응이 우수하다.

　그러므로 폐의 통증도 서금요법으로 자극을 주고 어느 정도 증상이 완화되어 통증변화가 있을 때 금경술을 자극한다. 자극의 방법은 금추봉 자극 후 금봉을 부착시킨다.

　이 치방을 자극하면 폐활량이 늘어나고, 호흡곤란을 개선시키고, 천식 증상을 완화시키고, 폐염 해소에도 도움되며, 계속적인 자극은 폐의 통증을 해소할 수가 있다.

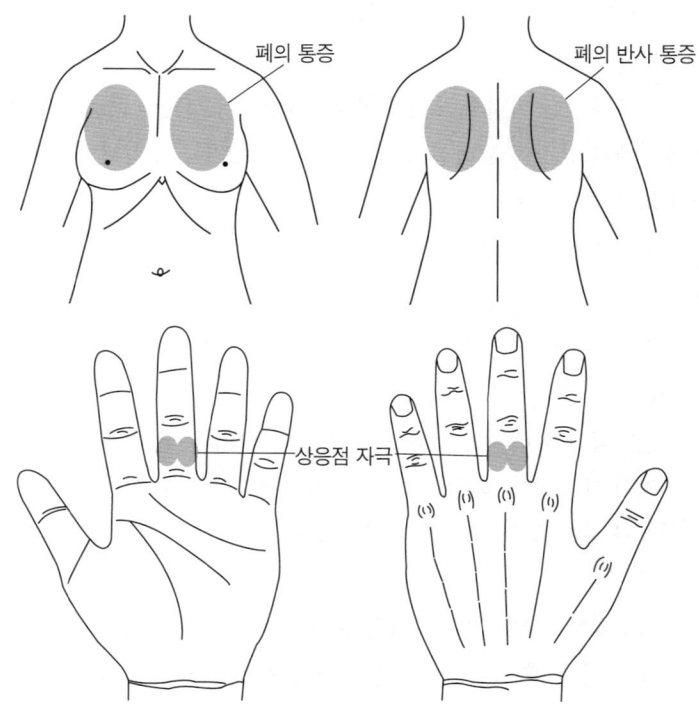

서암뜸은 서금요법 자극 후에 뜨고, 금경상이나 손을 제외한 부위의 뜸 자극은 절대 금지해야 한다. 금경이나 경락상의 뜸 자극은 맥박수 증가, 교감신경 긴장 상태를 악화시키므로 폐의 질환을 악화시킬 수 있기 때문이다.

• 서금요법 자극: A8 · 12 · 16 · 18 · 20 · 22, C1 · 5 · 8, H6, I10 · 38, M11

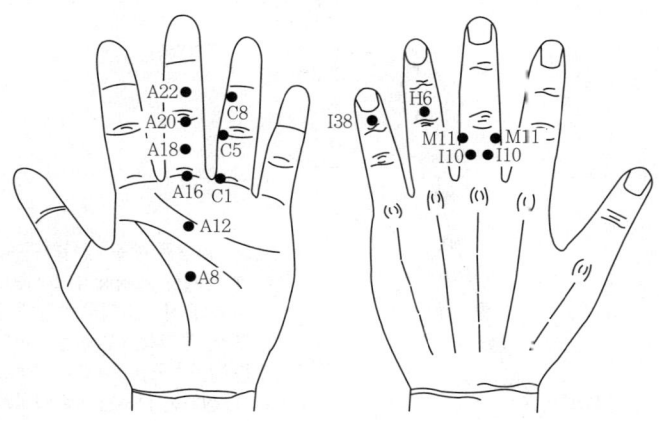

• 금경술 자극: CA8 · 12 · 16 · 18 · 20 · 22, CC1 · 5 · 8, CH6, CI10 · 38, CM11

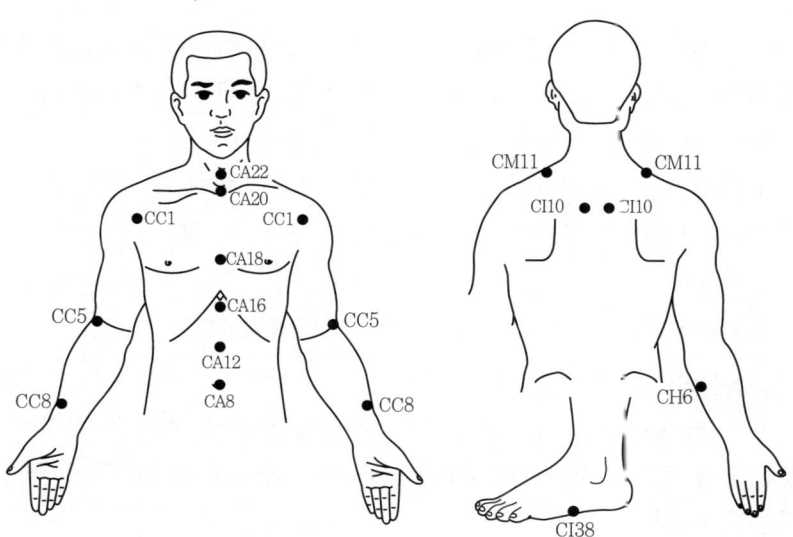

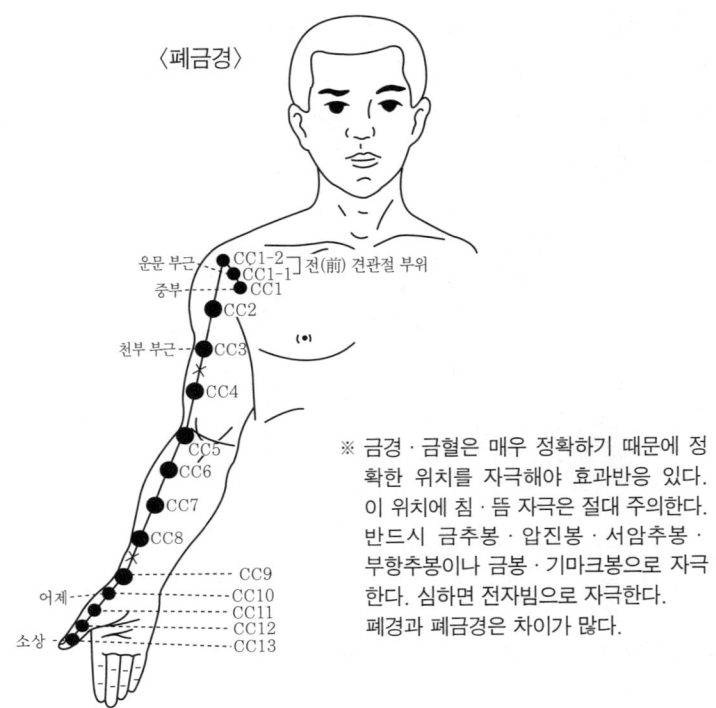

※ 금경·금혈은 매우 정확하기 때문에 정확한 위치를 자극해야 효과반응 있다. 이 위치에 침·뜸 자극은 절대 주의한다. 반드시 금추봉·압진봉·서암추봉·부항추봉이나 금봉·기마크봉으로 자극한다. 심하면 전자빔으로 자극한다.
폐경과 폐금경은 차이가 많다.

먼저 서금요법의 치방에 따라서 금추봉을 잡고 양손에 자극을 주고(간헐적인 가벼운 압박자극을 10~30분 정도 실시한다), 그런 다음에 기마크봉 소형이나 금봉 소형을 붙이고, C1에는 금봉 소형을 붙인다.

서금요법으로 통증이나 증상이 완화되면 금경술을 함께 자극한다. 금경술의 경우도 먼저 금추봉으로 자극 후 기마크봉 중형이나 금봉 소형이나 중형을 붙여 준다.

이와 같이 계속 자극을 주면 폐 기능이 더욱더 향상된다.

② 심장의 통증을 진통시키는 방법

우리나라 사람들에게 화병이 많다고 하였는데 최근에는 협심증·부정맥·흉통 환자가 많다. 특히 협심증에서 악화되면 심근경색 환자들도 증가하고 있는 추세이다.

협심증이 증가하는 이유는 비만증과 운동 과잉, 그리고 육식을 많이 하기 때문으로 생각한다. 비만증이 되면 죽상동맥경화·관상동맥경화가 생기며, 운동 과잉(모든 운동을 1시간 이상할 때)을 지속적으로 실시하면 6~12개월까지는 건강증진에 도움이 되나, 그 이상은 평생 동안 심장병을 악화시키는 현상이 나타난다.

육식을 지나치게 하면 심장에 부담이 된다. 그리고 지나친 어깨 운동, 몸통 운동, 팔 운동 등도 심장병을 일으킬 수 있다.

심장에 부담을 느끼기 시작하면 먼저 심흉부(心胸部)에 압통과민점이 나타난다. 이때는 지압·침·뜸을 절대 주의한다. 금봉을 붙이면 잘 해소된다.

☞ **과민압통점 해소법**

심장 기능이 정상인가를 파악하기 위해 앞가슴 부위의 CA16을 손으로 압진하여 본다. 과민한 압통점은 심장에 이상 있으므로 금봉을 직접 붙여 주면 통증들이 없어진다.

심장에 부담이 심해질수록 흉통·심장 부위에서 답답함·두근거림·통증이 나타난다. 이때도 압통과민점을 구별해서 금봉을 붙인다.

위와 같이 자극하면 심장이 편해지고 가슴 부위의 무거운 증상, 뻐근한 증상들이 없어진다.

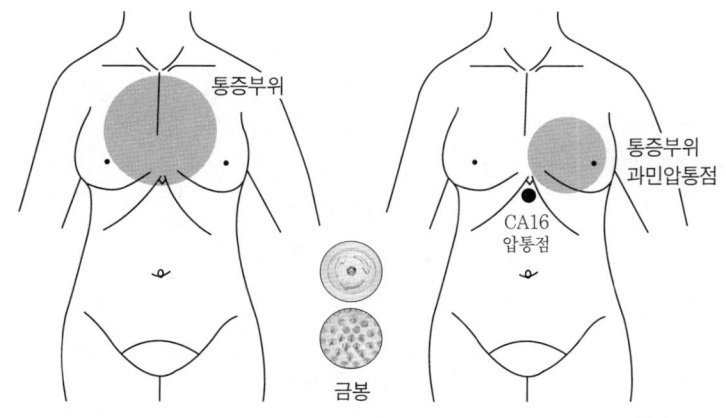

※ 심장부의 과민압통점에 금봉을 붙인다. 압진해서 과민압통점이 나타나는 곳에 금봉을 붙인다.

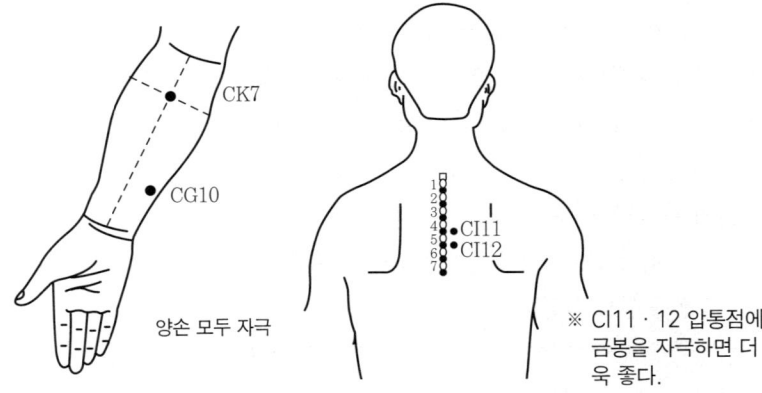

협심증 증상이 있으면 위와 같이 자극하고 심금경·심포금경을 자극한다 (CG10, CK7, CI11·12).

위와 같이 자극하면 동맥경화증 해소에도 도움이 되고, 장기간 자극 시 고혈압에도 도움이 되면서 부정맥 조절에도 큰 도움이 된다.

심장의 교감신경 긴장 반응이 있을 때는 금경술이 효과적이며, 혈액순환을 개선시키는 경우는 서금요법이 효과적이다. 즉 어혈·타박상·모세혈관 확장에는 서금요법이 더욱 좋다.

③ 간장의 통증 해소법

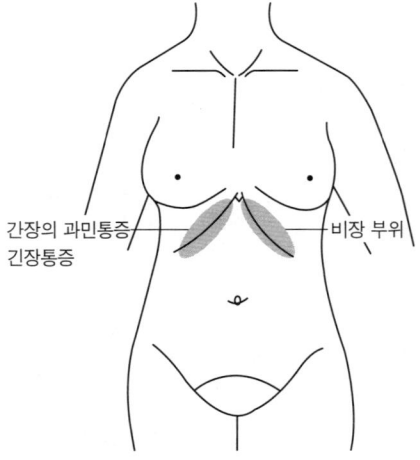

간장을 침묵의 장기라고도 한다. 왜냐하면 웬만큼 이상이 있어도 통증반응이 일어나지 않기 때문이다. 다만, 간 기능 장애가 일어나면 교감신경 긴장 상태를 일으켜서 어지럼·두통·신경과민·스트레스·민감·시력 감퇴·눈물·눈 충혈·목 충혈·근육통증 등으로 나타난다.

㉠ 과음 시 간장 압통

과음을 하거나 특히 한약이나 홍삼 같은 것을 많이 먹거나, 스트레스를 심하게 받으면 간장에 분포되어 있는 교감신경이 긴장 상태를 일으켜 민감한 상태가 된다.

이때 오른쪽 옆구리 아래의 간장 부위를 꼭 눌러 보면 긴장과민압통점(꼭 눌렀을 때 나타나는 통증)이 민감하게 나타난다. 이때는 서금요법이 대단히 우수하다.

• 서금요법 자극: N17·18, I14·15, N5·7, C7, G11

금추봉으로 5~10분간 자극한 다음에 간장 부위를 압박해 주면 통증과민이 가벼워지거나 해소된다. 계속 자극하면 과민통증은 없어진다. 다만, 항상 주의를 해야 재발하지 않는다.

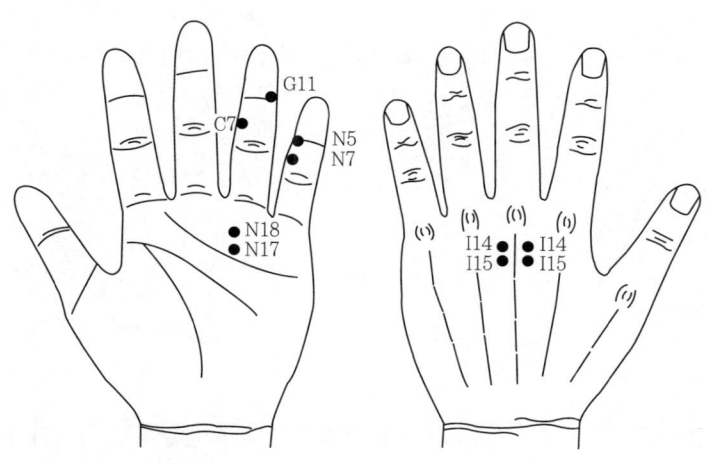

ⓛ 간경변 환자의 극심한 통증

간경변은 난치성이다. 간이식 수술을 해야 치료할 수 있다고 하나, 서금요법으로 자극한 다음에 서암뜸을 떠서 간장 기능을 정상 회복한 사례들이 많다.

간경변의 경우 간장 부위에서 심한 통증을 느낄 때 다음과 같이 자극을 주고 가급적 서암뜸을 서금요법 치방에 따라서 떠야 한다(처음에는 2~3장을 뜨다가 숙달되면 매일 10장 이상 뜬다).

서암뜸을 뜨면 간장 부위의 혈액순환을 개선시키고, 면역력 증진과 통증물질을 제거할 수가 있다. 간경변의 초기부터 서암뜸을 많이 뜰수록 속히 회복할 수 있으나, 그래도 2~3년 이상은 관리해야 한다.

간장 부위에 알 수 없는 통증이나 간경변에 의한 통증이 있다면 다음과 같이 자극한다.

우선 서금요법을 이용하면서 금경술을 함께 이용한다.

- 서금요법 자극: A8 · 12 · 16, C1 · 7, D4, G11, H4, I14 · 15, L4, N5 · 6 · 17 · 18

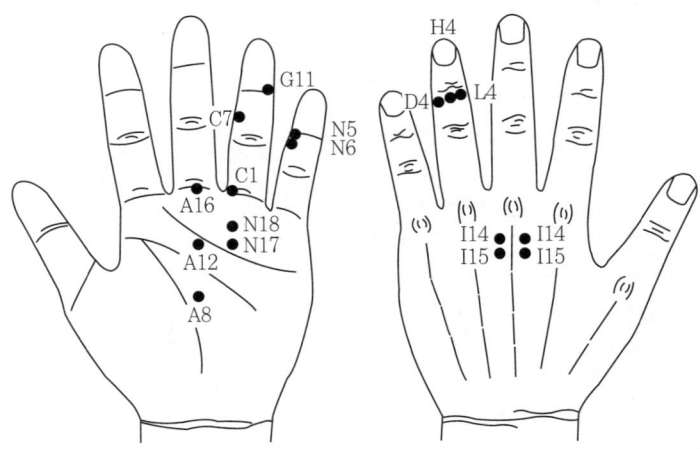

압진봉이나 금추봉 2개를 가지고 좌우 동일하게 간헐적인 압박자극을 준다. 10~30분 정도 자극하고 기마크봉 유색이나 금봉을 붙인다.

• 금경술 자극: CA8 · 12 · 16, CC1 · 7, CD4, CG11, CH4, CI14 · 15, CL4, CN5 · 6 · 17 · 18.

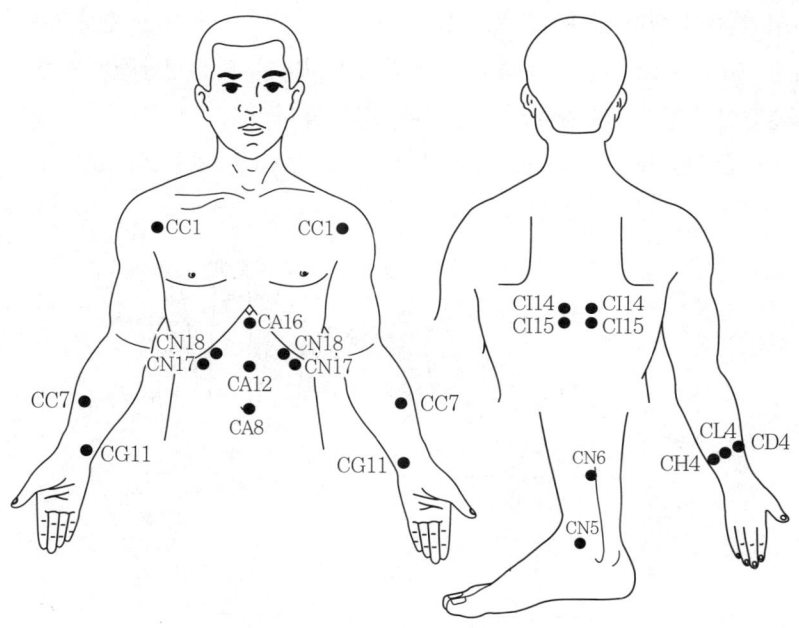

간경변이 있는 환자들의 음양맥상은 대장승과 삼초승이나 소장승이 나타난다. 그리고 폐 기능을 강화시키기 위해서 C1 · 7을 추가하고 요혈을 치방한다.

대장승과 삼초승의 맥상이 좋아져야 대뇌혈류 조절이 되면서 간장 부위의 고통 증상들도 완화될 수 있다. 기질적인 질환이므로 장기적인 자극이 필요하다.

가벼운 통증은 즉석에서 해소가 되나, 기질적인 상태가 심한 경우는 장기간의 자극이 필요하다.

간경변 환자의 음양맥상은 서금요법이나 금경술로 조절이 가능하다.

④ 위장의 통증 해소법

위장에서는 여러 통증이나 고통 증상이 나타난다. 일반적인 위통들은 대부분이 교감신경 긴장에서 모세혈관 수축으로 위장 근육의 긴장과 위장운동 감퇴, 소화효소 분비부족에 의한 통증들이 많다.

위궤양이나 위경련들은 부교감신경 우위에서 발생된다고 한다. 위궤양도 교감신경 긴장 상태에서 나타나는 경우가 많다.

위 질환이 어떤 상태이든 통증을 진통시키는 것이 중요하다. 통증부위가 넓을 때는 서금요법을 이용하고, 구체적으로 나타날 때 금경술을 이용한다. 금경술에서 장시간의 자극은 특제 기마크봉이 좋다.

• 서금요법 자극: A8 · 10 · 12 · 14 · 16, E18 · 19 · 20 · 22 · 39 · 41 · 42, I17

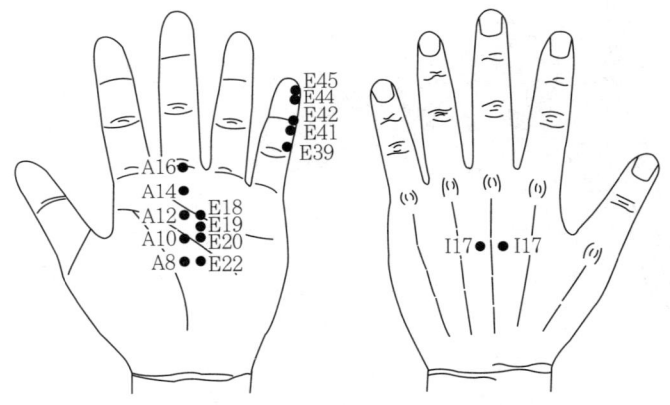

※ 극심한 통증일 때는 E44 · 45를 금추봉으로 강자극한다.

• 금경술 자극: CA8 · 10 · 12 · 14 · 16, CE18 · 19 · 20 · 22 · 39 · 41 · 42, CI17

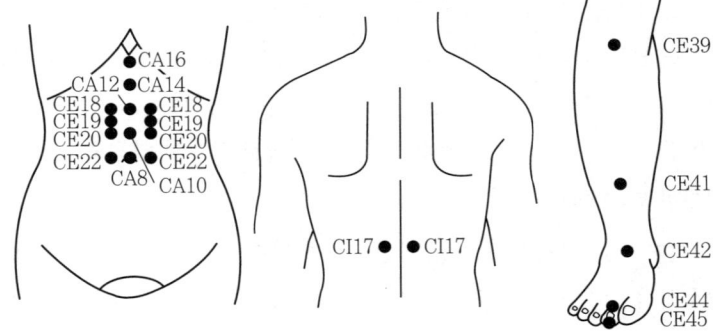

※ 통증이 심할수록 CE44 · 45를 자극한다.

처음에는 금추봉이나 압진봉으로 자극하고 금봉을 붙여 준다. 속내의 위에 특제 기마크봉을 붙여 주는 것도 좋다.

만성적인 위통증은 난치성이므로 정신 안정과 스트레스를 주의하고, 서암뜸을 기본방에 꾸준히 떠 주면 큰 도움이 된다.

⑤ 담석 통증

담석 통증은 대단히 심한 통증이다. 원래는 담석 수술을 해야 하나, 서금요법으로 자극해도 가벼운 담석은 없어진다. 모세혈관 수축으로 담도도 수축되어 더욱 심한 통증이 나오나, 서금요법·금경술은 담도의 모세혈관을 조절하여 담도를 확장시키거나, 담낭에서 담석 분해물질을 분비시켜 담석을 분해하거나 배설시킬 수가 있다.

그러나 심한 경우는 반드시 병원의 검사와 치료를 받는 것이 좋다.

• 서금요법 자극: A8·10·12·14, I14·15, M29, N6·17·18

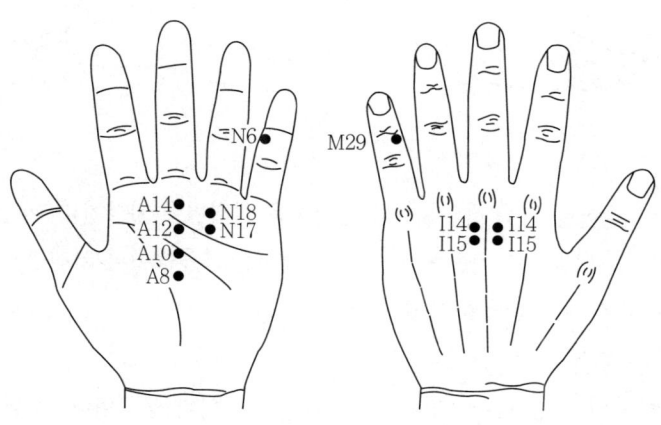

• 금경술 자극: CA8 · 10 · 12 · 14, CI14 · 15, CM29, CN6 · 17 · 18

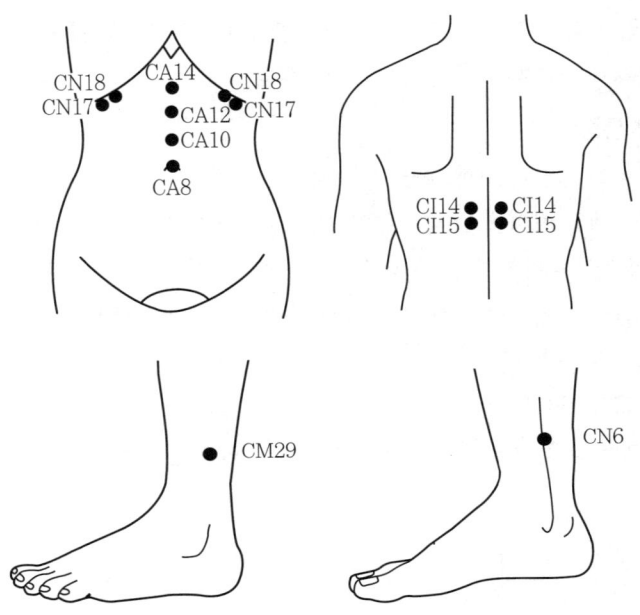

통증이 극심한 경우 서금요법과 금경술을 한꺼번에 자극한다. 서금요법에서는 압진봉 2개로 자극을 주고, 금경술에서는 금추봉이나 압진봉으로 자극을 한 다음에 금봉 중형을 붙여 준다.

⑥ 췌장 통증

췌장에서의 통증으로 유명한 것은 췌장염에 의한 통증이다. 분별과 치료 모두 어려운 난치성으로 분류하고 있다. 음양맥상이 악화된 질환이나 음양맥상을 조절할 수가 없다.

그러나 서금요법으로는 맥상 조절이 잘되고 통증해소된 사례가 많다. 주로 우측을 강자극한다.

• 서금요법 자극: A8・10・12・14, E18・20・21・22・41, F6・19, I16・17

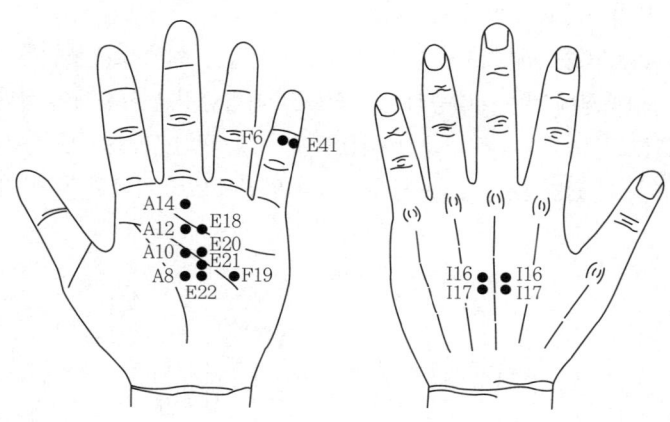

• 금경술 자극: CA8・10・12・14, CE18・20・21・22・41, CF6・19, CI16・17

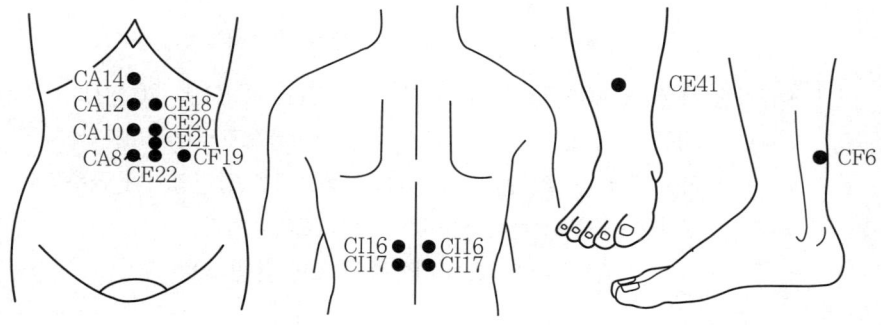

서금요법에서는 금추봉으로 10~30분 이상 자극하고, 기마크봉을 붙인다. 금경술에서는 침봉보다 돌기가 많은 금추봉이나 압진봉으로 자극한다. 금경술에서는 기마크봉보다 금봉을 붙이는 것이 더욱 효과적이다. 음양맥상이 조절되면 통증도 가벼워지고 진통이 된다.

⑦ 십이지장 통증

십이지장은 아주 중요한 곳이다. 위장 하구·소장 상구·담도·췌장에서 나오는 분비물들이 모이는 곳이다.

십이지장 염증·궤양은 난치성이다. 십이지장은 소장으로 분류를 하고 있으나, 음양맥상에서는 대장승과 일치하므로 대장금경을 이용해야 한다.

- 서금요법 자극: A6·8·9·10·11·12, D3, E19·20·21·22, H3, I20, L3을 금추봉이나 압진봉으로 자극한 후에 기마크봉 또는 금봉을 붙여 준다.

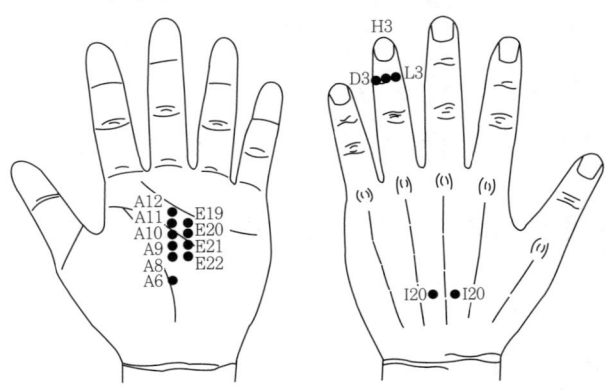

- 금경술 자극: CA6·8·9·10·11·12, CD3, CE19·20·21·22, CH3, CI20, CL3을 금추봉이나 압진봉으로 10~30분간 자극하고 금봉을 붙이는 것이 좋다. 침봉보다는 압진봉이나 금추봉으로 10~30분간 자극하는 것이 더욱 효과적이다.

※ A10, D3, L3에 서암뜸을 뜨면 더욱 좋다.

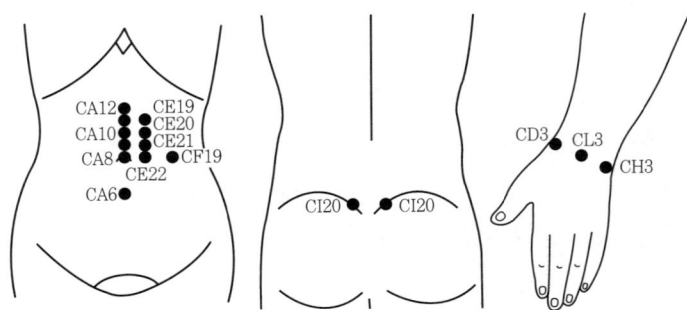

⑧ 대장 통증

날이 갈수록 대장암이 늘고, 과민성 대장증후군도 많아진다고 한다. 육식이나 우유를 과식하기 때문이라고 보고 있다.

대장 통증들은 잘 해소되는 편이다. 만성 통증·염증성 통증들은 염증이 낫는 동안 꾸준한 자극이 필요하다.

• 서금요법 자극: A6·8·10·12, D3·5·7, E20·22·24, I20을 자극한다.
  금추봉이나 압진봉으로 자극 후 기마크봉을 붙여 준다.

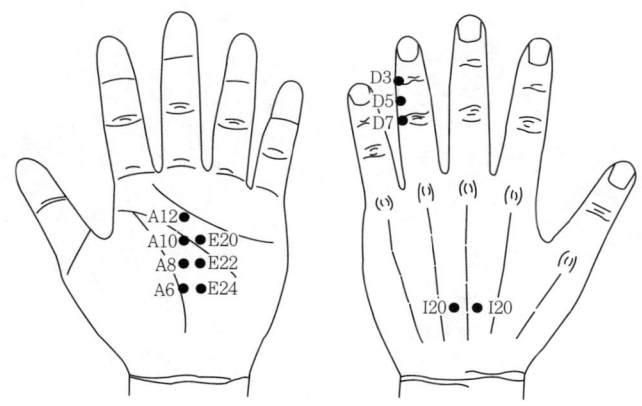

• 금경술 자극: CA6·8·10·12, CD3·5·7, CE20·22·24, CI20
  을 자극한다.

압진봉이나 금추봉 또는 서암추봉으로 자극한 다음에 금봉을 붙여 준다. 금봉을 붙여 주면 큰 도움이 된다.

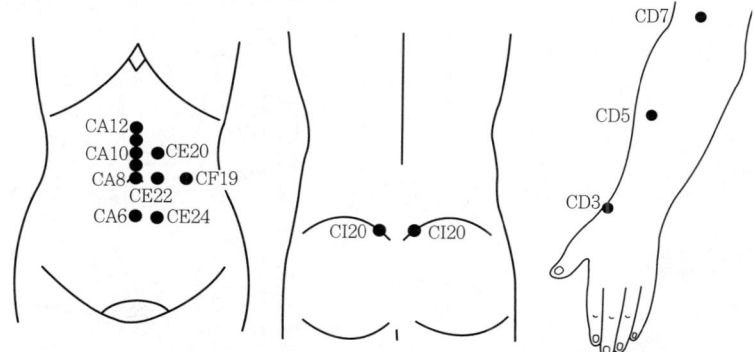

361

⑨ 방광 통증

방광염·긴장 통증이 나타나고, 전립선비대나 염증에 의해서도 통증이 나타난다. 교감신경 긴장에 의한 통증으로 잘 낫는 편이다. 서금요법을 자극할 때 매우 큰 도움이 되며, 국소적으로 통증이 있을 때 금경술을 자극한다.

- 서금요법 자극: A2·3·4, G11, I21·36·37, J4·17·18을 자극한다. 압진봉이나 금추봉으로 간헐적인 자극을 준 다음에 기마크봉을 붙여 준다.

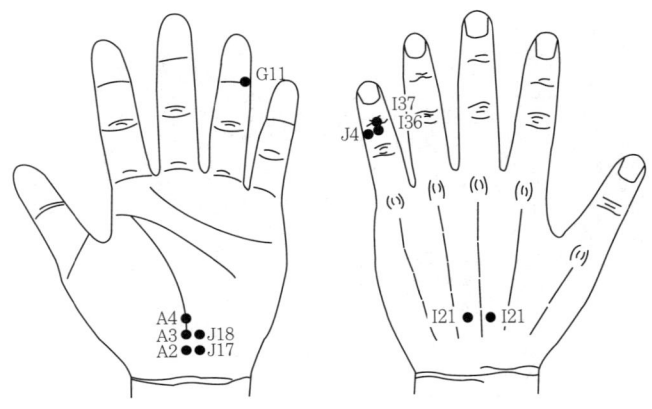

- 금경술 자극: CA2·3·4, CG11, CI21·36·37, CJ4·17·18을 압진봉이나 금추봉으로 자극하고 기마크봉이나 금봉을 붙여 준다. 통증이 없어져야 방광 기능이 정상화된다(단, 금혈은 정확한 위치에서 자극해야 효과반응 있다).

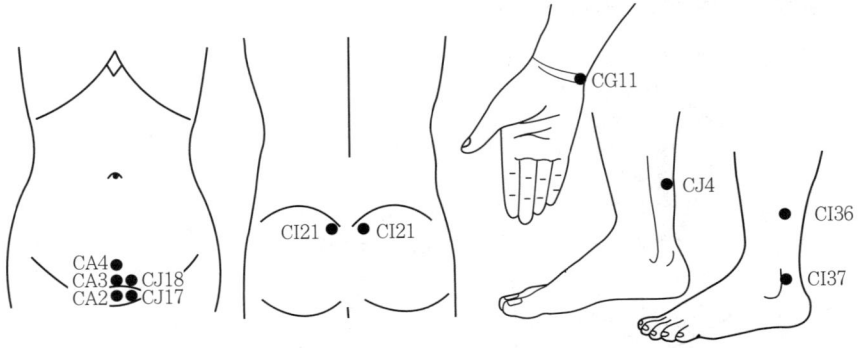

⑩ 신장의 통증

　신장염·신결석 등에 의해 신장의 통증이 심하게 나타난다. 신결석은 서금요법으로 빠져 나온 사례가 여러 건이 있다. 모세혈관을 조절·확장시켜 주면 신수뇨관도 확장·이완되어 신결석이 나오는 경우가 있다.

　• 서금요법 자극: A6·7·8·9·10·12, I19·20·36·37, J3·4·22·23·24를 자극한다. 수지침보다 침봉이 더욱 우수하며, 침봉보다 압진봉·금추봉 자극이 더욱 좋다. 기마크봉을 붙여 주면 더욱 좋다.

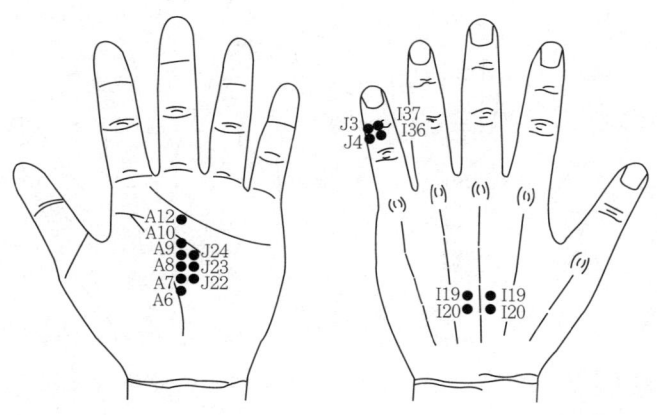

　• 금경술 자극: CA6·7·8·9·10·12, CI19·20·36·37, CJ3·4·22·23·24를 압진봉이나 금추봉으로 자극하고, 기마크봉이나 금봉을 붙여 준다. 통증이 있는 경우는 계속 자극을 준다.

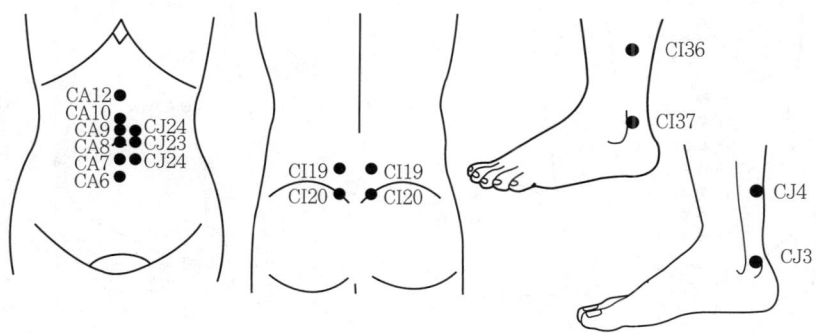

⑪ 소장 통증

소장 통증은 배탈 날 때 자주 일어나고 간혹 심한 통증을 일으킬 수가 있다. 서금요법으로 자극해서 어느 정도 진통시킨 다음에 금경술을 자극한다.

• 서금요법 자극: A4·5·6·7·8·10·12, E41, H3·4, I22, J19~23을 자극한다. 금추봉으로 10~30분 자극한 다음에 기마크봉을 붙인다.

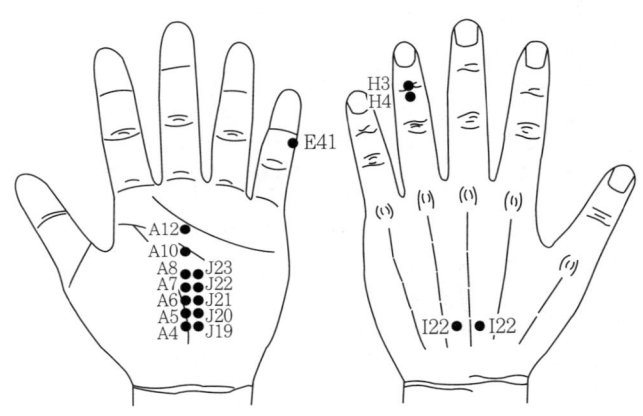

• 금경술 자극: CA4·5·6·7·8·10·12, CE41, CH3·4, CI22, CJ19~23을 자극한다
압진봉이나 금추봉으로 자극한 후에 기마크봉이나 금봉으로 자극한다.

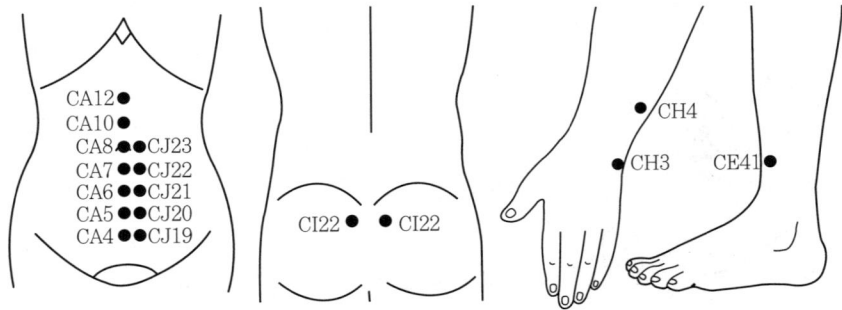

⑫ 자궁 통증

여성의 자궁 질환으로 인하여 통증이 나타날 때이다. 생리통도 마찬가지로 자극한다.

- 서금요법 자극: A4·5·6·7·8·9·10·12·16, C3·4, H3·4, I18·22, J19~23을 자극한다.

압진봉이나 금추봉으로 자극하고 기마크봉을 붙인다. 손바닥에서 기마크봉은 J19~23까지는 생략한다.

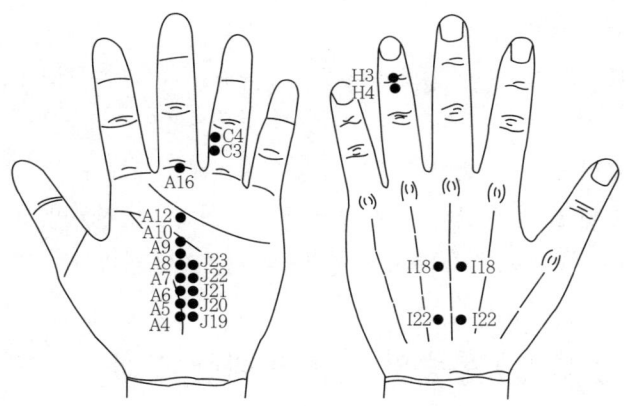

- 금경술 자극: CA4·5·6·7·8·9·10·12·16, CC3·4, CH3·4, CI18·22, CJ19~23을 자극한다.

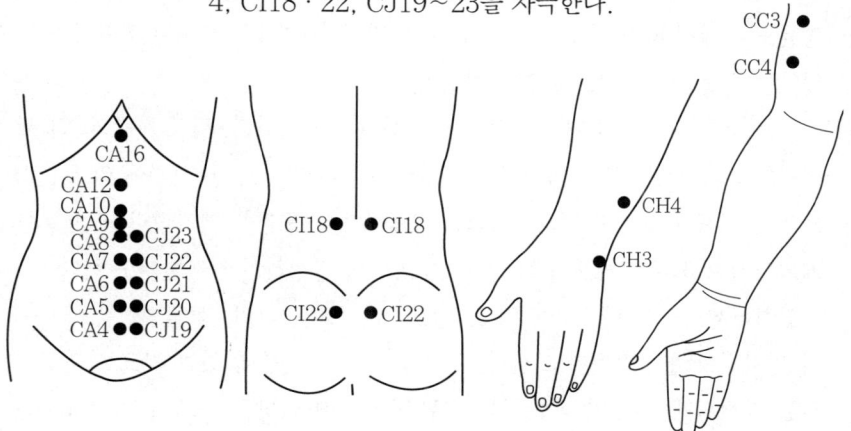

압진봉이나 금추봉으로 10~30분 정도 자극하고 기마크봉 유색 중형이나 금봉을 붙여 준다(금봉은 CJ19~23까지는 붙이는 것을 생략한다). 웬만한 자궁 통증은 진통이 잘된다.

(3) 기타의 복부 통증들

위의 장부 통증 외에도 충양돌기염 · 복막염 · 고환 통증 · 치질 통증 · 생식기 통증 등이 나타날 수가 있다. 이들 통증이 나타날 때 통증부위가 넓고 심하면 우선 서금요법으로 다스리면 통증부위가 줄어들고 통증지점이 명확할 때 금경술로 자극한다.

모든 통증은 먼저 서금요법의 상응점을 자극하고 관련된 기맥의 요혈을 자극한다.

또한 통증이 있을 때 환자의 장부 허승을 분별해서 보제자극을 줄수록 진통작용을 크게 볼 수가 있다. 각종 모든 통증을 처치하여 진통이 미진하다면 서금요법이나 금경술을 체계적으로 연구하여 다스려야 한다.

16. 암성(癌性) 통증의 진통에 대한 견해

해마다 암환자는 증가하고 있다. 대장암 · 위암 · 자궁암 · 유방암 · 전립선암 · 간암 · 폐암 · 방광암 등의 악성 종양들이 심해지고 있다. 고령자들의 사망률도 시대에 따라 다소 차이가 있는 것 같다. 과거에는 뇌혈관 질환이 가장 많았는데 요즘에는 암으로 인한 사망자가 많다.

이들 암은 한결같이 면역 기능이 쇠약해져서 발생된다. 림프구 중의 NK세포, 흉선외분화T세포가 암세포를 제거한다고 한다. 사람은 하루에 약 5,000개의 암세포가 생기면 위의 암킬러세포들이 암세포들을 제거한다. 암세포를 제거하지 못하여 암세포가 10만 개 되면 암이 발생하기 시작한다고 한다.

암킬러세포들은 림프구에 있고, 림프구는 혈액순환이 잘 될 때 림프구 수가 많아지고 활성화된다고 한다. 림프구는 백혈구 중에 있는 것으로 과립구와는 대립관계이다. 즉 과립구는 교감신경 지배를 받고, 림프구는 부교감신

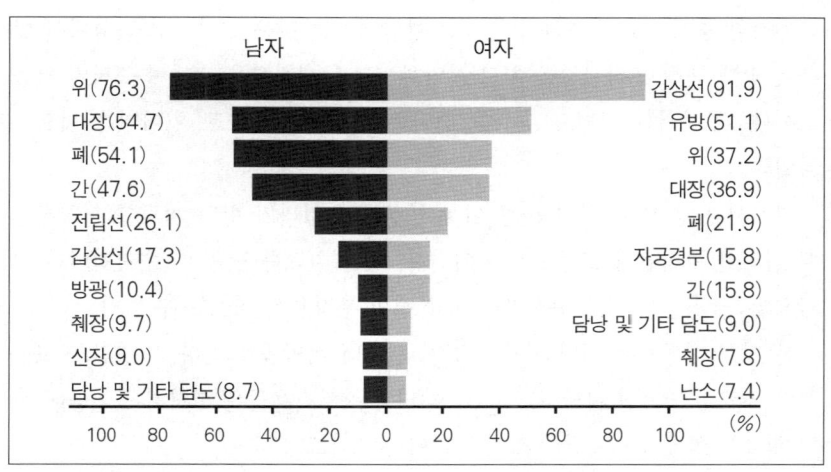

〈성별 10대 암 조발생률, 2008년(국가암정보센터 홈페이지 자료)〉

경의 지배를 받는다는 이론은 일본의 면역 대가인 아보 토오루(安保徹) 교수의 이론이며, 실제 타당한 설명이다.

 인간은 태어날 때부터 생활하면서 수많은 스트레스로 교감신경이 긴장되어 있고, 모든 질병의 80~90%가 교감신경 긴장 상태와 항진 상태에서 발생한다. 그러므로 과립구가 증가할수록 림프구는 적어져 암세포 제거 능력은 현저히 떨어진다. 자율신경 부조화, 즉 교감신경 긴장이나 항진이 최고 상태에 도달할 때 부교감신경 기능은 최저 상태에 이르고 림프구 수와 활동성도 떨어져 암세포를 제거하지 못하여 결국 암이 발생된다고 본다. 즉 암도 통증과 마찬가지로 교감신경 긴장이나 항진 상태에서 발생되는 것이다.

 현재 암을 조기 발견하여 치료하면 좋은 효과가 입증되고 있으나, 한 번 암이 발생되면 곧바로 항암 치료로 약물요법, 방사선요법, 수술요법에 들어간다. 약물요법이나 방사선요법을 사용하면 환자는 극도로 쇠약해진다. 즉 교감신경이 극도로 긴장·항진되고 부교감신경이 저하되어 항암 치료 시의 부작용 증상들인 구토·오심·식욕부진·소화불량·탈진·어지러움·탈모·무기력·불면증 등이 나타난다. 이 모두가 교감신경 과민 증상들이다.

이러한 증상들로 유추하여 본다면 항암제라는 것은 교감신경 긴장에서 발생된 암에 대해 교감신경을 최고로 악화시켜 모세혈관을 크게 수축시켜 암을 고사(枯死)시키는 방법으로서 그 결과는 부작용 증상으로 이어지는 것으로 보인다.

그래서 보통 암에 걸려도 큰 이상 증상들이 없다가 항암 치료를 시작하면서 심각한 부작용과 고통으로 이어진다. 항암 치료를 받을 때 수지침이나 서금요법, 금경술을 이용하면 항암 치료 시의 부작용을 해소할 수 있다.

본 학회 회원들은 항암 치료를 받기 전부터 서암뜸을 뜬다. 며칠간 뜨고서 항암 치료를 받으면 항암 치료 시에 나타나는 부작용들은 현저히 줄어들어 항암 치료를 성공적으로 받은 사례가 많이 발표되고 있다.

어느 경우는 13cm의 위암이 서암뜸을 기본방에 10장 이상씩 2~3개월간 매일 뜬 결과 3cm까지 줄어든 사례 ― 그 후 수술을 하고 나서도 서암뜸을 떠서 10여 년간 건강히 지낸 사례 등이 있다. 이 과정에서 항암 치료 시에 몇 가지의 제언을 한다.

말기암의 경우 대개 고령자들이 많은데 항암 치료 전에는 고통이 거의 없다가 항암 치료를 받기 시작하면 극심한 부작용과 고통에 시달리다가 고통 속에 운명한다. 말기암 고령 환자의 경우 고통이 없는데도 구태여 항암 치료를 받다가 큰 고통 속에 죽게 해야 할 것인지, 필자의 부친도 말기 폐암으로 고통이 전혀 없다가 병원 검사에서 말기암으로 진단받고 항암 치료를 시작하면서 부작용이 극심하여 너무나도 괴로워하셨다. 서암뜸도 안 뜨겠다는 것을 억지로 뜨게 해서 부작용이 진정되었으나, 다시 항암 치료를 받으면 탈진과 고통이 심하면 또 서암뜸 뜨기를 반복했다. 계속 서암뜸을 뜨지만 원기가 극도로 쇠약했으나 고통 없이 평안하게 운명하셨다. 운명할 때 평안하게 운명할 수 있도록 도와주는 것만도 대단히 큰 효과이다.

말기암 환자 중 많은 사람들이 극도의 통증을 느끼면서 진통제에 의지한다. 모르핀 같은 진통제는 암 통증을 진정시키기 위해 필수적 이라고 하니 그 부작용과 모르핀 양을 증가시켜야 하는 악순환이다. 이때 고려수지침이나 서금요법 특히 서암뜸을 10~15장을 계속 뜨면 암성 통증들도 진정된다는 사례가 많이 나타나고 있다.

교감신경이 극도로 악화된 상태에서 암이 발생하고 통증이 나타날 때 교감신경을 더 악화시켜서 통증을 못 느끼게 하는 모르핀보다는, 부교감신경을 우위로 하여 림프구를 증가시키고 활성화시켜서 암을 억제·제거하는 방법이 더 좋은 방법이라고 생각한다.

암도 교감신경 우위에서 발생되므로 모든 암은 해당 장부의 승증에서 발생된다. 승방과 상응점, 요혈을 추가할 때 금추봉·금봉요법과 전자빔요법·서암뜸요법들은 매우 큰 도움이 된다.

암을 예방하고 암으로 인한 통증을 억제하고 건강회복을 위해서 특히 암성 통증 제거에 서금요법을 적극적으로 이용하기 바란다.

근자에는 일부에서 산삼약침이나 말기암 치료제라 하여 항암 치료법을 개발하였다고 홍보하고 있으나, 이것 역시 모든 교감신경을 크게 항진시켜서 암성 통증을 느끼지 못하게 하는 방법들이다. 모르핀의 원리와 크게 다르지 않다. 산삼은 강력한 교감신경 항진제로써 조금만 먹어도 도파민이 나와 정신이 나는 각성제로서 노르아드레날린·아드레날린을 과잉 분비시키므로 교감신경 항진에서 발생된 암성 통증을 느끼지 못하게 하는 것뿐이고, 암을 치료한다는 약제로 보기 어렵다.

산삼이나 다른 약침의 경우 용량이 적어 부작용 증상이 적을 수는 있다. 한약 중에는 교감신경을 강력하게 긴장시키는 약재들이 대단히 많으므로 그 부작용 또한 심각성을 염두에 두어야 할 것이다. 한약도 부작용이 많기 때문이다.

17. 대상포진의 통증해소

필자는 약 6~7년 전에 과로한 상태에서 극심한 스트레스를 받자 졸도 상태까지 이르렀으나, 정신력으로 졸도 상태는 이겨냈지만 신체에서 나타나는 무리까지는 막을 수가 없었다.

좌측 등줄기 중간 부분의 피부에서 극심한 통증이 나타나는데 참을 수 없을 정도였다. 수지침 자극과 서암뜸을 뜨면 어느 정도 진정은 되었으나 완전한 진통은 되지 않았다. 며칠을 참다 보니까 옆구리에서 복부 쪽으로 대상포진(帶狀疱疹)이 심하게 나타났다. 병원에 가서 포진·염증을 치료하면서 약 처방을 받아 먹으면서 좋아졌다. 의사는 대상포진의 통증은 억지로 참을 이유가 없으므로 약을 먹으라는 것이다.

대상포진이 심하였지만 아큐빔 (-)도자로 계속 접촉을 해 주니 통증과 염증은 나날이 더 좋아졌다. 염증이 나았는데도 통증은 여전하였으나 약은 더 이상 먹지 않고 통증이 심한 부위에 아큐빔 (-)도자를 1~2시간씩 접촉을 하자 부드러워졌고, 서암크림을 매일 1~3차례씩 발라 주어 피부의 과민 통증은 진정이 되었다.

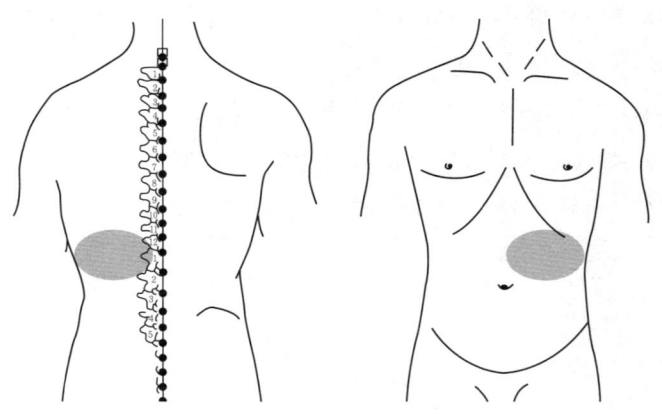

필자의 좌측 등줄기와 옆구리에 나타난 대상포진 위치
※ 대상포진은 피부상에 나타나는 극심한 통증이다.

대상포진과 통증은 진정되었으나 과로하거나 스트레스가 심하면 좌측 등줄기 중간 부분에 대상포진이 발생되었던 피부에서 조이고, 땅기면서 통증이 나타났다. 그럴 때마다 서암크림을 바르면 피부 통증, 땅기는 증상, 조이는 증상, 과민 통증이 완전히 해소되었다.

2011년 6월 중순경 골프를 연이어서 3일간 과로하게 치자, 과거에 대상포진이 발생한 부근에서 극심한 통증이 나타났다. 허리를 움직일 수 없을 정도로 통증이 심했다. 대상포진이 재발하는 느낌이 들자 정신이 번쩍 나면서 적극적으로 자극해야겠다는 생각이 들었다.

과거에는 금봉이 없었으나 이제는 금봉이 있어서 금봉 대형을 가장 아픈 지점에 붙이고 그 주위에 서암크림을 모두 발라 주었다. 이와 같이 2일간을 자극하니까 좌측 등줄기 중간 부위의 극심한 통증은 사라졌다.

대상포진 통증을 간단하게 소개했으나 사실은 대단히 아픈 통증이고 괴로운 통증이었다.

이제는 금봉과 서암크림이 있으므로 대상포진 통증을 초기부터 다스릴 수가 있어서 참으로 다행이다. 이러한 대상포진 통증이 발생하면 서금요법이나 금경술로 처치하여 보기 바란다.

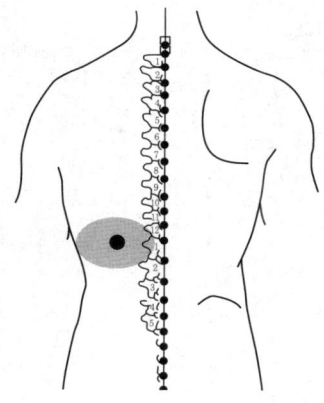

※ 가장 아픈 곳의 중심에 금봉 대형(금색)을 붙이자,
　대상포진의 통증 재발이 해소되었다.

한 가지 첨부할 것은 대상포진 환자들이 의외로 많고, 대상포진 후유증인 통증해소에 서암크림이 큰 도움이 되었다고 하였다. 서암크림은 음양맥상을 조절시키는 물질을 중심으로 피부 과민과 트러블을 해소하고, 영양·보습 효과가 우수한 크림이다.

그러나 시중의 화장품들은 음양맥상 악화반응이 강하므로 절대 주의해야 한다. 대상포진에 대한 병리나 증상 등은 생략하고 그 처치법만을 소개한다.

(1) 피부의 극심한 통증 — 대상포진 진단을 받은 경우

대상포진은 반드시 편측으로 생기면서 얼굴에서부터 하체까지 발생되는 피부 통증이 극심한 질환이다.

필자의 견해를 보건대 교감신경이 극심하게 긴장되어 모세혈관이 크게 수축하고, 피부·근육·신경이 크게 긴장되면서 나타나는 피부 통증이다. 혈액순환이 안되므로 염증 반응까지 나타난다.

이때는 우선 12근혈(十二根穴)이나 12생혈(十二生穴)에서 사혈을 한다 (사혈은 1일에 1~3회만 한다). 만약 12근혈을 사혈했다면 12생혈은 사혈

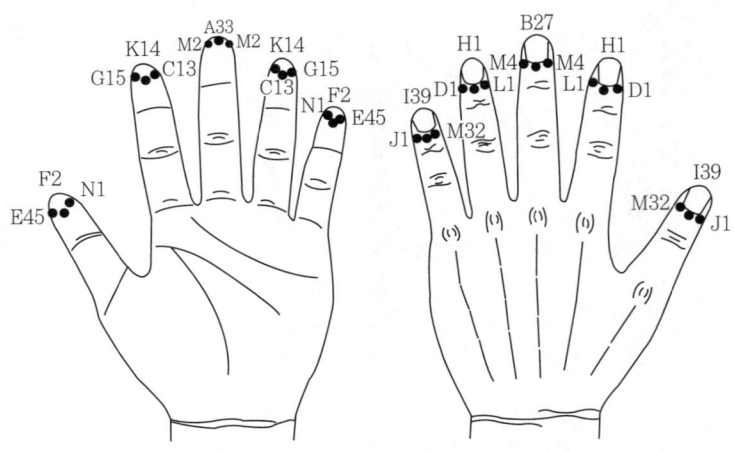

〈12근혈(十二根穴)〉

※ F1, K15, A33은 제외하고, F2, K14, A31을 사혈한다.

⟨12생혈(十二生穴)⟩

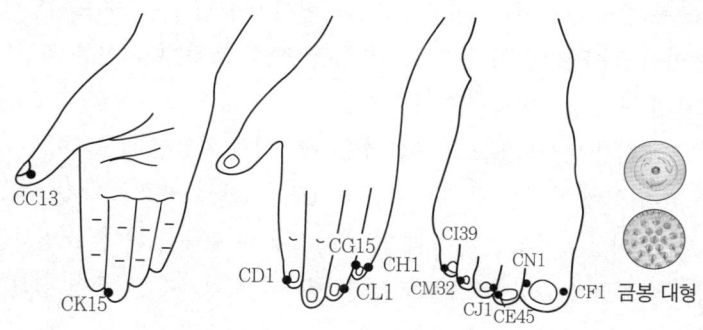

하지 않는다. 반대로 12생혈에서 사혈했다면 12근혈은 사혈하지 않는다. 이들 사혈은 교감신경 진정반응이 우수하므로 극심한 통증을 진정시키는 반응이 나타난다.

그리고 초기에는 염증이 없으므로 가장 아픈 위치에 금봉 대형을 붙이되 테이프를 2~3mm 정도로 하여 피부 반응을 적게 한다. 금봉 대형을 통증부위에 여러 개를 부착시킨다. 주위에는 서암크림을 1일에 3~4회 자주 바른다. 그러면 초기 통증, 극심한 통증이 잘 진정된다.

그리고 금경 중에서도 CM29, CI36, CF6, CD4에 금봉 중형을 붙인다 (아픈 쪽에 붙인다).

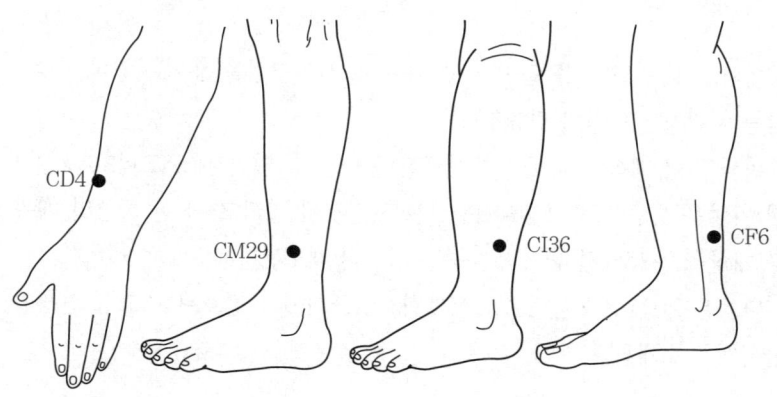

그리고 장부 허승을 구분하여 오치방에 금추봉이나 압진봉으로 자극하고 기마크봉 중형을 붙인다. 이처럼 계속하면서 아큐빔 (-)도자를 1일에 1~3시간 이상 조사(照射)해 준다. 그러면 음양맥상 조절, 대뇌혈류 조절로 베타엔도르핀 분비가 되면서 진통이 된다.

만약 포진이 발생되었으면 우선 병원에서 염증 치료를 받고 약을 복용하면서 포진 위치에 가제를 덮고 아큐빔 (-)도자 4개로 자극을 계속 준다. 매일 1~3시간 이상 자극하면 통증과 염증 해소에 큰 도움이 된다. 소염제를 먹지 않아도 아큐빔 (-)도자만으로도 염증 제거가 탁월하다. 염증이 심하면 F-4 치방에 금봉 소형이나 중형을 붙인다.

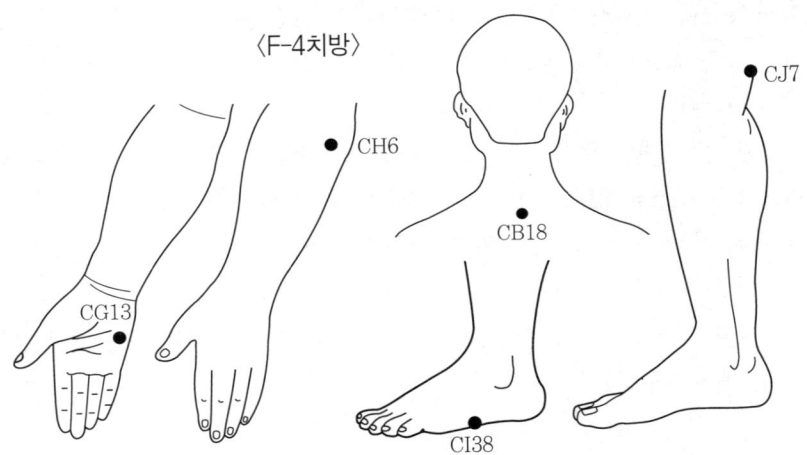

〈F-4치방〉

이처럼 반복 자극을 하고 염증 주위에 서암크림을 2~3시간마다 바르면 염증이 번지는 증상이 덜해진다.

위와 같이 계속 자극하면 대상포진 통증은 잘 없어진다. 그리고 재발이 될 때 가벼운 통증에는 서암크림만으로도 진정이 잘되고, 심한 통증일 때는 금봉 대형을 2~3일간 붙이면 통증은 완전히 해소된다.

다음은 2011년 7월 23일, 월례학술발표회에서 발표된 조고영 선생의 경험사례를 소개한다.

(2) 조고영 학술위원의 대상포진 경험사례

대상포진은 모든 연령층에서 발생할 수 있으나 50세 이상의 성인에게서 많이 발병된다. 주로 노인이나 건강하지 못하고 면역 기능이 저하된 사람, 스트레스를 많이 받는 사람에게서 잘 발생한다.

그러나 요즘 현대인들에게는 과로와 스트레스에 의해 병의 경중에는 차이가 있으나 젊은 층에서도 많이 발생하는 것을 볼 수 있다.

특히 고령화 시대에 접어든 우리나라에서는 특별히 관심을 기울여야 할 질병의 하나라고 생각한다.

⊙ **서금요법 자극(특상황토서암뜸 · 파워서암팔찌 · 서암크림 · 수지음식 이용)**

【사례 1】 조○○ 씨(여 · 60세)

며칠 동안 약간의 미열과 감기 몸살 증세로 심한 피로감과 근육통에 시달렸다. 그동안 과로와 스트레스가 심했던 것이 한꺼번에 밀려오는 듯하여 잠자고 아침에 일어나 보니 허리 뒤쪽에 물집 같은 것이 빨갛게 생긴 것이다.

너무 덥게 해서 그랬나 싶어 대수롭지 않게 생각했는데, 슬슬 가렵고 따갑기 시작하더니 옆으로 한두 개씩 늘어나는 것이다. 혹시 대상포진이 아닌가 하여 그 주위를 자세히 살펴봤더니 작은 물집들이 생겨나 있었다. 대상포진임을 확인하고 나서 너무 어려운 질병이기에 걱정하면서 외출을 했다.

하루 종일 기분 나쁜 가려움증과 찌르는 듯한 통증과 미열이 있었다. 식욕도 없었다. 집에 돌아와서 보니 작은 물집들이 퍼져나가면서 번지기 시작했다. 계속 따갑고 가렵고 약간의 열감과 통증이 있어 바로 자극을 시작했다.

① 12근혈 사혈
② 삼일체형: 좌 양 · 우 신실증
　　　　　좌측 대장승방 · 폐정방, 우측 대장정방 · 폐승방
③ 서암뜸 : 기본방에　1회 5장씩 떴음.
④ 수지음식 : 운기체형에 따라 우 토토태과(右 土土太過) · 좌 토토불급
　　　　　(左 土土不及) – 의왕식 · 토신왕식 · 지왕식

⑤ 서암크림을 사용했다.

이튿날 지회로 가서 운기체형대로 서암식을 먹기 시작했다. 물집은 계속해서 늘어나 군집을 이루고 엉덩이에서 옆구리, 복부로 완전히 몸의 반 정도를 뒤덮었다. 그러면서도 정상 생활을 할 수 있었던 것은 너무나 기쁜 일이었다.

약 10일 정도 지났는데 엉덩이 뒤쪽에 처음 생긴 물집들이 옷에 쓸려 터지면서 염증이 생길 위험이 있었다. 포진보다도 2차 감염이 더 걱정되어 병원에 갔더니 의사가 몹시 놀라면서 이렇게 된 것을 어떻게 입원을 안 하고 있었느냐, 또 통증이 없었느냐고 물었다. 견딜 만했다고 하니 의사가 고개를 갸우뚱거리며 이상하다는 눈치였다.

그리고는 이제 물집이 솟을 것은 다 솟았다고 했다. 내가 봐도 다 솟아 나온 것 같았다. 병원에서 준 항생제와 대상포진 연고를 사용하면서 열심히 12근혈에 수지침 자극, 서암뜸, 수지음식 등을 이용하였다.

그러는 동안 투명한 물집이 탁한 물집으로 변하면서 물집이 가라앉은 자리에 딱지가 붙기 시작했다. 웬만큼 딱지가 붙고 가려움증이 있을 때 서암크림을 발라 주니 붙었던 딱지가 홀홀 벗겨져 너무 신기했다. 워낙 증상이 심해서 물집은 다 가라앉았지만 가려움증과 따가움은 약간 있었고, 피부에 남은 자국이 잘 없어질 것 같지 않았다.

하지만 계속해서 서암크림을 두껍게 펴 발랐더니(1일, 3~4회) 차츰차츰 가라앉기 시작했고, 2개월쯤 지나서는 모든 증상이 거의 없어지고, 피부의 심한 자국도 희미해지더니 지금은 깨끗해졌다.

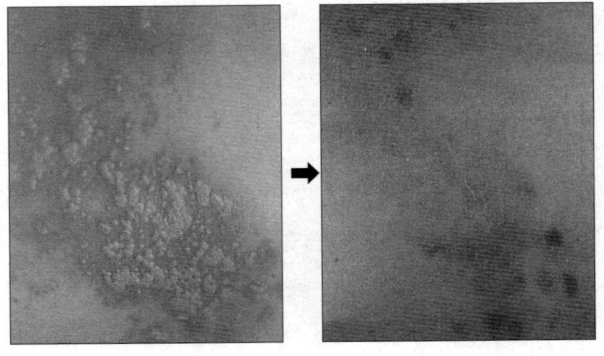

허리 부위에 대상포진이 일어났을 때   서금요법 자극 후

【사례 2】 김○○ 씨(여 · 57세)

위 회원은 어느 날 테니스를 치다가 왼쪽 무릎을 다쳤는데 통증이 점점 심해져 다리가 너무 아파서 밤새 괴로웠다고 했다. 무릎 아래 온 다리에 수포가 심하게 나 있었다.

병원에 가니 대상포진으로 바로 입원하라고 했다. 일단 집으로 와서 서금요법으로 자극을 시작했다.

① 12근혈 사혈

사혈을 한 후에 다리를 보니 연고를 바른 것 같이 윤기가 흘렀다. 자세히 봐도 알 수 없어 확대경으로 들여다보니 육안으로는 잘 보이지 않을 만큼의 작은 물집들이 터져서 진물이 흐른 것이었다. 놀랍게도 사혈의 효과를 경험한 것이다.

② 삼일체형 : 좌 양 · 우 신실증
　　　　　　좌측 대장승방 · 폐정방, 우측 대장정방 · 폐승방
③ 서암뜸 : 기본방 1일 2회 5장씩 떴음.
④ 수지음식 : 운기체형에 따라 우측 토화불급(土火不及) · 좌측 토화태과
　　　　　　(土火太過) - 예왕식 · 토신왕식 · 지왕식
⑤ 서암크림

수지침 자극을 하는 동안 극심한 통증이 사라지고 매일매일 차도가 나타나기 시작했다. 의사도 의외로 치료가 빠르다고 했다. 50일 정도되었을 때는 피부에 흉터 없이 깨끗하게 완치되었다. 지금까지 아무 후유증 없이 잘 지내고 있다.

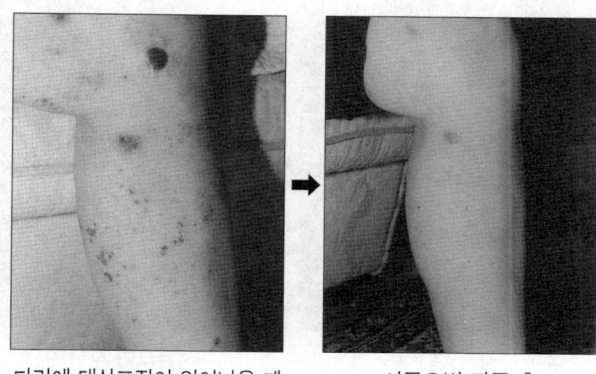

다리에 대상포진이 일어났을 때　　서금요법 자극 후

【사례 3】 민○○ 씨(여 · 80세)

위 회원은 서금요법 기초과정 강의에 열심히 나오시는 분인데 한동안(약 3개월) 모습을 뵐 수가 없었다. 어느 날 아주 오랜만에 나오셔서 그동안 대상포진으로 무척 고생하셨다고 했다. 오른팔에 대상포진이 와서 이루 말할 수 없는 통증을 겪었다고 했다. (서금요법 기초과정의 폐 · 대장에 관한 대상포진 임상 강의를 못 들으셨냐고 했더니 그때는 결석했다고 했다.)

이 분의 경우는 서금요법 자극이 대상포진에 얼마나 우수한 효과가 있다는 것을 아깝게 놓치고 큰 고생을 하신 경우였다. 다 나았는데도 피부에 흉터가 흉하게 남아 있어 대상포진이 얼마나 심했는가를 알 수 있었다. 그때도 가려움증과 따가움에 시달렸다고 했다. 서둘러 12근혈에 사혈할 것과 체형대로 폐 · 대장을 조절하고, 서암뜸을 많이 뜨고, 서암크림을 자주 바르라고 했다. 그 후로는 가려움증과 따가움도 없어지고, 심했던 흉터도 거의 보이지 않을 정도가 됐다고 했다.

대상포진은 극심한 통증을 동반하는 질병으로 일반 양의학의 치료에서는 통증을 경감시키면서 치료하기가 매우 어렵고 후유증도 오래가는 것을 볼 수 있었다.

그러나 서금요법에서는 통증의 경감이 현저하게 나타나고, 치료 시기도 훨씬 빠르고, 후유증도 거의 없이 완치된다는 사실을 알 수 있었다. 우리 국민 모두가 서금요법을 생활화하여 질병의 고통에서 벗어날 수 있기를 간절히 희망한다.

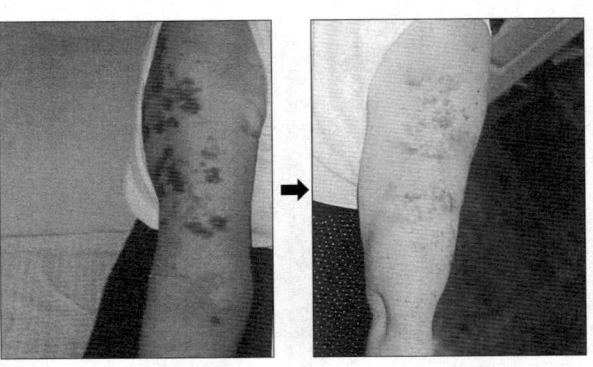

팔에 대상포진이 일어났을 때   서금요법 자극 후

18. 수술 자리의 부작용 증상 해소법

날이 갈수록 사고, 질병 등으로 수술 환자들이 늘어가고 있다. 머리·갑상선, 심장·위장·간장·대장·자궁 등 내장 기관의 수술과 허리·무릎·하지·어깨 등의 수술을 많이 하여 치료되는 것까지는 좋으나 수술 자리에서 여러 가지 부작용이 많이 나타난다.

날씨가 흐리거나 하면 수술 자리가 뻐근하고 아프고 땡기고 가렵기도 하며, 또는 발진 같은 부작용이 나오고, 평소에도 뻐근하고 차갑고, 감각이 둔하고, 벌레가 기어다니는 것 같고, 남의 살 같고, 어느 경우는 염증까지 생기는 경우도 있다.

이러한 수술 후 수술 자리의 부작용 증상들을 쉽게 해소할 수 있는 방법이 별로 없다. 이때에는 수술 자리에서 부작용 증상이 나타날 때(염증 위치와 발진·알레르기 반응을 제외하고) 금봉을 모두 붙여 준다. 수술 자국이 넓으면 금봉 대형을 붙여 주고, 조금 좁으면 금봉 중형이나 소형을 붙여 준다.

웬만한 증상은 하루만 붙여 주어도 여러 가지 부작용 증상이 없어지고, 심한 것이라도 며칠만 붙여 주면 부작용 증상이 없어진다.

금봉은 금색이 좋으나 심한 증상일 때는 금속 이온화 경향이 큰 금봉 은색을 붙여 준다.

금봉을 사용할 때는 소독을 하고 사용한다. 그리고 테이프는 의료용 테이프를 사용하고 테이프의 넓이는 좁게 하여 사용한다.

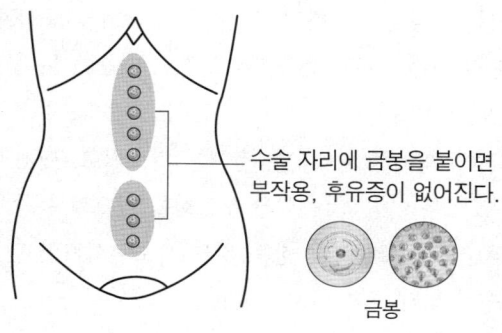

수술 자리에 금봉을 붙이면 부작용, 후유증이 없어진다.

금봉

19. 통증을 더욱 완전하게 다스리는 방법

인체는 정상적인 상태에서 통증은 나타나지 않는다. 외부적인 자극이나 충격·자세 이상에 의한 스트레스가 심해져 인체에 위해를 느낄 때 비로소 제1·2차의 통증을 통해서 통증을 느끼게 된다.

그 외에는 내장의 질병으로 인해서 통증들이 나타나게 되므로 통증을 근본적으로 다스리기 위해서는 해당 질환을 모두 조절해서 어느 정도 정상 상태가 되면 통증을 느끼지 않는다.

앞에서 여러 신체 부위에서 일어나는 통증에 대해서 치방을 하였다. 그 치방들은 해당 계통의 통증을 제거하는데 필요한 혈액순환 조절하는 방법을 소개한 것이다.

해당 질환을 완전하게 다스릴 때 비로소 베타엔도르핀을 분비시킬 수가 있는 것이다. 완전한 혈액순환 조절, 장부의 기능 조절, 대뇌혈류량 조절을 위해서는 보다 정확한 장부의 기능 분별과 치방과 기구들을 좀 더 연구할 필요성이 있다.

본서에서는 일반적인 모든 통증을 없애는 방법을 소개하였으나, 재발이 되거나 효과가 미진하거나 진통이 잘되지 않을 때는 다음의 방법을 구체적으로 연구하기 바란다.

(1) 정확한 장부 허승을 구별해서 기맥이나 금경을 선택해야 한다

완전한 진통을 위해서는 베타엔도르핀이 필요하다. 베타엔도르핀을 분비시키기 위해서는 질병을 완전하게 제거시키고 대뇌혈류 조절이 되어야 된다. 원인되는 질환을 완전히 조절했을 때 그 질환 때문에 나타나는 모든 통증을 제거할 수가 있는 것이다.

장부의 기능부조화에서 혈액순환 장애를 일으키고, 대뇌혈류 장애를 일으키고, 대뇌의 호르몬 이상, 자율신경 부조화를 일으켜 통증을 발생하는 것이므로 대뇌혈액순환을 조절시켜 장부 기능을 조절시키면 연쇄반응을 일으켜 통증을 없앨 수가 있다.

장부의 기능 상태를 알아야 기맥이나 금경을 정확히 선정할 수가 있다. 장부의 기능 부조화를 서금요법에서는 허승(虛勝)이라고 한다. 허(虛)는 허약하여 정상적 기능에 미치지 못하는 상태를 말하고, 승(勝)은 병적 요인이 들어 있는 상태를 말한다. 즉, 열이나 염증·기능항진·긴장 등을 의미한다.

서금요법에서는 장부 허승을 구별하기 위해서 많은 연구가 되어져 있다. 이러한 방법들을 연구해서 장부 기능 상태를 파악할 수가 있다. 이들 방법은 서금요법만의 특징이다.

① 운기체형법

환자의 생년월일로 입태년월일을 파악해서 입태(入胎)와 출생 당시의 기후를 파악하여 질병의 장부 관계를 판단하는 방법으로 대단히 정확성이 높다.

사람은 기후 속에서 생활하므로 기후의 영향을 크게 받는다. 입태 시의 기후와 출생 시의 기후에 의한 바이러스가 인체에 처음으로 침입하여 평생 동안의 질병을 주장하고 있다. 이것은 유태우(柳泰佑)가 더욱 발전시키고 완성시킨 것이다.

이것은 서금의학의 질병유전인자분별법이며 환자 고유의 병적인 체형분류법이다. 별도의 『운기체형조견집』을 참고한다.

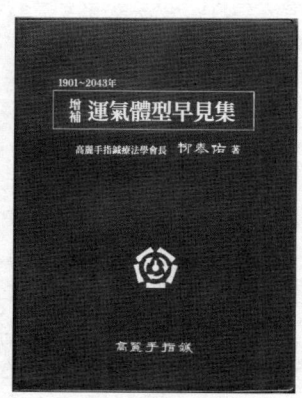

〈운기체형조견집〉

② 삼일체형법

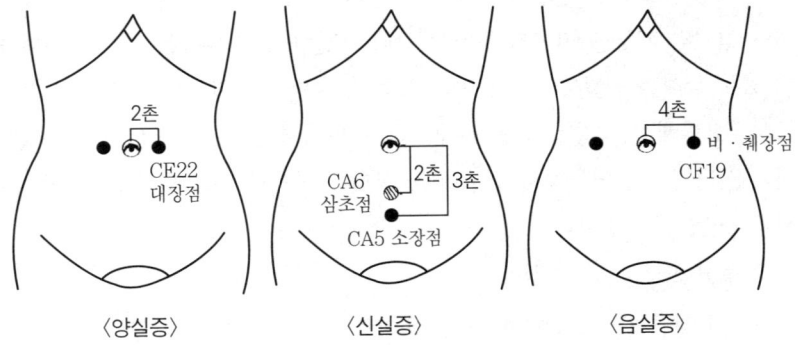

질병의 반응이 심해지면 교감신경이 긴장 상태가 심해지면서 복부상의 근육에서도 특징적인 긴장반응이 나타난다. 이 복부에 있는 근육의 특이한 긴장 상태를 판단하여 장부 허승을 판단하는 방법이다.

삼일체형에서는 좌우 양실증 체형, 좌우 신실증 체형, 좌우 음실증 체형, 좌양 우신실증 체형, 우양 좌신실증 체형, 좌양 우음실증 체형, 우양 좌신실증 체형, 좌신실 우음실증 체형, 우음 좌신실증 체형 등으로 나누고, 체형에 따라서 장부 허승을 결정한다.

이 방법은 유태우가 처음 연구한 것으로 교감신경의 긴장도가 심한 상태를 파악하는 방법으로 임상적 가치가 높고, 장부의 허승 구별에 꼭 필요하다.

③ 음양맥진법

앞에서 소개하였다.

④ 아큐빔Ⅲ의 분별법

앞에서 소개하였다.

⑤ 원거리 환자의 측정법 — 진동자 측정, 수지력 테스트

진동자 측정은 환자의 정보 상태를 파악하는데 도움이 된다. 다만, 객관성이 부족한 단점을 가지고 있으나 숙달이 되면 정확도가 높고 반드시 다른 판단법과 비교해서 결정한다.

수지력 테스트는 최대치의 악력을 이용하여 측정하는 것으로서 숙달이 되

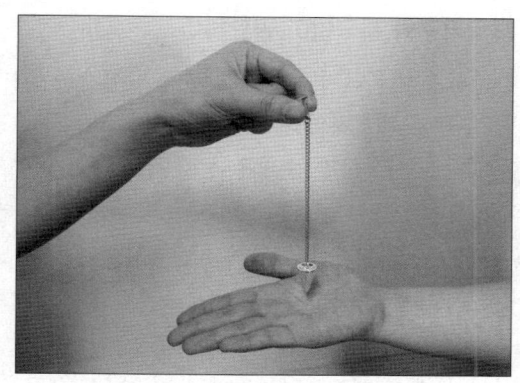

〈특제 진동자로 측정하는 모습〉

면 매우 정확성이 높다.

이것은 원거리 환자의 상태를 파악하는 데도 이용할 수가 있다. 그러나 운기체형에 바탕을 두고서 판단해야 한다.

위의 방법들을 연구해서 통증이 있는 사람의 장부 허승을 정확히 구별할 때 정확한 금경을 선택할 수가 있는 것이다(염파요법 참조).

기맥도 정확히 선택을 해야 하나, 금경은 100% 정확하지 않으면 금경자극은 반응이 없거나 미약하고 오히려 악화될 수 있다. 금경보다 금혈이 더욱 중요하다.

(2) 보다 강력한 보제 치방이 필요하다

본서(통증 없애는 법)는 서금요법·금경술을 연구하는 초보자들도 이용할 수 있게 소개한 책자이다.

그러나 서금요법과 금경술에서는 여러 가지의 중요한 요혈과 치방법이 많이 있다. 중요한 요혈들은 『서금요법강좌』·『금경술강좌』에 소개하였으며, 더 좋은 치방은 오치방과 오생방 치방이다.

대개 모든 통증들은 승증에서 많이 오므로 승증을 억제하고, 승방을 사용하는 것이 원칙이다. 반대로 허약할 때는 보(補)하는 정방(正方)을 사용하거나 각각의 보제(補制) 방법도 있다.

승방·정방 외에 열방·한방·오사치방 등이 있다. 이들 치방을 함께 이용한다면 더욱 좋은 진통효과를 볼 수 있다.

(3) 강력한 자극기구와 자극법이 필요하다

본서에서는 간단하게 이용하기 위해서 압진봉과 금추봉, 기마크봉과 금봉을 사용하는 방법을 주로 해설하였다.

압진봉·금추봉을 잘 사용하면 수많은 통증들을 다스릴 수가 있다. 또는 압진봉이나 금추봉(1~2개만)을 가지고도 모든 질환의 장부 허승, 대뇌혈류량을 조절할 수가 있고 그 효과성은 수지침을 능가한다. 침봉보다 압진봉·금추봉의 자극반응이 더욱 강력하다. 그만큼 효과반응이 크므로 압진봉·금추봉을 위주로 소개하였다.

그리고 통증부위를 맨손으로 지압하거나 플라스틱 기구로 지압하면 기분상의 위약효과는 있을지 몰라도 분명히 음양맥상은 악화된다.

실제 통증위치나 요혈을 지압하려면 반드시 압진봉이나 금추봉으로 지압하듯이 가볍게 살짝 압박하면 된다. 통증위치나 요혈을 옮겨 가면서 금추봉으로 가벼운 압박자극만 주어도 통증해소에 큰 도움을 줄 수 있다.

그리고 압진봉·금추봉 자극을 준 다음에 효과성을 높이기 위해서 기마크봉 또는 금봉을 붙여 준다.

(4) 멀리 있는 환자·중환자는 금경염파요법으로 다스린다

통증환자는 가까이 있기도 하나, 먼 거리에 있는 환자나 가족들이 더욱 많다. 통증으로 괴로워하는 것을 보면 대단히 마음이 아프다. 약물요법은 처음에는 진통이 잘되나, 날이 갈수록 내성·부작용이 생기고, 통증은 재발하고, 나중에는 진통제가 듣지 않아 극심한 통증으로 괴로움을 당하고 있다.

또한 먼 거리에 가벼운 통증환자가 있을 때 직접 서금요법이나 금경술로 자극을 주고 싶은데 도와줄 수 없을 때가 있다. 이때는 기맥염파요법이나 금경염파요법을 사용하면 큰 도움이 될 수 있다.

이들 염파요법은 실제로 수지침을 찔러서 다스리는 방법보다 매우 우수하고 음양맥상 조절도 강력하고 맥 조절 유지 시간도 오래간다.

염파요법은 환자가 모르는 가운데 염파자극을 주어도 효과반응이 나타나며, 환자가 알고 있으면 위약효과가 있어서 더욱더 효과적이다.

환자가 보는 앞에서 염파자극을 주어도 좋고, 먼 거리에 떨어진 환자의 질병을 낫게 하는데도 효과반응이 있고 우수하다.

다만, 장시간 자극을 주기 위해 염파요법도 필요하나, 실제로 반응하는 금봉이나 기마크봉 등을 환자에게 붙이면 더욱더 우수하다.

현재 염파요법은 크게 2가지로 연구되어 이용하고 있다.

첫째는 기맥염파요법이 있고, 둘째는 금경염파요법이 있다.

기맥염파요법은 3가지로 연구되어 이용하고 있다.

첫째는 기맥혈 모형도에 치방을 한 다음 염파핀(수지침 등)을 모형도에 찔러서 환자의 질병을 낫게 하는 방법이다.

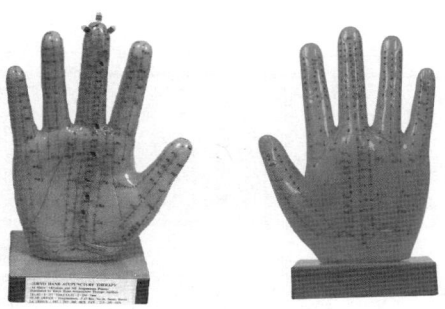

〈수지침 기맥혈 모형도〉

둘째는 사이버 수지침이 있다. 이것은 CD나 USB에 고려수지침의 기맥혈, 요혈, 상응도, 수많은 치방을 저장 장치를 PC나 노트북에 연결해서 수지침 영상을 나타나게 하여 영상에 수지침을 찌르는 방법이다. 이 역시 먼 거리 환자, 중증 환자 등의 질병을 낫게 하는데 우수하다.

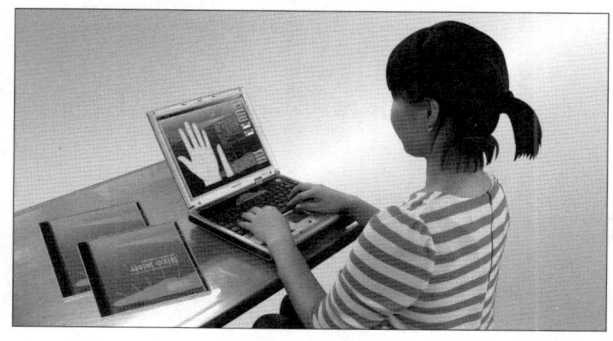

〈사이버 수지침〉

셋째로는 고려수지침의 기맥혈을 실리콘 고무판에 인쇄를 해서 도보(圖譜)를 만들고, 그 실리콘 고무판에 인쇄된 기맥혈에 염파핀(수지침 등)을 찔러서 질병을 낫게 하는 방법이다.

이들의 기맥염파요법은 실제 손에다 놓는 수지침보다 안전하고 아프지 않으면서 맥 조절이 탁월하고, 효과 유지 시간도 우수하고 질병치료에도 더욱 우수하다. 효과를 더욱 강력하게 나타내기 위해서는 기마크봉이나 금봉, 그리고 서금건강법이 필요하다.

〈사이버 수지침 도보(圖譜)〉

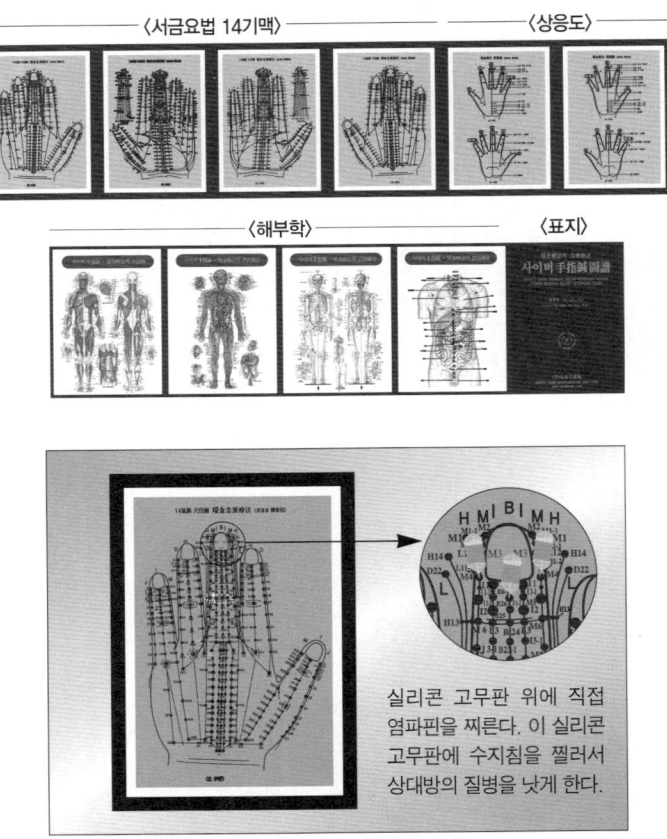

실리콘 고무판 위에 직접 염파핀을 찌른다. 이 실리콘 고무판에 수지침을 찔러서 상대방의 질병을 낫게 한다.

다음에는 금경염파요법(金經念派療法)이다.

　금경에 직접 침·뜸·부항 자극(부항은 일부 반응 있음 — 등줄기 좌측)은 음양맥상을 악화시키므로 위험하고, 효과란 것은 악화반응으로 도파민 분비에 의한 기분상 효과 내지는 엔도르핀에 의한 쾌감 증상으로 질병악화반응이 나타난다. 금경에도 반드시 금경술로 자극해야 효과반응이 있다.

　금경모형도에 정확한 금혈에 염파패드를 붙인 후 패드 위에 염파핀(수지침 등)으로 찌르면 자신, 가족, 가까운 거리의 환자, 먼 곳의 환자의 질병을 낫게 하는데 탁월하다.

　단, 정확한 장부 허승 분별과 정확한 금혈이 아니면 질병을 낫게 하는 반응이나 음양맥상에 변화가 없다. 금혈은 대단히 구체적이고 정확하다.

　또 하나는 금경 금혈 위치도에 비닐을 씌우고 그 위에 염파패드를 붙인 후 수지침이나 염파핀을 찔러 질병을 낫게 할 수가 있다. 이 염파요법도 중환자, 먼 거리 환자, 난치성 통증해소에 우수하다. 그래도 환자의 손이나 신체에 금

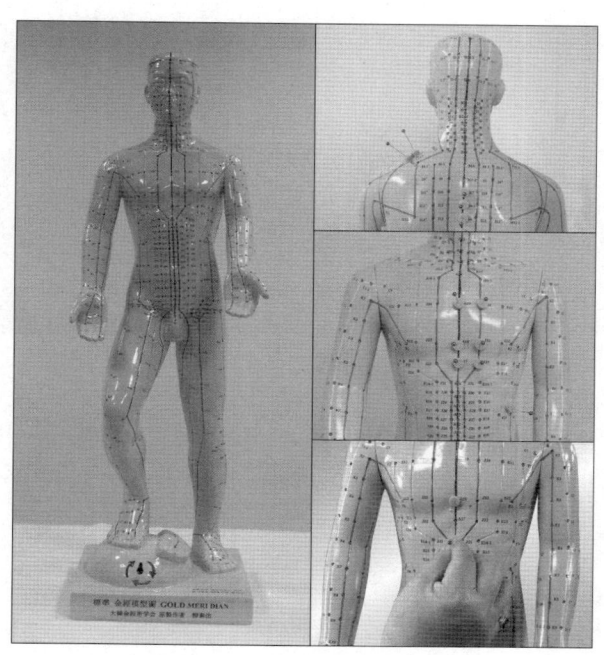

〈금경모형도에 염파핀으로 자극하는 모습〉

경술 기구를 사용해야 더욱 강력하다.

이러한 염파요법은 세미나를 통해서 연구한 후 이용한다.

금경모형도에서는 금혈의 위치가 상하 좌우 1~2mm만 틀려도 맥상 조절 반응이 없다는 특징을 가지고 있다.

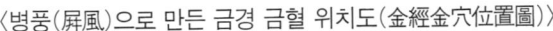
〈병풍(屛風)으로 만든 금경 금혈 위치도(金經金穴位置圖)〉

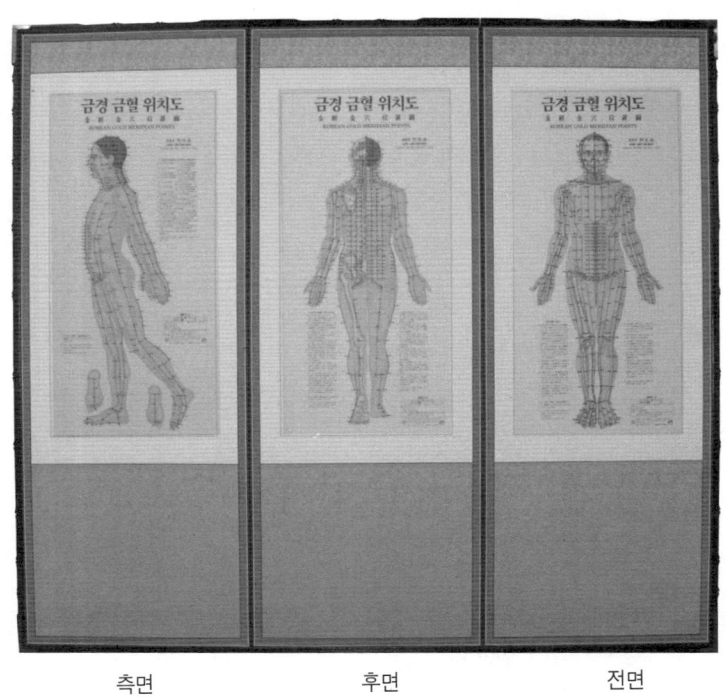

측면　　　　　　　후면　　　　　　　전면

금경 금혈 위치도(金經金穴位置圖)는 자신이나 가족, 환자들의 신체 아픈 위치를 정확히 표시할 수 있고, 아픈 위치가 곧 자극 위치이며 서금요법에 이용하는데 편리하다.

질병 위치를 알면 정확한 금경·금혈을 선택할 수 있으며, 금경염파요법으로도 이용 가능하다.

(5) 완전한 건강을 위하여

사람은 부족한 부분을 지니고 있어서 질병이나 통증이 있기 마련이다. 사람의 정자도 정자만으로 생명체가 탄생할 수 없듯이 외부의 도움 없이는 살아갈 수가 없다. 성인이 되어 건강하다고 하나, 항상 부족한 부분이 있어서 질병이 발생한다.

입태·출생 시 특정 기후에서 바이러스가 침입하여 평생을 질병에 걸리게 하고 있다. 여기에 환경인자가 추가되어 건강 상태는 더욱더 나빠지고 있으며, 설상가상으로 현재의 거의 모든 의학들은 자율신경계를 조절하는 방법에 도달하지 못하고 있다.

양의학에서 DNA검사를 하면서 DNA유전인자가 질병원인을 갖고 있으므로 DNA를 알면 맞춤 치료를 할 수 있을 것으로 기대하였으나 최근의 발표에 의하면 DNA와 질병과는 밀접한 관련성이 없고 RNA가 관련 있다고 하나, 실제는 기후와 환경인자에 의하여 질병이 발생된다. 기후를 구체적으로 연구한 것이 운기체형(運氣體型)이다.

특히 소위 동양의학이라고 하는 한약은 80~90%가 교감신경 긴장반응이 나타나고, 침·뜸의 경락 자극은 90% 이상이 교감신경 긴장반응이 나타나고 있다. 우리가 항상 먹고 있는 전통 자연식을 제외한 모든 식품들은 일부 영양을 공급하면서 상당 부분은 질병을 악화시키는 물질들로 구성되어 있다.

이와 같은 건강이 불확실한 시대에서 현대 문명이 발달할수록 수많은 스트레스는 날로 교감신경을 더욱 긴장시키고 있다. 이러한 결과로 말미암아 질병이 많아지면서 통증들도 많아진다.

칸트도 말하기를 "인체의 주위에는 인체에 해로운 물질로 꽉 차 있다"고 말한 것처럼 우리 주변에 있는 먹을거리도 우리가 먹는 전통 자연식을 제외하고는 어느 정도의 영양을 공급해 주기도 하지만 해로운 물질들이 더욱 많은 상태이다. 이와 같이 해로운 물질 속에서 살아가는 방법은 해로운 물질들을 피하는 방법밖에 없다.

① 항암 식품보다 발암물질을 주의해야 한다.

최근에 암을 예방하기 위해서 항암 식품에 중점을 두고 홍보하고 있다. 항암 식품보다 더 중요한 것은 발암 음식을 주의해야 한다. 우리 주위에는 암을 유발시키는 식품들이 대단히 많다. 좋은 음식은 항암 식품이고, 나쁜 음식이 곧 발암 식품이다.

좋고 나쁜 물질을 판단하는 방법들이 아직까지 의학계에서도 구별하는 방법은 크게 부족하다. 특히 소위 동양의학이나 일반 식품들은 더더구나 구별 방법이 거의 없는 실정이다.

다행히 서금요법에서는 음양맥진법, 수지력 테스트 같은 방법을 통해서 구분이 되고 있다.

그러나 이미 각 의학계와 식품업계에서는 많은 연구 논문과 글을 통해서 인체에 나쁜 물질, 좋은 물질에 대하여 구분해 놓고 있다.

그러나 일반 사람들은 나쁜 물질에 대해서 심각성을 모르고 좋은 물질이나 나쁜 물질이나 대수롭지 않게 섭취하고 있다. 예를 들어 설탕·소금이 나쁘다고 수많은 글에서 강조하고 있는데 거의 모든 국민들은 설탕·소금을 지나치게 먹고 있는 실정이다. 나쁜 물질에 대해서는 경각심을 가지고 독약 피하듯이 피해야 한다.

알 듯 말 듯한 건강식품들이 있다면 공복 시에 먹어 보면 알 수 있다. 공복 시에 좋다고 하는 식초를 1~2순갈을 마셔 보라. 다시마나 알로에·꿀·프로폴리스·로열젤리 그리고 좋다고 하는 홍삼차를 마셔 보라.

메스껍고 오심·구토·어지러움·무기력증·두근거림·현기증 등이 나타나는 식품들은 모두가 요주의 식품들이다. 홍삼의 경우도 대단히 쓴맛이 난다. 쓴맛은 대단히 악화반응이 나타날 수 있다.

공복 시에 먹어서 편안하고 아무런 이상이 없는 식품은 우리에게 큰 도움을 줄 수가 있는 식품이다. 더욱 구체적으로는 수지음식요법을 적극 연구·이용하기 바란다.

지금까지 서금요법을 연구하면서 사람은 인체에 유해한 음식·식품·약만 피해도 건강하게 살아갈 수 있다는 확신을 얻었기 때문이다. 모든 통증의 예방과 관리, 통증해소를 위해서는 음식 주의는 절대적으로 필요하다. 음식을 잘 섭취한 다음에는 근육 단련 운동을 반드시 실시한다.

② 서금운동법 꼭 실천해야 한다.

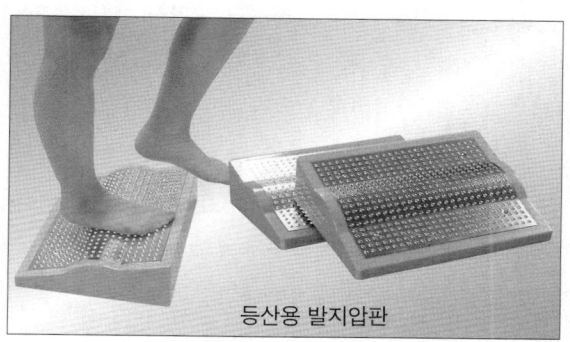

등산용 발지압판

유산소운동이 좋다고 하나 근육량은 부족하다. 달리기, 걷기만 하는 사람들은 근육이 충실하지 못하다. 등산이 좋기는 해도 근육 단련이 부족하고 근육을 충실하게 단련시키려면 많은 힘이 들어가고 숨이 몹시 가쁘다. 그러면 호흡기, 폐가 지나치게 차져서 호흡기계 질환과 심장병의 원인이 되며 오히려 운동 부작용이 염려된다.

갖가지 운동이 있으나 진태극권의 관절풀기 운동으로 매일 스트레칭을 하면서 등산용 발지압판운동을 실시하면 하체와 전신의 근육이 크게 단련된다(서금건강법을 참고한다).

등산용 발지압판 걷기운동을 매일 40~60분간만 한다(통증 환자는 5~10분간만 운동한다).

③ 항상 체온을 보호 · 유지 · 상승시켜라 — 오직 서암뜸뿐이다

운동을 많이 할수록 신체에 냉증이 생긴다. 냉증은 만병의 원인이다.

체온이 상승할수록 건강하고(36.5~37.2℃) 질병도 회복할 수 있으나, 체온이 떨어질수록 잔병이 많고(35℃) 면역력이 떨어지며, 암에 걸리고(35℃), 인사불성 · 쇼크 · 졸도가 일어나고(32~33℃), 급체 · 경기가 발생한다. 체온

이 크게 떨어져 27~28℃가 되면 사망한 것으로 판단한다.

통증과 질병이 생기는 원인은 체온이 떨어지기 때문이다. 노년이 되면 체온이 떨어지고 체온이 떨어진 사람들은 전신의 관절·근육에 통증이 나타나기 시작한다. 통증을 없애고 건강을 회복하려면 체온을 올려야 한다. 일반적인 체온을 올리는 방법들은 거의 모두 교감신경을 긴장 상태로 만들기 때문에 인체에 해가 된다. 원적외선 목욕탕 속에 들어가 있는 것, 신체 경락에 뜸·찜질 등은 기분상으로는 좋으나 인체에는 교감신경 긴장반응을 일으킨다.

교감신경을 조절시키면서 체온을 올릴 수 있는 유일한 방법은 서암뜸을 뜨는 방법뿐이다. 반드시 한국산 뜸쑥이어야 하고 손에만 떠야 한다.

중국산 뜸쑥은 냄새만 맡아도 맥박수가 증가하고, 타는 냄새만 맡아도 담배 타는 냄새 이상으로 맥박수가 증가한다.

한국산 쑥의 타는 냄새를 맡으면 진정반응이 우수하다(『최신 온열요법』을 참고하기 바란다).

인체 스스로는 완전하게 건강을 유지할 수도 없고 질병을 완전하게 회복하기도 어렵다. 그러므로 기본적으로 서금건강법을 꾸준히 실시하여 건강을 증진시켜야 한다. 그러면서 인체에 유익한 것만을 골라서 실천한다면 건강관리에 큰 도움이 된다. 인체에 해로운 영양·물질·자극들이 계속된다면 질병으로 이어지고 각종 통증들이 나타난다.

이제 인체에서 나타나는 모든 통증들은 현대 의학으로 진통제 외에는 없는 정도이며, 그나마 진통제도 부작용이 심각하다.

소위 동양의학은 좋은 것인지 나쁜 것인지 모르고 한약을 투약하고 체침이나 뜸을 뜨고 있으면서 최고인 줄 알고 있으나 음양맥진실험에서 보면 한약, 경락의 침·뜸은 80~90%가 모두 인체의 기능이나 질병을 악화시키는 것뿐이다.

독성이 있는 유해 중금속으로 질병을 악화시킬 수 있는데도(실제로 악화되는데도) 질병을 치료한다고 유해 중금속으로 만든 침으로 경락을 자극하면서 질병을 치료한다고 하는 모습은 너무나도 안타깝다. 이런 실정을 모르는 국민들은 더욱 안타깝다.

  그러나 다행히도 유일하게 서금요법·금경술에서는 음양맥상 조절, 자율신경 조절, 호르몬 조절에 확실한 도움이 되고, 교감신경 진정방법이 있다. 거의 모든 통증들이 교감신경 긴장 상태에서 발생되므로 교감신경을 진정시키는 방법은 서금요법과 금경술이다.

  이처럼 우수한 서금요법과 금경술의 방법으로 건강관리, 질병관리, 통증해소에 큰 도움이 되기를 바란다.

※ 참고 문헌

1. 『황제내경(黃帝內經)』, 성보사, 서울, 2000.
2. 『동의보감(東醫寶鑑)』, 허준, 민중서원, 서울, 1993.
3. 『침구대성(鍼灸大成)』, 양계주, 행림서원, 서울, 1975.
4. 『의학입문(醫學入門)』, 채인식 역, 남산당, 서울, 1982.
5. 『한국의학사(韓國醫學史)』, 김두종, 탐구당, 서울, 1966.
6. 『음양맥진법(陰陽脈診法)과 보사(補瀉)』, 유태우, 고려수지침, 서울, 2010.
7. 『최신수지침』, 유태우, 고려수지침, 2011.
8. 『서금요법강좌(瑞金療法講座)』 1·2·3권, 유태우, 고려수지침, 서울, 2011.
9. 『보건신문』(2008.2.25, 2011.4.18, 6.13), 보건신문사, 서울.
10. 『침구경락(鍼灸經絡)』, 유태우 편저, 고려수지침, 서울, 2008.
11. 『금경술강좌(金經術講座)』, 유태우, 고려수지침, 2009.
12. 『통증(痛症)의 신연구(新研究)』, 유태우, 고려수지침, 2010.
13. 『아큐빔 Ⅲ의 해설』, 유태우, 고려수지침, 서울, 2010.
14. 영국 어니스트 교수 논문, 『침술 - 체계적 비판』 (Acupuncture-a-critical analysis), 2006.
15. 『침술사고(鍼術事故)』, 리우위슈, 고려수지침, 2007.
16. 『최신온열요법(最新溫熱療法)』, 유태우, 고려수지침, 서울, 2010.
17. 『월간 서금요법』(2010.1~2011.6), 고려수지침, 서울.
18. 『대체의학의 거짓』, 일본, 2010.
19. 『상한론(傷寒論) 정해』, 문준전 외 6명, 경희대출판국, 서울, 2000.
20. 『동양의학대사전』, 전통의학연구소, 성보사, 서울, 2000.
21. 『침구 안전의 지식(針灸安全の知識)』, 의도(医道)의 일본사, 일본, 2009.
22. 『통증(이론 및 중재)』, 이은옥·최명애, 신광출판사, 서울, 1993.
23. 『통증의학』, 대한통증학회, 군자출판사, 서울, 2007.
24. 『통증의 이해』, 이경석, 군자출판사, 서울, 2005.
25. 『브레인 스토리』, 수전 그린필드, 정병선 역, 지호, 2004.
26. 『뇌내혁명』, 하루야마 시게오, 사람과책, 서울, 2010.
27. 『뇌 한복판으로 떠나는 여행』, 장 디디에 뱅상, 이세진 역, 해나무, 2010.
28. 『나의 뇌 뇌의 나』, 리차드 레스탁, 김현택 역, 학지사, 서울, 2004.
29. 『기적을 부르는 뇌』, 노먼 도이지, 김미선 역, 지호, 2008.
30. 『뇌와 마음의 구조』, 뉴턴코리아, 서울, 2010.
31. 『뇌의 구조』, 데라사와 코우지, 성미당, 일본, 2007.

著者

柳泰佑(호 : 瑞岩)

* 독자적으로 高麗手指鍼療法의 개발에 착수, 高麗手指鍼의 十四氣脈論을 발표(1971~1975년)
* 高麗手指鍼講座(1976年 初版 현재 第13版 第138刊)
* 瑞金療法 硏究 發表(2006년) * 十四金經學 硏究 發表(2008년) * 瑞金醫學 硏究 發表(2014년)
* 名譽醫學博士(가봉국제大 1982년) * 名譽東洋醫學博士(美 골든스테이트大 · 美 사우스베일러大 · 美 유인大)
* 東洋醫學博士(美 유인大 2002년)
* 蔣英實 科學文化賞(科學先賢 蔣英實紀念事業會 2001년)
* 文化敎育勳章(브라질文化院 1995년)
* 韓國觀光大賞 優秀賞(韓國觀光公社 2001년)
* 高麗手指鍼學會 會長　* 大韓瑞金療法學會長
* 最優秀團體賞(社團法人 韓國民間資格協會 2002년)
* 大韓手指鍼師會 會長　* 大韓瑞金療法師會 會長
* 大統領 表彰(2004년)　* 花冠文化勳章 受勳(2014년)
* 大韓平生資格硏究院 院長 · 月刊瑞金療法社 · (株)保健新聞社 發行人
* 官認 鄕軍漢藥學院 · 東洋漢藥學院 院長 歷任
* 韓國專門新聞協會 第24代 會長 歷任(現 顧問)
* 大韓實路岩鍼灸學術院 · 東洋鍼灸專門學院 · 慶熙鍼灸學術院 · 陸軍○○部隊 鍼灸學 講師 歷任
* 淸州大學校 名譽 敎授

著書

* 高麗手指療法講座(원제:高麗手指鍼과 十四氣脈論)
* 高麗手指鍼의14氣脈論(絶版)
* てのひらツボ療法-高麗手指鍼の原理と應用
* KORYO HAND ACUPUNCTURE(영어판)
* LA MANUPUNCTURE COR ENNE(프랑스어판)
* DIE KOREANISCHE HANDAKUPUNKTUR(독일어판)
* LA MANOPUNTURA COREANA(스페인어판)
* Lecture on KORYO HAND THERAPY(영어판)
* 러시아어판
* 高麗手指鍼講座(일본어판)
* 포르투갈어판
* 페르시아어판
* 金絲注入鍼法
* 高麗手指鍼 十四氣脈穴位圖
* 痛症의 名鍼要訣(絶版)
* 小兒手指治法(絶版)
* 調氣療法(絶版)
* 標準圖說 鍼灸經路
* 高麗手指鍼과 自律神經系統圖
* 磁氣治療의 硏究(絶版)
* 磁氣治療 處方集1(絶版)
* 韓國의 新鍼灸(1~5권)
* 鍼灸基礎講座
* 慈山子午流注神鍼圖
* 許任鍼灸經(편역)
* 手指鍼의 卽效療法
* 中風의 硏究(絶版)
* 陽宅三要訣(편역)
* 運氣體質解說集
* 運氣體質早見集
* 陰陽脈診法과 補瀉
* 高麗手指鍼 臨床圖譜
* 高麗手指療法의 응급처방집
* 慈山子午流注鍼法解說
* 舍岩五行鍼解說
* 鍼灸大成解釋
* 檀奇古史(共譯)
* 消化器病의 手指鍼治療
* 高麗手指療法硏究
* 明堂入門(共著)
* 高麗手指療法의 手指電子빔의 사용법
* 頭痛의 手指鍼治療
* 肝臟病의 手指鍼治療
* 眼病의 手指鍼治療

* 腰痛의 手指鍼硏究
* 肩痛의 手指療法硏究
* 瀉血療法과 手指鍼
* 高麗手指鍼의 相應圖(手掌 · 手背)
* 三一體質 腹部診斷과 處方圖
* 高麗手指鍼術의 健康管理法
* 고려수지요법의 수지봉요법
* 高麗手指鍼術의 家庭醫學
* 고려수지요법의 뜸요법
* 中風의 手指鍼治療
* 코疾患의 高麗手指鍼法
* 입병의 高麗手指治療
* 高麗手指醫學의 八性穴療法
* 手指鍼入門
* 運動體質總論
* 高血壓의 手指鍼療法
* 瀉血療法과 附缸療法
* 感氣의 手指鍼療法
* E.P. 테스트와 수지침의 感知療法
* 糖尿病의 手指鍼療法과 管理
* 手指鍼解說
* 手指鍼飮食療法
* 手指鍼入門講座
* 手指鍼氣脈穴 解說
* 生活수지침
* 수지염파요법
* 구안와사의 수지침요법
* 손중후군의 수지침요법
* 地黑水脈療法
* 심장질환의 수지침요법
* 手指鍼健康法
* 서암봉 · 신서암봉 · T봉 · 금T봉 해설
* 虹彩學과 手指鍼處方
* 糖尿病과 手指鍼處方
* 高麗手指學講座(第10版)
* 수지침다이트
* 肥滿疾患의 手指鍼處方 硏究
* 수지침 비만건강교실
* 手指療法의 肥滿管理學
* 肥滿管理經營
* 사이버수지침 해설
* 웰빙수지침
* 腦血管疾患의 手指鍼處方
* 手指鍼應急處方集

* 瑞金療法 槪論
* 한방약 부작용의 실상
* 瑞金療法講座(全3卷)
* 瑞金療法大全
* 最新手指鍼
* 氣脈과 金經圖
* 金經療法
* 최신 건강법
* 최신 온열요법
* 통증의 신연구
* 금경염파요법
* 금경모형도 해설
* 아큐빔Ⅲ의 해설
* 서금요법 응급처치편
* 금경 금혈 위치도
* 통증 없애는 방법
* 수지침요가
* 서금기감요법강좌
* 서금의학개론
* 요통 낫는 법
* 어깨통증 낫는 법
* 염파요법 증보 등 다수
* 동아일보, 조선일보, 중앙일보, 경향신문, 한국일보, 국민일보, 세계일보, 보건신문 등에 수많은 수지침 · 서금요법 칼럼 연재
* 중앙일보(유태우의 서금요법)에 칼럼 연재(2007~2016년 3월까지 연재)

발간서적 안내

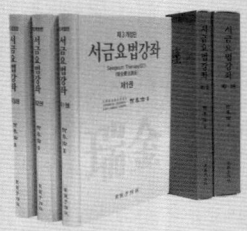

서금요법강좌(제1·2·3권)

새로운 친생명의학의 기본이론 교재인 『서금요법강좌(瑞金療法講座)』에서는 손에만 나타나는 상응요법과 14기맥의 상세한 해설과 요혈, 자극기구(금봉, 기마크봉, 서암침봉, PEM, 서암추봉, 서암뜸, 아큐빔, 침봉지압봉, 침봉반지 등)의 사용법과 각 치방을 자세히 설명하였습니다.
柳泰佑 원저/ 4X6배판/ 양장제본/ 총 1,103면/ 정가 각권 55,000원

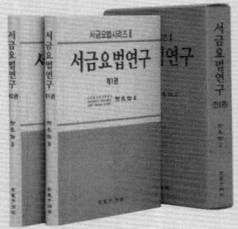

서금요법연구(제1·2권)

서금요법의 제2단계 연구 교재로 새로운 이론과 대립오활론 등의 많은 이론과 방법과 치방들이 소개되어 있습니다. 『서금요법연구』를 연구함으로써 서금요법의 원리를 더욱 깊이 연구하고 각종 질병에 대해 정확하고 신속하게 대처할 수 있습니다.
柳泰佑 저/ 4X6배판/ 양장제본/ 680면/ 정가 각권 65,000원

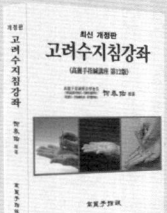

고려수지침강좌

고려수지침의 정통이론 기본교재로, 수지침의 이론, 기구, 분별, 치방 들이 수록되어 있습니다. 누구든지 쉽게 이용할 수 있는 상응요혈 해설, 장부기능을 조절하는 기맥요법 해설, 각 증상을 조절하는 요혈요법과 대증치방들, 신수지침을 사용하는 방법과 응급처치법 등 각종 증상별 치방이 수록되어 있습니다.
柳泰佑 원저/ 4X6배판/ 양장제본/ 508면/ 정가 80,000원

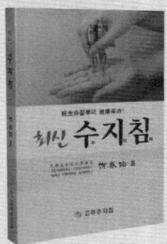

최신 수지침

신(新) 경락인 금경학(金經學)을 체계화시킨 수지침 연구의 결정판으로, 고려수지침·서금요법의 과학적 이론과 새로운 방법과 기구, 각 증상별 치방(治方) 들이 수록되어 있습니다.
柳泰佑 저/ 신국판/ 418면/ 정가 20,000원

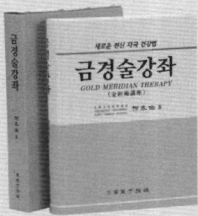

금경술강좌

새로운 14금경과 금혈(金穴)을 해설하였고, 금경술에 사용되는 자극기구들을 소개하고, 나아가 새로운 분별법과 오생방(五生方), 각 질병별 치방을 건강관리와 질병관리에 이용하도록 하였습니다.
柳泰佑 저/ 4X6배판/ 양장제본/ 583면/ 정가 100,000원

高麗手指鍼講座(第13版)

고려수지침과 서금요법은 유태우 박사가 한국에서 유일하게 개발한 새로운 의술로서 전 세계적인 호평을 받으며 연구되고 있습니다. 본서에는 고려수지침 이론과 응급치방, 난치성 치방 및 각종 증상에 따른 치방과 수지침·신수지침·금수지침·T침·사혈침에 대한 설명이 되어있습니다.

〈柳泰佑 原著/ 4X6배판/ 407면/ 양장제본/ 정가 80,000원〉

金經術講座

새로운 14금경과 금혈(金穴)을 해설하였고, 금경술에 사용되는 자극기구들을 소개하고, 나아가 새로운 분별법과 오생방(五生方), 각 질병별 치방을 건강관리와 질병관리에 이용하도록 하였습니다.

〈柳泰佑 著/ 4X6배판/ 양장제본/ 573면/ 정가 100,000원〉

瑞金療法研究(제1·2권)

『고려수지요법연구』를 혁신적으로 보완·수정하여 서금요법의 기본이론 체계를 확립하였습니다. 대단히 많은 이론과 체계를 요약·집대성한 자극방법과 치방들을 서금오활론의 입장에서 재정립하였습니다. 본서는 제2단계 중급과정의 교재로 질병의 원인, 분별, 치방과 자극방법 등을 다각도로 연구 자극함으로써 질병의 자극을 보다 더 넓게 하여 발전하게 하였습니다.

〈柳泰佑 著/ 4X6배판/ 양장제본/ 680면/ 정가 각권 65,000원〉

瑞金醫學槪論

서금의학은 안전하고 부작용과 후유증이 없이 우수합니다. 본서에서는 음양오활론을 자세히 해설하고, 해부생리학적·서금의학적 장부 중심론과 새로운 중급경과 요혈들, 특히 삼일체형의 요골근압진법과 신(新)이론들을 소개함으로써 지금까지의 이론들을 정립하고 구체화하여 분명히 하였습니다.

〈柳泰佑 著/ 4×6배판/ 417면/ 양장제본/ 정가 80,000원〉

웰빙 수지침

웰빙시대의 각종 질병치방들을 소개하였습니다. 특히 생활습관성 질병인 고혈압, 당뇨, 고지혈증, 동맥경화, 심장병, 퇴행성 질병, 암의 치방법과 회복법들을 요점적으로 해설·소개하고, 이침법이 왜 위험한가를 분석하고, 각종 대체요법들의 문제점까지 소개하였습니다.

〈柳泰佑 著/ 4×6배판/ 양장제본/ 379면/ 정가 50,000원〉

瑞金療法 槪論

서금의학이란 고려수지침(수지침)과 서금요법을 말하며, 친생명의학입니다. 수지침 외의 모든 방법과 기구를 이용하는 것이 서금요법입니다. 새로이 개발된 침봉의 사용법, 각종 통증, 운동 통증, 허리 디스크 통증 등의 치방을 자세히 수록했습니다.

〈柳泰佑 著/ 4X6배판/ 411면/ 정가 50,000원〉

念派療法

인체에 고통을 주지않으면서 시·공간을 초월하여 광범위하게 활용할 수 있는 수지침·서금요법의 '염파요법'에 대해 연구·집대성한 책으로, '수지염파요법'의 위력을 확인해 보기 바랍니다.

〈柳泰佑 編著/ 신국판/ 386면/ 정가 15,000원〉

最新 手指鍼

신(新) 경락인 금경학(金經學)을 체계화시킨 수지침 연구의 결정판으로, 고려수지침·서금요법의 과학적인 이론과 새로운 방법과 기구, 각 증상별 치방들이 수록되어 있습니다.

〈柳泰佑 著/ 신국판/ 418면/ 정가 20,000원〉

陰陽脈診法과 補瀉

병의 상태를 분별하는 맥법(脈法) 가운데 특히 음양맥진법은 동양의학의 사진법(四診法)인 망진(望診), 문진(聞診), 문진(問診), 절진(切診) 등을 자세히 해설하였고, 오행침법과 새로운 학설을 해설할 것입니다.

〈柳泰佑 著/ 4X6배판/ 598면/ 정가 80,000원〉

手指鍼應急處方集

수지침을 처음 연구하는 초심자와 오랫동안 연구한 분들을 위하여 각종 응급질환의 수지침 치방법을 자세히 해설하였습니다. 응급시 당황하지 마시고 이 책을 펼쳐 보기 바랍니다.

〈柳泰佑 著/ 4×6판/ 양장제본/ 336면/ 정가 25,000원〉

手指鍼健康法

고려수지침·서금요법으로 건강하고 아름답게 장수하는 비결을 자세하게 해설하고 있습니다. 각종 노인성 질환을 예방·관리·회복하는 데 많은 도움을 줍니다.

〈柳泰佑 著/ 신국판/ 양장제본/ 441면/ 정가 30,000원〉

腦血管疾患의 手指鍼處方

본서에서는 뇌혈관질환의 원인·분류·예방·회복법·치방 등을 자세하게 해설하였습니다.

〈柳泰佑 著/ 4×6판/ 고급인쇄/ 228면/ 정가 35,000원〉

肥滿管理學

저자가 집중적으로 연구한 『수지침요법의 비만관리학』은 체계적이고 과학적이면서 후유증·부작용 없이 체중감량에 성공할 수 있습니다. 『비만관리학』을 연구하여 정상 체중을 회복, 유지하기 바랍니다.

〈柳泰佑 編著/ 신국판/ 양장제본/ 374면/ 정가 35,000원〉

高麗手指鍼·瑞金療法 臨床圖譜

수지침·서금요법에서 가장 기본적인 기맥·요혈·오치방과 적응증 등이 수록되어 있습니다.

〈柳泰佑 原著/ 국판변형판/ 고급인쇄/ 90면/ 정가 12,000원〉

高血壓의 手指鍼療法

고혈압에 대한 조절방법들이 많으나, 좀 더 체계적이고 구체적으로 관리하고 조절할 수 있도록 수지침요법에 입각하여 각종 원인 분석과 조절·예방·관리방법을 해설하고, 아울러 사례를 소개하였습니다.
〈柳泰佑 編著 / 4×6배판 / 신국판 350면 / 정가 40,000원〉

增補 明堂入門

『증보 명당입문』은 1986년에 발간된 초판을 대폭 개선하여 초심자들이 이해하기 쉽도록 재구성하였습니다. 음택편(陰宅篇)과 양택편(陽宅篇)으로 구분, 일일이 실례를 들어가며 명당에 대한 자세한 해설을 하였습니다.
〈柳泰佑 著 / 신국판 426면 / 정가 30,000원〉

舍岩五行鍼解說

정격(正格)·승격(勝格)·한격(寒格)·열격(熱格) 과 각종 비방들은 신의 경지에 들어간 사암도인의 결정체를 편주(編註) 해설하여 그 진가를 알 수 있게 되었습니다.
〈舍岩道人 原著 / 柳泰佑 編解說 / 4×6배판 / 402면 / 정가 60,000원〉

鍼灸大成解釋(上卷)

『내경(內經)』이후 명나라 때까지 1,500년간에 수많은 중국의 역대 침구 학자가 저술한 훌륭한 침구학을 총정리하여 집대성한 역서입니다.
〈楊繼洲 原著 / 柳泰佑 編譯 / 4×6배판 / 304면 / 정가 60,000원〉

消化器病의 手指鍼療法

40여 종의 모든 소화기 계통의 질환들에 대하여 각 증상과 치방을 자세히 해설하였고, 약 120건의 각종 소화기병의 임상경험례를 총정리하여 집대성한 역서입니다.
〈柳泰佑 編著 / 4×6배판 / 양장제본 395면 / 정가 50,000원〉

地氣水脈療法

수맥은 건강에 최고로 좋은 지점입니다. 수맥이 좋은 이유와 찾는 방법, 양택 이론·온기요법과 수맥대체요법의 수지침도요법, 수맥 지점을 실험하는 방법들을 자세하게 수록하였습니다.
〈柳泰佑 著 / 신국판 376면 / 정가 15,000원〉

眼病의 手指鍼治療

눈의 구조와 기능 그리고 발달 과정에서의 병리와 여러 가지 눈병의 종류와 증상 및 분별·회복법이 총괄적으로 알기 쉽게 해설되어 있습니다. 특히 동양의학 분야의 고전적 학술 이론과 수지침 치방법을 제시함으로써 눈병 회복의 필수적인 안내서가 되도록 하였습니다.
〈柳泰佑 編著 / 4×6배판 / 287면 / 정가 30,000원〉

解剖生理學의 要點

수지침을 통해 제대로 성과를 보기 위해서는 각 부위의 해부학적 소견과 생리적 기능을 알아야 합니다. 본서는 어려운 해부생리학에 쉽게 접근할 수 있도록 편찬하였습니다. 해부·생리학의 영역을 구분하지 않고 한데 통합하여 요점을 알기 쉽게 전반적으로 간추려 놓았습니다.
〈李明馥 編著 / 국판 380면 / 정가 15,000원〉

高麗手指鍼療法 臨床經驗集〈總 106卷〉

수지침을 연구하고 실제 임상에서 경험한 생생한 기록이며, 대단히 중요한 자료입니다.
〈本會 編著 / 4×6배판 / 정가 각권 6,000~13,000원〉

肩痛의 手指鍼療法研究

견주변 기구(肩周邊 機構)의 기능해부학과 질병이 많이 발생되고 있는 부위를 상세히 설명하였고, 특히 내장 질환이 어깨에 미치는 반사점 관계를 살펴 수지침요법으로 해소하는 원리를 자세히 밝혀 놓았습니다.
〈柳泰佑 編著 / 신국판 300면 / 정가 10,000원〉

慈山子午流注鍼法 解說

어떤 병이든지 신기(神氣)의 유주(流注)에 따라 개혈(開穴) 되었을 때 침을 놓고, 신기가 지나가면 개혈되어 찌를 수 없는 것입니다. 그 방법을 자세히 해설한 책입니다.
〈柳泰佑 編著 / 국판 180면 / 정가 12,000원〉

心臟疾患의 手指鍼療法

심장 질환을 수지침요법으로 회복하고 예방하는 방법을 설명·제시하고 있으며, 치방을 자세하게 수록하였습니다.
〈柳泰佑 著 / 신국판 305면 / 정가 20,000원〉

第1~22回 韓日瑞金療法(高麗手指鍼)學術大會 學術發表論文集〈總 22卷〉

국내외에서 수천 명씩 참석을 하고 훌륭한 연구논문 및 임상사례 연구논문 등이 수록되어 있습니다.
〈本會 編著 / 4×6배판 / 정가 각권 15,000~60,000원〉

수지침다이어트

각종 다이어트의 이론과 수지침요법으로 부작용·위험·후유증 없이 성공할 수 있는 방법들을 자세하게 설명하였습니다.
〈柳泰佑 編著 / 4×6배판 / 양장제본 306면 / 정가 65,000원〉

구안와사의 수지침요법

본서는 구안와사의 원인·증상과 구별법 및 여러 가지 회복법들을 해설하고, 임상사례를 제시하여 구안와사 회복에 큰 도움이 되도록 하였습니다. 특히 구안와사의 병인(病因)을 동양의학·서양의학·수지의학별로 설명하여 이해하기 쉽고, 치방에 간편하게 활용할 수 있습니다.

〈柳泰佑 編著/ 신국판/ 200면/ 정가 12,000원〉

上古文化 檀奇古史

고구려가 망한 후에 후고구려의 발해왕은 동생 대야발을 시켜 만주, 중국 중원에까지 기록된 모든 문서와 금석문(金石文)을 살펴서 단제, 기자조선의 역대 임금의 치적(治蹟)을 엮은 책으로서, 우리의 고대사를 살펴볼 수 있게 되었습니다.

〈申采浩 原著/ 柳泰佑·鄭海佰 共譯/ 국판/ 299면/ 정가 20,000원〉

手指飮食療法

건강법·건강식은 많으나 정확한 지식과 직접 실험 확인할 수 있는 건강식법은 없었습니다. 본서에서는 최고의 건강을 위한 각종 식품 지식과 한방음식 해설, 정확한 음식을 먹기 위한 구별법과 실험 확인법, 그리고 새로운 치방에 의한 수지음식요법을 소개하였습니다.

〈柳泰佑 編著/ 신국판/ 고급인쇄/ 372면/ 정가 35,000원〉

질병을 이기자 (제1·2·3·4·5권)

각종 질병의 원인과 증상을 분류하고, 그 예방법과 치료법을 양·한의학적, 수지의학적 측면에서 다루고 있습니다. 1권 관절염~빈혈편, 2권 우울증~치매편, 3권 생리통~주부습진, 4권 언청이~통풍편, 5권에는 탈모증~잇몸질환편으로 분류하였습니다.

〈보건신문사 編著/ 신국판/ 각권 160면 내외/ 정가 각권 10,000원〉

수지봉요법

침을 찔러서 자극하는 것이 아니라 간단하게 압봉을 붙임으로써 큰 효과반응을 볼 수 있는 압봉요법의 해설서입니다. 인체의 각 부위별 상응요법과 오장육부의 허승(虛勝)을 따라서 오치방을 해설·치방한 중요 치방집입니다.

〈柳泰佑 原著/ 국판/ 268면/ 정가 15,000원〉

許程 敎授의 世界傳統醫學 紀行

구소련의 카자흐스탄, 우즈벡 공화국으로부터 외몽고, 내몽고, 신강자치구, 청해성, 티벳은 물론, 베트남과 라오스, 그리고 관주성 및 운남성의 여러 소수민족들이 아직도 활용하고 있는 전통의학을 분석하여 저자 특유의 활기 넘치는 문체로 서술하고 있습니다.

〈許程 編著/ 신국판/ 고급인쇄/ 398면/ 정가 30,000원〉

手指灸療法

서암뜸요법은 가장 효과반응이 있는 부위인 '수지침혈(手指鍼穴)'에 뜸을 떠서 통증을 해소하는 가장 우수한 뜸법입니다. 본서에서는 서암뜸을 뜨는 방법을 자세하게 해설하였습니다.

〈柳泰佑 原著/ 국판/ 353면/ 정가 15,000원〉

運氣體型解說集

조건집에서 좌우의 허승을 구별할 수 있었다면 본서에서는 맥상과 허승, 체형(체질), 증상, 수지침 자극방법 등을 자세하게 제시하였습니다.

〈柳泰佑 著/ 4×6배판/ 192면/ 정가 30,000원〉

漢方藥 副作用의 實相

전 세계 학자들과 국내의 기관·학자들이 밝힌 부작용 내용들, 조선왕조 선조, 효종, 소현세자 등 한약 먹고 사망한 사건들, 본 학회 자체 설문조사 결과 부작용 90%, 동물실험 수준에 그친 한의약석·박사 학위논문들, 감초로부터 한방약 얼마나 위험한가를 밝히고, 한약 실험방법인 수지력테스트·음양맥진법을 자세히 소개했습니다.

〈柳泰佑 編著/ 신국판/ 484면/ 정가 20,000원〉

糖尿病과 手指鍼處方

본서는 당뇨병의 각종 증상·질환·원인별로 수지침치방을 제시·소개하였습니다. 당뇨병과 수지침치방을 잘 연구한다면 당뇨병을 완전하게 회복시키는 데 자신감을 갖게 될 것입니다.

〈柳泰佑 編著/ 4×6배판/ 양장제본/ 244면/ 정가 50,000원〉

糖尿病의 手指鍼療法과 管理

당뇨병은 완치하기 어려운 병으로 효과적인 예방과 관리가 필요합니다. 본서에서는 종래의 각종 식이·약물·주사요법 등에서 한 차원 높여 수지침요법의 예방·관리·회복법을 밝혀 놓았습니다.

〈柳泰佑 編著/ 4×6배판/ 564면/ 정가 80,000원〉

오링테스트와 高麗手指療法

고려수지침요법을 다년간 연구한 히다 박사가 오링테스트의 창시자 오무라 박사의 특별지도하에 수지침요법의 장점과 신비한 효과반응을 오링테스트로써 확인한 문제의 저작입니다.

〈樋田和彦 著/ 吳昌學 譯/ 신국판/ 고급인쇄/ 220면/ 정가 18,000원〉

간질환을 극복하는 사람들

수지침요법에서는 꾸준한 자극요법으로 병원에서 포기한 간질환을 해소한 사례가 많이 있습니다. 직접 간질환을 앓았거나 앓고 있는 이들의 생생한 체험담이 간질환 투병자들에게 많은 도움이 될 것입니다.

〈보건신문사 編著/ 신국판/ 224면/ 정가 10,000원〉

腰痛의 手指鍼療法研究

본서에서는 요통을 일으키는 해부학적인 소견, 골격·신경과의 관계 및 치료법을 소개하며, 특히 수지침을 통한 해소법과 체계적인 치방을 제시함으로써 요통 극복의 새로운 전기가 되도록 하였습니다.

〈柳泰佑 編著/ 4×6배판/ 366면/ 정가 40,000원〉

增補 運氣體型早見集 (1901~2043年)

환자의 생년월일만 알면 좌우의 허승을 명확히 알 수 있습니다. 본서는 유태우식의 좌우병과 명백한 허승을 중심으로 풀이된 조건집입니다.
〈柳泰佑 編著 / 4×6배판 / 460면 / 정가 70,000원〉

運氣體型總論

동양의학의 가장 큰 특징인 운기체질(체형)을 구체화시켜 완성한 것으로 운기체질 계산법, 치방법, 공식을 간단·명료하게 재정리하여 한약 사용법을 밝히는 의학의 신서입니다.
〈柳泰佑 編著 / 4×6배판 / 618면 / 정가 60,000원〉

感氣 手指鍼療法

감기바이러스의 종류 및 상기도(上氣道)에만 감기바이러스가 많이 감염되는 원인에 대한 체질적·환경적 요인을 살펴보고, 감기바이러스에 감염된 후의 증상과 회복법을 소개하고 있습니다. 특히 수지침요법적인 병리학 이론체계를 세우고 분별과 치방법 등을 상세하게 해설하였습니다.
〈柳泰佑 編著 / 4×6배판 / 682면 / 정가 80,000원〉

高麗手指鍼療法 臨床指針叢書 2
입병의 高麗手指鍼療法

구순(口脣)·구내(口內)·혀·치아는 남녀노소를 막론하고 질환이 많은데, 이들 질환에 대한 해부생리학적·수지의학적인 견해와 진단, 병리학적 소견과 고려수지요법의 임상사례를 발췌하여 구치 질환을 해소하는 데 큰 도움이 되도록 하였습니다.
〈柳泰佑 編著 / 신국판 / 192면 / 정가 8,000원〉

虹彩學과 手指鍼處方

홍채는 눈의 조리개로서 사물을 볼 때 가장 예민하게 움직이는 말초 부위로, 인체 어느 부위에든지 질병이 있으면 홍채 부위에서는 무늬·색깔·요철(凹凸)·함몰(陷沒) 등의 형상으로 나타난 모양들을 관찰하여 질병의 부위를 분별하는 것으로, 질병을 분별할 때 분별된 결과에 따라서 해부학적 설명과 수지침 치방을 제시하였습니다.
〈柳泰佑 編著 / 4×6배판 / 고급컬러인쇄 양장제본 / 298면 / 정가 80,000원〉

鍼術事故

2006년 중국 출판사와 번역 출판계약을 맺고 1년간 심혈을 기울여 출판하였습니다. 본서에는 중국에서 257건의 침술사고와 부작용, 사망 사례들을 수록하였고, 중국이 약 100년간 침술을 중지하게 된 이유는 비과학적인 내용과 사고, 사망 사례가 많았기 때문이라고 본서에서 밝히고 있습니다.
〈리우위슈 著 / 본사 편집부 譯 / 신국판 / 635면 / 정가 35,000원〉

高麗手指鍼療法 臨床指針叢書 1
코疾患의 高麗手指鍼療法

코의 해부생리에 대한 소개와 아울러 질병별 회복법을 소개하고, 『임상경험집』에서 발췌한 임상사례를 추가하여 코질환 회복에 도움이 되도록 하였습니다.
〈柳泰佑 編著 / 4×6배판 / 190면 / 정가 8,000원〉

增補 瀉血療法과 附缸療法

본서는 수지침요법에 입각한 사혈법의 원리와 치방에 대해 자세하게 해설하고 있습니다. 각종 인사불성·경련·졸도 및 갑작스런 타박·어혈·급성통증 등의 응급처치로서 사혈법을 익혀 두면 많은 도움이 됩니다.
〈柳泰佑 著 / 신국판 / 202면 / 정가 15,000원〉

肝臟病 手指鍼治療

본서는 간장병에 대한 고려수지침의 과학적 점검 작업의 소산으로서, 제1편은 간장병의 예방과 치료, 제2편은 고려수지침의 간장병 치료, 제3편은 수지침치료의 임상례로 분류되어 있습니다.
〈柳泰佑 編著 / 신국판 / 358면 / 정가 18,000원〉

中風의 手指鍼治療

중풍의 원인을 현대의학적으로 자세히 분석하고, 예방법과 회복·처치법을 쉽게 설명했으며, 또 동양의학의 중풍론과 수지의학에서의 이론 및 자세한 예방·회복·응급처치법과 『임상경험집』에 발표된 중풍 극복사례를 모아 소개했습니다.
〈柳泰佑 編著 / 신국판 / 380면 / 정가 20,000원〉

傳統 鍼灸經絡

경락의 유주(流注)와 병증을 설명하고, 경혈 하나하나를 그림으로 정확히 표시하고, 기경팔맥(奇經八脈)과 회복법을 전체적으로 해설하였습니다.
〈柳泰佑 編著 / 4×6배판 / 580면 / 정가 70,000원〉

E.P. TEST와 手指鍼의 感知療法

이제는 손의 감각을 이용하여 건강관리와 기능을 조절하는 시대입니다. 수지침을 개발한 유태우 박사의 또 하나의 신개발 학설인 '감지요법'은 건강을 지키는 데 필수적입니다.
〈柳泰佑 原著 / 국판 / 268면 / 정가 15,000원〉

頭痛의 手指鍼治療

오늘날 현대인들이 많이 시달리고 있는 두통을 수지침요법으로 극복하기를 바라는 마음으로 간행되었습니다.
〈柳泰佑 編著 / 신국판 / 164면 / 정가 9,000원〉

서금요법으로 어깨 痛症 낫는 法

서금요법의 이론에 따라서 어깨 통증을 간단 명료하게 잘 나을 수 있는 방법과 견관절 강화법, 엘보 통증 낫는 법 등을 소개하였습니다.
〈柳泰佑 著 / 고급인쇄 / 183면 / 정가 10,000원〉

高麗手指鍼學會의 발자취

1971년 : 柳泰佑회장 독자적으로 手指鍼 개발에 착수.
1975년 : 세계 최초로 手指鍼療法의 14氣脈穴을 發見·完成하여 『大韓鍼灸士協會報』에 발표.
* 高麗手指鍼學會 창립(1997년 高麗手指療法學會로 개칭).
1976년 : 『高麗手指鍼과 14氣脈論』 발행.
1977년 : 宋台錫박사 일본의 침구잡지 『醫道의 日本』에 고려수지침술을 연재 소개(8월호부터).
* 陰陽脈診出版社 설립.
1978년 : 『고려수지침과 14기맥론』 2판 발행.
* 高麗手指鍼研究會 (현 高麗手指療法研究會) 발족, 매월 셋째토요일 월례발표회.
* 柳泰佑회장 일본침구학무회, 간사이침구전문학교에서 첫 해외강연(間中喜雄박사 초청, 5월).
* 제1회 韓日고려수지침학술대회(한국측 350명, 일본측 13명 참석, 서울 조선호텔, 10월).
* 日本大學 교수 7명 내한, 고려수지침 연구 / 日本大學 松戶치학부 마취학교실에 고려수지침연구소 설치됨(11월).
1979년 : 『고려수지침과 14기맥론』 3판 발행.
* 柳泰佑회장 日本大學에서 강연(6월).
* 제2회 韓日고려수지침학술대회(한국측 400명, 谷津三雄박사 등 일본측 20명 참석, 서울 세종문화회관, 7월).
1980년 : 『高麗手指鍼講座』로 개정, 4판 발행.
* 『運氣體質早見集』 『運氣體質解說集』 초판 발행.
* 제3회 韓日고려수지침학술대회(한국측 500명, 일본측 10명 참석, 서울 프라자호텔, 11월).
1981년 : 월간 『高麗手指鍼消息』 창간 발행(99년 4월 『月刊수지침』으로 제호변경).
* 그동안 연구·발표된 사례 등을 모아 『高麗手指鍼療法 臨床經驗集』 제1권 발행(99년 현재 제100권 발행).
1982년 : 柳泰佑회장 가봉국제대학으로부터 名譽醫學博士 학위 받음.
* 『陰陽脈診法과 補寫』 초판 발행.
* 磁氣院醫療器商社 설립.
* 제4회 韓日고려수지침학술대회(한국측 1,800명, 일본 10명 참석, 서울 앰배서더호텔, 3월21일).
* 谷津三雄 일본대학교수 蘇聯 보건성 초청으로 모스크바에서 고려수지침술 발표(9월12일), 귀국보고회 개최(서울 앰배서더호텔 11월30일).
1983년 : 제5회 韓日고려수지침학술대회(한국 일본 그리스 오스트리아 가봉 등에서 1800여명 참석, 서울 앰배서더호텔, 3월18~19일).
* 谷津三雄 일본대학교수 中國 위생부 초청으로 北京·西安·上海에 고려수지침술 전파(8월8~15일).
1984년 : 미국 골든스테이트대학 柳泰佑회장을 방문교수로 위촉하고, 名譽東洋醫學博士 학위 수여.
* 제6회 韓日고려수지침학술대회(서울 앰배서더호텔, 3월17, 24일).
* 柳泰佑회장 일본 東方의료진흥재단 주최 特殊新鍼法연수회에서 고려수지침술 특강(4월21~22일).
* 柳泰佑회장 재미대한한의사침구협회 주최 제2회 동양의학학술대회에서 고려수지침술 특강(7월14~15일).
* 柳泰佑회장 도쿄 오사카 교토 등 일본 각지의 침구학교에서 고려수지침술 특강. 제1회 국제PIA요법학회 주최 학술세미나에서 특강(10월20~28일).
1985년 : 『고려수지침강좌』 증보판 발행.
* 제7회 韓日고려수지침학술대회(일본측 50여명, 미국측 13명 등 국내외 총 1800여명이 운집해 국내침구계 사상 최대규모로 60여편의 연구논문이 발표됨, 서울 앰배서더호텔, 8월16~17일).
* 柳泰佑회장과 谷津三雄교수 日本大學 松戶치학부 실험실에서 「고려수지침술 치료효과의 과학적 실험」을 실시해 뛰어난 효과를 입증(11월 27일, 87년2월17일 2차실험).
1986년 : 고려수지침의 원리와 응용편으로 구성된 일본어판 『てのひらツボ療法』 발행.
* 『高麗手指療法研究』 초판 발행.
* 官認 鄕軍漢藥學院 개강. 柳泰佑원장 취임.
* 제8회 韓日고려수지학술대회(주제:세계적 침술연구와 개발, 1200여명 참석, 서울 앰배서더호텔, 8월16일).
1987년 : 柳泰佑회장 일본어판 출판기념 고려수지침 강습회에서 특강(일본 야타미, 2월14~15일).
* 柳泰佑회장 국제침술심포지엄에서 특강(미국 샌프란시스코, 3월28~30일). 이어 침구한의과대학 등에서 순회강연.
* 고려수지침학회·음양맥진출판사 창립 10주년 기념행사(8월4일).
* 제9회 韓日고려수지침학술대회(서울 앰배서더호텔, 9월4~5일).
* 柳泰佑회장 미국 보스턴, 샌프란시스코 침구대학에서 고려수지침술 특강(11월15~23일).
1988년 : 영어판 『KORYO HAND ACUPUNCTURE』 발행(1월30일).
* 학회지 『고려수지침소식』 문화공보부로부터 정기간행물 등록인가받음(타블로이드판 8면에서 20면으로 증면, 2월24일).
* 柳泰佑회장 미국 샌프란시스코 침구대학 등에서 고려수지침술 특강(약 1,000명 수강, 3월16~24일).
* 柳泰佑회장 미국 사우스베일러대학으로부터 名譽東洋醫學博士 학위 받음. 연구교수로 임명됨(6월25일).
* 고려수지침연구회 창립 10주년 기념행사(3개 위원회 15개 분과위원회로 확장).
* 제120회 월례임상학술발표회 기념행사.
* 제1회 전국고려수지침학술발표대회(본학회주최, 광주시 주관, 광주운남회관, 8월27일).
* 제10회 韓日고려수지침학술대회(서울 앰배서더호텔, 11월18~19일).
* 柳泰佑회장 미국 샌프란시스코, 시카고 소재 침구학회와 침구대학에서 미국인을 대상으로 고려수지침술 특강(본 학회 미국지회 초청, 12월7~21일).

高麗手指鍼學會의 발자취

1989년: * 미국 로열한의과대학 柳泰佑회장을 객원교수로 위촉(2월16일).
* 제2회 전국고려수지침학술발표대회(1,500여 회원 참석, 부산수산대학, 3월4~5일).
* 柳泰佑회장 퍼시픽침술심포지엄에 초청강사로 참석, 고려수지침의 원리와 실기 및 염파요법에 대하여 특강(미국 샌디에이고, 8월9~13일).

1990년: *「고려수지요법강좌」대증보 한글판(5판) 발행.
* 제3회 전국고려수지침학술발표대회(부산상공회의소 대강당, 3월10~11일).
* 柳泰佑회장 샌프란시스코 시카고 캔자스시티 로스앤젤레스 포틀랜드 등 미국 5개 도시 순회하며 의사 침구사 침구과 학생을 대상으로 고려수지침술 특강(미국 고려수지침학회 주관, 7월12일~8월2일).
* 제11회 韓日고려수지침학술대회(서울 소피텔 앰배서더호텔, 9월22~23일, 2차대회가 12월2일 사암회관에서 열림).

1991년: * 柳泰佑회장 캐나다 몬트리올(3월23~24일)과 미국 로스앤젤레스 로열한의과대학(3월26~27일)에서 고려수지침 세미나.
* 柳泰佑회장 일본 나고야에서 고려수지침술 특별강습회(홍규식 김창영 박인순 오창학씨 수행, 11월1,3~4일)

1992년: * 제12회 韓日고려수지요법학술대회(7,000여명 참석, 서울 힐튼호텔, 6월20~21일).
* 柳泰佑회장외 학술위원 6명 미국 보스턴과 로스앤젤레스에서 의사 침구사 재미교포 대상으로 고려수지침술 특강(약 1,000명 참석, 10월13~17일).
* 柳泰佑회장외 학술위원 6명 일본 나고야와 오사카에서 의사 침구사 침구전문학교생 대상으로 고려수지침술 특강(400여명 수강, 11월22~24일).

1993년: * 柳泰佑회장외 학술위원 3명 미국 뉴욕 보스턴 로스앤젤레스 샌디에이고에서 의사 침구사 한의사 학생 일반인 대상으로 고려수지요법 특강(미국동양의학회 캘리포니아인문과학회 뉴잉글랜드침구학교 로열한의과대학 초청, 700여명 참석, 5월12~26일).
* 柳泰佑회장외 학술위원 2명 미국 뉴욕 시카고 로스앤젤레스에서 고려수지요법 특강(미국고려수지침연구회 뉴욕 뉴저지지회 로스앤젤레스지회 초청, 300여명 참석, 10월11~21일).
* 캐나다 밴쿠버 남부지회 개설(지회장 강선경, 3월13일).
* 캐나다 밴쿠버 북부지회 개설(지회장 임용관, 8월19일).

1994년: *「음양맥진법과 보사」증보 한글판, 『運氣體質總論』 발행.
* 柳泰佑회장외 학술위원 2명 미국 보스턴 뉴욕 산타모니카 로스앤젤레스에서 고려수지요법 특강(미국 고려수지침학회 초청, 600여명 참석, 5월12~25일).
* 제13회 韓日고려수지요법학술대회(모두 1,200여편의 임상연구논문 가운데 28편 발표, 3,000여명 참석, 서울 롯데호텔, 6월16~17일).
*「고려수지침강좌」프랑스어 · 독일어판 발행.
* 제1회 미국남가주고려수지요법학술대회(미국남가주고려수지침연구회 주최, 유태우회장 특별강연과 학술위원 8명의 연구논문 발표, 150여명 참석, 10월15일).
* 전국대학고려수지침연합회 발족(12월16일).
* 영국 지회 개설(지회장 한우근, 8월17일).

1995년: * 柳泰佑회장 브라질문화원으로부터「수지침술의 개발과 인류건강의 증진」공로로 文化教育勳章 수훈(3월21일).
* 고려수지침 각 대학의 정규교과목으로 채택됨(원광대 등, 99년말 현재 전국 17개 대학에서 강의중).
* 국민고충처리위원회가 서울강남교육청의「수지침교습행위 폐지명령」취소 결정. 서울강남교육청의 이의신청은 기각됨(4월17일).
* 柳泰佑회장 일본 나고야의 異業種交流硏究所 개소식에 참석, 고려수지요법 특강.
* 柳泰佑회장 미국 시카고 등 5개 도시 순회특강(학술위원 3명 수행, 6월21일~7월6일).
* 미국 사우스베일리대학 고려수지침연구소 설치.
* 수지침의료자원봉사단 서울 三豊백화점 붕괴사고 현장에서 봉사활동(김태영 학술위원외, 7월1~20일). 서울특별시와 유가족협회로부터 감사장 받음.
* 제14회 韓日고려수지요법학술대회(주제 고혈압과 감기의 예방과 관리, 50여편의 논문 발표, 서울 롯데호텔, 9월23~24일).
* 柳泰佑회장「EP테스트와 수지침의 感知療法」으로 새 학술 발표.
* 柳泰佑회장 미국 산타모니카 등에서 운기체질과 고려수지요법 순회특강(학술위원 2명 수행, 11월8~17일).
*『高血壓의 手指鍼療法』, 『感氣의 手指鍼療法』, 『中風의 治療經驗事例集』 발행.
* 브라질 사웅파울로 지회 개설(지회장 김병호, 5월18일).
* 스페인 지회 개설(지회장 송달용, 9월26일).

1996년: * 고려수지침대학교수협의회 결성(1월11일).
* 柳泰佑회장 일본 나고야에서 음양맥진과정 특강(나고야고려수지침연구회 초청, 2월11~12일).
* 高麗手指鍼同好人協會 창립(手指鍼療法士 制度化등 추진, 명예회장 유태우, 회장 송재량, 본학회 사암회관, 4월20일).
* 柳泰佑회장 미국 시카고 그랜트종합병원과 시애틀 노스웨스트침구학교에서 고려수요법 특강(학술위원 3명 수행, 5월8~25일).
* 柳泰佑회장 제6회 동양의학국제학술대회에서「음양맥진법과 장부의 병적 위치 구조론」연구논문 특별발표(미국 라스베이거스, 8월9~11일).
* 柳泰佑회장 미국 양 · 한의사 대상으로 고려수지요법 특강(미국 서부지역수지침학회 초청, 샌타모니카 게트웨이호텔, 11월6~20일).
* 柳泰佑회장 제1회 국제고려수지침 심포지엄에서 특강(스페인침구협회 주관, 바르셀로나 센트호텔, 12월6~7일).
*「고려수지침강좌」스페인어판 발행.
* 官認 東洋漢藥學院 개강. 柳泰佑원장 취임.
* 파라과이 아순시온 지회 개설(지회장 이병주, 1월12일).
* 오스트레일리아 시드니 북부지회 개설(지회장 박복남, 1월17일).
* 오스트레일리아 시드니 남부지회 개설(지회장 원수경, 5월30일).

1997년: *『瑞岩食療法』 발행. 柳泰佑회장 이를 계기로 서암식 전국 순회특강 시작.
* 柳泰佑회장 미국 각지에서 고려수지요법의 지도요원 양성교육과 서암식 특강(1, 3, 5, 7, 9, 11월).

高麗手指鍼學會의 발자취

* 『비만증의 手指鍼療法』 발행.
* 제1회 전국수지침자원봉사 축제(본학회·중앙일보·KBS 공동주최, 12만여명의 수지침 자원 봉사요원 참석, 10월6~12일). 전국수지침자원봉사 축제 시상식 거행(대상 새마음봉사회, 12월).
* 콜롬비아협회 개설(협회장 김기병, 1월).
* 캐나다 토론토 지회 개설(지회장 홍창숙, 2월20일).
* 카자흐스탄협회 개설(협회장 김창남, 6월20일).
* 키르키스스탄협회 개설(협회장 심현호, 7월3일).
* 미국 괌지회 개설(지회장 김두석, 12월4일).
* 스위스 루가노 지회 개설(지회장 서민희, 12월10일).

1998년: 미국에서 「외국인수지침강사」 15명 배출(의사 침구사 30명에게 「수지침교수요원 양성교육」 2년간 실시후 15명을 위촉, 11월14일).
* 柳泰佑회장 미국과 캐나다 각지에서 고려수지침 교수요원 양성교육과 서암식, 고려수지요법 특강(1·3·4·5·7·9월).
* 「手指鍼氣脈穴 모형」 개발 보급.
* 『고려수지침강좌』 러시아어판 발행.
* 手指鍼탑광장에서 「수지침교습행위 인정」 3주년 기념행사(충남 아산, 4월16일).
* 미국 CNN방송 「한국에서 창안된 독창적 의술-수지침」 특별보도(4월18~19일).
* 대학수지침해외봉사단이 연변과학기술대학의 교직원과 학생·조선족을 대상으로 고려수지침 교습과 시술봉사활동(청주대생 등 3명, 중국 연변, 6월29일~8월4일).
* 연변과학기술대학에 수지침동아리 발족(12월, 99년말 현재 국내외 14개대학에서 수지침 동아리활동).
* 柳泰佑회장 국제침구학술대회에서 「수지침요법의 상응요법에 대한 신연구」로 학술발표 및 「수지음식요법」 특강 (세계침술연합회 주관, 스페인침구사협회 주최, 학술위원 12명 수행, 바르셀로나, 10월15~21일).
* 제2회 전국수지침자원봉사 축제(16만여 봉사요원 참가, 봉사대상 강원수지침봉사단, 10월19~25일).
* 뉴질랜드 오클랜드 북부지회 개설(지회장 이종진, 8월17일).
* 이탈리아 로마 지회 개설(지회장 김애라, 12월18일).

1999년: 한국관광공사가 한국의 대표적 의술로 수지침 선정, 외국인 수지침연수프로그램 마련(2월).
* 柳泰佑회장 미국 샌프란시스코에서 「요통과 전립선 질환의 수지침요법」 특강(1월7~15일).
* 柳泰佑회장 미국 유인대학으로부터 名譽東洋醫學博士 학위 받음(1월9일).
* 베를린국제관광엑스포 한국관에 「지식산업-수지침」 전시(3월6~12일).
* 제2차 대학수지침 해외봉사단 파견(청주대 수지침동아리 회원 5명, 중국 연변, 7월4일~8월6일).
* 세계 최초 21세기 지향 「사이버수지침」 발표회(서울 프라자호텔, 7월14일).
* 江原국제관광엑스포 한국관에 수지침 체험·연수프로그램 전시(9~10월).
* 朴圭鉉 부산대 신경과학과교수 국제전통의학 및 대체의학 심포지엄에서 「한국의 독창적 침법-수지침」 논문 발표 (포천중문의대 주관, 분당차병원, 10월24일).
* 柳泰佑회장 노스웨스트 지역 침술 및 동양의학 컨퍼런스(캐나다 BC침술협회 주최, 10월22~24일)와 제11회 퍼시픽 심포지엄(미국 샌디에이고, 11월7~9일), 99미국 동양의학협회 세미나(미국 뉴멕시코, 11월 12~14일)에서 「고려수지침의 두뇌혈류량 조절을 통한 동통치료법」 연구논문 발표.
* 제3회 전국수지침자원봉사축제(柳泰佑회장 중앙일보사로부터 特別功勞賞 수상·11월 19~21일).
* 브라질 사웅파울로 중부지회 개설(지회장 신창식, 1월).
* 아일랜드 지회 개설(지회장 최정임, 7월6일).
* 대만 지회 개설(지회장 차종규, 7월31일).
* 오스트레일리아 시드니 동부지회 개설(지회장 이도선, 10월18일).

2000년: 자녀안심하고 학교보내기운동 국민재단(이사장 김수환)과 공동으로 청소년안심이 금연교실 발대식(서강대, 2월23일), 서울시내 중고교생을 대상으로 금연교실 운영(2~12월).
* 大法院 "대가성 없는 수지침 시술은 위법 아니다"라고 확정판결(합의3부·주심 유재식, 4월25일). "수지침 시술행위는 의료법상 의료행위이긴 하지만, 법질서 전체의 정신이나 그 배후에 놓여 있는 사회윤리 내지 사회통념에 비추어 용인될 수 있는 행위, 즉 사회상규에 위배되지 않는 행위(형법 제20조)로서 위법성이 조각된다"고 검찰의 상고 기각.
* 柳泰佑회장 세계의학침술 세미나에서 「고려수지침의 동통치료법」으로 특강(오스트리아 빈, 5월11~14일), 독일 고려수지침학회 결성식에 참석해 명예회장으로 추대됨(독일 하이델베르크, 5월16일).
* 柳泰佑회장 미국학회에서 「증폭의 예방과 회복법」으로 특강, LA 라디오코리아와 인터뷰(6월15일).
* 고려수지침 전문자원봉사단체 「새마음봉사회」 서울시에 비영리 민간단체로 등록(회장 柳泰佑, 6월28일).
* 柳泰佑회장 충청대학에서 명예교수 위촉장 받음(7월12일).
* 세계태권도문화축제에서 수지침 치료 및 체험관 운영(충북 청주, 7월11~17일).
* 한국관광공사 「Korea Travel News」지 한국관광의 새 상품으로 수지침체험관광을 선정, 영어·일본어·중국어로 특집 소개(8월호).
* 하세가와 가즈마사(長谷川和正) 일본 도쿄수지침연구회 침구전문 월간지 「이도노닛폰(醫道の日本)」에 「고려수지침 재고」 제목으로 논문 발표(8월호).
* 柳泰佑회장 미국 제2기 고려수지침 강사양성과정 개강식에 참석하고, UC얼바인 의과대학 해부학교실 방문(9월13~19일).
* 柳泰佑회장 세계침구학회연합회 주최 제5회 세계침술학술대회 학술위원장으로 추대받음(서울 롯데월드호텔, 11월13~15일).
  박규현·안용모박사는 조직위원회 고문으로, 본 학회 전국 지회장·학술위원 대표 36명은 대회 조직·학술위원회 등 부위원장으로 각각 위촉받음.

高麗手指鍼學會의 발자취

* 제4회 전국 수지침 자원봉사 축제 및 시상식 개최(10월30일~11월5일, 12월16일 시상식 : 대상은 가평꽃동네 연합봉사단).
* 총 23개 전국 수지침 자원봉사단 · 봉사자, 서울시장 · 경기도지사 등 지방자치단체장으로부터 수지침 자원봉사에 대한 공로로 각종 상장 수상.
* 영국 런던지회 개설(지회장 원윤성, 2월14일).
* 오스트레일리아 브리스번지회 개설(지회장 백상현, 2월14일).
* 브라질 레시페지회 개설(지회장 최공필, 3월14일).
* 지자체 최소단위인 동사무소에서 수지침강좌 첫 개설(서울 관악구 봉천10동, 12월26일), 서울시 전역으로 파급.

2001년:
* 일본 나고야 수지침체험단 본 학회 방문(단장 핫토리 요시타카, 23명, 3월2~4일), 柳泰佑회장 "수지침의 원리와 운기체일" 특강 실시.
* 「고려수지요법강좌」 제8판 제114간 출간(3월15일), 한글화에 더욱 충실, 총 8장에서 9장으로 체제 수정, 수지침과 타점의 비교를 부록 처리한 것이 특징.
* 본학회 산하 한우물봉사단(단장 김맹기 · 서울시), 부산지회봉사단(단장 김하서) 비영리 민간단체 공식 등록(3월).
* 柳泰佑회장 수지침 창안과 보급 공로로 제3회 장영실과학문화상 의학문화부문 대상 수상(서울 프레스센터, 4월17일).
* 대법원 대가성없는 수지침시술 무죄 확정판결 1주년 기념 제15회 한일고려수지침학술대회 개최(서울 롯데호텔, 4월24~25일), 일본 독일 오스트리아 등에서 총 2,000여명 참석, 모두 60여편의 논문 발표, 수지침요법 원리의 과학성과 과학적 효과 입증.
* 일본어판 「高麗手指鍼講座」 초판 출간(4월25일, 음양맥진출판사 · 다니구치서점 공동발행).
* 일본어판 「高麗手指鍼講座」 출판기념회 개최(일본 나고야 가든팔레스호텔, 6월10일).
* 제4회 세계태권도 문화축제에서 수지침 의료자원봉사 및 수지침 체험관 운영(충북 청주, 6월28일~7월20일).
* 제5회 전국 수지침 자원봉사축제 개최(본학회와 새마음봉사회 · 중앙일보 · 세계자원봉사의 해 한국위원회 공동, 10월15~21일).
* 柳泰佑회장 일본 오사카 간사이(關西)의료학원 전문학교 다케다 히데다카(武田秀孝) 이사장과 기도 히로시(木戶弘) 교우회장의 초청으로 「고려수지침요법의 이론과 실기, 특히 각종 질환의 치료법」 특강(11월11일).
* 柳泰佑회장 미국 고려수지침요법학회 초청으로 LA에서 「관절통과 견통의 수지침요법」 특강(11월15일), 댄 로베르 박사의 주관으로 진행중인 '수지침 강사양성과정'에도 참석, 연수중인 의사와 침구사 등 30여 명을 대상으로 「염파요법과 지기요법」 특강(11월17~19일).
* 柳泰佑회장 수지침 체험 프로그램이 한국문화의 우수성을 세계에 널리 알린 공로로 제3회 한국관광대상 우수상 수상(12월12일).
* 2001년부터 중학교 「기술 · 가정」1 교과서에 '수지침요법의 생리통 · 두통의 처방요령' 수록.

2002년:
* 제1회 나고야 수지침 기초과정 수료식(1월26일).
* 일본 오사카 수지침 실기연수단 본 학회 방문(단장 기무라 기사부로, 23명, 2월10일).
* 柳泰佑회장 미국 UC얼바인 의과대학에서 「고려수지침으로 대뇌혈류량을 조절시켜 치료하는 동통 진통방법」 특강(2월27일).
* 柳泰佑회장 미국 샌프란시스코 서울 라디오 초청으로 「관절통의 수지침치료」 특강(3월2일).
* 미국 고려수지침요법학회(KHT: 지회장 댄 로베카)에서 KHT 강사 교육 프로그램 제2기 수료식(3월17일).
* 제16회 한일고려수지침학술대회 개최(주제: 건강장수와 미용 및 여성질환의 고려수지침요법, 총 30여편의 논문발표, 서울 롯데호텔, 4월27~28일), 일본 · 미국 · 독일 · 오스트리아 · 캐나다 등 세계 각국에서 50여명과 전국에서 2,000여명 참석.
* 柳泰佑회장 일본 고려수지침학회 창립 발족식 개최(6월23일), 일본 나고야에 있는 중소기업진흥회관 7층 대강당에서 약 130여명의 침구사와 의사들이 참석.
* 제13차 세계여성건강연맹(ICOWHI) 학술대회에서 수지침 발표(6월27일), 수지침의 역사와 주요원리 그리고 과학적인 실험결과 등을 발표.
* 제1회 고려수지침요법사 민간자격검정시험 실시(8월24일, 전국 지회장과 학술위원 200여명 응시).
* 제2회 고려수지침요법사 민간자격검정시험 실시(11월3일, 수지침을 연구한 회원 2,400여명 응시).

2003년:
* 제3회 고려수지침요법사 민간자격검정시험 실시(3월23일, 수지침을 연구한 회원 1,900여명 응시).
* 제17회 한일고려수지침학술대회 개최(주제: 당뇨병과 갑상선질환의 수지침처방 연구, 서울 롯데호텔, 4월19~20일), 고려수지침요법사들의 적극적인 호응과 관심 속에서 국내외의 수지침요법 관계자 2,700여명 참석.
* 제4회 고려수지침요법사 민간자격검정시험 실시(8월17일, 수지침을 연구한 회원 1,025명 응시).
* 柳泰佑회장 「고려수지학강좌」 제10판 발행(10월1일, 제1 · 2 · 3권, 총 1,088페이지, 4×6배판, 고급인쇄 · 양장제본), 13년 만에 대개편 · 보충, 많은 이론 · 처방들을 보완, 새로운 이론들을 해설한 고려수지침요법의 기본이론서의 결정판.
* 브라질 상파울로지회 「고려수지침강좌」 포르투갈어판 출판기념회 개최(10월31일~11월2일, 7번째 포르투갈어로 번역된 '고려수지학강좌' 출판기념 및 유태우 박사 초청 특별강연 성대하게 개최).
* 제5회 고려수지침요법사 민간자격검정시험 실시(12월7일, 수지침을 연구한 회원 850여명 응시).

2004년:
* 제1회 초급수지요법사 민간자격검정시험 실시(4월25일, 기초과정을 연구한 회원 323명 응시).
* 柳泰佑 회장 '2004 노인복지 의료봉사대상' 수상(5월8일, 주최: 사단법인 한국노인복지봉사회) 고려수지침요법학회를 설립, 운영하면서 소외지역에 있는 노인들에게 고려수지침으로 의료봉사 활동을 해온 공로가 인정되어 의료봉사대상을 수상했다.
* 제6회 고려수지침요법사 민간자격검정시험 실시(6월13일, 수지침을 연구한 회원 900여명 응시).
* 제2회 초급수지요법사 민간자격검정시험 실시(9월19일, 기초과정을 연구한 회원 476명 응시).
* 柳泰佑 회장, 한국전문신문협회(회장 함음헌) 창립 40주년 및 2004년 전문신문의 날 기념행사에서 언론인으로서 전문신문의 위상고양과 수지침을 세계 각국에 보급해 국위선양 및 국민건강증진에 크게 기여한 공로로 대통령표창 수상(10월22일, 오후 6시 한국언론재단 20층 국제회의장에서 개최).
* 제7회 고려수지침요법사 민간자격검정시험 실시(11월28일, 수지침을 연구한 회원 900여명 응시).

2005년:
* 柳泰佑 회장, 수지침 보급 공로로 브라질에서 '칼로스코메즈' 훈장 수여(1월25일).
* 제1회 체형관리사 민간자격검정시험 실시(3월20일, 전국 지회장 · 학술위원 212명 응시).
* 제3회 초급수지요법사 민간자격검정시험 실시(4월17일, 기초과정을 연구한 회원 620명 응시).
* 제8회 고려수지침요법사 민간자격검정시험 실시(5월22일, 수지침을 연구한 외국인 포함, 회원 560여명 응시).

高麗手指鍼學會의 발자취

* 제2회 체형관리사 민간자격검정시험 실시(6월12일, 수지침을 연구한 고려수지침요법사 1,200여명 응시).
* 제4회 고려수지요법사 민간자격검정시험 실시(9월25일, 기초과정을 연구한 회원 410명 응시).
* 제9회 고려수지침요법사 민간자격검정시험 실시(10월30일, 수지침을 연구한 회원 552명 응시).
* 제3회 체형관리사 민간자격검정시험 실시(11월20일, 수지침을 연구한 고려수지침요법사 206명 응시).
* 제5회 고려수지요법사 민간자격검정시험 실시(12월10일, 기초과정을 연구한 회원 215명 응시).

2006년 :
* 제6회 고려수지요법사 민간자격검정시험 실시(3월25일, 기초과정을 연구한 회원 350여 명 응시).
* 제1회 초급비만체형관리사 민간자격검정시험 실시(4월16일, 60여 명 응시).
* 제18회 한일고려수지침학술대회 개최(서울 롯데호텔 4월28일, 광운대학교 대강당 4월29일 — 주제 : 암·당뇨·비만의 고려수지침 연구), 고려수지침요법사들의 적극적인 호응과 관심 속에서 국내외의 3,000여 명의 회원 참석.
* 고려수지침, 2006년도 고1 경기도 학업성취도 평가문제에 출제돼 화제(5월19일).
* 제10회 고려수지요법사 민간자격검정시험 실시(5월21일, 수지침을 연구한 회원 600여 명 응시).
* 제4회 체형관리사 민간자격검정시험 실시(5월21일, 70여 명 응시).
* 『고려수지침강좌』 페르시아어로 번역·출판(11월말). 아프카니스탄에서 선교사로 활동하면서 고려수지학, 서금요법을 보급하고 있는 이주형 고려수지침요법사에 의해 『고려수지침강좌』(영문판)을 기초로 약 1년간에 걸쳐 여덟번째 외국어인 페르시아어로 번역되었다.

2007년 : 월간 서금요법 e-book(전자책) 서비스 실시(1월).
* 『고려수지침강좌』 히브리어(語)로 번역·출판(4월). 이스라엘 제이브 골란씨가 2년간에 걸쳐 아홉번째 외국어인 히브리어로 완성하였다.
* 『서금요법강좌』 제1·2·3권 출간(4월5일), 서금요법의 상응이론, 기구의 사용법, 기맥 이론, 요형, 삼일체형과 오치방, 대중방, 중증 질병 치방 등을 해설.
* 柳泰佑 회장, 미국 LA에 있는 동국로얄대학에서 '여성질환과 관절통의 서금요법' 특강(5월5일), 교민 등 100여 명 참석.
* SBS 「100세 건강 스페셜」에서 각 4회에 걸쳐 「고려수지침 처방법」 소개(4월9일·15일, 5월7일·21일 방영).
* KBS 1TV 「카네이션 기행」에서 수지침봉사단 회원들의 서울노인복지센터와 종로노인종합복지센터에서의 봉사활동을 특집으로 편성·반영하여 전국의 시청자들의 이목을 집중시켰다(5월15일).
* 柳泰佑 회장, 일본 나고야 가든 팔레스 호텔에서 일본 고려수지침학회 주최로 '고려수지침과 서금의학' 특강(6월17일), 일본학회 관계자 등 100여 명 참석.
* 柳泰佑 회장, 고려수지침학회 창립 제30주년 기념식이 사암회관 대강당에서 지회장, 학술위원, 회원 등 100여 명이 참석한 가운데 조촐하게 개최(8월4일).
* 柳泰佑 회장, 미국 총지회 초청으로 LA에 위치한 동국로얄한의대학교 강당에서 교민들이 참석한 가운데 '위장장애와 견관절통, 무릎관절통의 서금요법' 특강 대성황(9월1일)

2008년 : 『서금요법연구』 제1·2권 출간(1월15일), 기존의 「고려수지요법연구」의 내용을 대폭 보충, 수정하면서 모든 내용들을 개편하여 보다 과학적 이론 체계, 시술방법, 오활론, 서금8혈요법 등과 자산오유주를 서금요법의 차원에서 폭넓게 해설, 소개.
* 제19회 한일서금요법학술대회 개최(서울 롯데호텔 5월23일, 광운대학교 대강당 5월24일 — 주제 : 환경호르몬에 의한 성인병의 서금요법 연구), 3,000여 명의 국내외 학자들과 서금요법사, 회원, 자원봉사자들의 적극적인 관심과 호응으로 대성황을 이루고, 서금요법의 독자적 이론 재정립 계기와 효과기전을 밝히고 동양의학의 의학적 가치있음을 확인하였다.
* 『최신 수지침』 출간(10월6일), 서금요법·고려수지침의 성인병 치방과 각 질환별 기구 해설과 새로운 경락인 금경술(金經術)을 첫 발표하였다.
* 柳泰佑 회장, SBS 「100세 건강 스페셜」에 '건강이 내 손안에' 라는 주제로 방영(10월2일).

2009년 : 독일 건강전문 월간지 『BIO』 3월호에 고려수지침·서금요법이 특집으로 보도되어 화제. 월간지에는 고려수지침·서금요법은 수술을 제외한 모든 만성질환에 매우 좋은 효과가 있고, 30년간 설사·대장염으로 고생했던 환자의 질환 해소 내용이 실렸다.
* 『금경술강좌』 출간(6월5일), 종래의 경락을 개편·보완하여 14금경을 정하고, 새로운 금경술 분별과 시술법을 개발하여 각종 처방을 제시한 또 하나의 한국의 독특한 학문이다.
* 브라질 산또 안또니오삐냐우(Sant Antoniopinhal)시 보건소에서 '고려수지침·서금요법을 진료과목으로 채택돼 화제(8월13일).
* 일본의 건강 월간지 『카라다니이이코토』 9월호에 고려수지침이 실려 화제. 이 월간지는 20~30대 젊은 여성들이 많이 보는 잡지로 고려수지침으로 건강과 미용을 관리할 수 있는 내용이 크게 주목을 받자, 계속 고려수지침을 연재하기로 하였다.

2010년 : 柳泰佑 회장, 영국 정부가 올해부터 'NADA(마약 및 약물 치료센터)에서 각 지역의 약물 중독자를 대상으로 한 재활프로그램에 '고려수지침' 도입해 화제(1월). 수지침이 마약 및 약물 중독치료에 효과적이라는 사실이 밝혀지면서 관심을 모으고 있다.
* 제20회 한일서금요법학술대회 개최(서울 롯데호텔 9월10일, 광운대학교 대강당 9월11일), 국내외에서 3,000여 명이 참석한 국제적인 학술대회가 '통증해소와 면역증진' 이라는 주제로 개최되어 성황을 이뤘다. 국내외 의료인과 수지침사, 회원들의 높은 관심 속에 국내 서금요법(수지침) 전문가의 논문 40여 편, 영국·호주·일본 교수·의사·침구사의 논문 10여 편이 발표되어 학술발전에 크게 기여했다.

2011년 : 『서금요법 응급처치편(1)』 출간(1월10일), 누구든지 간단하게 응급처치할 수 있는 이론과 처방(경기·인사불성·급체·발열·코감기·목감기·생리통 등)을 수록하였다.
* 독일 신문 「쥐트도이체 자이퉁」에서 고려수지침·서금요법 취재(5월7일), 독일의 진보적인 신문인 쥐트도이체 자이퉁(Suddeutsche zeitung)지의 라스 레차드(Lars Reichardt) 기자 외 8명의 기자들이 유태우 회장의 특강을 듣고 고려수지침의 우수한 효과성에 감탄했다.
* 의학 잡지 「Medical Acupuncture」 (Richard C. Niemtzow. September 2011) 9월호에 「침-오천년의 역사인가 최첨단인가」라는 제목으로 '고려수지침' 이 통증 경감에 좋은 효과가 있다는 논문이 게재되어 화제(9월). 리차드(Dr. Richard) 박사는 부작용 없이 안전하고 자극효과성이 우수한 고려수지침·서금요법을 활용한 자극법은 유태우 박사에 의해 창시·발전된 고려수지침·서금요법의 이론인 손이 전체 몸의 축소판으로 사용될 수 있다는 사실에 기초하여 통증 경감에 몸의 부위에 상응하는 손의 상응부위에 관해서 연구하여 발표했다.
* 柳泰佑 회장, 일본고려수지침학회에서 서금요법·고려수지침 창시자 유태우 초청 특강이 일본고려수지침학회(회장·히다카즈히로 박사) 주최로 일본 나고야 가든팔레스 호텔에서 침구사·침구학생 등 300여 명이 참석한 가운데 성황리에 개최됐다(10월30일). 이번 특강은 『통증의 신연구』 일본어 번역 출판과 더불어 일본 후쿠시마 대지진 참사 이후 일본인들이 자신과 이웃의 건강에 대한 관심이 한층 높아진 분위기였다.

2012년 : 제21회 한일서금요법학술대회 개최(서울 세종대학교 광개토관 컨벤션홀, 8월25일), 국내외에서 2,000여 명이 참석한 가운데 성대하게 개최되었다.

高麗手指鍼學會의 발자취

유태우 회장은 '서금요법의 신연구'에서 통증 없애는 방법, 염파요법, 기감요법, 수지침요가를 종합적으로 요약하여 발표하면서 계속적으로 발전해 나가는 서금요법의 특징들을 소개하였다. 특히 박규현 교수(부산대학교 의학전문대학원)는 '근거 중심의 고려수지침요법과 서금염파요법'에서 대체의학, 동양의학, 통합의학은 현대인들이 이해하고 능력을 알 수 있는 근거 중심의 연구를 해야 설득력이 있고 더욱 발전할 수 있으며, 전래 침술이 효과는 있다고 하나 과학적 증명의 근거가 매우 희박하므로 위약효과라고 지적했다. 또한 일본의 히다 카즈히코(乎田和彦) 박사(일본고려수지침학회 회장·히다 이비인후과 원장)는 '나의 통합의료'에서 서금요법의 염파요법에 상응하는 인간의 의식을 활용하는 특이한 치료법을 소개하고, 근반사 테스트와 고려수지침을 사용하여 인체를 통합적으로 보면서 사기(邪氣·신체의 블록)를 배제하는 치료법을 발표했다.

- **2013년**: 柳泰佑 회장, 미국 LA 신학대학 대강당에서 미국총지회(오승환 지회장) 주최로 '서금요법으로 암을 이기고 낫는 법'이라는 주제로 특강을 실시하여 대성황을 이뤘다(8월3일).
  - *일본고려수지침학회가 주최한 柳泰佑 회장 초청 특강이 일본 나고야에서 '고려수지침·서금요법이 최고의 건강관리법'이라는 주제로 300여명이 참석한 가운데 성황을 이뤘다(10월5일·6일).
  - *柳泰佑 회장, 일본 동경 제국호텔에서 개최된 '제66회 일본전문신문의 날' 행사에 한국측 대표로 참석했다(10월15일).
- **2014년**: 제22회 한일서금요법학술대회가 '암과 성인병의 서금요법'이라는 주제로 성대하게 개최되었다(서울 세종대학교 광개토관 컨벤션홀, 8월 22~23일). 8월 22일 특강 및 전야제에는 600여 명이 참석하여 성황을 이뤘으며, 유태우 회장은 새로운 이론인 '중금경·중기맥의 신연구'를 발표하여 앞으로 난치성·고질적인 질병을 중금경과 중기맥을 이용하면 큰 도움을 줄 수 있다는 특별 강연을 하였다. 특히 아주대 전미선 교수의 '통합의학·통합종양학'이라는 주제로 현재 암 치료와 부작용에 대해서 통합의학을 이용하려는 연구 진행과 그중에서 암 치료 환자들에게 명상요법이 큰 도움이 되고 있다는 특강과 이어 박규현 박사는 지금까지의 질병관은 양의학적인 입장에서 각 개인의 질병이 있을 때 검사에 의한 판단이므로 각 환자의 전체적인 질병을 파악할 수가 없으나, 서금의학의 운기체형은 환자의 생년월일만 정확히 알면 현재의 질병과 85% 일치하므로 예방이 가능하고, 환자 전체의 질병과 운기체형을 비교하여 질병을 다스리는 방법으로 더욱 합리적으로 치료를 할 수 있다는 요지의 특강이 있었다. 8월 23일에는 2,500여 명이 참가하여 암 관련 연구를 비롯한 총 42편의 사례 연구를 발표하여 풍성한 학술대회가 되었다.
- **2015년**: 제1회 염파·기감요법학술대회 개최(서울 세종대학교 컨벤션홀, 8월 22일). 국내외 1,500여 명이 참석하여 성황을 이뤘으며, 약 37년간 연구된 염파요법의 구체적인 내용 연구와 여러 임상 사례가 발표되었다. 이번 학술대회에는 염파·기감요법의 창시자인 유태우 회장이 염파·기감요법의 우수성과 특징, 중요 사항과 새로이 개발된 서금운기체질 앱 사용법, 신제품인 서금온열뜸기에 대한 해설 등의 특강이 있었다.
- **2016년**: 서암목(벼락 맞은 두충나무)의 발견과 감지요법 기구 개발. 촌구 조맥을 제외한 음양맥상 조절에 간편, 신속, 거의 완전하게 조절하는 기구의 개발.

※ 2016년 현재 **高麗手指鍼** 은 국내외 총 150여 지회망을 통해 「새로운 1천년 인류의 건강을 고려수지침·서금요법으로 지켜갑니다」라는 슬로우건을 내걸고 지구촌 곳곳으로 뻗어나가고 있습니다.

서금요법기구 및 고려수지침기구 취급품목

(1) 金經術 器具類
  ① 금추봉 ·· 70,000원
  ② 서암침봉(금색) ··· 26,600원
     서암침봉(은색) ··· 17,000원
  ③ 서암PEM(금색) ·· 50,000원
     서암PEM(은색) ·· 45,000원
  ④ 금봉 금색(大: 2개) ·································· 33,000원
     금봉 금색(中: 3개) ·································· 33,000원
     금봉 금색(小: 5개) ·································· 33,000원
  ⑤ 금봉 은색(大: 2개) ·································· 58,000원
     금봉 은색(中: 3개) ·································· 58,000원
     금봉 은색(小: 5개) ·································· 58,000원
  ⑥ 보급형 금봉(大: 2개) ······························ 28,000원
     보급형 금봉(中: 3개) ······························ 28,000원
     보급형 금봉(小: 5개) ······························ 28,000원
  ⑦ 수지침 볼펜(고급) ···································· 5,000원
     수지침 볼펜(보통) ···································· 2,000원

(2) 瑞岩기마크鋒 種類
  ① 기마크봉(大: 금색) ·································· 12,000원
     기마크봉(大: 은색) ···································· 6,000원
     기마크봉(中: 금색) ···································· 6,400원
     기마크봉(中: 은색) ···································· 5,800원
     기마크봉(小: 금색) ···································· 6,800원
     기마크봉(小: 은색) ···································· 6,200원
  ② 특제기마크봉(大: 금색) ·························· 13,000원
     특제기마크봉(大: 은색) ···························· 7,000원
     특제기마크봉(中: 금색) ···························· 7,700원
     특제기마크봉(中: 은색) ···························· 7,000원
     특제기마크봉(小: 금색) ···························· 7,500원
     특제기마크봉(小: 은색) ···························· 6,700원

(3) 瑞岩鋒 種類
  ① 구암봉(금색) ··· 20,000원
     구암봉(은색) ··· 15,000원
  ② 특제지압봉 ·· 32,000원
  ③ 침봉지압봉 ·· 25,000원
  ④ 구암지압봉 ·· 7,000원
  ⑤ 이온지압봉 ·· 4,000원
  ⑥ 쌍지압봉(小) ··· 4,000원
  ⑦ 서암발지압판 B형(금색) ························ 60,000원
     서암발지압판 B형(은색) ························ 50,000원
  ⑧ 서암발지압판 C형(금색) ························ 60,000원
  ⑨ 서암등산운동발판(금색) ························ 75,000원
     서암등산운동발판(은색) ························ 65,000원
  ⑩ 서암온열발지압판 ···································· 89,000원

(4) 뜸(灸) 種類
  ① 황토서암뜸(200개) ·································· 10,000원
     황토서암뜸(1,000개) ······························· 49,000원
  ③ 특상황토서암뜸(200개) ·························· 15,000원
     특상황토서암뜸(1,000개) ························ 72,000원
  ④ 서암뜸(200개) ·· 11,000원
  ⑤ 서암뜸(1,000개) ······································ 54,000원
  ⑥ 서암뜸(2,000개) ···································· 108,000원
  ⑦ 특상서암뜸(200개) ·································· 18,000원
  ⑧ 특상서암뜸(1,000개) ······························· 87,000원
  ⑨ 특상신서암뜸(800개) ····························· 43,000원
     특상신서암뜸(150개) ································ 8,600원
     보통신서암뜸(200개) ································ 6,400원
  ⑩ 더블신서암뜸(80개) ·································· 8,800원
     더블신서암뜸(400개) ······························· 44,000원
  ⑪ 구암봉구뜸 ·· 7,000원
  ⑫ 구점지(1갑) ·· 2,000원

(5) 電子分別器具
   서암아큐빔Ⅲ(금경빔) ······························ 620,000원

(6) 磁氣刺戟器具
  ① 1호 자석(50개) ·· 6,000원
  ② 10호 자석(20개) ·· 6,000원
  ③ 패철 ··· 85,000원

(7) 班指器具
  ① 신서암반지(大) ·· 35,000원
     신서암반지(小) ·· 30,000원
  ② 서암이온반지(大) ···································· 52,000원
     서암이온반지(小) ···································· 48,000원
  ③ 골무반지(大) ·· 50,000원
     골무반지(中) ·· 45,000원
     골무반지(小) ·· 41,000원
  ④ 서암침봉반지 ·· 65,000원
  ⑤ 신침봉반지(大) ·· 79,000원
     신침봉반지(小) ·· 75,000원
  ⑥ 서암온열반지(大) ···································· 58,000원
     서암온열반지(小) ···································· 49,000원

(8) 핫백 種類
  ① 수지뜸질온열기(特大) ·························· 200,000원
     수지뜸질온열기(中) ································ 150,000원
     수지뜸질온열기(小) ································ 100,000원
  ② 서암찜백 ·· 15,000원
  ③ 서암에어클리 ·· 190,000원

(9) 베개 種類
  ① 구암베개(금색) ·· 70,000원
     구암베개(은색) ·· 65,000원
  ② 금경도자기베개 ······································· 29,000원

(10) 實驗器具
  ① 압진기 ··· 6,000원
  ② 수지력테스트기 ··· 8,000원
  ③ 신기마크배지 ·· 6,000원
  ④ 기마크S(中) ··· 25,000원
     기마크S(小) ··· 22,000원

(11) 附缸器具
  ① 서암부항기 ·· 80,000원
  ② 서암추봉 ·· 80,000원
  ③ 서암부항추봉 세트 ······························· 130,000원
  ④ 서암부항추봉부속품 ···························· 100,000원

(12) 瑞岩食 種類
  ① 서암식Ⅲ(가루형) ···································· 78,000원
  ② 군왕Ⅰ ·· 58,000원
  ③ 군왕Ⅰ(大) 세트 ·································· 172,000원
  ④ 군왕Ⅰ(中) 세트 ·································· 115,000원

⑤ 군왕Ⅲ(120봉) ··············· 170,000원
⑥ 군왕골드 ······················ 230,000원
⑦ 상왕식Ⅲ(가루형) ··············· 86,000원
⑧ 군왕매생이(120봉지) ··········· 100,000원
　군왕매생이(60봉지) ············ 53,000원
⑨ 군왕산삼(60봉지) ············· 290,000원
　군왕산삼(10봉지) ··············· 48,000원
⑩ 군왕S(小) ······················ 60,000원
　군왕S(大) ····················· 120,000원
⑪ 군왕S⁺(大) ···················· 234,000원
　군왕S⁺(中) ···················· 156,000원
　군왕S⁺(小) ····················· 78,000원
⑫ 군왕五(100봉지) ·············· 195,000원
(13) 팔찌·목걸이 種類
　① 서암파워팔찌(大) ············· 240,000원
　　서암파워팔찌(中) ············· 210,000원
　　서암파워팔찌(小) ············· 170,000원
　② 금경신팔찌(특대) ············· 350,000원
　　금경신팔찌(大) ··············· 320,000원
　　금경신팔찌(中) ··············· 290,000원
　　금경신팔찌(小) ··············· 250,000원
　③ 금경신발찌(大: 금색) ········· 280,000원
　　금경신발찌(小: 금색) ········· 260,000원
　　금경신발찌(大: 은색) ········· 250,000원
　　금경신발찌(小: 은색) ········· 230,000원
　④ 금경신목걸이(大: 금색) ······· 460,000원
　　금경신목걸이(小: 금색) ······· 380,000원
　　금경신목걸이(大: 은색) ······· 430,000원
　　금경신목걸이(小: 은색) ······· 350,000원
　⑤ 원암돌목걸이(장) ············· 140,000원
　　원암돌목걸이(단) ············· 100,000원
　⑥ 신형돌목걸이(大) ············· 150,000원
　　신형돌목걸이(中) ············· 120,000원
　　신형돌목걸이(小) ············· 100,000원
　⑦ 서암음양석 발찌(남녀 공용) ··· 170,000원
(14) 瑞岩化粧品
　① 금경모샴푸 ··················· 26,000원
　② 금경모린스 ··················· 26,000원
　③ 서암크림(大) ················· 65,000원

　서암크림(小) ··················· 23,000원
　④ 서암에센스(여) ··············· 69,000원
　⑤ 서암스킨(여) ················· 41,000원
　　서암로션(여) ················· 48,000원
　⑥ 서암영양크림 ················· 48,000원
　⑦ BB크림 ······················· 39,000원
　⑧ 선크림 ······················· 38,000원
(15) 鍼筒 種類
　① PVC침통 ······················ 7,000원
　② 서암케이스 ··················· 7,000원
　③ 신수지침케이스 ··············· 4,200원
　④ 침고르기 ····················· 2,000원
　⑤ 수지침자외선소독기 ··········· 38,000원
(16) 鍼管 種類
　① 서암수지침관 ················· 12,000원
　② 서암출혈침관 ················· 15,000원
　③ 신수지침관 ···················· 5,000원
　④ 신구수지침관 ·················· 7,000원
　⑤ 원암투명구 ···················· 5,000원
　　서암투명구 ···················· 3,000원
(17) 手指鍼 種類
　① 보급형 수지침 ················· 2,000원
　② 소프트 수지침 ················· 3,500원
　③ 금수지침(100개) ··············· 8,000원
　④ 신수지침(100개) ··············· 3,800원
　⑤ 원암니들침(50개) ·············· 3,300원
　⑥ 자석금침파스 ················· 30,000원
　⑦ 자석침파스 ··················· 25,000원
(18) 기타 器具
　① 기마크타이스링 ··············· 23,000원
　② 해마크타이스링 ··············· 23,000원
　③ 수지벨트(남) ················· 60,000원
　　수지벨트(여) ················· 55,000원
　④ 애니케어 ····················· 25,000원
(19) 瑞岩木(벼락 맞은 두충나무)器具
　별도 안내(『월간 서금요법』 참조)

※ 위의 가격은 2016년 7월 현재의 시세로 약간의 변동이 있을 수 있습니다.

물 품 구 입 안 내

1. 본사로 직접 오 시 오
※ 매월 『月刊 서금요법』이 발행되고 있사오니 오시면 드립니다.
2. 지방에서 구입하는 방법
　각 지방의 가까운 지회를 이용하시기 바랍니다. 그리고 가급적 본 학회의 물품을 많이 이용하셔야 수지침·서금요법이 발전할 수 있고, 회원에게 많은 학술을 제공할 수 있으며, 본 학회의 제품이 아닌 것을 이용하면 아무런 도움이 안 됩니다.
3. 통신판매 안내 ① 구입할 품목을 먼저 선택한 다음
　　　　　　　　② 통신판매부로 전화 연락 후
　　　　　　　　③ 지정된 은행에 대금을 입금하면
　　　　　　　　④ 본사에서 입금 확인 후 물품을 발송해 드립니다.

· 홈페이지: www.seokeum.com

· 통신연락처
　TEL : (02)2233-0841~2, 2233-2811~2

· 통신판매부 은행계좌
국민은행 : 205701-04-144764 　(주)고려수지침
농　　협 : 1141-01-055468　 　(주)고려수지침
신한은행 : 100-023-272893　 　(주)고려수지침

※ 국민·외환·BC카드로 구입하실 수 있습니다.

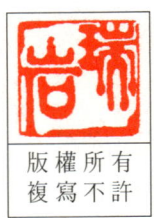

서금요법으로 통증 없애는 방법　　정가 20,000원

서기 2011년　9월　20일　초 판
서기 2016년　7월　30일　제2간

저　　자 : 유태우 (柳泰佑)
발 행 인 : 유태우 (柳泰佑)
발 행 처 : (주)고려수지침
주　　소 : 서울특별시 종로구 난계로 233 (BYC빌딩 2·3층)
　　　　　TEL : 2231-3000(대표), 2231-8012, FAX : 2234-5444
　　　　　http://seokeum.com,　soojichim.com
　　　　　ISNB 978-89-91894-61-7 03510
등록년월일 : 1977년　8월　4일(제1-310호)
서신연락처 : 서울 동대문우체국 사서함 제26호

※ 불법복사 신고전화 : 출협 733-8401, 본사 2231-3000
※ 파본은 즉시 교환하여 드립니다.